Reabilitação Oral com
Próteses Totais
PRÁTICA CLÍNICA E LABORATORIAL

Reabilitação Oral com Próteses Totais

PRÁTICA CLÍNICA E LABORATORIAL

Sergio Sualdini Nogueira

Francisco de Assis Mollo Junior

João Neudenir Arioli Filho

Ana Carolina Pero

manole
editora

Editora de produção: Eliane Otani
Projeto gráfico: Departamento de Arte da Editora Manole
Editoração eletrônica: Luargraf Serviços Gráficos
Ilustrações: Formato Estúdio, Luargraf Serviços Gráficos
Capa: Departamento de Arte da Editora Manole

CIP-BRASIL. CATALOGAÇÃO NA PUBLICAÇÃO
SINDICATO NACIONAL DOS EDITORES DE LIVROS, RJ

R22
Reabilitação oral com próteses totais : prática clínica e laboratorial / Sergio Sualdini Nogueira ...
[et al.]. - 1. ed. - Santana de Parnaíba [SP] : Manole, 2022.
348 p. : il. ; 28 cm.

Inclui bibliografia
ISBN 978-65-5576-202-0

1. Odontologia. 2. Prótese total. I. Nogueira, Sergio Sualdini. II. Título.

22-77514 CDD: 617.69
CDU: 616.314-089.2

Gabriela Faray Ferreira Lopes - Bibliotecária - CRB-7/6643

1ª edição – 2022

Direitos adquiridos pela:
Editora Manole Ltda.
Alameda América, n. 876
06543-315 – Santana de Parnaíba – SP – Brasil
Tel.: (11) 4196-6000
www.manole.com.br | https://atendimento.manole.com.br

Impresso no Brasil | *Printed in Brazil*

Dedicamos esta obra às pessoas mais importantes de nossas vidas: nossos familiares, cônjuges e filhos, sempre presentes e nos dando suporte para que este projeto pudesse ser realizado, em razão das inúmeras reuniões e centenas de horas de privação de nosso convívio. Obrigados por nos entenderem e nos ajudarem sempre!

Editores

Sergio Sualdini Nogueira
Professor Titular do Departamento de Materiais Odontológicos e Prótese da Faculdade de Odontologia de Araraquara – Unesp. Graduação em Odontologia pela Faculdade de Odontologia de Araraquara – Unesp. Especialização em Prótese Dentária pela Profis/USP. Mestrado e Doutorado em Odontologia pela Faculdade de Odontologia de Araraquara – Unesp. Professor Visitante na School of Dental Medicine – SUNY, em Buffalo, EUA.

Francisco de Assis Mollo Junior
Professor Associado do Departamento de Materiais Odontológicos e Prótese da Faculdade de Odontologia de Araraquara – Unesp. Graduação em Odontologia pela Faculdade de Odontologia de Araraquara – Unesp. Mestrado e Doutorado em Prótese pela Faculdade de Odontologia de Bauru – USP.

João Neudenir Arioli Filho
Professor Associado do Departamento de Materiais Odontológicos e Prótese da Faculdade de Odontologia de Araraquara – Unesp. Graduação em Odontologia pela Faculdade de Odontologia de Araraquara – Unesp. Mestrado e Doutorado em Ciências Odontológicas pela Faculdade de Odontologia de Piracicaba – Unicamp.

Ana Carolina Pero
Professora Associada do Departamento de Materiais Odontológicos e Prótese da Faculdade de Odontologia de Araraquara – Unesp. Graduação em Odontologia pela Faculdade de Odontologia de Araraquara – Unesp. Mestrado e Doutorado em Reabilitação Oral pela Faculdade de Odontologia de Araraquara – Unesp.

Autores colaboradores

Ana Carolina Pero
Professora Associada do Departamento de Materiais Odontológicos e Prótese da Faculdade de Odontologia de Araraquara – Unesp. Graduação em Odontologia pela Faculdade de Odontologia de Araraquara – Unesp. Mestrado e Doutorado em Reabilitação Oral pela Faculdade de Odontologia de Araraquara – Unesp.

André Gustavo Paleari
Professor da Faculdade de Odontologia da Universidade de Franca – Unifran. Graduação em Odontologia pela Faculdade de Odontologia de Araraquara – Unesp. Mestrado e Doutorado em Reabilitação Oral pela Faculdade de Odontologia de Araraquara – Unesp.

Camila Luiz Jabr
Graduação em Odontologia pela Faculdade de Odontologia de Araraquara – Unesp. Mestrado em Reabilitação Oral pela Faculdade de Odontologia de Araraquara – Unesp.

Danny Omar Mendoza Marin
Professor da Faculdade de Odontologia da Universidade Federal de Santa Catarina – UFSC. Graduação em Odontologia pela Faculdade de Odontologia da Universidade Nacional da Amazônia Peruana – Peru. Mestrado e Doutorado em Reabilitação Oral pela Faculdade de Odontologia de Araraquara – Unesp.

Fabiana Mansur Varjão
Professora Associada do Departamento de *Restorative Sciences* da University of Southern California, Los Angeles, Califórnia, EUA. Graduação em Odontologia pela Faculdade de Odontologia de Araraquara – Unesp. Mestrado e Doutorado em Reabilitação Oral, Área de Prótese, pela Faculdade de Odontologia de Araraquara – Unesp.

Francisco de Assis Mollo Junior
Professor Associado do Departamento de Materiais Odontológicos e Prótese da Faculdade de Odontologia de Araraquara – Unesp. Graduação em Odontologia pela Faculdade de Odontologia de Araraquara – Unesp. Mestrado e Doutorado em Prótese pela Faculdade de Odontologia de Bauru – USP.

João Neudenir Arioli Filho
Professor Associado do Departamento de Materiais Odontológicos e Prótese da Faculdade de Odontologia de Araraquara – Unesp. Graduação em Odontologia pela Faculdade de Odontologia de Araraquara – Unesp. Mestrado e Doutorado em Ciências Odontológicas pela Faculdade de Odontologia de Piracicaba – Unicamp.

Juliê Marra de Paula
Professora Titular de Prótese Dentária e Implantodontia da Universidade Paulista – Unip Goiânia. Graduação em Odontologia pela Faculdade de Odontologia de Araraquara – Unesp. Mestrado e Doutorado em Reabilitação Oral pela Faculdade de Odontologia de Araraquara – Unesp.

Lucas Portela Oliveira
Graduação em Odontologia pelo Centro Universitário da Faculdade Integral Diferencial – UniFacid Wyden. Mestrado em Reabilitação Oral e Doutorado em Odontologia pela Faculdade de Odontologia de Araraquara – Unesp.

Marcela Dantas Dias da Silva
Graduação em Odontologia pela Universidade Federal da Bahia – UFBA. Mestrado em Reabilitação Oral pela Faculdade de Odontologia de Araraquara – Unesp.

Marco Antonio Compagnoni
Professor Titular do Departamento de Materiais Odontológicos e Prótese da Faculdade de Odontologia de Araraquara – Unesp. Graduação em Odontologia pela Faculdade de Odontologia de Araraquara – Unesp. Mestrado e Doutorado em Prótese pela Faculdade de Odontologia de Bauru – USP.

Maria Sílvia Maurício Rigolin
Graduação em Odontologia pela Faculdade de Odontologia de Araraquara – Unesp. Mestrado e Doutorado em Reabilitação Oral pela Faculdade de Odontologia de Araraquara – Unesp.

Raphael Ferreira de Souza Bezerra Araújo
Graduação em Odontologia pela Universidade Federal do Rio Grande do Norte – UFRN. Mestrado e Doutorado em Reabilitação Oral pela Faculdade de Odontologia de Araraquara – Unesp.

Raphael Freitas de Souza
Professor Associado da McGill University, Canadá. Graduação em Odontologia pela Faculdade de Odontologia de Araraquara – Unesp. Mestrado e Doutorado em Reabilitação Oral pela Faculdade de Odontologia de Araraquara – Unesp.

Rodrigo de Paula Pereira
Professor de Prótese Dentária da Faculdade de Odontologia Pitágoras, Poços de Caldas. Graduação em Odontologia pela Faculdade de Odontologia de Araraquara – Unesp. Especialista em Prótese Dentária pelo Conselho Federal de Odontologia. Mestrado e Doutorado em Reabilitação Oral pela Faculdade de Odontologia de Araraquara – Unesp. Pós-doutorado em Clínica Odontológica pelo Departamento de Materiais Odontológicos e Prótese da Faculdade de Odontologia de Araraquara – Unesp.

Sérgio Russi
Professor Titular do Departamento de Materiais Odontológicos e Prótese da Faculdade de Odontologia de Araraquara – Unesp. Graduação em Odontologia pela Faculdade de Farmácia e Odontologia de Araraquara. Doutorado em Prótese Dental pela Faculdade de Farmácia e Odontologia de Araraquara.

Sergio Sualdini Nogueira
Professor Titular do Departamento de Materiais Odontológicos e Prótese da Faculdade de Odontologia de Araraquara – Unesp. Graduação em Odontologia pela Faculdade de Odontologia de Araraquara – Unesp. Especialização em Prótese Dentária pela Profis/USP. Mestrado e Doutorado em Odontologia pela Faculdade de Odontologia de Araraquara – Unesp. Professor Visitante na School of Dental Medicine – SUNY, em Buffalo, EUA.

Prefácio

É um privilégio e uma honra prefaciar o livro *Reabilitação oral com próteses totais – prática clínica e laboratorial*, fruto de estudo, experiência e trabalho em equipe, desenvolvidos no consagrado centro de formação e pesquisa da Faculdade de Odontologia de Araraquara da Universidade Estadual Paulista Júlio de Mesquita Filho.

Os autores, docentes renomados atuantes no âmbito acadêmico, extremamente comprometidos com o ensino e admirados por seus conhecimentos e competências, trazem contribuições valiosas, alicerçadas em bases científicas e oriundas de suas experiências didáticas e de práticas laboratoriais e clínicas adquiridas na singular, desafiadora e fascinante área da prótese total.

Tenho convicção quanto à satisfação dos autores em apresentar à classe odontológica uma obra de grande valor, inserida em um contexto atual, em que há a necessidade de livros didáticos voltados a discentes de graduação e de pós-graduação, bem como a profissionais, sejam clínicos gerais ou especialistas, atuantes e comprometidos com o exercício de uma Odontologia de excelência.

Com base em princípios biológicos e mecânicos, são apresentados, ao longo da obra, métodos e conceitos básicos que regem a confecção das próteses totais, bem como procedimentos práticos pertinentes, não apenas clínicos, mas também laboratoriais, acompanhados de bibliografia criteriosa e específica, pela qual os leitores podem aprofundar seus conhecimentos. Destacam-se a estruturação, a linguagem clara, concisa, simples e objetiva, por meio da qual todo o conteúdo é exposto, bem como a farta e excelente gama de ilustrações elucidativas, enriquecedoras e pedagógicas, o que torna o conteúdo excepcionalmente didático.

Com enfoque peculiar à necessidade do estabelecimento de uma sequência prática, lógica e efetiva das etapas de confecção das próteses totais, não prescindindo da complexidade envolvida na reabilitação do paciente edêntulo, os autores e os colaboradores, para uma adequada construção do conhecimento, dividem a obra em 17 capítulos cuidadosamente planejados e redigidos.

Nos primeiros capítulos, são abordados, com propriedade e de forma singular e atual, temas essenciais e notáveis, como o edentulismo, a prótese total como aparelho reabilitador e peça integrante do sistema estomatognático, bem como a sequência de suas fases de confecção. Nessa parte da obra, ressaltam-se a atualização e a objetividade do conteúdo apresentado, e as informações para sua aplicação.

Em seguida, são explanados, e muito bem explorados, conceitos teóricos e práticos relacionados aos procedimentos clínicos e laboratoriais de confecção das próteses totais convencionais, desde o exame completo e minucioso do paciente edêntulo e o registro das áreas de assentamento do aparelho protético, mediante técnicas de moldagem, até a determinação das relações maxilomandibulares, a seleção dos dentes artificiais e o estabelecimento da oclusão, finalizando com o processamento, a instalação e os controles posteriores do aparelho protético. Nessa parte do livro, salientam-se dois diferenciais: a proposta e a apresentação, de forma ordenada e didática, de procedimentos técnicos pertinentes, com a eliminação de complexidades e conteúdos superados e não aplicáveis; e a descrição detalhada das fases e dos pormenores expressivos das etapas laboratoriais envolvidas.

Por fim, os capítulos finais da obra oferecem ao leitor uma proposta inovadora e conceitos extraordinários e singulares sobre a reabilitação do paciente edêntulo, com temas complementares (p. ex., o reembasamento), desafiadores (p. ex., *overdentures* e próteses totais imediatas) e complexos (p. ex., as novas tecnologias de confecção das próteses totais).

Assim, este livro entra no cenário odontológico nacional como produção científica fundamental e de destaque para a construção, a sedimentação, a atualização e o aperfeiçoamento de conhecimentos teóricos e práticos relacionados à confecção de próteses totais, contribuindo para a formação e o aprimoramento de habilidades de estudantes, cirurgiões-dentistas e técnicos de laboratório.

Parabenizo os autores pela iniciativa e pela publicação de obra de tão alto nível, que valoriza e engrandece o tratamento reabilitador com próteses totais e que é fruto, sem dúvida alguma, de muito trabalho e empenho, bem como de sua vocação e dedicação, uma vez que o leitor é brindado não apenas com conceitos e técnicas, mas também com o tom peculiar daqueles que fazem da docência um caminho de amor, afeto e entrega.

Boa leitura!

Profa. Dra. Helena de Freitas Oliveira Paranhos
Professora Titular da Disciplina de Prótese Total do Departamento de Materiais Dentários e Prótese da Faculdade de Odontologia de Ribeirão Preto da Universidade de São Paulo
Ribeirão Preto, 20 de setembro de 2021.

Agradecimentos

A realização deste projeto é resultado da participação e do trabalho conjunto dos editores, que dedicaram horas de trabalho, leituras e reuniões para permitir que esse sonho se concretizasse.

Agradecemos a participação e o empenho dos colaboradores, cujo trabalho engrandeceu esta obra.

Agradecemos à Faculdade de Odontologia de Araraquara e a todos os mestres que colaboraram em nossa formação e que, sem dúvida, sempre nos inspiraram para o "sacerdócio" da docência.

Agradecemos especialmente aos professores que formataram a disciplina de Prótese Total da Faculdade de Odontologia de Araraquara em seu início, plantando a semente para que esta obra fosse consolidada nos dias de hoje.

Agradecemos o apoio técnico oferecido por aqueles que nos auxiliam diariamente, cujo trabalho foi muito importante para essa realização.

Agradecemos aos pacientes, que possibilitaram nossa experiência clínica, principalmente àqueles que colaboraram diretamente no conteúdo desta obra.

Nosso muito obrigado!

Introdução

O ensino da Odontologia tem sido reformulado ao longo dos anos em decorrência dos inúmeros avanços científicos, resultando em transformações técnicas e de materiais que, certamente, aprimoraram os currículos aplicados nas universidades brasileiras hoje em dia.

Esta obra tem um olhar inovador e notório para o futuro, no que concerne ao tema prótese total, porém sem esquecer, jamais, dos princípios básicos fundamentais na formação clássica do cirurgião-dentista reabilitador oral.

A obra retrata o momento atual nos diversos capítulos abordados, refletindo o conhecimento da filosofia de trabalho da disciplina de Prótese Total da Faculdade de Odontologia de Araraquara.

Sumário

1

O desdentado total

Sérgio Russi

FLUXOGRAMA DO CAPÍTULO

INTRODUÇÃO

O entendimento do paciente edentado total, com seus problemas, suas limitações, suas esperanças e suas necessidades, passa prioritariamente pelo paciente totalmente dentado, com sua dentição natural íntegra e suas funções, uma vez que, pelo conhecimento do que está completo, é possível avaliar o que está incompleto e, assim, planejar as diretrizes para solucionar o problema.

O ser humano é, basicamente, uma entidade pensante complexa e dinâmica, capaz de estruturar ideias e gerir pensamentos, condição que está intimamente ligada a todos os processos vitais, nos quais as estruturas corporais se alinham a um componente psicológico bastante considerável. Esse conjunto biopsíquico sofre a ação do meio externo em seus múltiplos aspectos: sociais, culturais, econômicos e religiosos. Dependendo do estímulo que recebe, pode apresentar reações favoráveis ou desfavoráveis, mediatas ou imediatas, de adaptação ou de rejeição, somáticas ou psicológicas.

A face constitui uma área nobre do corpo humano e faz parte do crânio visceral; individualiza e caracteriza a pessoa no seu ambiente social. Está ligada aos padrões de beleza corporal, à expressão das emoções e à comunicação entre as pessoas.

Na face, situa-se a boca, uma área de forte projeção estética, funcional e emocional, que constitui a porta de entrada do meio exterior para o interior do corpo. Nela, definem-se duas áreas principais: a cavidade bucal e o vestíbulo, que correspondem às áreas de atuação do cirurgião-dentista em todos os seus procedimentos odontológicos, regidas pelos mesmos princípios físicos e químicos que ocorrem no restante do corpo humano.

O SISTEMA ESTOMATOGNÁTICO

Na face, localizam-se sistemas grandes e vitais: o mastigatório, o respiratório e, complementarmente, o da fonação. Esses sistemas fazem parte de um conjunto altamente diferenciado, chamado sistema estomatognático (SEG), constituído por crânio, face pescoço até o osso esterno, em que estão situadas estruturas duras e moles, distintas entre si, porém interligadas e interdependentes. Nele, distinguem-se dois componentes com finalidades específicas e características próprias: o anatômico, que compreende todas as estruturas existentes, como as articulações temporomandibulares (ATM), os dentes, o periodonto e a oclusão dentária; e o fisiológico, que envolve o sistema neuromuscular (SNM).

O sistema nervoso central (SNC) comanda todas as atividades que ocorrem na intimidade orgânica, por meio de um sensível sistema de informação a cargo dos exteroceptores, localizados na mucosa oral e na superfície corporal dos proprioceptores cinestésicos, situados em músculos, tendões, ATM e periodonto, que respondem pelas posições mandibulares e pelos movimentos corporais.

Entre as várias funções realizadas no sistema estomatognático, duas são de especial consideração: a mastigação, que é uma função aprendida, e a deglutição, que é uma função inata.

A mastigação é uma função vital, relacionada com a trituração e o amolecimento do alimento, utilizando dentes, periodonto, músculos, língua, palato e glândulas salivares. Tem início volitivo, tornando-se, depois, automática, com movimentos cíclicos e verticais controlados pelo gerador do padrão central (GPC), dependendo do tipo de alimento e das condições da oclusão.

Os contatos dentais, em um período de 24 horas, não excedem 19 minutos, e a eficiência mastigatória com próteses totais convencionais equivale a apenas 1/6 da eficiência com dentes naturais, oscilando entre 5 e 9 kg de força oclusal – assim, pode-se notar o quanto é reduzida a mastigação na situação de edentação total.

Na deglutição, o bolo alimentar é impulsionado para a faringe, exigindo um selamento labial e a estabilização prévia da mandíbula pela oclusão dos dentes, para que a língua possa atuar.

A fonética tem alto valor social e psicológico, pois é uma forma universal de comunicação entre os indivíduos. Requer ar dos pulmões e sons produzidos na laringe abrangendo também a cavidade bucal, que atua como amplificadora sonora, os lábios, os dentes, a língua e o palato, que funcionam como articuladores das palavras, pois o ser humano é o único animal capaz de emitir sons inteligíveis e articulados.

A edentação total desequilibra as relações entre essas estruturas e a região palatina. O conhecimento dos mecanismos sonoros é importante, uma vez que a fonética constitui um recurso valioso durante as fases de construção de uma prótese total.

O sistema neuromuscular envolve:

- um SNC com as estruturas encefálicas;
- um sistema nervoso periférico de captação dos estímulos por meio dos receptores sensoriais periféricos, a cargo dos exteroceptores localizados na pele e na mucosa bucal, responsáveis pelos estímulos táteis, de pressão, de temperatura e de dor e pelos proprioceptores cinestésicos, sediados em músculos, tendões, articulações temporomandibulares e periodonto, que respondem pelos movimentos e pelas posições corporais e mandibulares;
- um sistema muscular em que se distinguem:
  - os músculos mastigatórios, que dinamizam a mandíbula;
  - os supra e infra-hióideos, que estabilizam o osso hioide para deglutição;
  - os músculos faciais ou mímicos e os orbiculares do lábio, responsáveis por diversas expressões faciais e que também participam da retenção da prótese quando se adaptam à superfície externa da prótese, com forças horizontais e oblíquas;
  - os músculos posturais do pescoço e os pós-cervicais, responsáveis pela postura de equilíbrio da cabeça;
  - um sistema esquelético, que oferece suporte para as estruturas moles maxilofaciais.

As articulações temporomandibulares atuam como guias e orientadoras dos movimentos mandibulares, graças à morfologia das paredes da fossa articular. As ATM ligam a mandíbula à base do crânio e são classificadas como do tipo gínglimo artrodial, executando movimentos de translação e de rotação. São compostas pela fossa articular, côndilos, discos articulares, cápsula articular e ligamentos colaterais. A fossa articular apresenta quatro faces, que orientam os côndilos nos vários movimentos; já os discos articulares dividem a fossa articular em dois compartimentos sinoviais: o compartimento superior ou disco temporal, em que ocorrem movimentos de translação, e o compartimento inferior ou disco condilar, com os movimentos de rotação.

Graças a essa ação orientadora dos movimentos, as ATM são conhecidas como guias condilares e têm grande importância nas próteses totais, pois influenciam a altura das cúspides e são essenciais na elaboração do padrão oclusal, quando seus ângulos de deslocamento são transferidos para um articulador semi ou totalmente ajustável.

O periodonto, que é um sistema resiliente, além da manutenção dos dentes no seu alvéolo, controla proprioceptivamente a direção e a intensidade das forças oclusais do tipo compressiva, transformando-as em forças de tensão e distribuindo-as pelo osso de suporte.

A oclusão (derivada da palavra *occludere*, que significa ocluir e cerrar) é a mais importante das especialidades odontológicas, sendo definida como o relacionamento oclusal dos dentes derivados do controle do sistema neuromuscular.

A oclusão é complexa e está relacionada a vários fatores anatômicos, funcionais e biomecânicos, não devendo, portanto, ser considerada apenas um simples relacionamento dental.

PATOLOGIA DA EDENTAÇÃO

Na área da saúde bucal, um fator altamente lesivo para o sistema estomatognático é a edentação total ou edentulismo, uma perda que consiste em um flagelo para milhões de pessoas, pois atinge uma das mais significativas áreas do corpo humano – a face.

A capacidade comunicativa da face é tão notória que basta uma simples e silenciosa expressão facial para que se estabeleça uma comunicação interpessoal. A edentação total agride o corpo humano (Figura 1.1), destrói parte do esqueleto facial, promove severas distorções nos tecidos bucais-faciais, desmorona a beleza facial, afeta a mastigação, a deglutição e a fonação, além de causar um profundo impacto psicológico negativo no indivíduo.

Atualmente, duas situações devem ser consideradas:

1. O significativo aumento da longevidade mundial: como a prótese total é vista como a prótese do idoso e um sinônimo de envelhecimento, o aumento da longevidade pode ser considerado um fator indutor do aumento da procura por novas próteses totais. Entre as causas geradoras da edentação total, estão os problemas financeiros, a ausência de locais para tratamento odontológico, a dificuldade de locomoção, os fatores socioculturais (como recurso final para eliminar as futuras dores de dente ou tratamentos longos e dispendiosos), os acidentes, as decisões pessoais e o baixo nível ocupacional. O edentulismo associado à cárie dental e à deterioração da dentição afeta a qualidade de vida das pessoas, a nutrição, o bem-estar físico e emocional e o próprio relacionamento humano no meio social em que o edêntulo vive.
2. A edentação total ainda é grande no Brasil e no mundo: o edentulismo é um sério problema de saúde pública, pois afeta negativamente uma das mais importantes funções corporais – a mastigação, intimamente ligada à condição humana. O edentulismo causa um desastre funcional e uma mastigação deficiente ou praticamente ausente, como ocorre no edentado total sem prótese, além de prejudicar a escolha de uma dieta alimentar saudável, influindo na nutrição, na saúde física, mental e bucal, no bem-estar e na qualidade de vida das pessoas.

A avaliação do edentulismo requer considerações sobre três fatores a ela relacionados: o aumento da longevidade no mundo, os índices do edentulismo e a demanda por próteses totais.

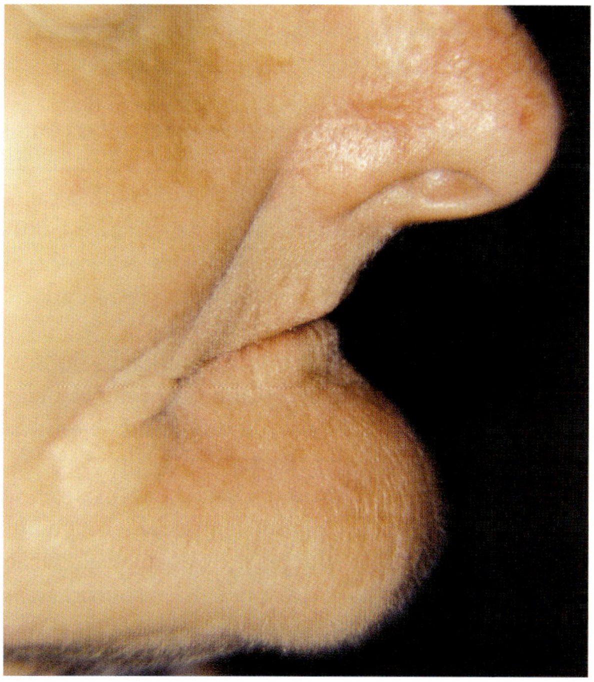

Figura 1.1 Paciente desdentado total.

O crescente aumento da longevidade mundial é um fato inconteste. Estudos epidemiológicos estimam que, em 2040, a população acima dos 60 anos de idade será de 1 bilhão de pessoas em todo o mundo, atingindo, em 2050, 22% da população mundial. Em 2010, brasileiros com 60 anos ou mais somavam 13 milhões , e a previsão é de que, em 20 anos, esse número suba para 30 milhões.

Esse envelhecimento humano guarda estreita relação com o edentulismo e a procura por próteses totais, visto que esse tipo de prótese é usado, com maior frequência, por idosos, embora pessoas mais jovens também utilizem por conta de perdas dentais causadas por acidentes, cáries e problemas periodontais.

Os altos índices de edentulismo são preocupantes. Em 2010, um levantamento epidemiológico sobre a saúde bucal brasileira revelou que, na faixa etária de 65 a 74 anos, 92% da população era edentada total.

Em relação à demanda por uma ou duas próteses totais, observou-se um aumento substancial, no mundo, de 35 milhões pessoas, em 2000, para 38 milhões, em 2020. A procura por próteses totais não significa estritamente aumento do número de edentados totais, tendo em vista os seguintes aspectos:

- muitos idosos procuram, com o passar dos anos, substituir as próteses velhas por novas;
- considerando que, a cada cinco anos, as próteses devem ser substituídas, é lícito supor um aumento da procura por essas próteses;

- existem pacientes que são edentados totais bimaxilares, o que exige a confecção de duas próteses.

O controle do edentulismo envolve medidas como: a conscientização da população quanto ao valor da saúde bucal e a influência desta sobre a saúde geral; a preservação dos dentes remanescentes e das estruturas associadas, evitando-se novas perdas; a assistência odontológica, com funções preventiva e restauradora, acessível à população.

Os altos índices de edentulismo mundial e no Brasil, aliados a uma crescente procura por próteses totais, sinaliza que a demanda por próteses ainda continua bem alta e não decrescerá tão cedo.

É importante ressaltar que a saúde é indivisível. O conceito de totalidade do corpo considera o corpo humano como um todo funcional e qualquer alteração se refletirá mediata ou imediatamente em outras áreas corporais.

Com a edentação total, esse conceito realiza-se plenamente, envolvendo funções e/ou estruturas maxilomandibulares, podendo ser citadas as seguintes alterações: no suporte, estéticas, fonéticas, ósseas, musculares, funcionais, posturais, no volume bucal e psicológicas.

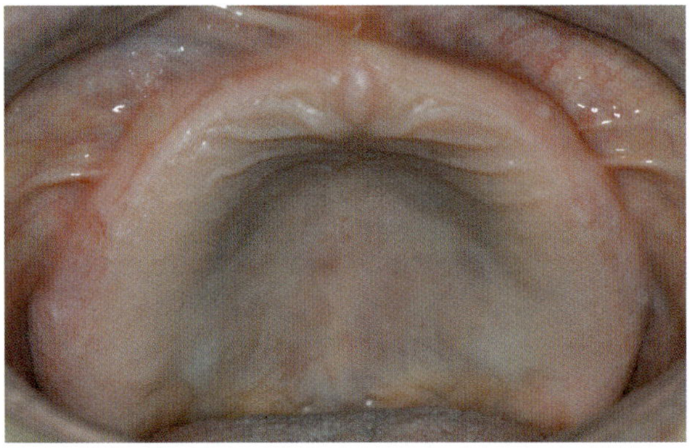

Figura 1.2 Maxila edentada.

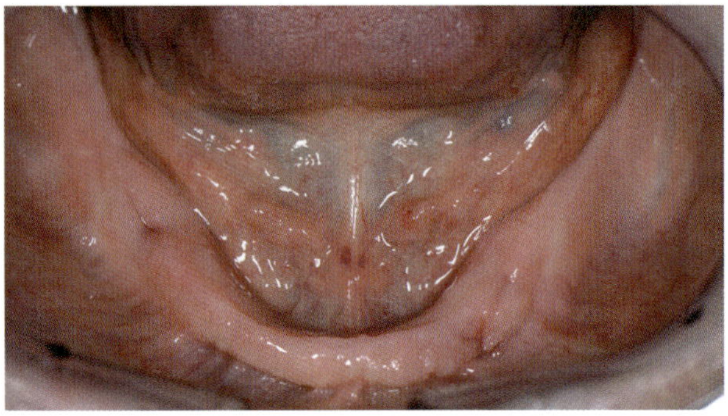

Figura 1.3 Mandíbula edentada.

Alterações no suporte

No sistema de suporte, uma das alterações se refere à transmissão das cargas mastigatórias, pois os rebordos alveolares passam a receber forças compressivas, e não de tensão. Os rebordos alveolares não estão anatômica e histologicamente preparados para receber cargas compressivas, pois, sobre eles, a fibromucosa sofre deformação, muitas vezes agravada pela movimentação da prótese sobre o rebordo alveolar, decorrente de rotação e deslizamento.

A presença da mucosa, atuando como um coxim, amortecedor, e sua capacidade de recuperação elástica agem para que reestabeleça sua forma – recuperação esta que ocorre mais lentamente nos pacientes idosos.

Nas próteses convencionais, as forças mastigatórias oscilam entre 5 e 8 kg, ou seja, 1/6 da força observada na dentição natural, porém, elas nem sempre apresentam esses valores, pois dependem de vários fatores, como hábitos de mastigação do paciente, tipo de alimento, condição dos rebordos, qualidade da prótese e condições de saúde corporal.

Na maxila (Figura 1.2), a área média de suporte é de 22,96 cm^2; na mandíbula (Figura 1.3), de 12,25 cm^2.[1] São áreas pequenas quando comparadas com a área aproximada de 45 cm^2 da membrana periodontal da maxila e da mandíbula.

Como a distribuição das forças é por área, a mandíbula recebe praticamente o dobro da carga mastigatória, o que pode explicar, em parte, as dificuldades que as próteses mandibulares apresentam, ou seja, uma menor área de suporte e uma intensa atividade muscular circundante, muitas vezes associada a rebordos criticamente reabsorvidos (Figura 1.4).

A validade dessa recuperação da área de suporte será possível se as forças mastigatórias:

- estiverem dentro dos limites de tolerância fisiológica;

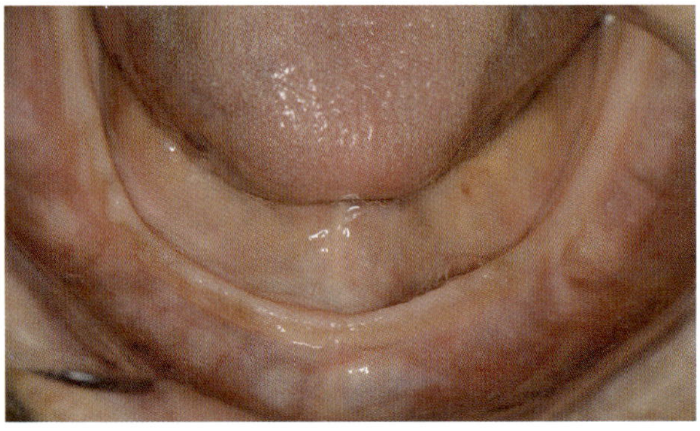

Figura 1.4 Rebordo alveolar inferior reabsorvido.

- apresentarem uma distribuição equitativa pela área de suporte;
- demonstrarem uma efetiva adaptação das próteses sobre o rebordo;
- tiverem uma aplicação intermitente, como ocorre na mastigação e na deglutição consciente e inconsciente;
- alcançarem uma oclusão estável.

Alterações estéticas

A face é a área corporal de maior visibilidade, que identifica e personaliza uma pessoa; é a área por meio da qual são reveladas as diversas emoções humanas. Qualquer ação que a afete negativamente, influindo sobre a beleza e a harmonia facial, perturba duplamente a pessoa, tanto no aspecto somático quanto no psicológico. Como consequência da edentação total e da redução da área de suporte, ocorre um colapso facial e um desarranjo nas relações intermaxilares e entre os grupos musculares da região bucofacial.

Em razão da ausência do suporte dental, o músculo orbicular do lábio tende a se invaginar para o interior da cavidade bucal, o perfil parafacial se torna prognata, o mento se aproxima da ponta do nariz e os lábios perdem volume e forma, adquirindo o aspecto de uma simples linha de uma à outra comissura labial. O ângulo nasolabial adquire uma angulação maior que 90°, e a largura nasal aparenta ser maior. Sulcos e estrias verticais surgem nos lábios, principalmente em idosos, e os sulcos nasogenianos e mentonianos ficam acentuados. A pessoa adquire o aspecto de velhice prematura (Figura 1.5), o que socialmente tem um efeito negativo e pode gerar distúrbios emocionais.

A recuperação de uma aparência facial arruinada constitui uma tarefa difícil para o cirurgião-dentista, pois será necessário caminhar paralelamente em duas áreas: a somática e a psicológica.

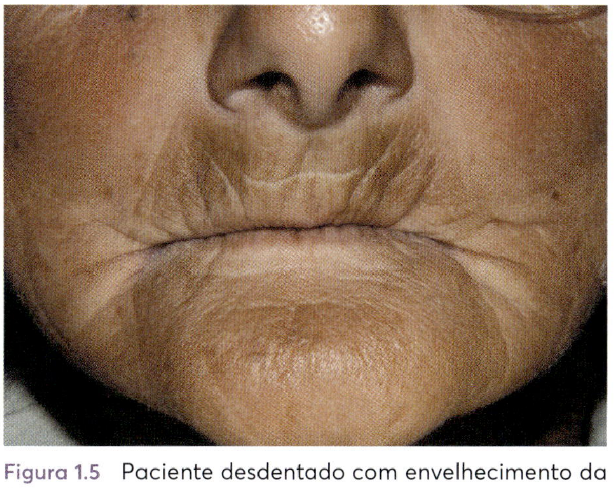

Figura 1.5 Paciente desdentado com envelhecimento da face.

Inicialmente, o paciente avaliará a estética e, depois, a julgará emocionalmente. A prótese deverá proporcionar ao paciente uma paz emocional e uma tranquilidade psicológica. Isso pode ser a diferença entre o sucesso e o fracasso.

Alterações fonéticas

As relações labiais e dentolabiais ficam prejudicadas, afetando os sons fonéticos de P, B, M, F e V. A língua adquire posições expansivas e uma nova readaptação no palato, o que poderá influir no selamento lateral da língua, necessário para os sons T, D, N, e também na direção, na formação e nas dimensões dos sulcos que se formam dorsalmente na língua, influindo nos sons sibilantes S, CH e Z.

A recuperação requer próteses totais cuidadosamente executadas, em particular em suas dimensões morfológicas externas, seus contornos e sua forma do palato, assim como em relação ao posicionamento dos dentes, promovendo um correto e harmonioso relacionamento da língua com respeito aos arcos dentais, aos dentes, aos lábios e às estruturas faciais, sem conflitos.

Deve-se considerar que a futura prótese irá ocupar espaços bucais antes não ocupados. Os defeitos fonéticos são primeiramente percebidos quando da instalação da prótese, e alguns erros ou defeitos fonéticos são incorrigíveis na prótese já consolidada.

Na instalação da prótese, alguma dificuldade inicial poderá ocorrer com a pronúncia das palavras, problema muito comum em pacientes edentados há muito tempo ou portadores de próteses antigas.

Com a orientação prévia e segura do cirurgião-dentista e a motivação do paciente, essas dificuldades logo são superadas. No caso da presença de dislalias, um tratamento paralelo com fonoaudiólogo está recomendado.

Alterações ósseas

Nos rebordos edentados, ocorrem alterações ósseas dimensionais e estruturais, sendo a integridade da base óssea fundamental para a longevidade da prótese.[2]

Os rebordos alveolares apresentam osso esponjoso depositado no local correspondente aos alvéolos dentais. Com a perda dos dentes, os rebordos perdem a razão específica de alojarem os dentes.

Os estímulos periodontais cessam e as forças mastigatórias compressivas não são bem toleradas pelos rebordos; quando não equilibradas, essas forças podem ser traumáticas, prejudicando a circulação sanguínea no local e induzindo a reabsorção óssea.[3,4]

A reabsorção óssea afeta milhões de pessoas no mundo, tem caráter irreversível, é maior no primeiro mês pós-extração e pode prolongar-se por vários períodos, existindo uma relação direta entre a área óssea do rebordo alveolar e a retenção das próteses.

Entre os fatores ligados à reabsorção óssea, podem ser citados os seguintes:

- biológicos, como idade e hormônios;
- anatômicos, como o tipo de osso;
- mecânicos, como o tipo e a direção das forças mastigatórias;
- nas alterações dimensionais, o rebordo perde altura e volume por meio do princípio do "V" invertido, passando por reduções sempre crescentes[5] e chegando a desaparecer completamente (Figura 1.6A a C).

As modificações estruturais são mais observadas na região posterior da mandíbula, em que o rebordo alveolar corresponde a uma base óssea mais densa e horizontal, envolvendo até a linha oblíqua externa.

Na maxila, a reabsorção alveolar é centrípeta e, na mandíbula, é centrífuga, gerando áreas ósseas de suporte diferentes e uma inclinação acentuada do eixo interalveolar. A reabsorção óssea alveolar tem implicações clínicas ponderáveis, principalmente na relação entre a extensão da área de suporte e a retenção das próteses convencionais.

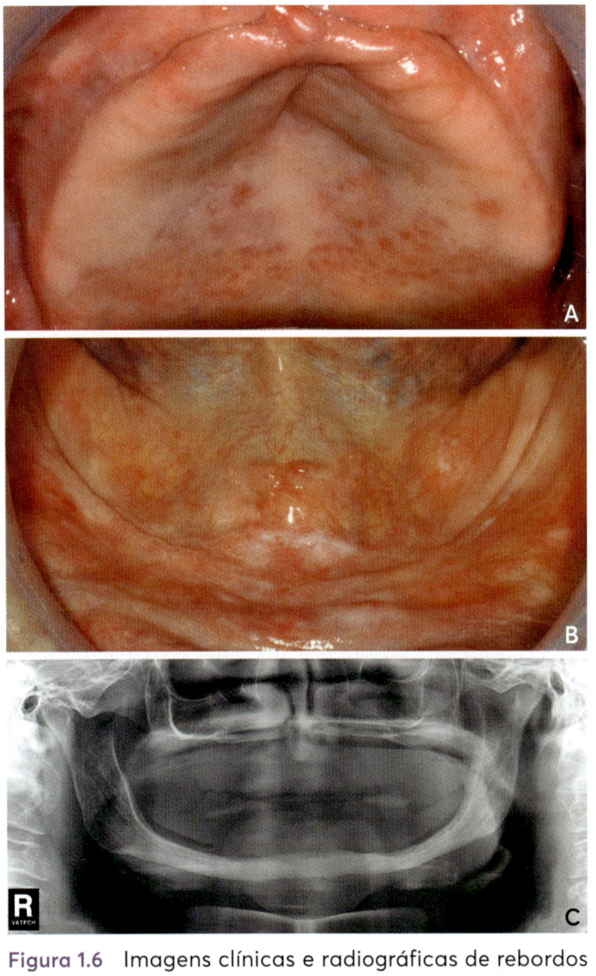

Figura 1.6 Imagens clínicas e radiográficas de rebordos alveolares (mandibular e maxilar) reabsorvidos (**A** a **C**).

A perda óssea é mais acentuada na região anterior da mandíbula, em torno de 6,6 mm, e quatro vezes maior do que na maxila. Nos casos de abóbadas palatinas menos arqueadas, a perda óssea pode atingir 10 mm.

Alterações musculares

Com a edentação total, as funções básicas, como mastigação e deglutição, ficam fragilizadas. Os alimentos não são mais triturados, e sim amassados entre os rebordos recobertos por uma mucosa resiliente. A redução do vigor muscular, com hipotonia da musculatura mastigatória e dos músculos faciais mímicos, reduz a força da mordida.[6]

Essas hipotonias podem se agravar diante de fatores como senescência, senilidade, alterações de nutrição e distúrbios neurológicos, como parkinsonismo e miastenias graves.

Alterações funcionais

A edentação total tem reflexos imediatos na cavidade bucal e nas estruturas circundantes, pois as perdas dentais afetam dois fatores vitais para a vida humana: a mastigação e a nutrição. O sucesso de uma prótese total depende da integridade e da saúde dos tecidos bucais, estado salutar que está ligado às condições nutricionais. A presença de deficiências da nutrição gera patologias bucais e sistêmicas, pois não existe saúde geral sem a saúde bucal.

A nutrição está intimamente ligada ao fator dieta alimentar. Conceitualmente, a dieta é o alimento que será consumido, enquanto a nutrição está relacionada com os processos de digestão, absorção, assimilação e utilização dos alimentos. Uma dieta alimentar balanceada deve conter os nutrientes necessários, como proteínas, carboidratos, gorduras, vitaminas, minerais e água, para atender às necessidades diárias de uma pessoa. Carências desses nutrientes sinalizam alterações da nutrição.

Em relação aos portadores de próteses totais, a nutrição está associada à função mastigatória, à saúde sistêmica, às condições socioeconômicas e culturais e aos hábitos dietéticos.

Nos pacientes edentados totais ou portadores de próteses totais antigas ou deficitárias, os alimentos não são triturados e mastigados, mas, sim, amassados, o que influencia a digestão e seu aproveitamento posterior.

Vários fatores podem prejudicar a mastigação e a dieta alimentar:

- próteses deficitárias;
- descontrole neuromuscular;
- hábitos dietéticos alterados;
- idade, principalmente nos pacientes idosos com perda da massa muscular e da força de mordida;
- doenças degenerativas;
- alterações do olfato, do paladar e do apetite;
- transição da fase edentada para a nova fase dentada;
- tensão psíquica;
- automedicação;
- distúrbios intestinas, metabólicos;
- desordens hormonais;
- conservadorismo;
- xerostomia;
- má nutrição;
- alcoolismo.

Como decorrência dos problemas mastigatórios, as pessoas podem adotar condutas prejudiciais, como:

- substituir alimentos sólidos por alimentos líquidos ou pastosos, desestimulando a mastigação;
- preparação inadequada dos alimentos;
- adotar uma alimentação rica em carboidratos e pobre em proteínas, vitaminas e minerais.

Os problemas nutricionais entre idosos ocorrem principalmente na faixa etária em torno de 60 a 70 anos, em razão de fatores econômicos, psicológicos, bucais, comportamentais e de saúde sistêmica. Uma mastigação eficiente fortalece os músculos mastigadores, estimula a musculatura orofacial, auxilia no contorno facial e massageia a musculatura do pescoço.

Dietas alimentares irregulares e pobres em nutrientes básicos podem ocorrer em pacientes idosos que apresentam limitações físicas, visuais ou de audição, com dificuldade de locomoção, de preparar o alimento ou, até mesmo, de se alimentar.

O valor dietético pode ser melhorado substancialmente diante de uma orientação inicial do cirurgião-dentista a esse respeito, começando desde a primeira visita e se estendendo durante todo o tratamento até os retornos posteriores estabelecidos. Contudo, diante de um problema de nutrição percebido, o paciente deverá ser encaminhado a um profissional da área, ou seja, um nutricionista.

A presença de próteses totais poderá atuar como um estimulante para que o paciente modifique seus hábitos alimentares e reorganize sua dieta alimentar. Uma mastigação estável e uma alimentação saudável tornam o hábito de se alimentar um ato prazeroso, influindo no bem-estar e na qualidade de vida das pessoas.

Alterações posturais

Essas alterações envolvem a posição postural da mandíbula e a posição postural da cabeça.

A mandíbula mantém uma relação tridimensional com a base do crânio e, no plano vertical, isso corresponde à posição postural da mandíbula, também conhecida como posição de repouso clínica. É uma posição oscilante, podendo ser afetada por fatores como sono, febre, dor, tensão psíquica, posição da cabeça e presença ou ausência de dentes.

Em virtude da edentação total, o sistema neuromuscular procura reflexamente determinar uma nova posição postural compatível com a situação clínica. A partir dessa posição, o cirurgião-dentista irá determinar o espaço intermaxilar, que será ocupado pela nova prótese quando em oclusão.

A postura da cabeça sobre a coluna vertebral guarda uma relação de posição funcional com a cadeia muscular que mantém a mandíbula suspensa em relação à base do crânio. Para que a mandíbula possa realizar essas funções, é necessário que a cabeça seja mantida numa posição estável e equilibrada sobre a coluna vertebral, por meio de uma ação conjunta desempenhada pelos músculos do pescoço e pós-cervicais, contrabalanceando a ação da gravidade. Essa atividade estabilizadora torna-se necessária, pois a posição da cabeça sobre a coluna vertebral se comporta como uma alavanca do primeiro gênero ou Classe I. Qualquer inclinação da cabeça para a frente, para trás ou para os lados implica uma alteração na posição da mandíbula em relação ao crânio, com reflexos sobre o grau de separação intermaxilar e, portanto, sobre a posição postural, clinicamente aceita como a posição de repouso mandibular.

Alterações no espaço bucal

Em decorrência da perda total dos dentes e da reabsorção alveolar, ocorrerá um aumento do espaço bucal (Figura 1.7).

Sem os limites impostos pelas arcadas dentárias, a língua tende a adquirir uma maior mobilidade, podendo adotar posturas variáveis e/ou viciosas ou um aumento de volume, caracterizando as macroglossias. Complementarmente, deve ser considerado que a edentação total pode gerar sobrecarga e alterações estruturais nas ATM.

Alterações psicológicas

Em cada pessoa, coabitam fatores somáticos e psicológicos com influências recíprocas. A face é o cartão de visita de uma pessoa, que a individualiza c faz parte

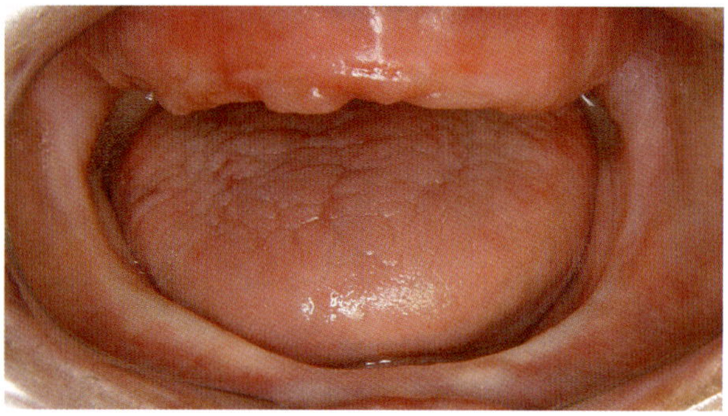

Figura 1.7 Paciente desdentado total.

da beleza corporal, além de ser a área na qual as emoções humanas se exteriorizam.

A boca e os olhos dominam a face, e os dentes dominam a boca e molduram o sorriso. A perda dos dentes desmorona a aparência facial, agride o sistema estomatognático e, socialmente, é inaceitável. Funciona como um estigma, sendo tida como um sinal de incapacidade econômica e desleixo com a saúde bucal.

Essa pressão social gera sentimentos de vergonha, perda de autoestima, reclusão social e profissional, pois, na sociedade atual, o sucesso profissional está ligado à aparência facial e pessoal.

Na primeira visita no consultório, o paciente ainda é uma incógnita, e a conduta do cirurgião-dentista é regida por uma malha de fatores físicos, sociais, ambientais, familiares e econômicos; diante da situação, o profissional poderá traçar uma estratégia de atuação, inicialmente focada no paciente como um todo, sendo o primeiro passo conhecê-lo e dar início a um relacionamento amistoso e harmonioso, evitando qualquer forma autoritária em relação ao tratamento.

O cirurgião-dentista necessita estar ciente de que ansiedade, crises depressivas, conflitos e frustrações podem fazer parte da bagagem emocional do paciente, com sequelas no início, durante ou após o término do trabalho.

A restauração estética da face, arruinada pelo edentulismo, significa o estabelecimento de um padrão estético individualizado, e a avaliação da aparência facial resultante está ligada a sentimentos subjetivos do paciente.

Ao receber uma prótese, inicialmente, o paciente avaliará a estética, para depois julgá-la emocionalmente.

A prótese total surgiu como consequência da edentação total para, dentro de suas limitações, recuperar áreas e funções do sistema estomatognático alteradas pelo edentulismo. Inicialmente, sua principal procura era para a recuperação estética das pessoas e baseava-se na destreza manual do dentista por meio de próteses toscamente esculpidas e ajustadas diretamente na boca, pois os conhecimentos das ciências básicas eram escassos.

Com o trabalho pioneiro de P. Fauchard, em 1728, a prótese total começou a ganhar corpo como ciência e, com os avanços dos conhecimentos de anatomia e fisiologia, das novas metodologias de trabalho e os novos materiais e seus princípios biomecânicos, gradativamente, se consolidou como uma verdadeira ciência da saúde.

No contexto atual, a prótese total é considerada um recurso reabilitador bastante confiável, capaz de:

- promover uma estética socialmente satisfatória;
- permitir a realização das várias funções orais a contento;
- favorecer a qualidade de vida das pessoas, sendo regidas pelo conceito da preservação das estruturas orais remanescentes.

Contudo, sua eficiência não depende somente dos conhecimentos e das aptidões do cirurgião-dentista, mas também das condições orgânicas e psicológicas dos pacientes, das respostas dos tecidos de suporte e da vontade e da motivação dos pacientes em usar as próteses totais corretamente.

CONSIDERAÇÕES FINAIS

É princípio de sabedoria que nenhuma obra seja iniciada sem o imprescindível e prévio conhecimento de todos os fatores que exercerão influência sobre a futura obra.

Essa verdade aplica-se integralmente à Odontologia e, em particular, à prótese total. Essa situação realça a necessidade de o cirurgião-dentista ter conhecimento do sistema estomatognático e de sua influência na área odontológica. Algumas razões justificam essa necessidade, como:

1. Razões científicas: como ciência da saúde, a Odontologia tem como missão a preservação da saúde bucal e das estruturas relacionadas e o tratamento das alterações ou enfermidades que possam atingi-la. Para a realização de seu trabalho, o cirurgião-dentista indiscutivelmente necessita de sólidos conhecimentos das estruturas do sistema estomatognático, no qual irá atuar, pois a qualidade técnica e a eficiência pretendida exigem o amparo desses conhecimentos. Um dos aspectos importantes a ser considerado é que a prótese total é um serviço de saúde física e emocional. Embora seja uma peça artificial, ela não é estática e, quando instalada em uma pessoa, irá funcionalmente fazer parte dela, integrando-se de forma dinâmica e colaborando com sua saúde e com sua vida. A reabilitação pro-

curada e a saúde decorrente não podem ser meros frutos do acaso, mas, sim, resultado de uma somatória de conhecimentos e procedimentos científicos comprovados.

2. Razões anatomofisiológicas: com esses conhecimentos, o cirurgião-dentista poderá identificar as estruturas da cavidade bucal e seu entorno, seus limites funcionais, as relações dinâmicas entre elas e as características histológicas e morfológicas das áreas edentadas, permitindo que sejam diferenciadas as áreas que poderão servir de suporte daquelas que não poderão, preservando, assim, limites e espaços biológicos que não podem ser invadidos. Paralelamente, a ação do cirurgião-dentista gerará estímulos e respostas reflexas motoras e sensoriais desses tecidos, favoráveis ou não. O cirurgião-dentista deverá ter a percepção da influência positiva ou negativa dessas respostas sobre o trabalho que se pretende realizar e, assim, norteá-lo quanto à seleção da metodologia de ponta a ser seguida, pois as estruturas bucais maxilofaciais ditarão os procedimentos técnicos, e não o contrário.
3. Razões psicológicas: a procura por próteses totais, sejam do tipo convencional, implantadas ou híbridas, envolve a restauração das funções alteradas pela edentação total. A normalização da mastigação, da deglutição e da fonação proporcionará ao paciente o desejado conforto físico no uso das próteses e a sensação de bem-estar na sua vida diária, enquanto a recomposição de sua aparência facial proporcionará a necessária tranquilidade emocional e uma íntima satisfação, com reflexos na sua vida familiar, social e profissional.
4. Razões profissionais: todos esses conhecimentos adquiridos irão permitir ao cirurgião-dentista amplas possibilidades de trabalhos protéticos reabilitadores de alto nível técnico-científico, permitindo não só um firme, constante e crescente sucesso profissional, mas também o respeito e a confiança dos pacientes.

"A confecção de uma prótese total é sempre um desafio. Quando superado, torna o cirurgião-dentista e o paciente mais realizados e mais felizes".[7]

REFERÊNCIAS BIBLIOGRÁFICAS

1. Watt DM, Likeman PR. Morphological changes in the denture bearing area following the extraction of maxillary teeth. Br Dent J. 1974; 136(6):225-235.
2. Jankelson R, Pulley ML. Eletromiography in clinical dentistry. Seattle: Myo-Tronics Research Inc; 1984.
3. Hickley JC, Zarb GA, Bolender CL. Boucher's prosthodontic treatment for edentulous patients. 9.ed. St. Louis: Mosby; 1985.
4. Saizar P. Prostodoncia total. Buenos Aires: Mundi; 1972.
5. Dyer MR, Ball J. Alveolar crest recession in the edentulous. Br Dent J. 1980; 149(10):290-292.
6. Atkinson HF, Ralph WJ. Tooth loss and biting force in man. J Dent Res. 1973; 52(2):225-228.
7. Russi S, Lombardo JG. A fonética – esta grande esquecida em prótese total. Rev Fac Farm Odontol Araraquara. 1974; 8(1):89-100.

BIBLIOGRAFIA

1. Allen LR. Improved phonetics in denture construction. J Prosthet Dent. 1958; 8(5):753-763.
2. Anderson DJ. Fisiologia para dentistas. Rio de Janeiro: Científica; 1957.
3. Atwood DA. Some clinical factors related to rate of resorption of residual ridges. 1962. J Prosthet Dent. 2001; 86(2):119-125.
4. Bendo CB, Martins CG, Pordeus IA, Paiva SM. Impacto das condições bucais na qualidade de vida dos indivíduos. Rev Assoc Paul Cir Dent. 2014; 68(3):189-193.
5. Carreiro AFP, Batista AUD. Prótese parcial removível contemporânea. São Paulo: Santos; 2013.
6. Duncan JP, Taylor TD. Simplified complete dentures. Dent Clin North Am. 2004; 48(3):625-640.
7. Frare SM, Limas PA, Albarello FJ, Pedot G, Regio RAS. Terceira idade: quais os problemas existentes. Rev Assoc Paul Cir Dent. 1997; 51(6):573-576.
8. Guyton AC, Hall JE. Tratado de fisiologia humana. 13.ed. Rio de Janeiro: Elsevier; 2017.
9. Guzman EC, Kovalski GS. Neurofisiologia de la oclusion. Bogotá: Monserrate; 1986.
10. Heartwell CM, Rahn AO. Syllabus of complete dentures. Philadelphia: Lea & Febiger; 1974.
11. Hirsch B, Levin B, Tiber N. Effects of dentist authoritarianism on patient evaluation of dentures. J Prosthet Dent. 1973; 30(5):745-748.
12. Janson WA. Comunicação pessoal. Araraquara: Faculdade de Odontologia de Araraquara; 1977.
13. Kydd WL, Daly CH, Wheeler JB 3rd. The thickness measurement of masticatory mucosa in vivo. Int Dent J. 1971; 21(4):430-441.
14. Lombardi RE. The principles of visual perception and their clinical application to denture esthetics. J Prosthet Dent. 1973; 29(4):358-382.
15. Marchini L, Montenegro FLB, Cunha VPP, Santos JFF. Prótese dentaria na 3ª idade: considerações clínicas e preventivas diversas. Rev Assoc Pauli Civ Dent. 2001; 55(2):83-87.
16. McCartney JE. Prosthetic problems resulting from facial and intraoral changes in the edentulous patient. J Dent. 1981; 9(1):71-83.
17. Michael CG, Javid NS, Colaizzi FA, Gibbs CH. Biting strength and chewing forces in complete denture wearers. J Prosthet Dent. 1990; 63(5):549-553.
18. Nagle RJ, Sears VH. Denture prosthetic. Complete dentures. St. Louis: Mosby Co; 1962.
19. Okeson JP. Tratamento das desordens temporomandibulares e a oclusão. 4.ed. São Paulo: Artes Médicas; 2000.
20. Posselt U. Movement's areas of the mandible. J Prosthet Dent. 1957; 7(3):375-385.
21. Ramos LR. Envelhecimento populacional: uma realidade brasileira. Rev Saúde Publ. 1987; 21(3):211-224.
22. Sharry JJ. Prostodoncia dental completa. Barcelona: Toray; 1977.
23. Sheppard IM. Denture base dislodgment during mastication. J Prosthet Dent. 1963; 13(3):462-468.
24. Sicher H, Tandler J. Anatomia para dentistas. 2.ed. Barcelona: Labor; 1950.
25. Swenson MG. Dentaduras completas. México: UTHA; 1948.
26. Tallgren A. The continuing reduction of the residual alveolar ridges in complete denture wearers: a mixed-longitudinal study covering 25 years. J Prosthet Dent. 1972; 27(2):120-132.

27. Tamaki T. Dentaduras completas. São Paulo: Sarvier; 1970.
28. Tanaka H. Speech patterns of edentulous patients and morphology of the palate in relation to phonetics. J Prosthet Dent. 1973; 29(1):16-28.
29. Türp JC, Greene CS, Strub JR. Dental occlusion: a critical reflection on past, present and future concepts. J Oral Rehabil. 2008; 35(6):446-453.
30. Woelfel JB, Scheid RC. Dental anatomy. 6.ed. Baltimore: Lippincott Williams-Wilkins; 2002.
31. Wolf SMR. O significado psicológico da perda dos dentes em sujeitos adultos. Rev Assoc Paul Cir Dent. 1998; 52(4):307-316.
32. Zarb GZ, Hobkirk JA, Eckert SE, Jacob RF. Tratamento protético para pacientes edêntulos. 13.ed. Rio de Janeiro: Elsevier; 2013.

2

A prótese total convencional

Francisco de Assis Mollo Junior
Maria Sílvia Maurício Rigolin
Sergio Sualdini Nogueira
João Neudenir Arioli Filho
Ana Carolina Pero

FLUXOGRAMA DO CAPÍTULO

PRÓTESE TOTAL CONVENCIONAL

Diante das características do paciente desdentado, observa-se a necessidade de um aparelho protético capaz de reabilitar o seu sistema mastigatório o mais próximo possível da normalidade, tendo em vista que, por conta da perda de todos os dentes, há uma significativa alteração funcional da fala, da mastigação e da deglutição, além de marcantes alterações estéticas, principalmente no terço inferior da face, decorrentes da perda da dimensão vertical e do suporte dos lábios e bochechas.

Com o desenvolvimento da implantodontia, é possível, hoje, reabilitar o sistema mastigatório desses pacientes com próteses sobre implantes, as quais se constituem excelentes opções de tratamento. Entretanto, deve ser considerado o elevado custo financeiro dessas reabilitações, um fator impeditivo para o acesso da maioria da população desdentada, bem como o fato de que nem sempre o paciente possui os pré-requisitos gerais e bucais que possibilitem a indicação dos implantes dentários.

Por outro lado, as próteses totais convencionais, maxilar e mandibular, constituem-se em aparelhos protéticos de custo acessível, com poucas contraindicações, que têm proporcionado à população desdentada a necessária reabilitação do sistema mastigatório, de modo a possibilitar que a mastigação seja desempenhada de maneira relativamente satisfatória, melhorando tanto o prazer do ato da alimentação como a digestão, além de normalizarem as condições para a deglutição. Ainda, restabelecem a estética e fornecem condições mais adequadas à fonética, o que favorece o contato em atividades sociais e profissionais, aumentando, assim, a autoestima, a qualidade e a expectativa de vida desses indivíduos.

As próteses totais convencionais são aparelhos protéticos removíveis que, embora aparentemente simples, incorporam um alto nível de conhecimento científico e tecnológico bem estabelecidos. São constituídas, basicamente, por dentes artificiais pré-fabricados (Figura 2.1), disponíveis no mercado odontológico, e por uma base que se adapta perfeitamente aos maxilares, fixando e sustentando os dentes artificiais (Figuras 2.2 a 2.4). Essa base é responsável pela distribuição das forças mastigatórias nas áreas de suporte subjacentes.

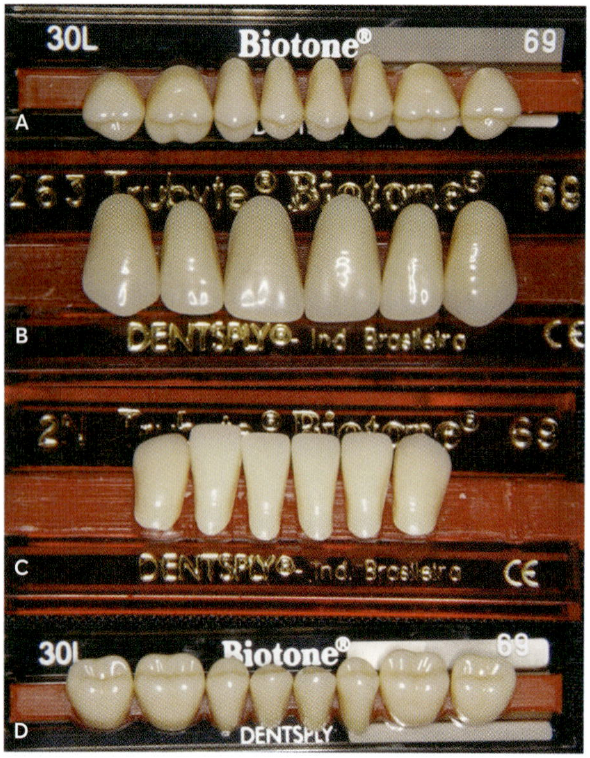

Figura 2.1 Dentes artificiais pré-fabricados. Dentes anteriores superiores (**A**); dentes anteriores inferiores (**B**); dentes posteriores superiores (**C**); dentes posteriores inferiores (**D**).

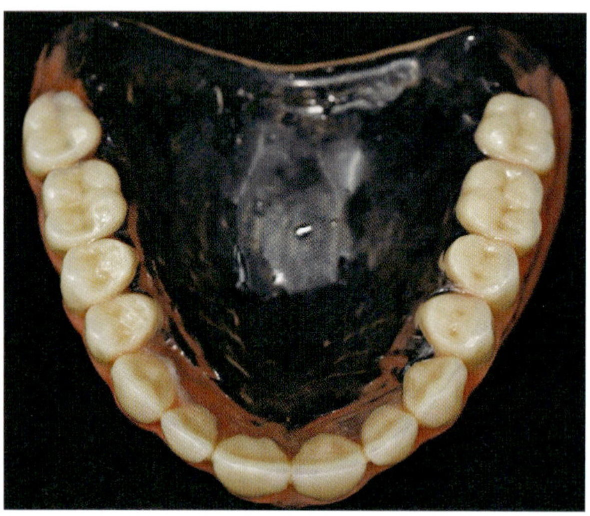

Figura 2.2 Prótese total maxilar. Os dentes artificiais são fixados a uma base, que se adapta perfeitamente à maxila desdentada.

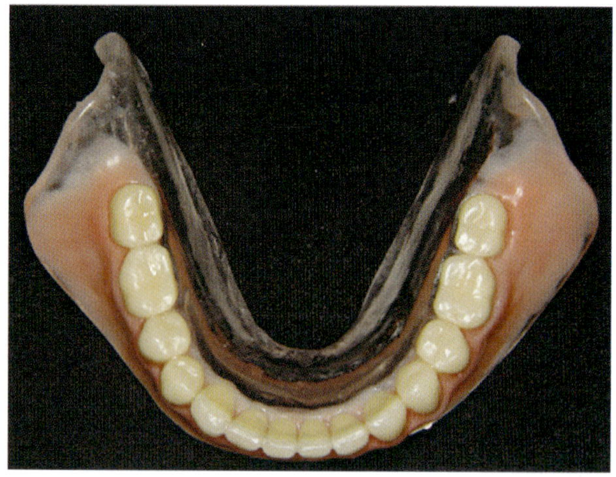

Figura 2.3 Prótese total mandibular. Os dentes artificiais são fixados a uma base, que se adapta perfeitamente à mandíbula desdentada.

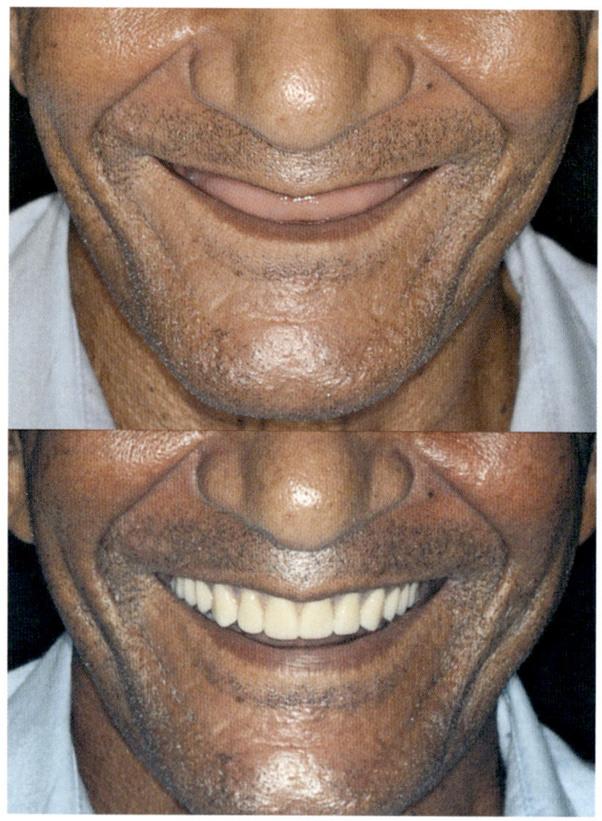

Figura 2.4 Paciente desdentado com próteses totais em posição.

Ao longo do tempo, muitos materiais foram utilizados para a confecção das próteses totais, sendo que, até a metade do século XVIII, elas eram esculpidas em materiais como marfim e ossos de animais. Posteriormente, a borracha vulcanizada e os dentes de porcelana foram utilizados, até que, na década de 1930, com o advento da resina acrílica, esse material passou a ser o de eleição para a base. Dentes artificiais em resina também foram confeccionados, passando a conviver, no mercado odontológico, com os dentes de porcelana.

Muitas melhorias foram introduzidas nas resinas acrílicas desde então, tanto em dentes como na base, sendo que características únicas desse material, como baixa densidade, boa estética, relação custo/benefício favorável, facilidade de manipulação e propriedades físicas, mecânicas e biológicas adequadas para atuação na cavidade oral, fizeram com que esse material, ainda hoje, seja comumente utilizado para a base das próteses totais convencionais. Atualmente, o uso dos dentes de resinas acrílicas modificadas predominam, em virtude de suas excelentes propriedades físicas, mecânicas e estéticas.

A construção das próteses totais convencionais divide-se em fases clínicas e laboratoriais. Pode-se dizer que, de maneira geral, a maioria dos fundamentos e métodos para a atividade clínica foi estabelecida, aproximadamente, há mais de seis décadas. Assim, cabe à evolução dos materiais clínicos e laboratoriais e às novas técnicas laboratoriais a responsabilidade pelos avanços da área nas últimas décadas. A utilização da tecnologia CAD/CAM (*computer-aided design/computer-aided manufacturing*) em prótese total, apresentada na década de 1990, inicialmente como conceito para a realização de trabalhos laboratoriais e, a partir da década de 2010, também de atividades clínicas, quebra esse paradigma e tem potencial para revolucionar a construção das próteses totais. Entretanto, essa é uma tecnologia ainda incipiente para a área, carente de pesquisas, dispendiosa e não difundida.

Dessa maneira, são mais comumente utilizadas pelo cirurgião-dentista, na construção das próteses totais convencionais, as técnicas clássicas, com extensa comprovação clínica e que são, na maioria das vezes, fundamentadas em fortes evidências científicas. Situação semelhante ocorre com as técnicas laboratoriais, tendo em vista que, embora existam boas opções mais recentes, a tradicional técnica de prensagem da resina da base da prótese em mufla, com posterior polimerização em banho de água aquecida, ainda é a técnica mais difundida e utilizada.

Independentemente das técnicas empregadas em sua confecção, as próteses totais convencionais devem oferecer conforto físico e psicológico aos seus usuários, de maneira que não traumatizem os tecidos orais e permaneçam em posição no desempenho do restabelecimento estético e funcional do sistema mastigatório.

Limitações

As limitações da prótese total convencional podem ser consideradas sob o ponto de vista geral, estético e de sua função. Com relação ao ponto de vista geral, pode ser observado o fato de não ser uma prótese definitiva, tendo em vista que a adaptação à área de suporte tende a diminuir com a reabsorção óssea dos rebordos, que é progressiva no edentulismo; assim, a cada cinco anos, é recomendada uma reavaliação de suas condições de serviço, para que, se não forem favoráveis, uma nova prótese seja confeccionada. Também pelo fato de ser removível, casos com retenção insuficiente podem trazer insegurança ao paciente. A maior limitação estética é relativa a sua base, que pode demonstrar artificialidade se exposta no sorriso ou na fala. No que diz respeito à limitação funcional, destaca-se a baixa eficiência mastigatória, a qual, apesar de satisfatória, abrange apenas 25% quando comparada à de um indivíduo dentado.

Vantagens e desvantagens

Levando em consideração suas limitações, é possível estabelecer um paralelo das vantagens e desvantagens da prótese total convencional em relação a outros tipos de reabilitação bucal para pacientes desdentados. A prótese total convencional possui como vantagens: custo acessível, facilidade de higienização e técnicas clínica e laboratorial bem estabelecidas e largamente difundidas.

Contudo, apresenta como desvantagens: a possibilidade de lesões e de desconforto durante o período de adaptação ou em esforços mastigatórios excessivos, a necessidade de mastigação bilateral para sua estabilização nessa função, a menor capacidade mastigatória e o fato de ser um aparelho protético removível.

MANUTENÇÃO DAS PRÓTESES TOTAIS CONVENCIONAIS *IN SITU*

Em medicina, próteses podem ser definidas como aparelhos ou dispositivos artificiais destinados a substituir órgãos ou membros destruídos ou gravemente acometidos. Seja qual for a prótese, a sua manutenção *in situ* será sempre fundamental para que desempenhe a sua função corretamente. As próteses totais convencionais, quando em serviço aos seus portadores, estão sujeitas a períodos de pouca ou nenhuma atividade muscular e a períodos de intensa ação dos músculos, quando as atividades de fonética, de mastigação e de deglutição são desempenhadas, gerando forças de compressão ou de remoção em relação aos tecidos de suporte. Seja em uma ou em outra situação, as próteses totais convencionais, a exemplo de todas as próteses, devem se manter em equilíbrio em seu *situ*.

Para tanto, é fundamental que o cirurgião-dentista tenha o necessário conhecimento dos princípios de retenção, estabilidade e suporte que regem a manutenção das próteses totais convencionais em posição, pois a sua efetividade é permeada e depende de um bom desenvolvimento de todas as fases de construção desses aparelhos protéticos. Ainda, é necessária a compreensão de que as características anatômicas e fisiológicas do sistema mastigatório e, até mesmo, as psicológicas do paciente exercem papel primordial nesse contexto, pois a qualidade da manutenção das próteses em seu *situ* está diretamente relacionada com o fato de essas características serem favoráveis ou desfavoráveis ao desempenho dos princípios em questão.

Retenção

A retenção pode ser definida como a capacidade de a prótese resistir às forças extrusivas que tendem a deslocá-la no sentido oposto ao seu eixo de inserção, como as forças decorrentes da aderência na mastigação de certos alimentos. A retenção é diretamente proporcional à área de contato, ou seja, quanto maior a área de contato, maior a retenção.

Os meios que promovem e explicam a retenção das próteses totais convencionais podem ser classificados em geradores e moduladores da retenção. Os meios geradores são fundamentais para promover a retenção em prótese total, enquanto os meios moduladores são importantes para auxiliar na retenção, desde que os meios geradores estejam atuantes.

Meios geradores da retenção

Os meios geradores da retenção correspondem aos fenômenos físicos de adesão, coesão, tensão superficial, capilaridade e pressão atmosférica. Esses fenômenos são responsáveis pela criação do estado de retenção existente quando as próteses totais convencionais estão na cavidade bucal. A adesão, a coesão, a tensão superficial e a capilaridade atuam na interface entre a base da prótese e sua superfície de assentamento, bem como na região periférica dessa interface, independentemente de haver qualquer tipo de força atuando sobre as próteses; já a pressão atmosférica atua na superfície externa das próteses quando uma força de remoção incide sobre elas. É importante destacar que há uma relação de interdependência entre todos os fatores físicos que promovem a retenção das próteses totais. Na confecção da prótese total convencional, as fases de moldagem, modelo funcional e acrilização da prótese são críticas para um bom desempenho de adesão, coesão, tensão superficial e capilaridade, uma vez que uma boa adaptação da base da prótese a sua superfície de assentamento é essencial para que esses fenômenos ocorram de maneira efetiva.

Adesão

É a atração física entre moléculas diferentes, que, no caso das próteses totais, ocorre entre as glicoproteínas da saliva com a base protética e com a mucosa, por meio de forças iônicas. Os fatores essenciais para a adesão são a capacidade de molhamento da saliva, a extensão da área de cobertura da prótese e o íntimo contato entre a base protética e a fibromucosa. Assim, a formação de uma fina película de saliva entre a base protética e a fibromucosa é essencial para promover adequada retenção, bem como a extensão da área coberta pela prótese, a qual é diretamente proporcional à adesão. As próteses totais inferiores normalmente apresentam uma menor área de cobertura e, por isso estão sujeitas a uma menor retenção, já que esses fatores são diretamente proporcionais.

O exemplo mais característico para o entendimento desse mecanismo de adesão acontece quando duas superfícies, como duas placas de vidro, permanecem em contato, com ou sem um líquido interposto. Nesse exemplo, fica evidente que, quando se pretende separar duas placas que não tenham um líquido interposto, existe uma dificuldade menor quando comparado à presença de um líquido entre elas. Situação semelhante ocorre entre a mucosa de revestimento em contato com a base protética, em que há uma fina película de saliva interposta, demonstrando o efeito da adesão (Figura 2.5).

Coesão

Outro fator físico de retenção é a coesão, definida como a atração física entre moléculas semelhantes, que atua na preservação da integridade do líquido. No caso do exemplo das placas de vidro, a coesão preserva a integridade do líquido interposto entre as placas (Figura 2.6). Nas próteses totais convencionais, a coesão se refere à manutenção da integridade do filme de saliva interposto entre a base protética e a mucosa, favorecendo sobremaneira a retenção.

Tensão superficial

É definida como a atração física que ocorre entre as moléculas na superfície de um líquido de maneira monodirecionada, criando uma resistência nessa superfície. Esse fenômeno explica, por exemplo, por que um inseto flutua na superfície da água e por que se formam gotas de água sobre uma folha de árvore. A aplicação dessa força física na retenção da prótese total se dá principalmente pela formação de um menisco salivar nas bordas da prótese, impedindo a entrada de ar durante os movimentos, colaborando com o vedamento periférico e promovendo a retenção. Os fatores determinantes para a formação desse menisco são a viscosidade da saliva e a espessura adequada das bordas da prótese, reproduzindo fielmente o fundo de sulco vestibular (Figura 2.7).

Capilaridade

Também conhecida como atração capilar, é a tendência de um líquido preencher a luz de um tubo capilar. Essa força de atração física é representada pela ação da saliva de preencher o íntimo espaço existente entre a base protética e sua área de assentamento (Figura 2.8).

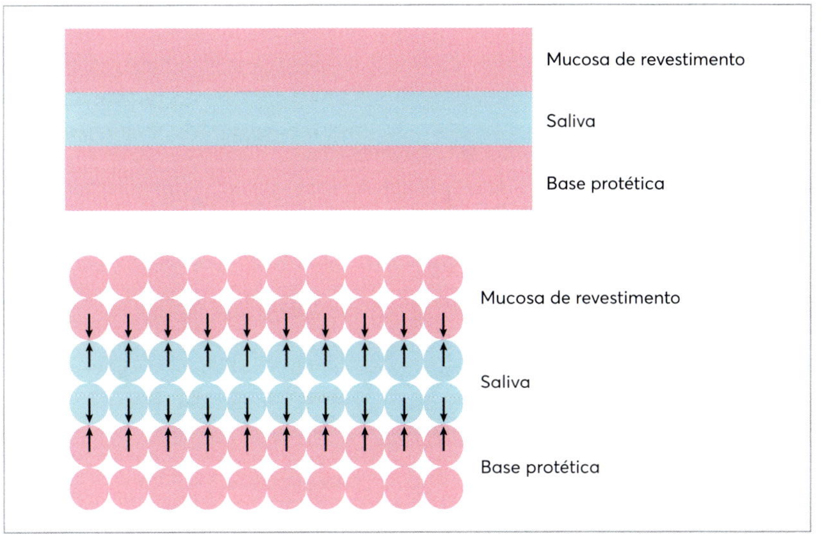

Figura 2.5 Adesão.

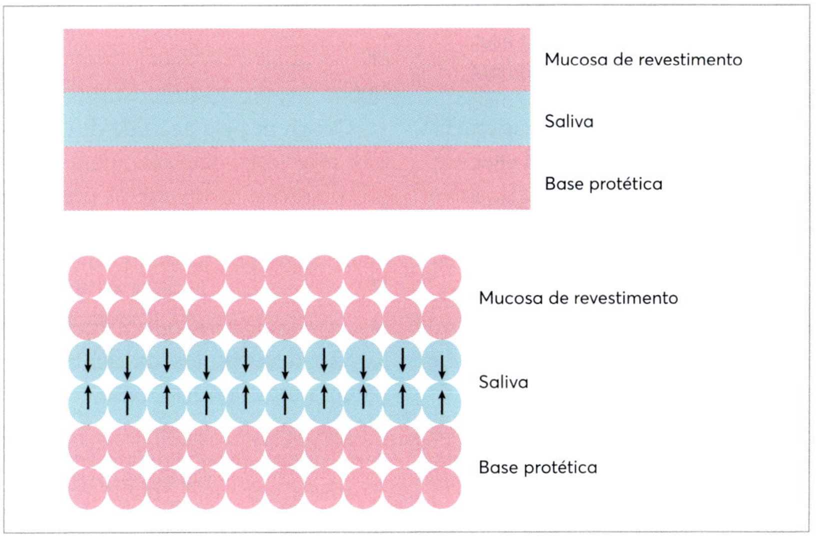

Figura 2.6 Coesão.

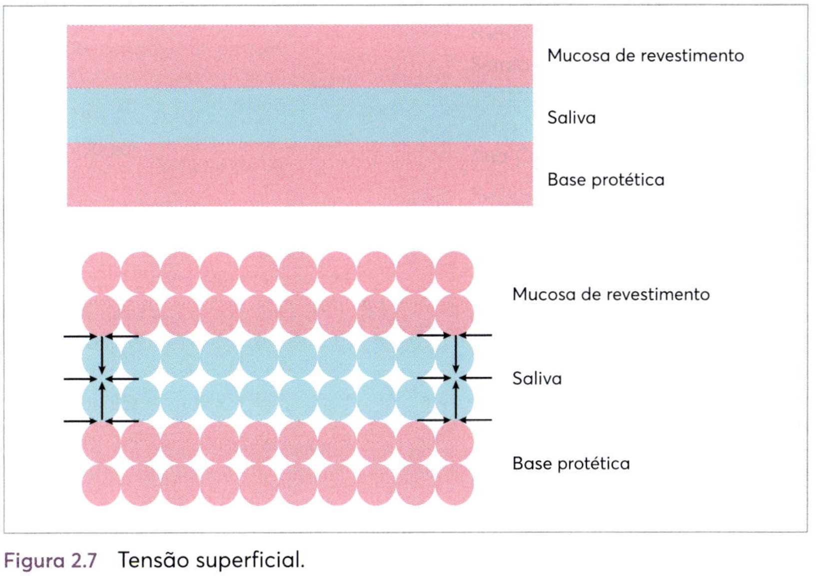

Figura 2.7 Tensão superficial.

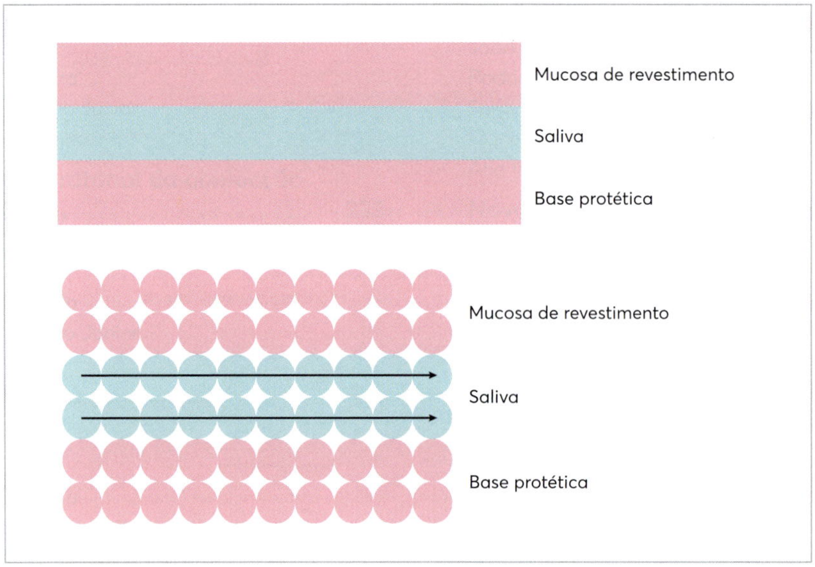

Figura 2.8 Capilaridade.

Pressão atmosférica

É a pressão de 1 kg/cm^2 exercida permanentemente pelo ar sobre todas as superfícies ao nível do mar. Na prótese total, que tem em média 20 cm^2, uma força constante de aproximadamente 20 kg atua de forma permanente na retenção da prótese em repouso. Quando forças extrusivas são aplicadas à prótese, o vedamento periférico impede a entrada de ar sob ela e, no espaço que tende a se formar entre a base protética e sua área de assentamento, passa a existir uma pressão negativa, ou de "sucção", em decorrência da atuação da pressão atmosférica, que, nessa situação, age como força retentiva (Figura 2.9).

Meios moduladores da retenção

Ocorrem pela ação de diferentes mecanismos, que irão interferir, decisivamente, na qualidade da retenção oferecida pelos meios geradores, os quais podem ser decorrentes de fatores relacionados com o paciente ou de ações profissionais do cirurgião-dentista.

Meios moduladores relacionados com o paciente

São decorrentes da anatomia e da fisiologia do sistema mastigatório, bem como do fator psicológico do paciente. É importante salientar que esses meios apresentam características que os tornam favoráveis ou desfavoráveis à retenção, sendo que sua simples

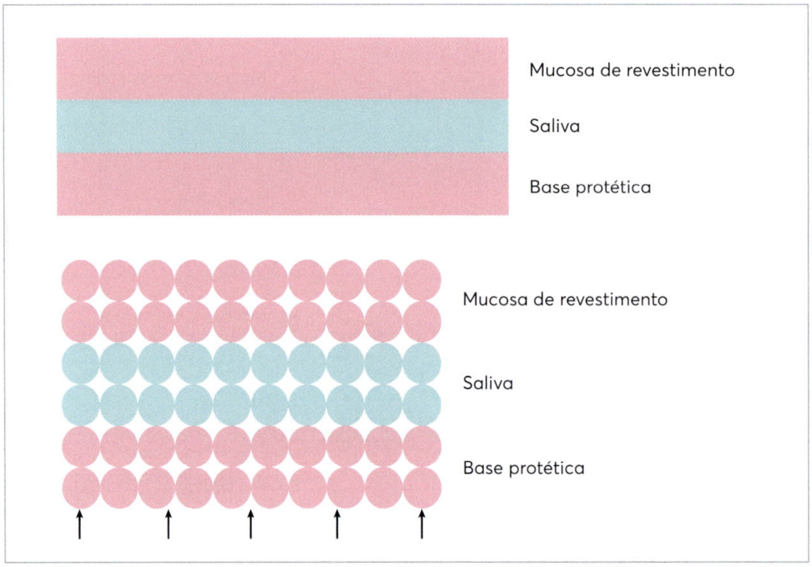

Figura 2.9 Pressão atmosférica.

observação permite uma avaliação inicial da retenção da futura prótese.

Meio anatômico

A anatomia da cavidade bucal possui papel de destaque na retenção. Enquanto rebordos alveolares pouco reabsorvidos indicam uma retenção favorável, pois fornecem maior área de suporte para as próteses, a menor área decorrente da reabsorção alveolar é sugestiva de uma retenção inferior. Entretanto, não é somente o nível de reabsorção óssea alveolar que interfere na retenção. A forma e o tamanho dos maxilares, a forma dos rebordos, o tamanho das tuberosidades e a profundidade da abóbada palatina, entre outros, são fatores anatômicos que podem atuar de maneira favorável ou desfavorável sobre a retenção das próteses totais convencionais. A significância clínica de cada um desses fatores será apresentada posteriormente, no capítulo relativo ao exame do paciente.

Meio fisiológico

Os fatores fisiológicos relacionados com a retenção são a qualidade e o volume da saliva e a adaptação funcional do paciente à prótese.

Entre os meios moduladores, a saliva é, certamente, o de maior impacto sobre a retenção, tendo em vista que os meios físicos geradores da retenção dependem fundamentalmente da saliva para ocorrerem. Pacientes com xerostomia, que é a diminuição do fluxo salivar, têm sérios problemas com a retenção de suas próteses totais convencionais. Além disso, a qualidade da saliva, se espessa (mucosa) ou aquosa (serosa), interfere negativamente na retenção.

A adaptação funcional manifesta-se pela capacidade de o paciente adaptar-se à prótese por meio do reaprendizado da mastigação e da fala, do desenvolvimento da coordenação muscular e, até mesmo, da adoção de certos hábitos não nocivos. Assim, a ação muscular passa a harmonizar-se com o uso das próteses e a trabalhar em favor de sua retenção.

Meio psicológico

Um perfil psicológico mais favorável e/ou receptivo pode interferir positivamente no sucesso do tratamento, pois esse tipo de paciente colabora mais durante o desenvolvimento do trabalho e entende melhor as limitações relacionadas à retenção da prótese. Por outro lado, pacientes com perfil psicológico desfavorável muitas vezes não se conformam com sua situação de edentulismo, não colaboram com o tratamento e não aceitam as limitações da prótese.

O dentista deve receber o paciente de forma acolhedora, transmitindo-lhe confiança desde a primeira consulta e ao longo do tratamento, informando quais são as limitações quanto à retenção desse tipo de prótese e, ao mesmo tempo, encorajando o seu uso.

Apesar dessas limitações, deve ser esclarecido também que o paciente poderá desempenhar, de maneira satisfatória, as funções básicas do sistema mastigatório, recuperando função e estética. Esse processo de informações e orientações ao longo do tratamento tem como objetivo preparar o paciente psicologicamente para que ele possa superar o período inicial de adaptação das próteses de maneira segura, atingindo seu uso regular e alcançando, assim, o sucesso do tratamento.

Meios moduladores relacionados com as ações profissionais do cirurgião-dentista

Enquanto a natureza dos meios moduladores relacionados com os pacientes faz com que eles interajam de maneira positiva ou negativa com a retenção, os meios decorrentes da atuação do cirurgião-dentista sempre buscarão interagir de maneira positiva. Entre esses meios, estão o mecânico, os cirúrgicos e os auxiliares.

Meio mecânico

É representado pelo direcionamento das forças que incidem sobre a prótese para a sua superfície de assentamento, o que colabora para a sua retenção. Essas forças podem ter origem no contato entre as superfícies oclusais das próteses maxilar e mandibular, assim como entre a musculatura paraprotética e as superfícies polidas das próteses.

Para que a oclusão seja efetiva nesse direcionamento de forças, é de suma importância que o plano oclusal seja posicionado paralelamente ao rebordo alveolar, transmitindo as forças oclusais de forma perpendicular ao rebordo, além de não existirem contatos oclusais prematuros, pois interferências oclusais podem prejudicar a retenção das próteses. A oclusão em prótese total deve adotar um esquema equilibrado: quando os dentes ocluem no movimento de fechamento ou se tocam nos movimentos laterais e protrusivos da mandíbula, os contatos oclusais se tornam simultâneos. Assim, sempre que ocorrerem contatos dentais, as forças provenientes desses contatos serão direcionadas para a superfície de assentamento das próteses, colaborando para a sua retenção (Figura 2.10).

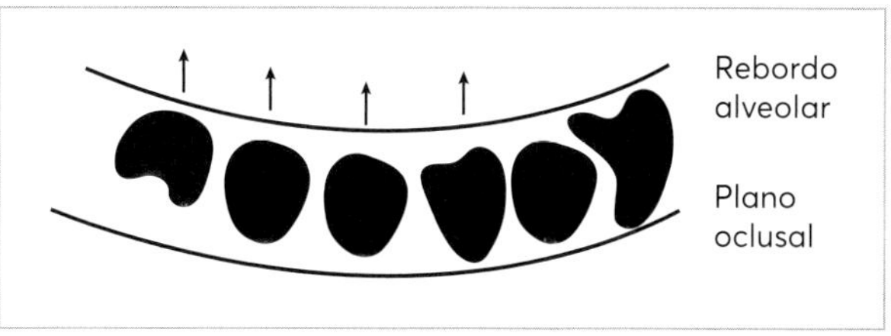

Figura 2.10 Meios mecânicos: oclusão.

No que diz respeito ao direcionamento das forças provenientes do contato entre a musculatura paraprotética e a superfície polida da prótese, para que sejam orientadas à superfície de assentamento, a base da prótese deve ser estendida dentro dos limites de tolerância fisiológica dos tecidos e cobrir a maior área possível sem que suas bordas interfiram na musculatura, para que a movimentação muscular não remova a prótese. Tendo sido respeitado esse fundamento, dois fatores ainda devem ser observados para que a musculatura atue auxiliando a retenção: o posicionamento dos dentes e o contorno das superfícies polidas das próteses.

Desde que o plano oclusal esteja na altura correta, o posicionamento vestibulolingual dos dentes deve estar localizado na zona neutra, ou seja, posicionado na região em que as forças musculares antagônicas, exercidas pela língua e pela bochecha, se anulem e estabilizem a prótese.

Já a área polida da prótese deve ter contornos adequados, promovendo o correto relacionamento com a musculatura, de maneira que a resultante das forças musculares atuantes sobre a prótese seja direcionada para a sua área de assentamento e auxilie a retenção. Para tanto, a prótese deve apresentar uma secção triangular em um corte frontal (Figura 2.11).

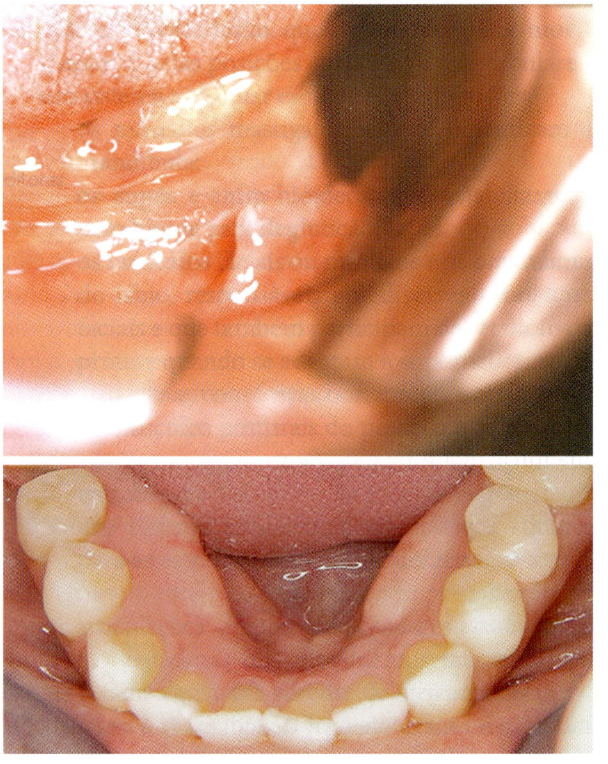

Figura 2.12 Hiperplasia, tórus.

Meios cirúrgicos

Podem ter como objetivo aumentar a retenção que o caso clínico possa oferecer, por meio de enxertos ósseos e aprofundamento de vestíbulo, que aumentam a área de assentamento das próteses, ou permitir que o potencial de retenção já existente possa atuar, eliminando situações que possam prejudicá-lo, como freios anormais, tórus e rebordos irregulares. As cirurgias, quando indicadas, devem ser feitas previamente à confecção das próteses (Figura 2.12).

Meios auxiliares

De maneira geral, os meios de retenção até aqui apresentados são suficientes para promover retenção satisfatória ao serviço diário das próteses totais convencionais. Entretanto, existem casos clínicos em que condições favoráveis para uma boa retenção não estão presentes, como em rebordos extremamente reabsorvidos ou pouca secreção salivar. Nesses casos, pode ser necessária a utilização de meios auxiliares para alcançar a retenção necessária.

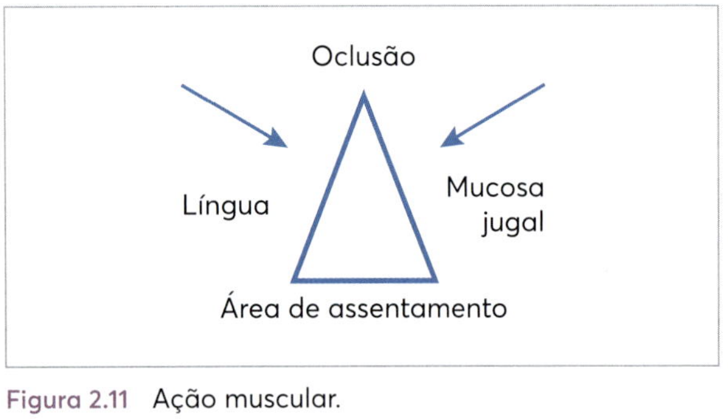

Figura 2.11 Ação muscular.

A indicação de saliva artificial pode ser adequada para melhorar a retenção em pacientes que apresentam xerostomia. Outro meio auxiliar são os fixadores para prótese, que consistem em agentes artificiais de retenção, estabilidade e função das próteses totais. A utilização de fixadores otimiza a retenção, aumentando as propriedades adesivas e coesivas e a viscosidade entre a prótese e a fibromucosa, eliminando, ainda, espaços existentes entre elas.

Os fixadores são também indicados nos casos em que há incoordenação motora, promovendo o deslocamento das próteses, em razão de deficiências neurológicas, como em acidentes vasculares cerebrais (AVC). Nesses casos, embora condições favoráveis para a retenção possam existir, há necessidade de aumentar a retenção, em virtude das forças anormais incidentes sobre o aparelho protético. Os fixadores podem ser utilizados, a princípio, em qualquer situação que requeira a necessidade de otimizar a retenção.

Suporte

O suporte é a resistência que a prótese oferece quando são aplicadas forças intrusivas em direção a sua área de assentamento, como as forças da mastigação, da deglutição etc. Os fatores determinantes para que uma prótese total ofereça o adequado suporte estão relacionados com a extensão da base protética e com a qualidade e resiliência da fibromucosa.

A extensão da base protética deve ser máxima dentro dos limites fisiológicos dos tecidos bucais, de modo que essas estruturas recebam, absorvam e distribuam adequadamente as forças mastigatórias. Sob uma mesma força, quanto maior a área da base, menor a quantidade de força transmitida por unidade de área da base (por exemplo, cm^2) ou vice-versa – quanto menor a área da base, maior a força transmitida por unidade de área da base. Uma fibromucosa com resiliência normal suporta adequadamente as forças oclusais (Figura 2.13), mas, por outro lado, quando a prótese total é assentada sobre uma fibromucosa com resiliência flácida, ela oferece pobre suporte, gerando movimentos intrusivos, que podem romper o menisco salivar na borda da prótese e prejudicar sua retenção (Figura 2.14). Uma fibromucosa não resiliente firmemente aderida ao osso subjacente oferece um bom suporte à prótese, porém é facilmente traumatizada pelas forças oclusais.

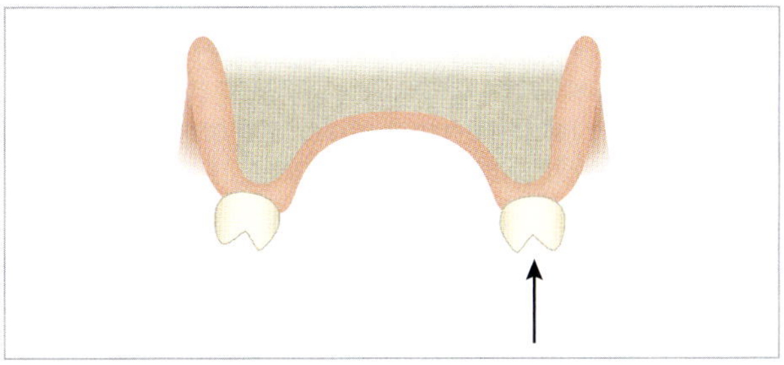

Figura 2.13 Uma fibromucosa com resiliência normal suporta adequadamente as forças oclusais.

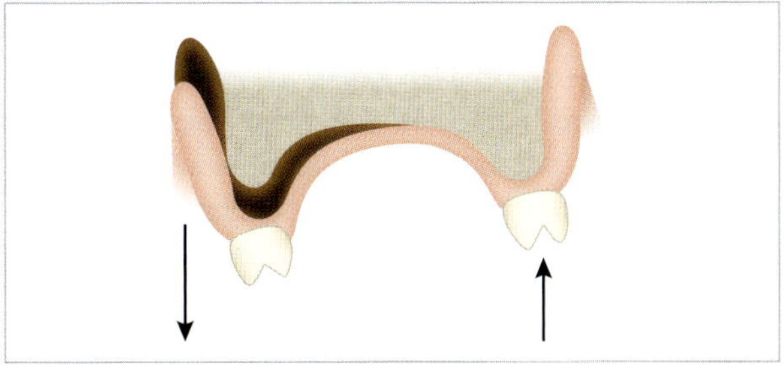

Figura 2.14 Uma fibromucosa flácida oferece pobre suporte, e as forças oclusais geram movimentos intrusivos, que prejudicam a retenção.

Estabilidade

A estabilidade pode ser definida como a resistência que uma prótese total convencional oferece contra forças que são aplicadas no sentido horizontal ou rotacional. Os fatores determinantes para a estabilidade de uma prótese total são a altura do rebordo alveolar e a qualidade da fibromucosa.

Rebordos alveolares altos proporcionam maior resistência à prótese contra forças aplicadas no sentido horizontal ou mesmo rotacional (Figura 2.15A), ao passo que rebordos baixos e reabsorvidos fornecem pouca resistência à prótese contra esse tipo de força. Se houver movimentação horizontal da prótese, também ocorrerá a perda de contato de sua base com a superfície de assentamento, com consequente perda da retenção (Figura 2.15B).

No que diz respeito à qualidade da fibromucosa, quando esta é flácida (Figura 2.16A), de maneira semelhante ao que ocorre quando o rebordo alveolar é baixo, pouca resistência será oferecida pela prótese à movimentação horizontal. Entretanto, nesse caso, pode não ocorrer o rompimento do contato entre a base da prótese e sua superfície de assentamento, pois, em razão da característica de flacidez da fibromucosa, esta movimenta-se com a base, não ocorrendo, assim, a perda de retenção. Nessa situação, a prótese não apresentará estabilidade, uma vez que se movimentará no plano horizontal, embora apresente retenção, pois ficará retida na sua superfície de assentamento (Figura 2.16B). Caso a força horizontal aplicada exceda a capacidade de movimentação da fibromucosa, haverá perda do contato da prótese com a superfície de assentamento, com consequente perda de retenção (Figura 2.16C).

CONSIDERAÇÕES FINAIS

A prótese total convencional, confeccionada em resina acrílica e de baixo custo, é um tratamento viável, cujo sucesso está relacionado, fundamentalmente, com procedimentos clínicos e laboratoriais que promovam retenção, estabilidade e suporte, fatores que atuam conjuntamente, mas são interdependentes, mantendo, assim, as próteses totais *in situ*; dessa maneira, é fundamental que o profissional tenha conhecimento acerca desses conceitos e da execução das técnicas clínicas e laboratoriais, para que o sucesso do tratamento seja alcançado e se traduza em satisfação do paciente com as próteses, bem como em melhora da sua qualidade de vida.

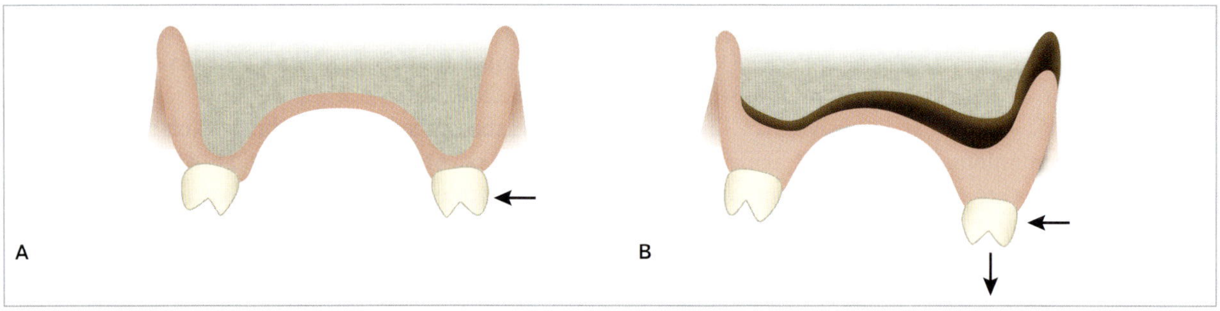

Figura 2.15 Força lateral aplicada a um rebordo alto, que, por promover adequada resistência, gera estabilidade (**A**); força lateral aplicada a rebordo reabsorvido, que pouco resiste a essa força e, assim, não gera estabilidade (**B**).

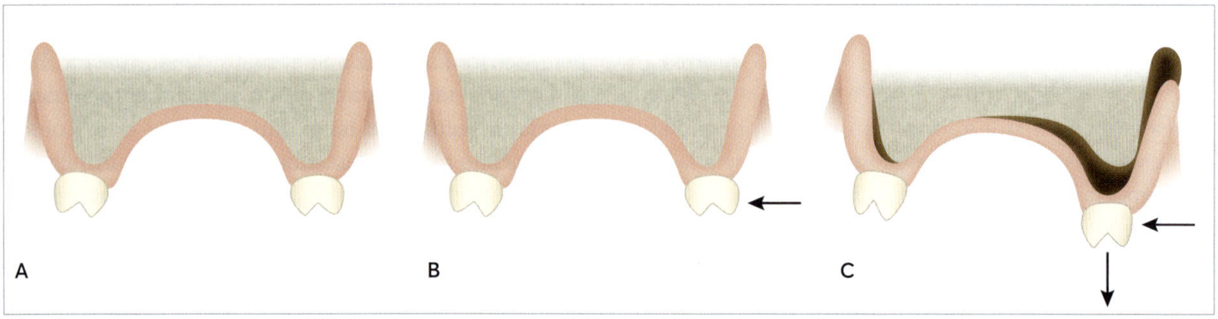

Figura 2.16 Prótese total sobre fibromucosa flácida (**A**); aplicação de uma força horizontal (**B**); deslocamento da prótese total após força horizontal aplicada em fibromucosa flácida (**C**).

BIBLIOGRAFIA

1. Anusavice KJ, Shen C, Rawls HR. Philips materiais dentários. 12.ed. Rio de Janeiro: Guanabara Koogan; 2013.
2. Bonan PRF, Pires FR, Lopes MA, Hipólito Jr. O. Evaluation of salivary flow in patients during heat and neck radioterapy. Pesqui Odontol Bras. 2003; 17(2):156-160.
3. Gennari Filho H. O exame clínico em prótese total. Revista Odontológica de Araçatuba. 2004; 25(2):62-71.
4. Sakaguchi RL, Powers JM. Materiais dentários restauradores. 13.ed. Rio de Janeiro: Elsevier; 2012.
5. Telles D. Prótese total – Convencional e sobre implantes. Rio de Janeiro: Santos; 2009.
6. Turano JC, Turano LM, Turano MV-B. Fundamentos de prótese total. 10.ed. Rio de Janeiro: Santos; 2019.
7. Zarb GA, Bolender CL. Tratamento protético para os pacientes edêntulos. 13.ed. Rio de Janeiro: Elsevier; 2013.

3

Fases clínicas e laboratoriais da confecção das próteses totais convencionais bimaxilares

Sergio Sualdini Nogueira
Francisco de Assis Mollo Junior
João Neudenir Arioli Filho
Ana Carolina Pero

FLUXOGRAMA DO CAPÍTULO

INTRODUÇÃO

Após o estudo das características e peculiaridades do paciente edentado, bem como dos fundamentos do aparelho protético que irá reabilitá-lo, o passo seguinte para a capacitação no processo de confecção das próteses totais convencionais é o conhecimento – ainda que, nesse momento, de maneira incipiente – da sequência de fases clínicas e laboratoriais para, posteriormente, por meio de estudo criterioso e aprofundado dessas fases, qualificar-se para o desenvolvimento prático.

EQUIPES ENVOLVIDAS E INTERDEPENDÊNCIA CLÍNICO-LABORATORIAL

Inicialmente, é preciso observar que a confecção das próteses totais convencionais é um processo complexo, que envolve duas equipes distintas de profissionais: uma clínica, sob a responsabilidade direta do cirurgião-dentista, e uma laboratorial, sob a responsabilidade do técnico em prótese dentária.

O saber técnico-científico desses profissionais, cada qual em sua área de atuação, é requisito básico para o bom desenvolvimento e o desfecho da reabilitação do paciente.

Adicionalmente, é fundamental que todos os envolvidos compartilhem, de maneira muito clara, a visão de que existe uma marcante interdependência entre as atividades clínicas e laboratoriais. Em outras palavras, falhas no trabalho desenvolvido por uma equipe terão reflexos críticos e visíveis no trabalho desenvolvido por outra equipe.

A qualidade do produto da atividade clínica é dependente da qualidade do produto da atividade laboratorial e vice-versa (Figura 3.1). Nesse contexto, cabe ao cirurgião-dentista, em face à sua formação e condição de profissional da saúde, ser o centro de coordenação das atividades desenvolvidas. No exercício dessa coordenação, são suas funções orientar o técnico em prótese dentária quanto às características das próteses a serem confeccionadas, detectar e avaliar possíveis falhas nos trabalhos clínicos e laboratoriais, avaliar suas significâncias e discutir possíveis soluções, a fim de corrigi-las e evitá-las.

Caso não sejam corrigidas, os erros decorrentes dessas falhas passarão da clínica para o laboratório e do laboratório para a clínica de maneira sistemática, sendo, por fim, incorporados às próteses. Como consequência, o resultado será inversamente proporcional à significância e à somatória dos erros ocorridos ao longo do processo de sua confecção (Figura 3.2).

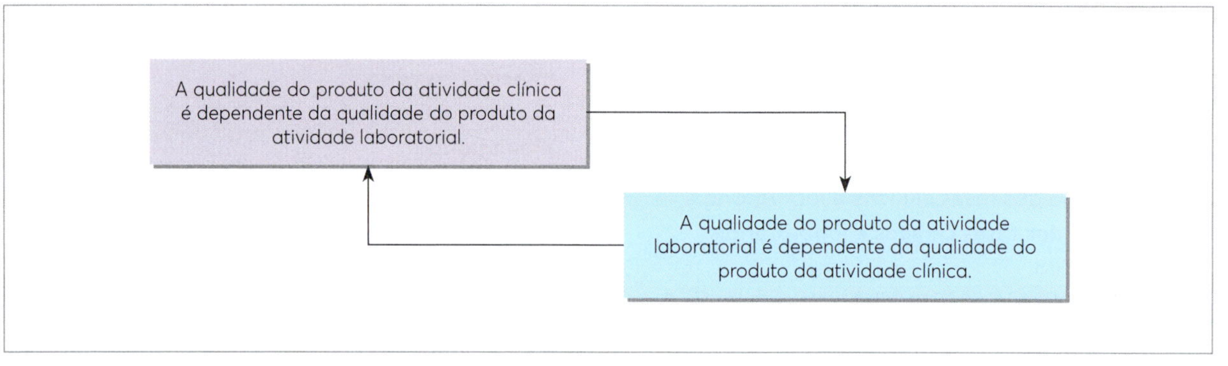

Figura 3.1 Interdependência clínico-laboratorial.

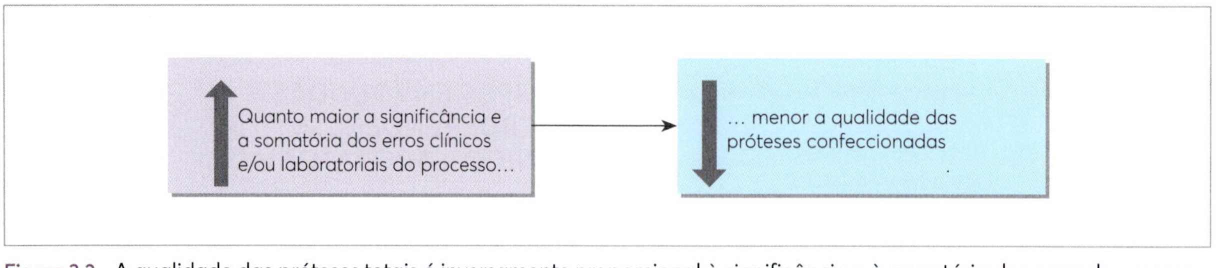

Figura 3.2 A qualidade das próteses totais é inversamente proporcional à significância e à somatória dos erros do processo.

FLUXOGRAMA DAS FASES CLÍNICAS E LABORATORIAIS

Um fluxograma das fases clínicas e laboratoriais da confecção das próteses totais convencionais bimaxilares pode ser observado na Figura 3.3. Caso algum erro seja detectado durante o tratamento, é necessário retroceder uma ou mais fases clínicas e/ou laboratoriais, até encontrar aquela em que o erro ocorreu, e, então, retomar o tratamento de maneira conveniente a partir daquele ponto. É da responsabilidade do cirurgião-dentista essa tomada de decisão.

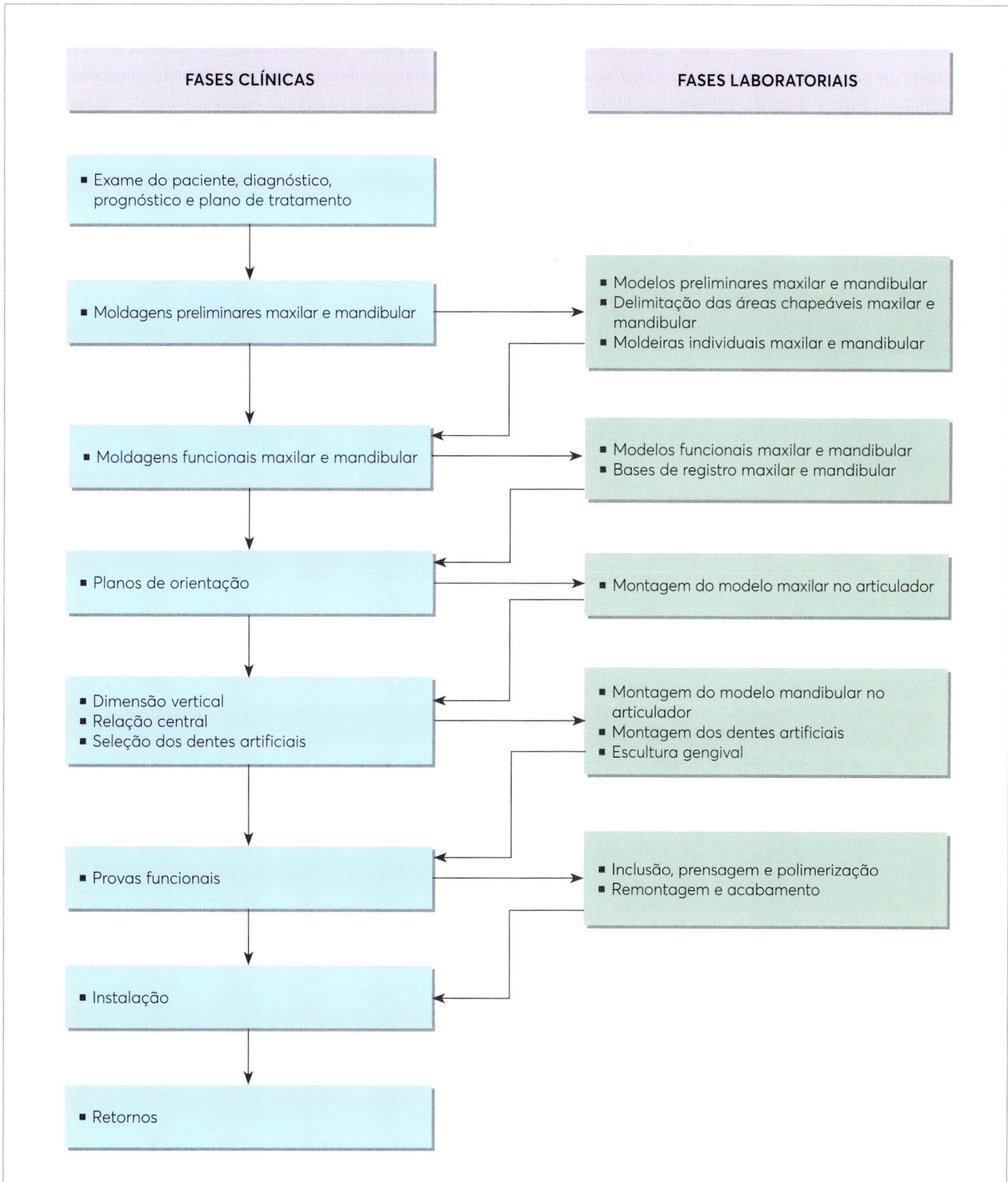

Figura 3.3 Fluxograma da confecção das próteses totais convencionais bimaxilares.

DESCRIÇÃO DAS FASES CLÍNICAS E LABORATORIAIS

FASE CLÍNICA. Exame do paciente, diagnóstico, prognóstico e plano de tratamento

Nessa fase, a base estrutural do tratamento será estabelecida. Nesse momento, coletam-se e registram-se os dados cadastrais do paciente e as informações de sua saúde geral e bucal, com especial atenção àquelas que possam interferir no tratamento. Os exames extra (Figura 3.4) e intrabucais (Figura 3.5) fornecem mais dados sobre características estéticas, anatômicas e fisiológicas de interesse. Havendo necessidade, exames complementares devem ser solicitados. O perfil psicológico do paciente começa a ser avaliado e suas expectativas em relação às novas próteses são registradas.

As informações obtidas nessa fase orientarão o prognóstico e o plano de tratamento, o qual poderá incluir a necessidade de procedimentos prévios e variações técnicas. Com base nas informações coletadas, serão estabelecidos, ainda, os honorários do tratamento.

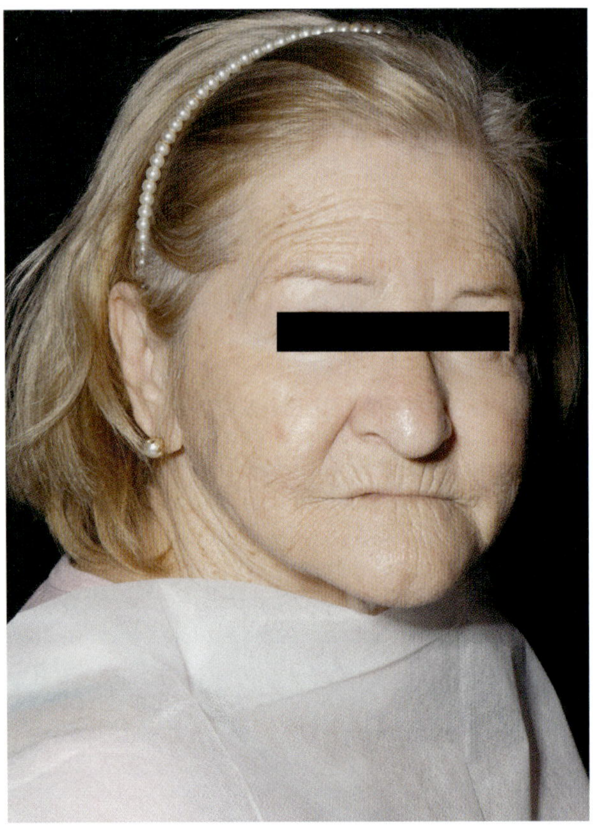

Figura 3.4 Colapso estético da face da paciente observado no exame extrabucal.

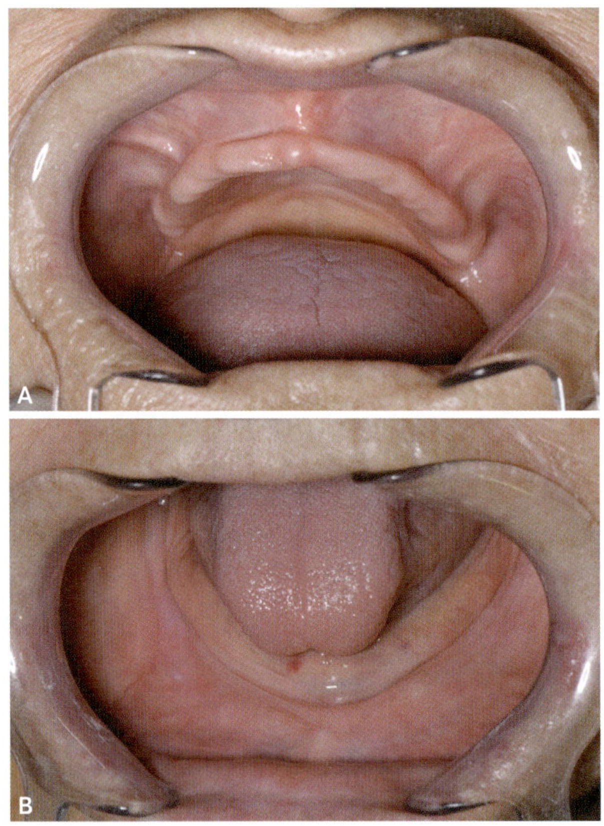

Figura 3.5 O exame intrabucal permite a avaliação das características anatômicas da maxila (**A**) e da mandíbula (**B**) desdentadas.

FASE CLÍNICA. Moldagens preliminares (ou de estudo) maxilar e mandibular

São moldagens iniciais (Figuras 3.6A e 3.7A) realizadas com moldeiras de estoque e material moldador com menor capacidade de reprodução de detalhes. Os moldes maxilar (Figura 3.6B) e mandibular (Figura 3.7B) obtidos refletem uma configuração geral da área de assentamento das próteses (área chapeável ou área de suporte), ainda sem limites definidos e sem riqueza de detalhes.

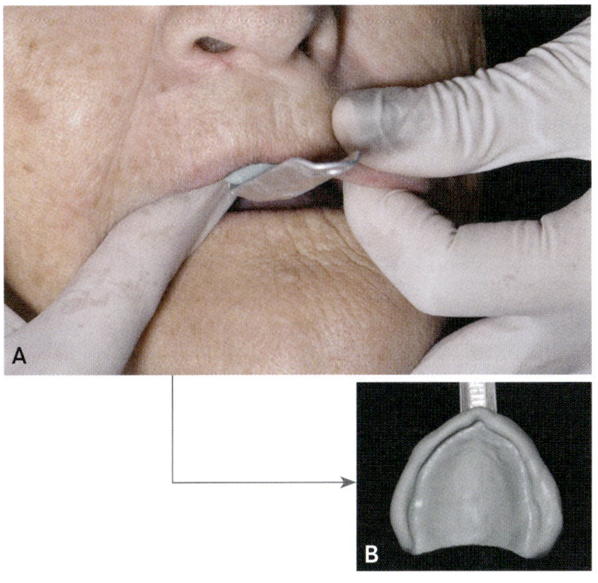

Figura 3.6 Moldagem preliminar maxilar (**A**); molde preliminar maxilar (**B**).

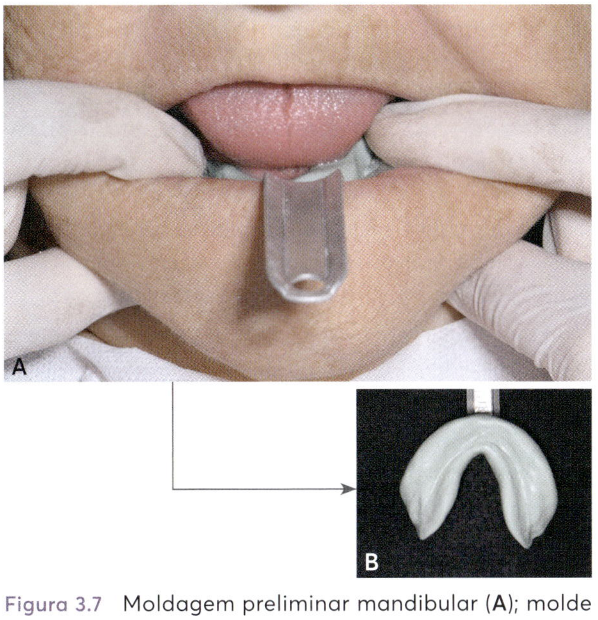

Figura 3.7 Moldagem preliminar mandibular (**A**); molde mandibular preliminar (**B**).

FASE LABORATORIAL. Modelos preliminares, delimitação das áreas chapeáveis e moldeiras individuais maxilar e mandibular

Os modelos preliminares (ou de estudo) maxilar (Figura 3.8A) e mandibular (Figura 3.9A) são obtidos por meio dos moldes preliminares. Em cada modelo, será delimitada, a lápis, a extensão da área de assentamento da prótese (área chapeável) e confeccionada uma moldeira individual nos limites da área delimitada (Figuras 3.8B e 3.9B).

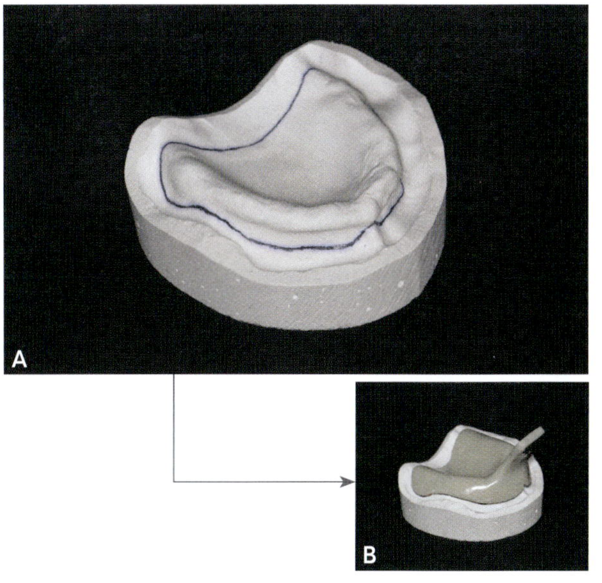

Figura 3.8 Modelo preliminar maxilar com área chapeável delimitada (**A**); moldeira individual maxilar (**B**).

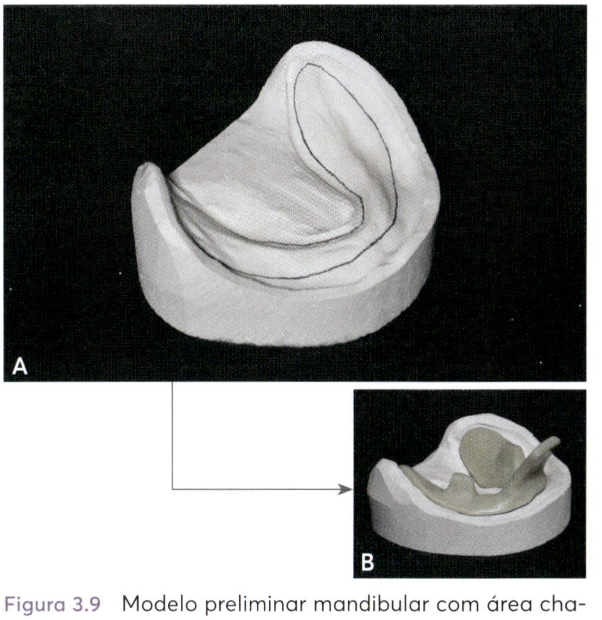

Figura 3.9 Modelo preliminar mandibular com área chapeável delimitada (**A**); moldeira individual mandibular (**B**).

FASE CLÍNICA. Moldagens funcionais maxilar e mandibular

São as moldagens finais ou de trabalho (Figuras 3.10A e 3.11A), realizadas com moldeiras individuais e material moldador mais preciso. Os moldes maxilar (Figura 3.10B) e mandibular (Figura 3.11B) obtidos refletem as áreas chapeáveis com maior precisão nos detalhes e com os seus limites corretos já estabelecidos.

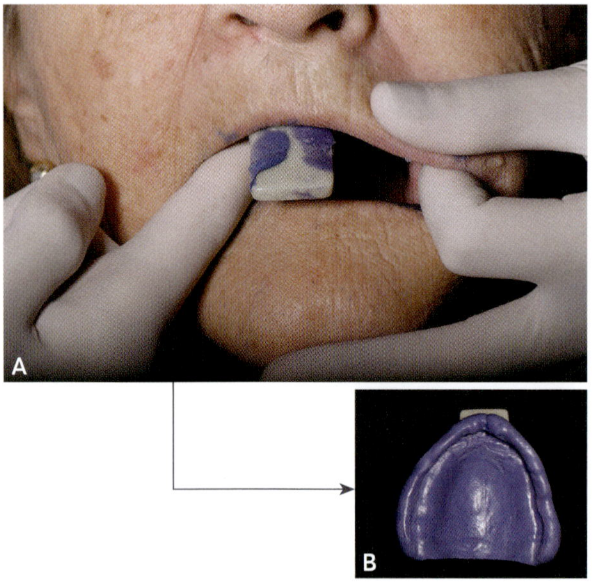

Figura 3.10 Moldagem funcional maxilar (**A**); molde funcional maxilar (**B**).

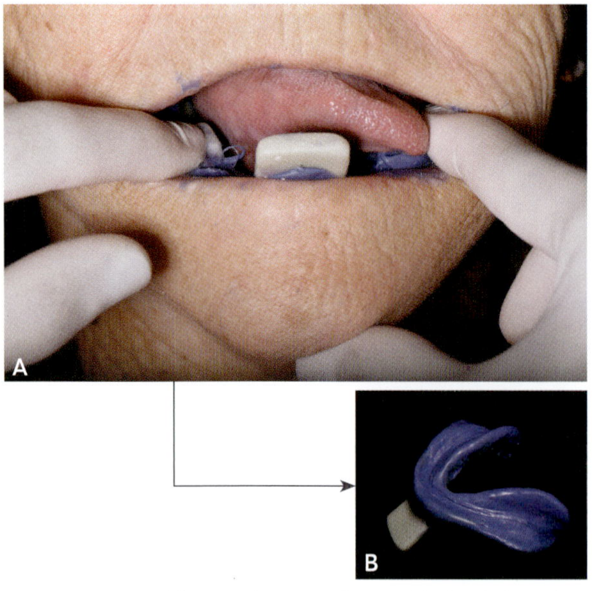

Figura 3.11 Moldagem funcional mandibular (**A**); molde funcional mandibular (**B**).

FASE LABORATORIAL. Modelos funcionais e bases de registro maxilar e mandibular

Os modelos funcionais maxilar (Figura 3.12A) e mandibular (Figura 3.13A) são obtidos por meio de moldes funcionais, sendo, portanto, uma cópia fiel das áreas de assentamento das próteses em seus limites já definidos. Serão utilizados para a prensagem das próteses. Sobre cada modelo, inicialmente, será confeccionada uma base de registro (Figuras 3.12B e 3.13B).

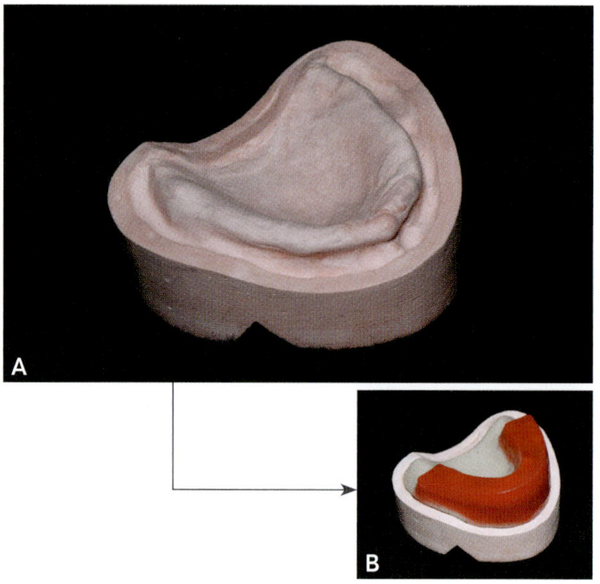

Figura 3.12 Modelo funcional maxilar (**A**); base de registro maxilar (**B**).

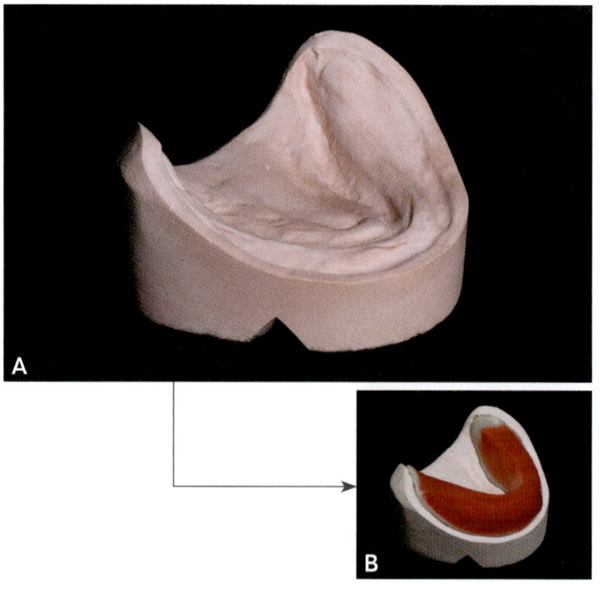

Figura 3.13 Modelo funcional mandibular (**A**); base de registro mandibular (**B**).

FASE CLÍNICA. Planos de orientação e tomada do arco facial

Na base de registro maxilar, são definidos os planos oclusais de orientação anterior (Figura 3.14) e posterior, que irão guiar o posicionamento dos dentes artificiais. Na sequência, com o auxílio da base de registro maxilar, é realizada a tomada do arco facial (Figura 3.15) para o posicionamento do modelo funcional maxilar no articulador, na mesma relação espacial que a maxila ocupa quanto aos côndilos no paciente.

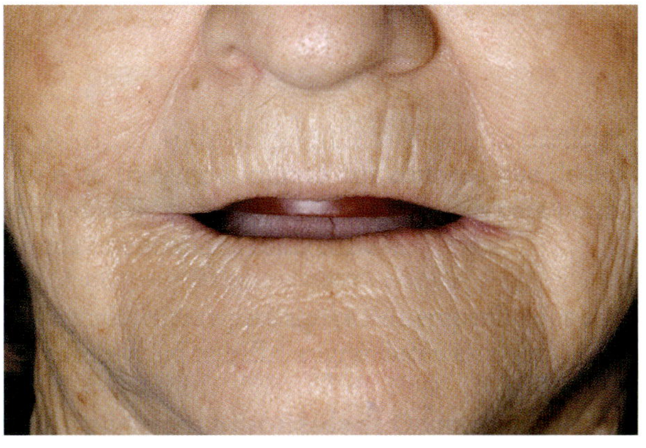

Figura 3.14 Plano oclusal anterior definido na base de registro maxilar.

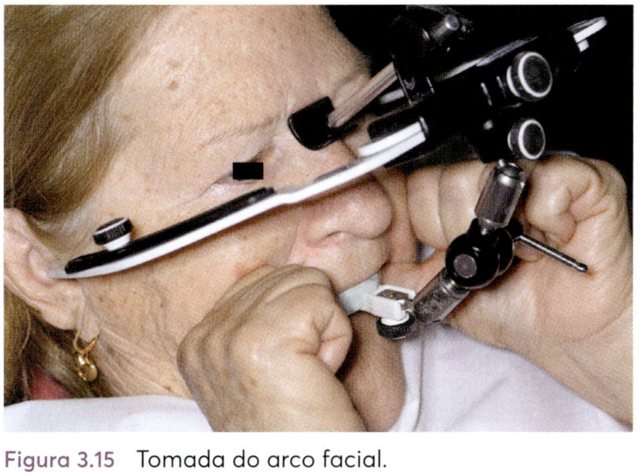

Figura 3.15 Tomada do arco facial.

FASE LABORATORIAL. Montagem do modelo funcional maxilar no articulador semiajustável

O modelo funcional maxilar é encaixado na base de registro e o sistema de arco facial utilizado posiciona esse conjunto no articulador semiajustável (Figura 3.16). O modelo é, então, fixado no ramo superior do articulador, com uma porção suficiente de gesso comum (Figura 3.17).

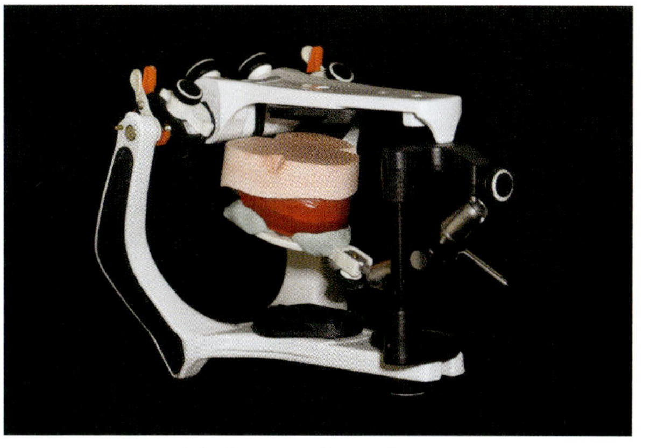

Figura 3.16 Modelo funcional maxilar encaixado na base de registro e posicionado no articulador semiajustável.

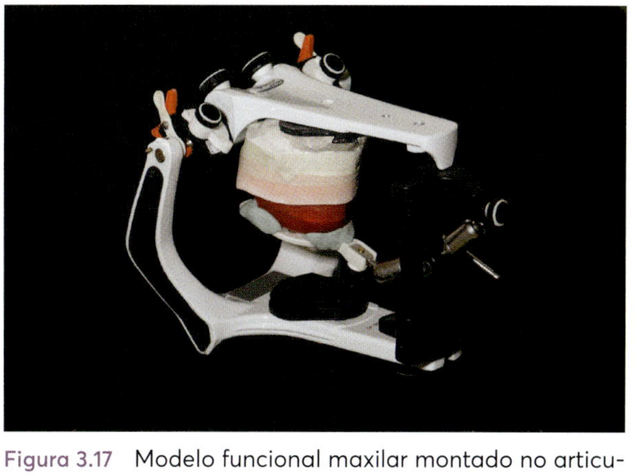

Figura 3.17 Modelo funcional maxilar montado no articulador.

FASE CLÍNICA. Dimensão vertical, relação central e seleção dos dentes artificiais

A dimensão vertical de oclusão é a dimensão do terço inferior da face no sentido vertical quando os dentes estão em oclusão, sendo determinada com o auxílio das bases de registro maxilar e mandibular. Após a sua determinação, é registrada a relação cêntrica, determinando o relacionamento horizontal da mandíbula em relação à maxila, unindo as bases de registro superior e inferior por intermédio de grampos (Figura 3.18) ou outro método. Faz-se, então, a seleção do tamanho, da forma e da cor dos dentes artificiais (Figura 3.19).

FASE LABORATORIAL. Montagem do modelo funcional mandibular no articulador, montagem dos dentes e escultura

As bases de registro maxilar e mandibular são encaixadas em seus respectivos modelos e o modelo funcional mandibular é fixado ao ramo inferior do articulador, com uma porção suficiente de gesso comum (Figura 3.20). Os dentes artificiais são montados em oclusão bilateral equilibrada, e a escultura da porção gengival é, então, realizada (Figura 3.21).

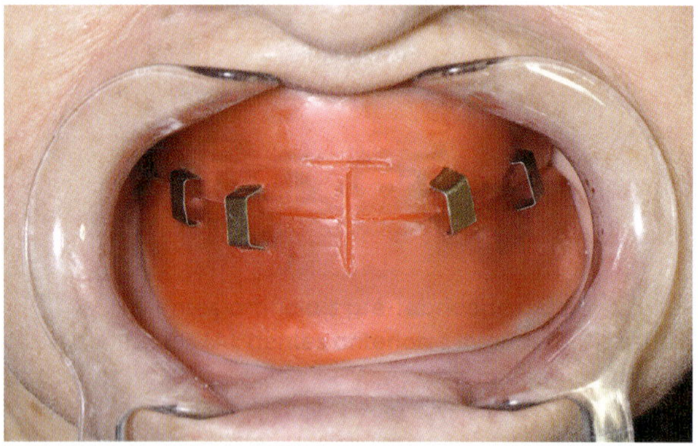

Figura 3.18 Bases de registro em dimensão vertical de oclusão unidas em relação cêntrica.

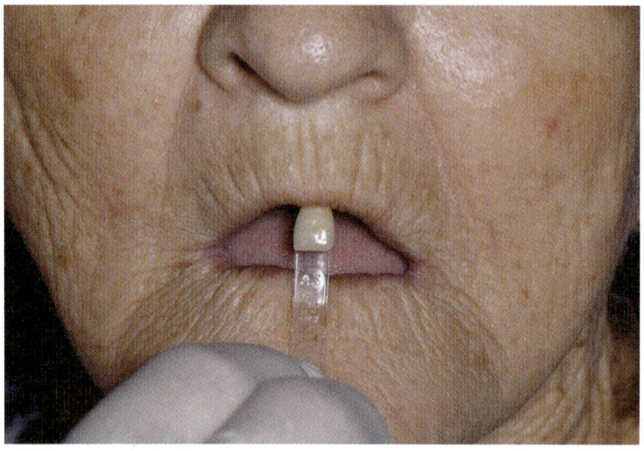

Figura 3.19 Seleção da cor dos dentes artificiais.

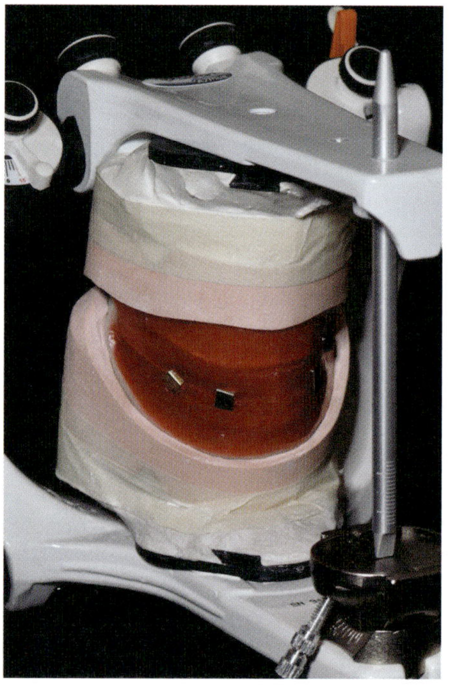

Figura 3.20 Modelo funcional mandibular montado no articulador.

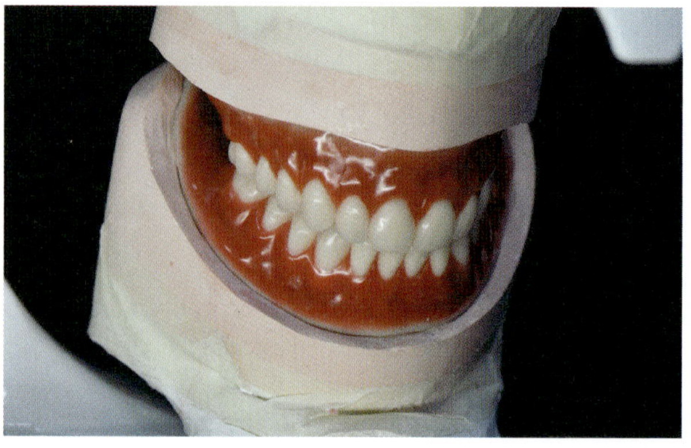

Figura 3.21 Prótese de prova com dentes artificiais montados e escultura da porção gengival realizada.

FASE CLÍNICA. Provas funcionais

Essa fase visa a confirmar a exatidão das decisões tomadas durante o tratamento e obter a aprovação do paciente em relação à estética desenvolvida para a prótese. Com as próteses de prova na boca, fatores como oclusão (Figura 3.22), fonética (Figura 3.23) e estética (Figura 3.24), entre outros, são analisados e verificados quanto à sua correção.

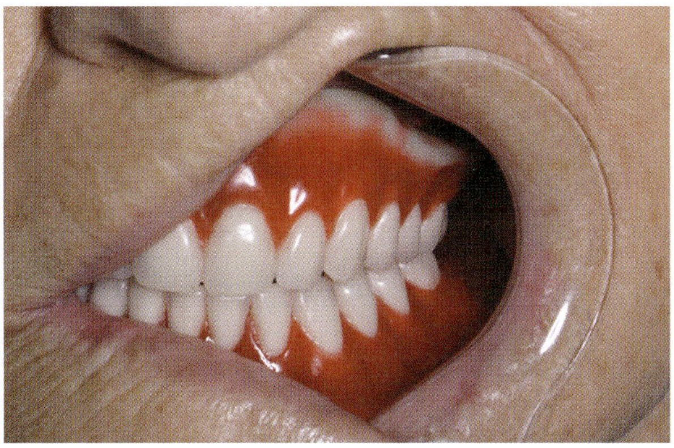

Figura 3.22 Prova da oclusão.

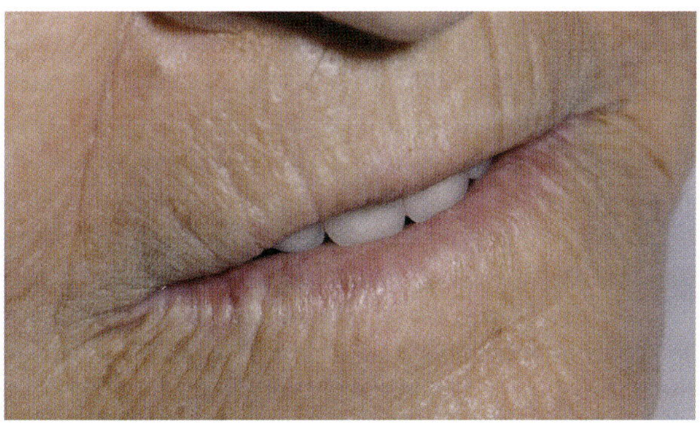

Figura 3.23 Prova fonética de pronúncia dos sons F e V.

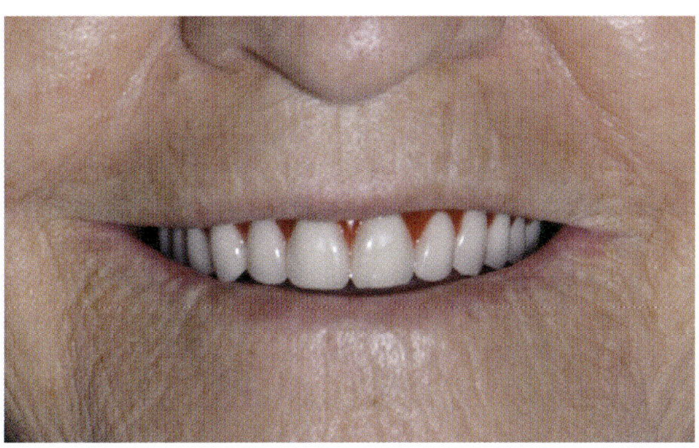

Figura 3.24 Prova estética do sorriso.

FASE LABORATORIAL. Inclusão, prensagem e polimerização; remontagem e acabamento

Após as provas funcionais, as dentaduras de prova são, junto aos respectivos modelos em gesso, incluídas em mufla (Figura 3.25) para prensagem e polimerização da resina termicamente ativada da base das próteses. Após terem sido polimerizadas, as próteses são resgatadas do interior da mufla e remontadas no articulador para o ajuste oclusal (Figura 3.26), sendo, então, liberadas dos modelos para acabamento e polimento (Figura 3.27).

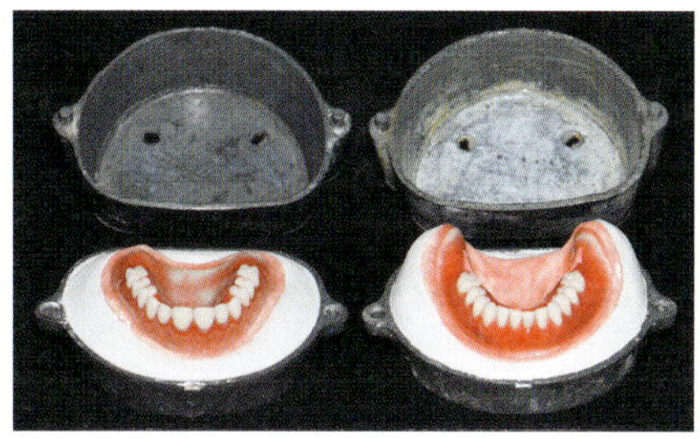

Figura 3.25 Primeira fase de inclusão em mufla.

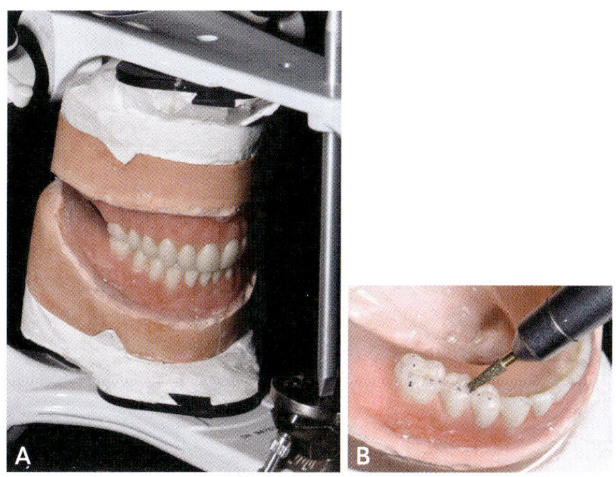

Figura 3.26 Próteses remontadas no articulador (**A**); ajuste oclusal (**B**).

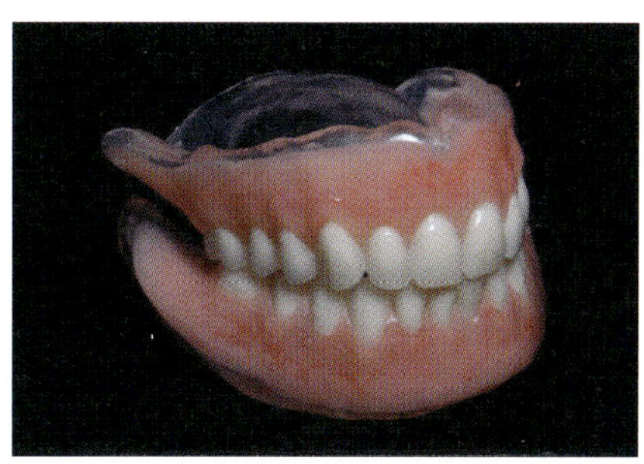

Figura 3.27 Próteses liberadas dos modelos e polidas.

FASE CLÍNICA. Instalação

Essa fase é o ápice do trabalho, sendo um momento ansiosamente aguardado pelo paciente. As próteses devem ser verificadas quanto aos seguintes aspectos: adaptação, conforto, dimensão vertical, oclusão e estética (Figura 3.28). Pequenos ajustes podem ser necessários nesse momento, e o paciente deve ser convenientemente instruído sobre o uso das próteses e a necessidade de retornos.

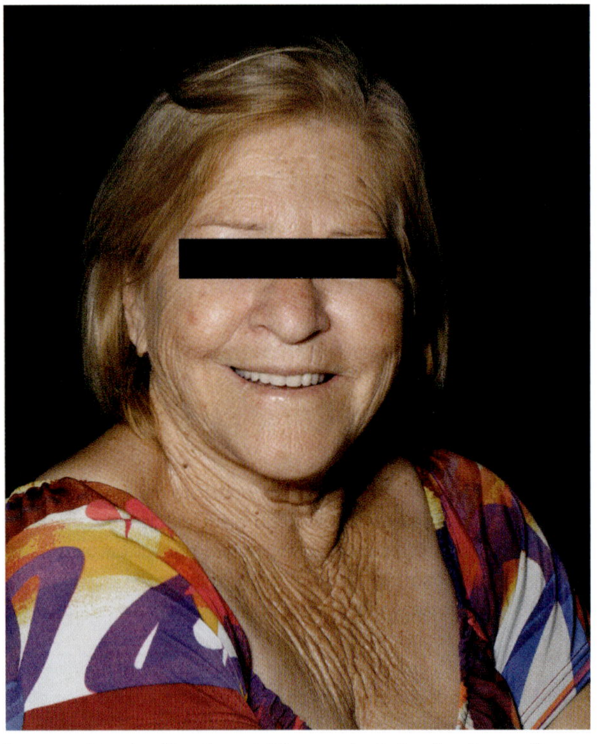

Figura 3.28 Avaliação estética na instalação das próteses.

FASE CLÍNICA. Retornos

Os retornos são obrigatórios, mesmo que o paciente não apresente queixas. A saúde bucal, em caso de novas próteses totais, deve ser criteriosamente avaliada e possíveis queixas, pesquisadas. Se necessário, ajustes devem ser realizados (Figura 3.29). O bom senso deve prevalecer para a alta do paciente.

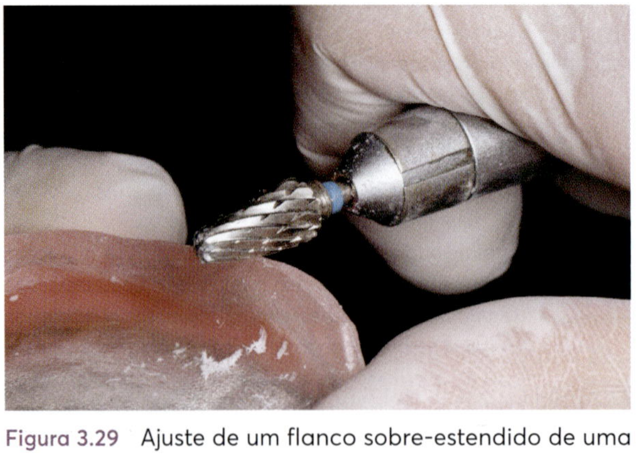

Figura 3.29 Ajuste de um flanco sobre-estendido de uma prótese total maxilar.

NÚMERO DE SESSÕES CLÍNICAS NECESSÁRIAS

Como regra geral, para a confecção de próteses totais convencionais bimaxilares, cada fase clínica – conforme observado no fluxograma da Figura 3.3 – corresponde a uma sessão clínica do tratamento. A única exceção é a fase de retornos, a qual exige, em média, três sessões clínicas. Assim, existe a expectativa de que o tratamento seja realizado em, aproximadamente, dez sessões clínicas, conforme descrito no Quadro 3.1.

QUADRO 3.1 Sessões clínicas para a confecção de próteses totais bimaxilares

1	Exame do paciente, diagnóstico, prognóstico e plano de tratamento
2	Moldagens preliminares maxilar e mandibular
3	Moldagens funcionais maxilar e mandibular
4	Planos de orientação e tomada do arco facial
5	Dimensão vertical, relação central e seleção dos dentes artificiais
6	Provas funcionais
7	Instalação das próteses
8	Retorno
9	Retorno
10	Retorno

INFECÇÃO CRUZADA

A questão da biossegurança na Odontologia e suas medidas de prevenção e de eliminação de riscos está, de maneira geral, bem estabelecida. A rotina de protocolos não deve ser negligenciada no consultório odontológico, sob o risco de não haver um efetivo controle da infecção cruzada, que pode ser definida como a transmissão de agentes infecciosos dentro do ambiente clínico, podendo resultar do contato entre as pessoas ou com objetos contaminados.

Procedimentos, como solicitar ao paciente que realize um bochecho com digluconato de clorexidina 0,12% antes de iniciar o atendimento clínico e a criação de barreiras plásticas em peças como refletores e instrumentos rotatórios, não devem ser negligenciados. A utilização de equipamentos de proteção individual (EPI, como luvas, aventais, máscaras e gorros descartáveis, além de óculos de proteção/*face shield*) é fundamental.

Um aspecto muitas vezes esquecido, mas que merece atenção especial na confecção de próteses totais convencionais, é o risco de infecção cruzada entre clínica e laboratório. A infecção cruzada pode ocorrer por meio de objetos contaminados, como moldes, modelos e peças protéticas encaminhadas para o técnico em prótese dentária, e vice-versa. Assim, além da interdependência técnica entre clínica e laboratório, existe também uma interdependência para a manutenção da cadeia asséptica, visando à segurança do paciente e dos membros das duas equipes envolvidas. Por outro lado, o nível de informação sobre biossegurança dos trabalhadores de laboratórios de prótese é aquém do desejável.

Moldes, peças protéticas, modelos, articulador e arco-facial são itens que merecem atenção especial para que não haja risco de infecção cruzada entre clínica e laboratório no transcorrer do tratamento, podendo ser divididos em duas classes: itens que entram em contato direto com a cavidade bucal do paciente e itens que não entram em contato direto.

Os itens que entram em contato direto com a cavidade bucal do paciente são os moldes, as peças protéticas e o garfo de mordida do arco facial. Por serem itens contaminados, devem receber os seguintes tratamentos:

- Moldes: devem ser lavados em água corrente para a eliminação da saliva, bem como de sangue ou secreções que possam existir. Posteriormente, devem passar por desinfecção com hipoclorito de sódio a 1% ou clorexidina a 2% (alginato, poliéter, polissulfeto, silicone de adição ou condensação e pasta de óxido de zinco e eugenol). Godiva deve receber desinfecção com clorexidina a 2%. O agente de desinfecção deve ser aplicado por aspersão quando o material de moldagem for alginato, polissulfeto ou pasta de óxido de zinco e eugenol. Para poliéter, godiva e silicones, a aplicação do agente de desinfecção pode ser feita por aspersão ou imersão. Os moldes devem ser armazenados em saco plástico ou recipiente fechado durante um período de desinfecção de 10 minutos, após o que, novamente, são lavados em água corrente e secados com jatos de ar, para que sejam embalados em saco plástico e enviados ao laboratório.
- Arco facial: previamente à tomada do arco facial, um filme plástico deve ser utilizado como barreira física na porção auricular que entrará em contato com os meatos acústicos. Após a tomada do arco, o filme plástico é removido e a porção correspondente ao garfo de mordida e as demais partes do arco são cuidadosamente lavadas com água e detergente e desinfetadas com álcool 70%, que deve ser friccionado sobre as superfícies.
- Peças protéticas (moldeiras de acrílico, bases de registro, próteses de prova e próteses totais): ao chegarem do laboratório, essas peças devem ser lavadas com água e detergente e, posteriormente, serem submetidas à desinfecção por 10 minutos, em saco plástico ou recipiente fechado, com hipoclo-

rito de sódio a 1% ou clorexidina a 2% (moldeiras de acrílico e bases de registro). Próteses de prova e próteses totais devem sofrer desinfecção com clorexidina a 2%. Após a desinfecção, devem ser novamente lavadas em água corrente. Os mesmos procedimentos devem ser realizados para o envio das peças para o laboratório. Atenção especial à peça protética que, enquanto contaminada, não deve ser colocada sobre o modelo de gesso.

Os itens que não entram em contato direto com a boca do paciente são os modelos de gesso e os articuladores.

- Modelos: embora não entrem em contato direto com a cavidade bucal, os modelos são constantemente citados como fonte de contaminação. A utilização de um filme plástico, atuando como barreira física entre o modelo e a peça protética, pode ser um bom procedimento para minimizar o potencial de contaminação. Caso o profissional julgue necessário, a desinfecção do modelo é possível por meio de sua imersão em hipoclorito de sódio 1% por 10 minutos.
- Articuladores: lavar com água e detergente. A desinfecção é realizada através de rigorosa fricção com álcool a 70%.

CONSIDERAÇÕES FINAIS

A confecção de próteses totais convencionais bimaxilares é uma reabilitação protética que envolve duas equipes: uma clínica, sob responsabilidade do cirurgião-dentista, e uma laboratorial, sob responsabilidade do técnico em prótese dentária. Nesse contexto, é atribuição do cirurgião-dentista a coordenação geral dos trabalhos desenvolvidos. As duas equipes devem estar cientes da interdependência entre os procedimentos clínicos e laboratoriais, já que as falhas ocorridas nos trabalhos desenvolvidos por uma equipe terão reflexos críticos e visíveis nos trabalhos desenvolvidos pela outra. Assim, a qualidade do produto do trabalho laboratorial é dependente da qualidade do produto do trabalho clínico e vice-versa. As fases clínicas e laboratoriais desse processo são bem definidas, e conhecê-las permite uma visão geral dessa reabilitação protética, o que facilita e ordena o seu estudo. Atenção deve ser dada à questão da biossegurança no desenvolvimento das atividades, devendo ser dispensados cuidados especiais ao risco de infecção cruzada entre a clínica e o laboratório.

BIBLIOGRAFIA

1. Basker RM, Davenport JC, Thomason JM. Prosthetic treatment of the edentulous patient. 5.ed. Wiley; 2011. 288 p.
2. Lamb DJ. Problems and solutions in complete denture prosthodontics. London: Quintessence; 1993. 167 p.
3. Rahn AO, Heartwell Jr. CM. Textbook of complete dentures. 5.ed. Baltimore: Williams & Wilkins; 1993. 528 p.
4. Telles D. Prótese total convencional e sobre implantes. Rio de Janeiro: Santos; 2009. 492 p.
5. Turano JC, Turano LM, Turano MB. Fundamentos de prótese total. 10.ed. Rio de Janeiro: Santos; 2019. 352 p.
6. Unesp. Grupo de Estudos de Biossegurança em Odontologia. Protocolo de biossegurança e prevenção à infecção COVID-19 em clínicas e laboratórios odontológicos da UNESP. Grupo de Estudos de Biossegurança em Odontologia. UNESP. CSST. Versão 2.0. 2021. 77 p.
7. Winkler S. Essentials of complete denture prosthodontics. 2.ed. St. Louis: Ishiyaku EuroAmerica, 1994. 464 p.
8. Zarb GA, Eckert S, Hobrink J, Jacob R. Tratamento protético para pacientes edêntulos. 13.ed. Rio de Janeiro: Elsevier; 2013. 464 p.

4

O exame do paciente

Francisco de Assis Mollo Junior
Lucas Portela Oliveira
Sergio Sualdini Nogueira
João Neudenir Arioli Filho
Ana Carolina Pero

FLUXOGRAMA DO CAPÍTULO

O EXAME DO PACIENTE

Um tratamento bem-sucedido com próteses totais convencionais inicia com uma eficiente avaliação da condição física e psicológica do paciente. O exame tem por finalidade a coleta de informações, obtidas por meio de perguntas ou observações, as quais irão guiar o cirurgião-dentista na tomada de decisões com relação ao tratamento a ser estabelecido.

O objetivo é verificar as condições de saúde bucal e geral do paciente, a fim de identificar o problema (diagnóstico) e organizar as informações para a realização de procedimentos prévios à confecção das próteses totais (planejamento) e para a obtenção de resultados – favoráveis ou não – a partir do diagnóstico e plano de tratamento (prognóstico).

Cada paciente tem características individuais a serem respeitadas, porém, o acesso a essas informações somente é possível com a aplicação de exames bem detalhados e padronizados. Assim, o exame do paciente deverá alcançar os seguintes propósitos:

- verificar as necessidades do paciente em função de sua profissão, de sua atividade social e de sua idade;
- certificar-se da atitude mental e da cooperação do paciente;
- avaliar moléstias sistêmicas com reflexos bucais;
- detectar, identificar e avaliar os estados mórbidos comuns às estruturas orais e às condições de desdentado;
- detectar variações anatômicas e físicas da boca desdentada;
- verificar os distúrbios funcionais do órgão mastigador;
- determinar as necessidades de tratamentos prévios (cirúrgicos, médicos ou psiquiátricos);
- avaliar as necessidades estéticas do paciente;
- planejar o tratamento a ser realizado;
- avaliar as dificuldades associadas às citadas variações em relação ao tratamento e ao resultado final;
- alertar o paciente sobre dificuldades do caso;
- registrar os dados obtidos e que poderão ser úteis futuramente.

Ao reconhecer quaisquer alterações, como os sinais e os sintomas indicativos de alguma condição patológica local ou sistêmica, o cirurgião-dentista deve, de imediato, solucionar ou encaminhar o paciente para o profissional adequado. Quanto mais informações o paciente disponibilizar, maior será a capacidade de o profissional conseguir individualizar e proporcionar um atendimento de excelência. Identificar a queixa principal do paciente é importante, por isso o profissional deve entender o motivo que levou o paciente ao consultório em busca do tratamento, de modo a detectar se as suas expectativas podem ser contempladas.

A avaliação do paciente começa antes mesmo do preenchimento da ficha clínica, ou seja, a partir do momento em que ele entrar no consultório, o cirurgião-dentista deve observar fatores como habilidade motora, respiração, desequilíbrio, firmeza de marcha, inchaço de membros (mãos ou pés), movimentos faciais, tremores ou espasmos (Parkinson, hábitos nervosos ou possibilidade de discinesia induzida por medicamentos), hemiparalisia facial (acidente vascular cerebral [AVC] ou paralisia de Bell) e fluência e qualidade da fala (ocasionados ou não por prótese), fatores que orientam para cuidados no exame em si e no preenchimento da ficha, constituindo também uma importante parte da avaliação geral.

Para o clínico, quanto mais objetiva e clara a ficha clínica, melhor será seu desempenho durante o atendimento. Entretanto, alguns requisitos devem ser seguidos (Figura 4.1) para que o documento permaneça em ordem e padronizado.

Todas as informações coletadas são anotadas em uma ficha clínica padronizada (Figura 4.2), que deve ser um instrumento de fácil acesso pelo profissional e disponibilizar todas as informações para o cirurgião-dentista a respeito do paciente. Essa ficha auxiliará na elaboração de um plano de tratamento, possibilitará mudanças e registrará todas as consultas clínicas com a assinatura do clínico e do paciente, devendo ser mantida em arquivo por motivos éticos e legais.

A padronização do exame do paciente em etapas facilitará ao cirurgião-dentista a coleta dos dados, de forma a evitar falhas. Assim, deve-se seguir os seguintes passos: anamnese, exames clínicos e exames complementares.

ANAMNESE

A anamnese tem como objetivo resgatar todo o histórico de saúde do paciente. Para isso, a ficha clínica utilizada ajuda o paciente a resgatar memórias sobre doenças ocorridas no passado ou atuais.

O cirurgião-dentista deve questionar a respeito de sua saúde geral e bucal, sendo que ambas não devem estar dissociadas. No que diz respeito ao exame geral, se observadas anormalidades, é fundamental a necessidade de encaminhamento médico para diagnóstico e tratamento antes da confecção das novas próteses.

Assim, no exame geral, busca-se investigar os aspectos descritos na Tabela 4.1.

Ainda dentro da anamnese, é importante saber identificar o perfil psicológico do paciente para administrar o atendimento da forma mais tranquila possível. A somatização, advinda do comportamento psicológico, pode sobrecarregar tratamentos protéticos e prejudicar o período crítico de adaptação funcional, principalmente quando o paciente inicia o uso de prótese total. A perda dos dentes é capaz de gerar traumas não apenas físicos, mas também psicológicos, relacionados ao convívio com o meio social. Ao identificar o perfil do paciente, o cirurgião-dentista poderá prepará-lo psicologicamente para o uso das próteses, falar sobre limitações do caso a ser realizado, procurar compreender o paciente e, de suma importância, não deve criar falsas expectativas.

O perfil psicológico dos pacientes pode ser classificado em quatro tipos (Tabela 4.2).

EXAME CLÍNICO

Os exames clínicos complementam as perguntas já realizadas com o intuito de avaliar o paciente tanto extra como intraoralmente, além de identificar alguma divergência. Durante a aplicação da anamnese, o cirurgião-dentista deve avaliar algumas características na face do paciente (exame extraoral) e observar dimensão vertical, posição dos lábios, sorriso e simetria

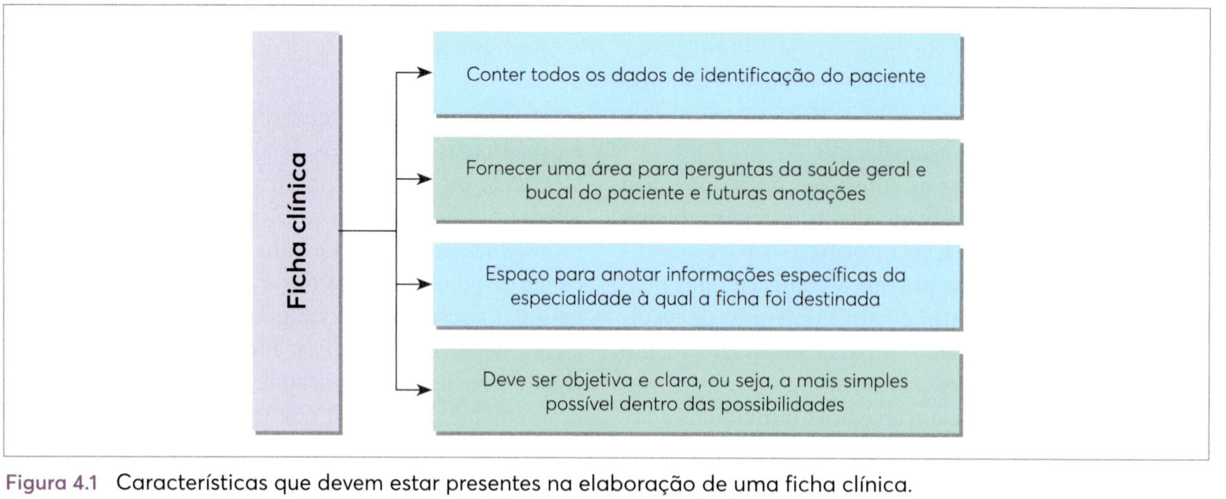

Figura 4.1 Características que devem estar presentes na elaboração de uma ficha clínica.

Prontuário Geral n. ____________/_________

Nome:

Gênero: ( ) M ( ) F

Idade: Nascimento: _____/_____/_____ Estado civil:

Profissão:
Naturalidade:

Endereço: n.

Bairro: Cidade: Estado:

Telefones: ( )

Telefone para recado: ( ) Falar com:

Consentimento Informado

[Local], ____/____/____ ________________________________
Assinatura do paciente ou responsável

Figura 4.2 Exemplo de ficha clínica com perguntas padronizadas e de fácil acesso ao cirurgião-dentista.

(continua)

Considerações sistêmicas

1. Está em tratamento ou acompanhamento médico? ( ) Sim ( ) Não
   Especificar:

2. Apresenta algum problema de saúde?

   a. ( ) Cardiovascular (hipertensão, derrame, angina, infarto)

   b. ( ) Respiratório (asma, enfisema, bronquite crônica, pneumonia)

   c. ( ) Pele (líquen plano, psoríase, vitiligo, eczema)

   d. ( ) Gastrintestinais (gastrite, úlcera, esofagite, pancreatite, duodenite)

   e. ( ) Imunológico (alergias, artrite reumatoide, lúpus eritematoso sistêmico)

   f. ( ) Endócrino (diabetes, hipotireoidismo, hipertireoidismo)

   g. ( ) Músculo-esquelético (osteoporose, artrite, reumatismo, fibromialgia)

   h. ( ) Geniturinário (infecções urinárias, insuficiência renal)

   i. ( ) Hematológico (anemia, hemofilia, talassemia)

   j. ( ) Infectocontagiosas (herpes, sífilis, gonorreia, tuberculose, Aids)

   k. ( ) Neurológico/psiquiátrico (convulsões, epilepsia, Parkinson, Alzheimer, síndromes, depressão)

   l. ( ) Câncer (radioterapia/quimioterapia)

Observações:

____

____

3. Utiliza algum medicamento? ( ) Sim ( ) Não

a. ( ) Anti-hipertensivo	f. ( ) Antibiótico
b. ( ) Hipoglicemiante	g. ( ) Corticoide
c. ( ) Insulina	h. ( ) Analgésicos/anti-inflamatório
d. ( ) Anticoagulante	i. ( ) Psiquiátrico/anticonvulsivante
e. ( ) Antialérgico	j. ( ) Outro

Quais? Posologia

____

____

4. Já teve alguma doença grave?	( ) Sim	( ) Não	Qual?
5. Fumante?	( ) Sim	( ) Não	Há quantos anos?
6. Possui familiares com doenças graves?	( ) Sim	( ) Não	Qual?
7. Perfil psicológico: ( ) Receptivo	( ) Histérico	( ) Cético	( ) Indiferente

Figura 4.2 (*continuação*) Exemplo de ficha clínica com perguntas padronizadas e de fácil acesso ao cirurgião-dentista.

(continua)

Exame extrabucal					
1. Cor da pele ou raça:	( ) Branca	( ) Preta	( ) Parda	( ) Amarela	( ) Indígena
2. Forma do rosto	( ) Triangular	( ) Retangular	( ) Ovoide		
3. Lábios	( ) Finos	( ) Médios	( ) Grossos		
4. Linha mediana	( ) Normal	( ) Desviada			
Observações:					
5. Dor facial	( ) Sim	Região:		( ) Não	
6. Dor à palpação muscular	( ) Sim	Região:		( ) Não	
7. Movimentos mandibulares	( ) Normais	( ) Com limitação			
8. Já utiliza próteses totais?	( ) Sim	( ) Não			
	( ) Superior	Há quantos anos?			
	( ) Inferior	Há quantos anos?			
	Quantidade de tratamentos anteriores:				

Exame intrabucal				
1. Forma dos arcos	MAXILA	( ) Ovoide	( ) Retangular	( ) Triangular
	MANDÍBULA	( ) Ovoide	( ) Retangular	( ) Triangular
2. Tamanho dos arcos	MAXILA	( ) Grande	( ) Médio	( ) Pequeno
	MANDÍBULA	( ) Grande	( ) Médio	( ) Pequeno
3. Volume do rebordo	MAXILA	( ) Normal	Região:	
		( ) Reabsorvido	Região:	
		( ) Volumoso	Região:	
	MANDÍBULA	( ) Normal	Região:	
		( ) Reabsorvido	Região:	
		( ) Volumoso	Região:	
4. Forma do rebordo	MAXILA	( ) Normal	Região:	
		( ) Afilado	Região:	
		( ) Retentivo	Região:	
	MANDÍBULA	( ) Normal	Região:	
		( ) Afilado	Região:	
		( ) Retentivo	Região:	

Figura 4.2 (*continuação*) Exemplo de ficha clínica com perguntas padronizadas e de fácil acesso ao cirurgião-dentista.

(continua)

5. Superfície do rebordo	MAXILA	( ) Regular	Região:	
		( ) Irregular	Região:	
	MANDÍBULA	( ) Regular	Região:	
		( ) Irregular	Região:	
6. Fibromucosa	MAXILA	( ) Normal	Região:	
		( ) Rígida	Região:	
		( ) Flácida	Região:	
	MANDÍBULA	( ) Normal	Região:	
		( ) Rígida	Região:	
		( ) Flácida	Região:	
7. Tuberosidade maxilar	Direita	( ) Grande	( ) Média	( ) Pequena
	Esquerda	( ) Grande	( ) Média	( ) Pequena
8. Freios e bridas	a. Volumoso	b. Normal	c. Ausente	
	( ) Labial superior	( ) Labial inferior	( ) Lingual	
	( ) Bridas superiores	( ) Bridas inferiores		
9. Profundidade da abóboda		( ) Profunda	( ) Média	( ) Rasa
10. Tecidos moles: presença de lesões, inflamações e aumento de volume ( ) Sim ( ) Não				
11. Língua	Posição:	( ) Normal	( ) Retruída	
	Mobilidade:	( ) Normal	( ) Reduzida	
	Tamanho:	( ) Grande	( ) Normal	
12. Saliva	Quantidade:	( ) Abundante	( ) Normal	( ) Ausente
	Qualidade:	( ) Fluida	( ) Viscosa	( ) Normal
13. Exame radiográfico:				
Laudo/data:				
14. Indicação cirúrgica:	( ) Sim	( ) Não		
Especificar:				
15. Material de moldagem				
Preliminar	Superior			
	Inferior			
Funcional	Superior			
	Inferior			

Figura 4.2 (*continuação*) Exemplo de ficha clínica com perguntas padronizadas e de fácil acesso ao cirurgião-dentista.

(continua)

16. Plano de tratamento:

____

____

____

17. Dentes selecionados:	Marca:	Cor:	
Modelo:	Anterior superior:	Anterior inferior:	Posteriores:
Montagem:	Classe I ( )	Classe II ( )	Classe III ( )
18. Gengiva/caracterização:			
19. Instalação das próteses:	( ) Superior	( ) Inferior	Data: ____/____/____

Observações:

____

____

____

Data	Trabalho executado	Assinatura do paciente

Figura 4.2 (*continuação*) Exemplo de ficha clínica com perguntas padronizadas e de fácil acesso ao cirurgião-dentista.

TABELA 4.1 Informações a respeito das alterações sistêmicas que devem ser observadas pelo clínico no momento do exame geral de saúde.

Saúde geral	Sinais e sintomas	Significância clínica
Sistema digestivo	Azia, má digestão, gastrite, relatos de úlceras gástricas. Presença frequente de aftas, ardência bucal, gosto azedo na boca. Maior sensibilidade a náuseas.	Pode estar associado a hábitos alimentares e/ou à mastigação deficiente, decorrentes de ausência de próteses ou próteses insatisfatórias. Se o problema persistir, pode haver dificuldades nas fases de instalação e uso das novas próteses, pois o paciente fica mais sujeito a aftas traumáticas. Maior dificuldade nos procedimentos clínicos, principalmente na moldagem, relacionada com náuseas.
Sistema respiratório	Fôlego curto, dificuldades na respiração e tosse persistente.	Possíveis problemas cardiorrespiratórios. Paciente pode apresentar sensação de sufocamento na realização da moldagem. Tranquilizar o paciente antes do procedimento, se necessário, com o auxílio de ansiolíticos.
Problemas renais	Diminuição na excreção ou retenção de líquidos. Pés inchados.	Alteração volumétrica do rebordo no momento da moldagem, que pode, posteriormente, afetar a retenção da prótese.
Sistema cardíaco	Hipertenso com uso de medicamentos para controle de pressão e ofegante por esforço. Dor de cabeça e vertigem.	Observar se o paciente está com a pressão arterial controlada, caso necessite de procedimentos cirúrgicos de adequação bucal. As consultas devem ser breves e menos estressantes, pré-medicando quando necessário e tendo sempre atitudes tranquilas.
Anemias	Secura da boca e alteração no paladar, apresentando uma mucosa sensível ao traumatismo. Glossites, língua ardente, lisa ou presença de mucosa inflamada.	Dificuldade durante os procedimentos de moldagem, em razão da mucosa sensível, e dificuldade de retenção da prótese, ocasionada pela secura presente na boca. Maior possibilidade de aftas traumáticas.
Discrasias sanguíneas	Sangramentos nasais espontâneos, hematomas na ausência de traumas, petéquias e palidez. Bolhas de sangue na boca, ocasionadas pela quantidade muito baixa de plaquetas. Problemas com a coagulação após a realização de procedimentos cirúrgicos.	Formação de traumas, hematomas e sangramento excessivo durante procedimento cirúrgico para adequação do meio bucal.
Sistema nervoso	Uso de medicação ansiolítica ou presença de alguma patologia que envolva SNC e/ou sistema nervoso periférico. Tonturas, movimentos diminuídos, tremor ou rigidez muscular.	Presença de boca seca, em função da ingestão de ansiolíticos, o que dificulta a retenção da prótese. Hemiplegia facial.
Doenças infectocontagiosas	Presença de manchas, feridas indolores, irritação na pele, perda de peso acelerada e/ ou manchas vermelhas na pele. Presença de feridas indolores na boca, verrugas orais, leucoplasia pilosa, candidíase oral e aftas.	Atenção especial ao controle de infecção cruzada. Uso de materiais de moldagem com maior estabilidade dimensional e menos propensos à ação dos desinfetantes.
Lesões malignas	Dependendo do tipo de lesão maligna, o paciente pode apresentar nódulos, ulcerações ou hemorragias. Observar atentamente as características sistêmicas e seu histórico. Lesão ulcerada com mais de 15 dias de evolução, lesão branca que não sai com raspagem, lesão descamativa nos lábios (presente em pacientes que trabalham expostos ao sol – queilite actínica), úlceras em assoalho bucal e borda de língua.	Solicitar avaliação do médico oncologista na definição do momento apropriado para a realização de novas próteses.
Diabetes	Tendência à obesidade, aumento da sede e da produção urinária, fome, perda de peso, fraqueza e osteoporose. Varicosidade lingual, candidíase, xerostomia e gengivite; dificuldade na cicatrização.	Se não controlada, o paciente estará sujeito a úlceras traumáticas, decorrentes de agressões químicas e/ou mecânicas, dificuldade de cicatrização, estomatite protética e problemas com a retenção das próteses, em decorrência da xerostomia, e instabilidade de peso corporal.

(continua)

TABELA 4.1 Informações a respeito das alterações sistêmicas que devem ser observadas pelo clínico no momento do exame geral de saúde. *(continuação)*

Saúde geral	Sinais e sintomas	Significância clínica
Nutrição	Vermelhidão na mucosa, boca ardente, queilite, facilidade de lesões na pele e na mucosa, baixa resistência à infecção, reabsorção óssea. Deficiência de cálcio. Osteoporose.	A deficiência de vitaminas causa lesões ulcerativas bucais, que dificultam o uso da prótese. Problemas de retenção da prótese, em razão da instabilidade de peso corporal.
Alterações hormonais	Excesso de fome, irritabilidade, cansaço excessivo, insônia, queda de cabelo ou ansiedade. Menopausa. Andropausa. Osteoporose.	Podem induzir reabsorção óssea, principalmente em virtude de problemas na tireoide, que também podem ocasionar mucosa com vermelhidão e diminuir a tolerância dos tecidos à prótese e afetar sua retenção. O paciente pode não colaborar com o tratamento, gerando problemas na fase de instalação e na aceitação das próteses.

TABELA 4.2 Perfis psicológicos dos pacientes.

Tipo psicológico	Características do paciente	Implicações clínicas
Receptivo 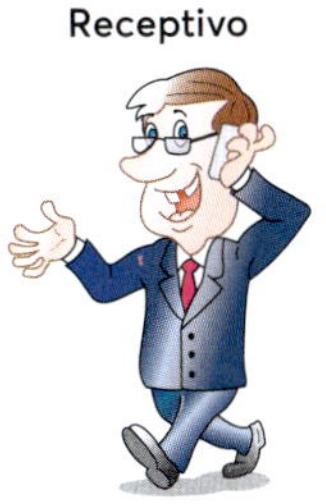	Aceita sua condição de desdentado total, tem boa colaboração e aceitação quanto ao tratamento a ser realizado, o que indica maior previsibilidade de sucesso com sua reabilitação.	Tratamento mais favorável. Representa a maioria dos pacientes.
Cético 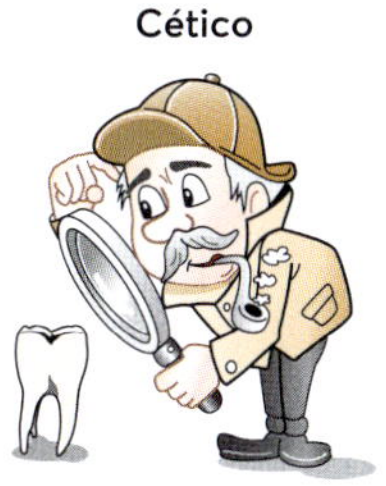	Reclama da perda dos dentes e não dá muita credibilidade à prótese. Possui receio do tratamento por ser influenciado pela experiência negativa de outras pessoas.	Apresenta uma desconfiança inicial, que pode ser trabalhada pelo profissional por meio de uma conversa com o paciente, mostrando as características da prótese e explicando sobre o período de adaptação, que será acompanhado pelo cirurgião-dentista, tornando o paciente mais favorável e receptivo.
Histérico 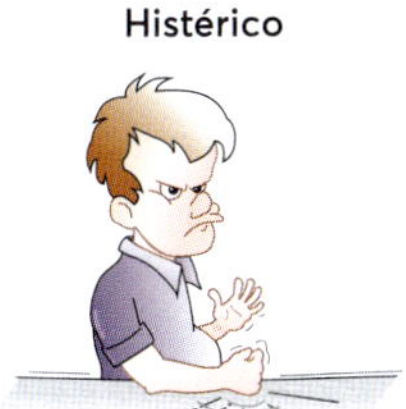	Tem uma situação bem pontual e comum: possui várias próteses, porém não fazendo uso. Apresenta-se inquieto, nervoso e desacreditado do trabalho do profissional. Apresenta dificuldade na aceitação e na utilização de próteses totais.	O cirurgião-dentista deve ter paciência e explicar cada passo a ser realizado, informar limitações e enfatizar que o período de adaptação, ao final do tratamento, é de extrema importância para o seu uso posterior. Alternativa, caso apresente boas condições de saúde geral, financeiras e anatomia favorável, o paciente deve receber outra opção de tratamento, como as próteses implantossuportadas.
Indiferente 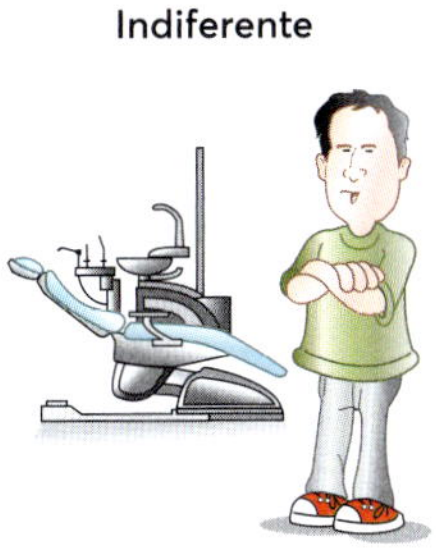	Não se importa com a sua condição de desdentado total e apenas procura um atendimento e reabilitação por insistência de parentes ou amigos. É o tipo psicológico mais difícil a ser reabilitado na clínica.	O cirurgião-dentista deve motivar e despertar entusiasmo nesse paciente para que ele perceba os benefícios e a importância da reabilitação com prótese total e colabore com o tratamento. Caso contrário, com o aparecimento da menor dificuldade, o paciente desistirá do tratamento.

Ilustrações: Ricardo Pires.

facial. Não é raro encontrar pacientes que reclamam de próteses que não deram certo, mas de nada adianta confeccionar próteses novas se os pacientes tiverem algum problema intrabucal que possa estar relacionado a problemas sistêmicos e que os impeça de permanecer com a prótese em boca sem adequações prévias. Assim, é preciso observar a prótese atual já utilizada e ter conhecimento de que a história do paciente é de extrema importância para saber qual atitude tomar diante de cada situação.

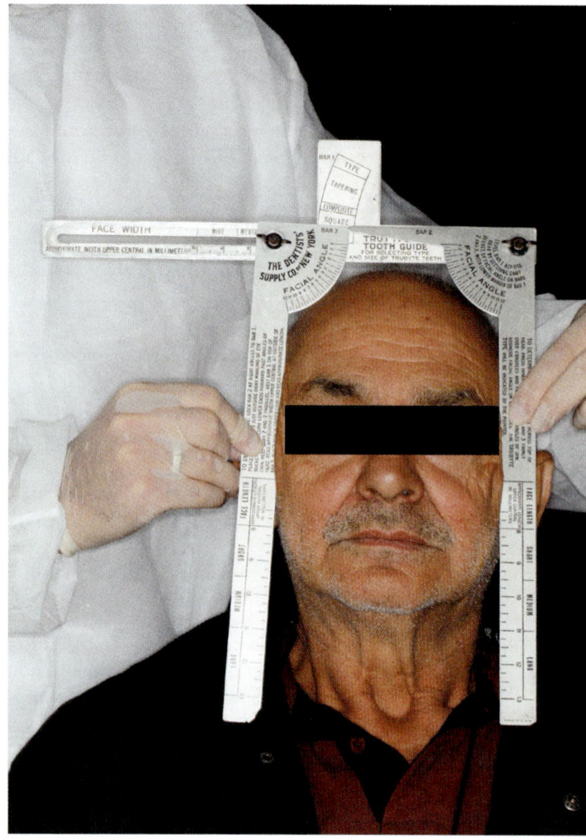

Figura 4.3 Formato do rosto.

Exame extraoral

O exame clínico extraoral é dividido como demonstrado na Tabela 4.3.

TABELA 4.3 Aspectos que devem ser observados e sua influência ao realizar o exame extraoral nos pacientes.

Exame extraoral	Implicações clínicas
Cor da pele, olhos e cabelos	Escolha da cor dos dentes artificiais
Formato do rosto (triangular, quadrangular ou ovoide; Figura 4.3)	Escolha do formato dos dentes artificiais
Perfil facial reto, côncavo ou convexo	Montagem dos dentes artificiais
Tipo labial fino, médio, grosso ou vultuoso (Figura 4.4)	Orientação da montagem dos dentes em seu sentido estético e determinação da reposição do suporte labial
Presença de queilites angulares (Figura 4.5)	Podem caracterizar uma dimensão vertical reduzida
Linha mediana facial (Figura 4.6)	A montagem dos dentes artificiais pode coincidir ou não com a simetria facial; os desvios posturais mandibulares devem ser corrigidos
Musculatura facial e articulação temporomandibular	Presença de sinais e sintomas de disfunção temporomandibular (DTM)

Exame intraoral

Já na fase de exame intraoral, o profissional deve observar as características presentes no interior da boca, analisando cada detalhe, a fim de identificar um prognóstico, satisfatório ou não, para o tratamento planejado. Caso sejam detectadas patologias, deve-se realizar o tratamento adequado ou encaminhar para o profissional especialista. Para a realização do exame intraoral, são necessários ficha e *kit* clínico (espelho, sonda exploradora e pinça clínica).

Para tornar o exame intraoral mais objetivo, deve-se observar os aspectos relacionados na Tabela 4.4.

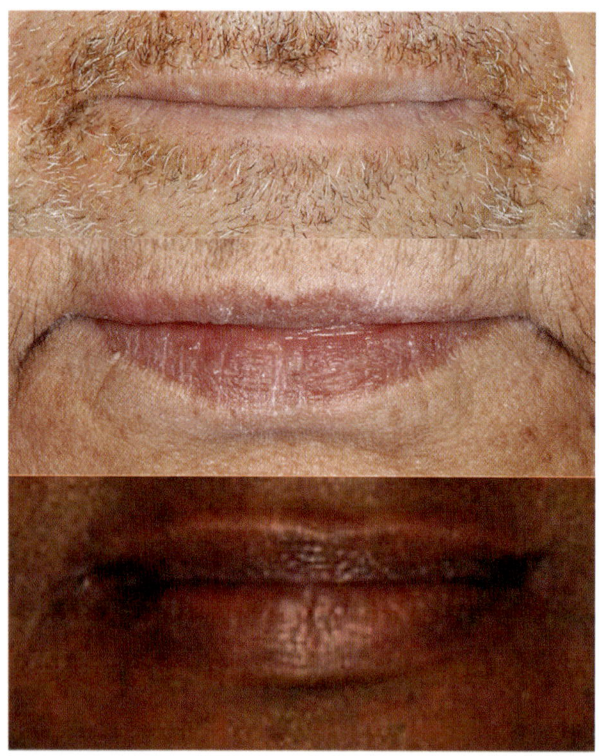

Figura 4.4 Tipo labial fino, médio e grosso ou vultuoso.

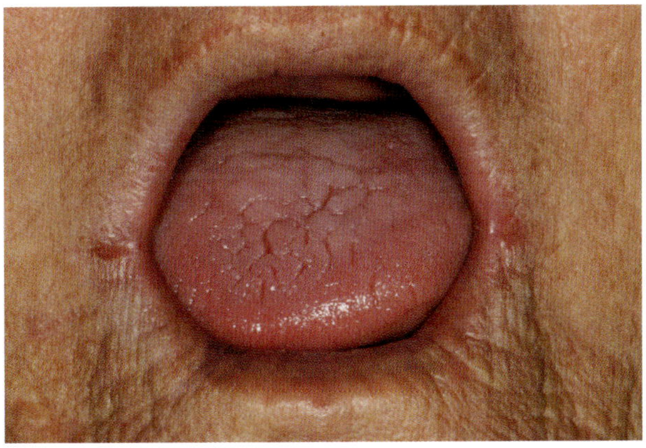

Figura 4.5 Presença de queilites angulares.
Fonte: gentilmente cedida pela Disciplina de Diagnóstico Bucal.

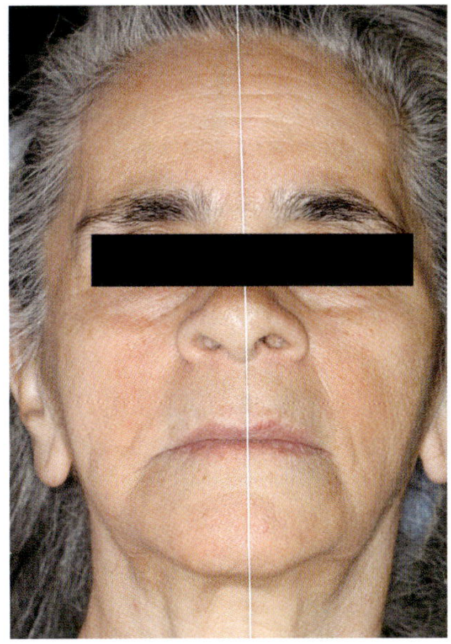

Figura 4.6 Linha mediana facial.

TABELA 4.4 Aspectos que devem ser observados ao realizar o exame intraoral nos pacientes.

Exame intraoral	Características	Implicações clínicas
Forma dos maxilares (Figura 4.7)	Podem ser classificados em triangulares, retangulares e ovoides.	A forma triangular é a menos favorável para a retenção e suporte, pois apresenta pouca extensão horizontal, ao contrário dos rebordos retangulares e ovoides. A seleção dos dentes e o arranjo de montagem também serão influenciados, com menor espaço para montagem no maxilar triangular e maior no quadrangular.

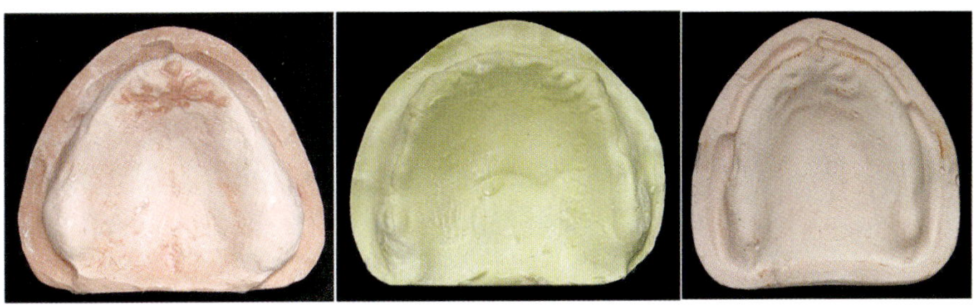

Figura 4.7 Forma dos maxilares.

Exame intraoral	Características	Implicações clínicas
Tamanho do maxilar superior (Figura 4.8)	Usa-se como referência a distância de uma tuberosidade à outra. Rebordos grandes: 50 mm ou mais; rebordos médios: 40 a 50 mm; rebordos pequenos: 40 mm ou menos.	Rebordos excessivamente grandes dificultam o procedimento de moldagem em função dos tamanhos de moldeiras de estoque disponíveis no mercado, enquanto os rebordos excessivamente pequenos podem resultar em próteses com retenção e suporte deficientes.

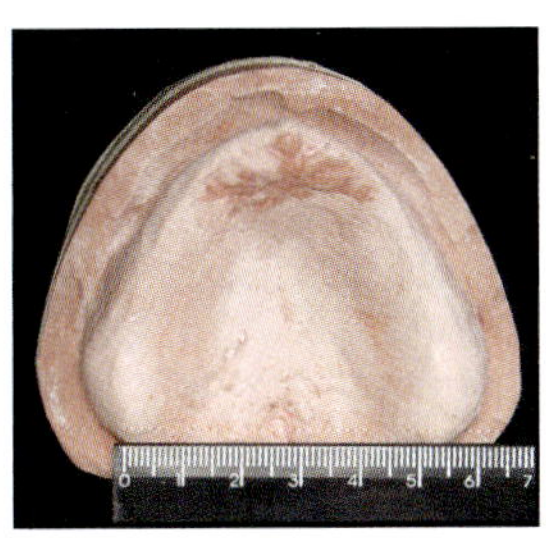

Figura 4.8 Tamanho do maxilar superior.

(continua)

TABELA 4.4 Aspectos que devem ser observados ao realizar o exame intraoral nos pacientes. (*continuação*)

Exame intraoral	Características	Implicações clínicas
Altura dos rebordos (Figura 4.9)	Deve-se imaginar o rebordo em corte transversal e associá-lo à forma de um triângulo. Nessa associação, um triângulo equilátero representa um rebordo de altura média. Quanto maior a base em relação às vertentes, menor o rebordo.	Quanto menor a altura do rebordo, menores serão a retenção e a estabilidade. Rebordos excessivamente altos dificultam a montagem dos dentes artificiais em função da falta de espaço interoclusal.

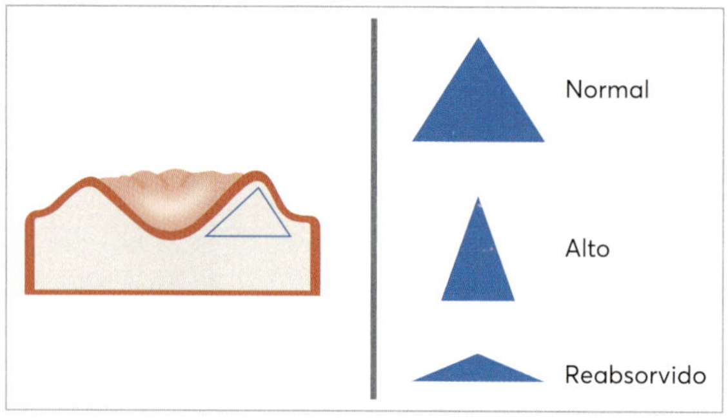

Figura 4.9 Altura dos rebordos.

Exame intraoral	Características	Implicações clínicas
Forma dos rebordos (Figura 4.10)	Podem ser afilados, com vertentes paralelas e retentivos. Afilados são caracterizados pelas vertentes vestibular e lingual praticamente paralelas, porém formando uma região afilada na crista no rebordo. Vertentes paralelas apresentam um formato retangular em uma secção transversal e desempenham papel de normalidade na retenção de próteses totais. Já os retentivos apresentam a crista (região mais superior) mais larga que a base do rebordo (região mais inferior), dando a impressão de um triângulo invertido.	Rebordos afilados dificultam a adaptação da prótese. Na região mais afilada, deve-se fazer um alívio e conseguir conforto durante o uso. Já os retentivos são os menos favoráveis à retenção e podem gerar traumas ao paciente na inserção e na remoção da prótese. Alívios devem ser realizados para evitar os traumas, porém resultam em perda da retenção.

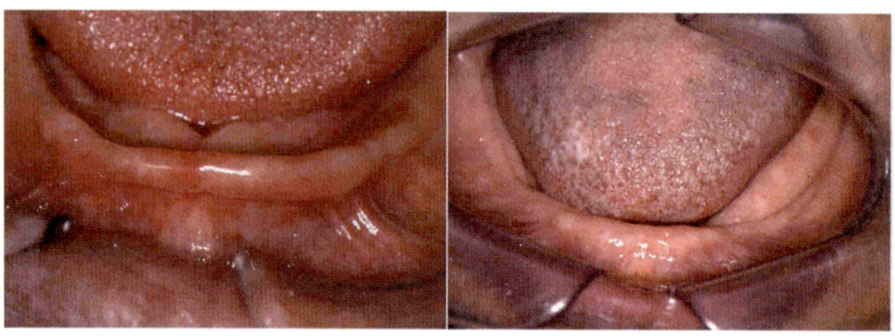

Figura 4.10 Forma dos rebordos.

Exame intraoral	Características	Implicações clínicas
Superfície dos rebordos (Figura 4.11)	Podem ser lisos, ondulados e irregulares. Rebordos lisos apresentam superfícies regulares. Os rebordos ondulados são sinuosos, como ondas. Já os irregulares apresentam uma superfície assimétrica e desnivelada.	Atenção deve ser dada quando se observa uma superfície irregular, pois há necessidade de correção cirúrgica (cirurgia pré-protética). Regiões irregulares podem ocasionar pontos doloridos durante o período de adaptação e, após a instalação, levar à não aceitação da prótese pelo paciente.

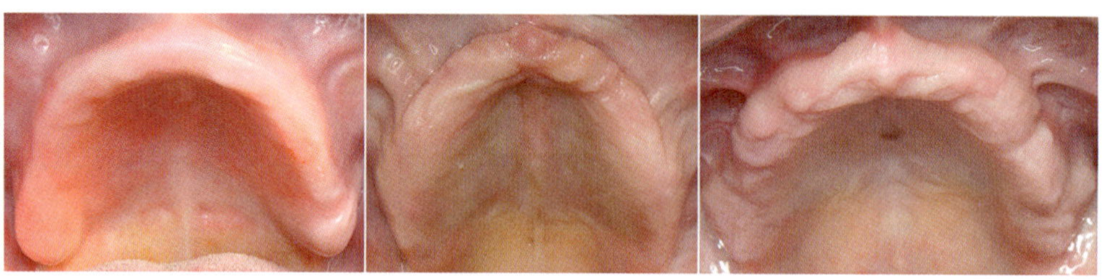

Figura 4.11 Superfície dos rebordos.

(*continua*)

TABELA 4.4 Aspectos que devem ser observados ao realizar o exame intraoral nos pacientes. (*continuação*)

Exame intraoral	Características	Implicações clínicas
Tuberosidades (Figura 4.12)	Estão diretamente relacionadas com a retenção da prótese. Podem ser grandes, médias e pequenas.	Quando em tamanho excessivo, podem inviabilizar o espaço a ser ocupado na região posterior pelas próteses maxilar e mandibular, além de apresentarem acentuada retenção na região vestibular, o que dificulta a moldagem e prejudica a retenção da prótese. Deve ser realizada correção cirúrgica. Tuberosidades pequenas não são favoráveis à retenção.

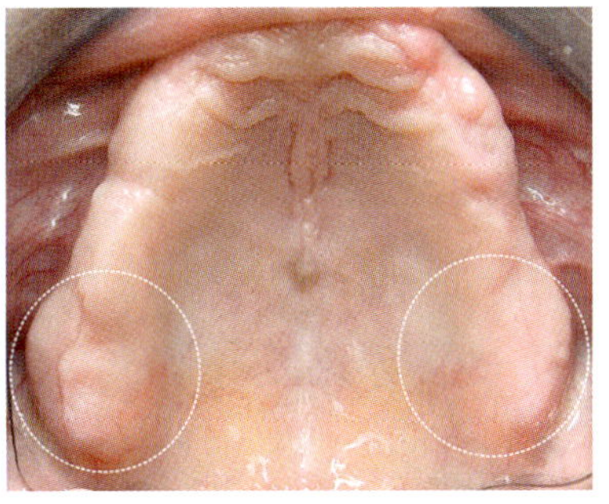

Figura 4.12 Tuberosidades.

Exame intraoral	Características	Implicações clínicas
Profundidade da abóboda palatina (Figura 4.13)	A profundidade da abóbada palatina é classificada em rasa (valores de 10 mm ou menos), média (valores entre 10,1 e 17,9 mm) e alta (valores iguais ou superiores a 18 mm).	Abóbodas palatinas rasas são menos favoráveis, pois apresentam menor condição de retenção e estabilidade. Abóbodas profundas apresentam maior dificuldade na moldagem, podendo induzir à falta de material moldador na região, em razão do aprisionamento de ar e da falha no selamento periférico posterior, decorrente da contração de polimerização da resina na base da prótese.

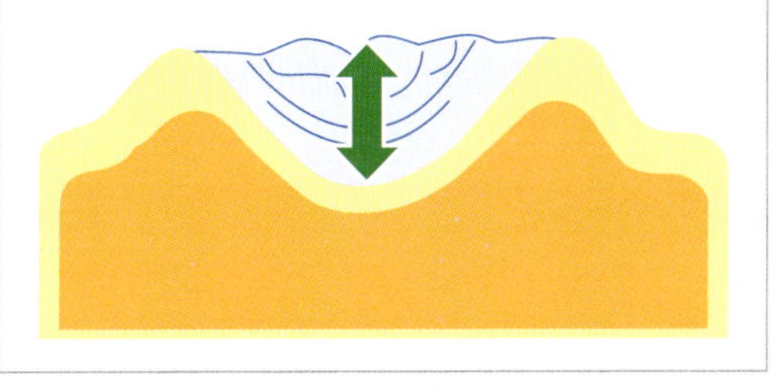

Figura 4.13 Profundidade da abóboda palatina.

Exame intraoral	Características	Implicações clínicas
Forma da abóboda palatina (Figura 4.14)	A abóboda palatina pode ser classificada em quadrangular, triangular e ovoide, sendo esta a mais prevalente entre os rebordos.	A abóboda palatina triangular apresenta suporte menos favorável e maior afastamento da resina acrílica na região do palato mole, tendendo, por isso, a fornecer menor selamento posterior do que as outras formas.

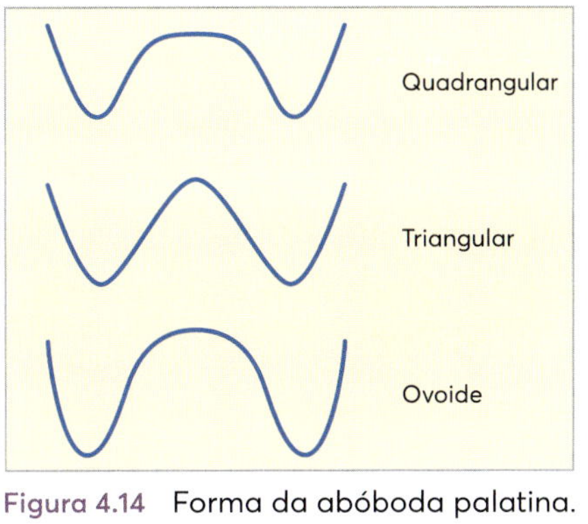

Figura 4.14 Forma da abóboda palatina.

(continua)

TABELA 4.4 Aspectos que devem ser observados ao realizar o exame intraoral nos pacientes. (*continuação*)

Exame intraoral	Características	Implicações clínicas
Tórus palatino e mandibular (Figura 4.15)	O tórus se caracteriza por um crescimento ósseo recoberto por uma fina camada de mucosa, podendo estar localizado tanto na região central do palato como na região lingual dos pré-molares na mandíbula.	Dependendo do tamanho e da localização, podem prejudicar os procedimentos de moldagem e um melhor assentamento e adaptação da prótese, gerando locais que podem ocasionar dores após instalação. Casos em que há grande interferência, em função da área retentiva que criam, inviabilizam o uso da prótese e devem ser removidos cirurgicamente.

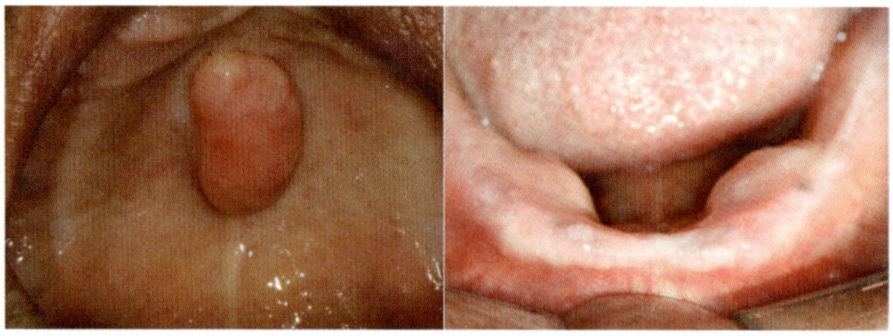

Figura 4.15 Tórus palatino e mandibular.

Exame intraoral	Características	Implicações clínicas
Relação entre rebordos (Figura 4.16)	De acordo com a classificação de Angle, a base óssea dos rebordos é categorizada em classes de I a III.	Na classe I, há uma harmonia e um alinhamento entre a maxila e a mandíbula na região anterior, com uma condição mais favorável. Na classe II, há uma sobreposição da maxila com relação à mandíbula, dificultando o equilíbrio oclusal. Já na classe III, tem-se a mandíbula sobreposta à maxila. Dependendo do nível dessa sobreposição, durante a reabilitação, pode haver dificuldade na oclusão e na montagem dos dentes.

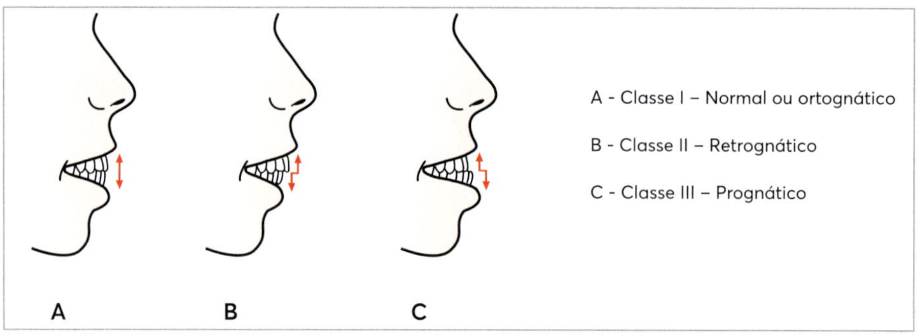

Figura 4.16 Relação entre rebordos.

Exame intraoral	Características	Implicações clínicas
Espaço inter-rebordo (Figura 4.17)	O cirurgião-dentista deve observar o espaço disponível para a montagem dos dentes. A avaliação do espaço inter-rebordo é feita procurando-se manter os rebordos maxilar e mandibular aproximadamente paralelos em sua região posterior, com o auxílio de um ou mais dedos interpostos entre eles, de modo que seja possível aos lábios se tocarem.	Raramente essa observação demonstra falta de espaço que justifique uma cirurgia pré-protética, sendo que, usualmente, quando isso ocorre, a área afetada é a posterior, na região de tuberosidade. Antes de uma possível cirurgia, o caso deve ser montado em articulador para um diagnóstico mais preciso, e o paciente deve ser alertado. De maneira geral, os espaços observados são suficientes para a montagem dos dentes, ainda que dificuldades possam ser previstas, o que evita surpresas e auxilia no planejamento.

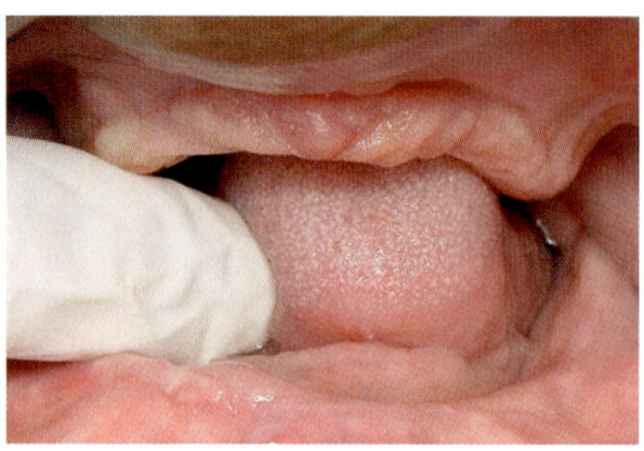

Figura 4.17 Espaço inter-rebordo.

(*continua*)

TABELA 4.4 Aspectos que devem ser observados ao realizar o exame intraoral nos pacientes. (*continuação*)

Exame intraoral	Características	Implicações clínicas
Mucosas	Toda e qualquer alteração da normalidade deve ser pesquisada e, para isso, o cirurgião-dentista deve conhecer as características da mucosa bucal. Lesão eritematosa no palato duro e hiperplasias no fundo de sulco (épulis fissurado) são achados comuns nos pacientes desdentados totais portadores de próteses totais convencionais.	A ocorrência de alterações nas mucosas determina a necessidade de intervenção previamente ao início do tratamento. Lesões não tratadas perpetuam uma situação patológica, com consequências prejudiciais ao paciente. Estomatite protética pode interferir com a precisão do modelo maxilar, dependendo do grau de inflamação da lesão. Também pode promover colonização por cândida da nova prótese, comprometendo a futura saúde bucal e geral do paciente.
	Menos comuns nos dias de hoje, mas ainda observadas, são as hiperplasias no centro do palato (câmara de sucção) e linhas em baixo relevo, que contornam o palato duro (linhas americanas), próximas da região do rebordo alveolar.	Se não tratadas previamente, hiperplasias (épulis fissurado) interferem com a área de selado periférico da nova prótese, podendo persistir e não regredir.
Resiliência das mucosas (Figura 4.18)	As mucosas podem ser classificadas como rígidas (praticamente sem movimentos), resilientes (deslocamento entre 1 e 2 mm) e flácidas (apresentam um deslocamento da mucosa em excesso, maior do que 2 mm).	As mucosas rígidas são mais passíveis de sofrer injúrias ocasionadas pela base da prótese. As resilientes ou normais proporcionam resultados mais positivos e favorecem a retenção. Já as flácidas, por apresentarem um movimento em excesso, dificultam o processo de confecção da prótese, apresentando dificuldades na moldagem e comprometendo o suporte e a estabilidade da prótese. Esse é o tipo menos favorável.

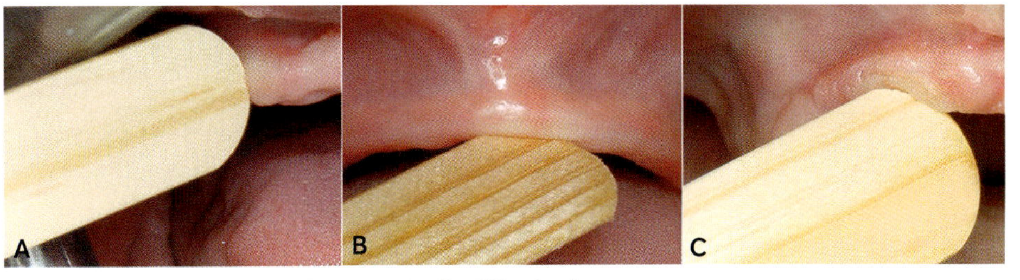

Figura 4.18 Resiliência das mucosas.

Exame intraoral	Características	Implicações clínicas
Palato mole (Figura 4.19)	O palato mole pode ser classificado em tipos I a III. ▪ Classe I: em um corte sagital, o palato mole apresenta-se em continuidade com o palato duro, praticamente sem mudança de direção, permitindo a visualização da orofaringe. ▪ Classe II: o palato mole inclina-se para baixo em aproximadamente 20° em relação ao palato duro, dificultando a visualização da orofaringe. ▪ Classe III: o palato mole inclina-se para baixo em 45° em relação ao palato duro, praticamente impedindo a visualização da orofaringe.	A observação do palato mole torna-se importante, pois define o limite posterior da prótese total, implicando sua extensão posterior. O palato tipo I permite a maior extensão, enquanto o tipo III, a menor.

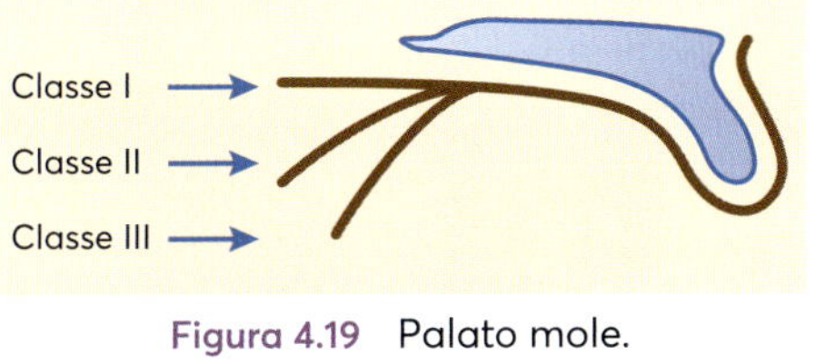

Figura 4.19 Palato mole.

Exame intraoral	Características	Implicações clínicas
Linha milo-hióidea (oblíqua interna)	Na linha oblíqua interna, insere-se o músculo milo-hióideo. A linha pode apresentar-se afilada ou não afilada.	Quando afilada, requer alívio no local para menor compressão durante a moldagem funcional. Posteriormente, na instalação e na fase de adaptação, são realizados desgastes controlados na base da prótese, no local de adaptação correspondente, pois a prótese pode comprimir a mucosa contra a crista afilada da linha, gerando dor, desconforto e traumas.

(*continua*)

TABELA 4.4 Aspectos que devem ser observados ao realizar o exame intraoral nos pacientes. (*continuação*)

Exame intraoral	Características	Implicações clínicas
Língua (Figura 4.20)	O exame da língua deve observar posição e tamanho. Com relação à posição, a língua pode ser considerada normal, anormal ou retraída. A língua é normal quando preenche todo o assoalho lingual e sua ponta repousa abaixo da borda incisal dos incisivos inferiores.	Posição: língua retruída é menos favorável, pois interfere no procedimento de moldagem funcional e na posterior adaptação do paciente à prótese inferior após a instalação, pois dificulta a retenção pela falta de selamento lingual, gerando força muscular de remoção.
	Nessa posição, pode ocupar um nível alto, com as bordas ligeiramente acima da oclusal dos dentes. Quando se apresenta anormal ou retraída, pode-se classificar em quatro tipos: ▪ elevação do dorso e abaixamento da ponta; ▪ desaparecimento do ápice com língua facetada; ▪ elevação da ponta da língua enquanto todo o restante se deprime; ▪ abaixamento e retração total. Quanto ao tamanho, a língua pode ser classificada como grande, média ou pequena.	Tamanho: pacientes que apresentam línguas grandes ou expandidas normalmente permaneceram por um longo período desdentados mandibulares, o que favoreceu a expansão da língua, dificultando os procedimentos de moldagem e, sobretudo, a adaptação da prótese inferior após a instalação, já que a prótese passa a ser um obstáculo para que a língua assuma o espaço anteriormente ocupado.

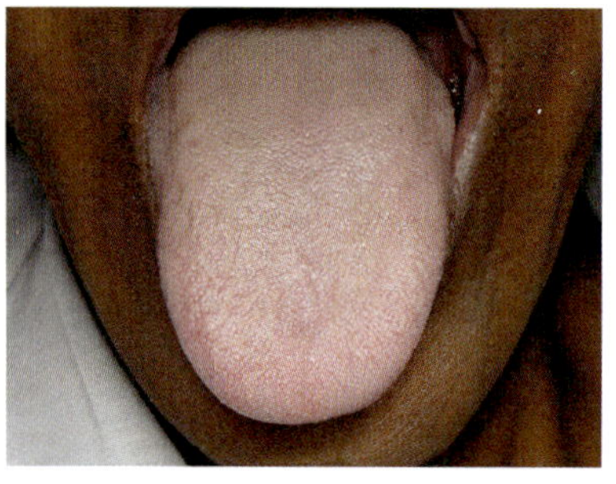

Figura 4.20 Língua.

Exame intraoral	Características	Implicações clínicas
Saliva (Figura 4.21)	A saliva representa grande importância no planejamento e no prognóstico dos tratamentos para pacientes que utilizam próteses totais. O profissional deve ficar atento aos casos de xerostomia (ausência ou pequena quantidade de saliva na boca), pois podem estar associados a medicamentos utilizados pelo paciente, avitaminose B, menopausa e diabetes. Outro fator a ser observado é a qualidade da saliva, que pode ser classificada em serosa ou aquosa, espessa ou mucosa e normal.	A ausência de saliva certamente prejudicará a retenção e a estabilidade da prótese total, pois vários dos fatores físicos da retenção dependem da saliva. Saliva serosa ou aquosa não auxilia o paciente, uma vez que sua falta de viscosidade, além de não colaborar com os fatores físicos de retenção, favorece para que a prótese traumatize a área de assentamento. Já a saliva espessa ou mucosa, se não eliminada no momento da moldagem, pode interferir na fidelidade da área moldada, além de não ser favorável a alguns meios físicos de retenção. A saliva normal é a melhor, pois, além de ter ação lubrificante, favorece os meios físicos de retenção.

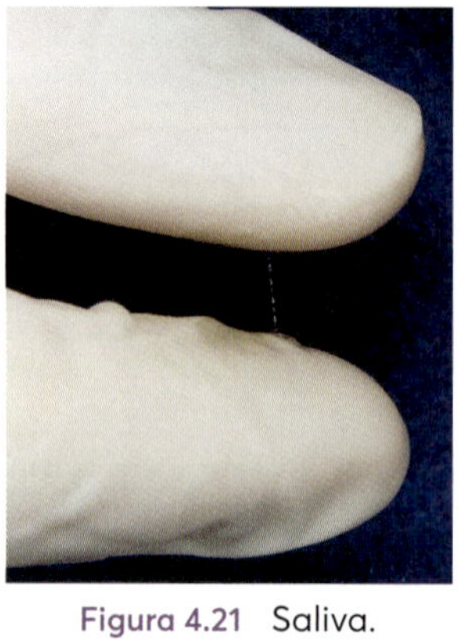

Figura 4.21 Saliva.

(*continua*)

TABELA 4.4 Aspectos que devem ser observados ao realizar o exame intraoral nos pacientes. (*continuação*)

Exame intraoral	Características	Implicações clínicas
Movimentos mandibulares e articulação temporomandibular	Os movimentos de abertura bucal, protrusão e lateralidade devem ser avaliados pelo cirurgião-dentista, para verificar se há alguma alteração na articulação temporomandibular (ATM), que deve ser tratada antes da confecção da prótese total. A ATM, quando alterada, apresenta disfunções caracterizadas por sintomatologia dolorosa, ruído, zumbidos, entre outros.	Esses pacientes devem ser tratados previamente ao procedimento com prótese total. Dificuldades nos movimentos mandibulares podem prejudicar a adaptação do paciente à prótese total e levar à rejeição do tratamento.

Além dos itens citados anteriormente, o ensaio fotográfico também é muito utilizado para registro dos casos clínicos. O avanço da fotografia ao longo dos anos permitiu ao cirurgião-dentista complementar o exame clínico tanto inicialmente como durante e após a finalização do tratamento. As etapas fotográficas incluem o registro intrabucal, de frente e de perfil do paciente, possibilitando ao profissional planejar o caso com mais fidelidade, segurança e naturalidade.

EXAMES COMPLEMENTARES

Além dos exames intra e extraorais, o cirurgião-dentista pode necessitar de exames complementares, que devem ser solicitados, quando necessário, para finalização do diagnóstico e confecção de um plano de tratamento adequado. Dessa forma, destacam-se os exames radiográficos e laboratoriais e a análise das próteses atuais.

Exame radiográfico

O exame radiográfico (Figura 4.22) somente deve ser indicado quando o profissional visualizar alguma alteração intraoral (raízes residuais, espículas ósseas ou entumecimento tecidual) que necessite de um melhor detalhamento das estruturas ósseas para identificar quaisquer condições patológicas ou, até mesmo, estabelecer um diagnóstico diferencial.

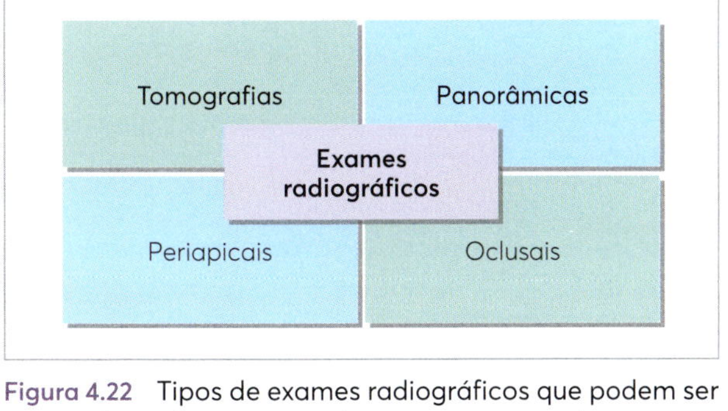

Figura 4.22 Tipos de exames radiográficos que podem ser solicitados pelo cirurgião-dentista para contribuir para a execução do tratamento.

Além de condições patológicas, o cirurgião-dentista também consegue observar a quantidade óssea, a relação da crista do rebordo com o seio maxilar, a posição de forame mentual ou outra estrutura anatômica de interesse no tratamento reabilitador a ser executado.

Exames laboratoriais

A partir de uma anamnese bem realizada, o cirurgião-dentista será capaz de identificar os problemas sistêmicos do paciente e poderá solicitar exames laboratoriais, dependendo do caso clínico, pois pode haver necessidade de intervenção cirúrgica e adequação, considerando desde a anestesia a ser utilizada até o medicamento pós-cirúrgico, para um prognóstico mais previsível.

Entre os exames que o profissional pode solicitar, destacam-se:

- hemograma;
- glicemia (verificar se o paciente é diabético);
- tempo de coagulação (em casos que necessitem intervenções cirúrgicas pré-protéticas).

Próteses atuais

A avaliação das próteses atuais (Figura 4.23) pode fornecer informações valiosas relativas aos valores estéticos do paciente, à sua tolerância protética e à sua experiência prévia. A prótese superior é um excelente meio de avaliação para a construção de uma estética

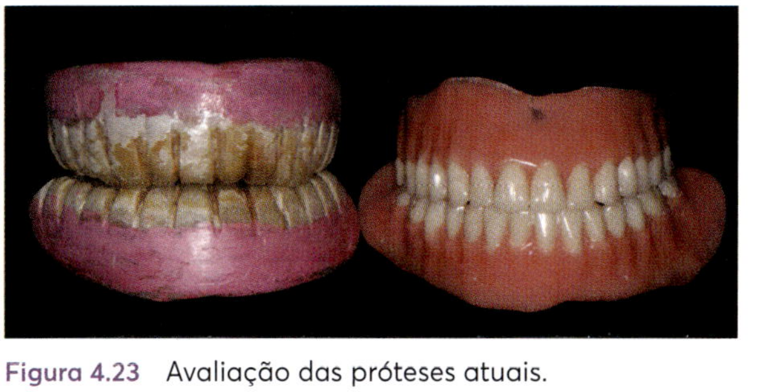

Figura 4.23 Avaliação das próteses atuais.

mais favorável ou identificação de aspectos valorizados pelo paciente, que, se não observados, podem levar à rejeição da nova prótese confeccionada. Na Tabela 4.5, são listadas algumas características que podem ser observadas nas próteses atuais do paciente.

CONTRAINDICAÇÕES DA PRÓTESE TOTAL

Ao paciente que busca tratamento com próteses totais, pode haver contraindicações formais ou temporárias (Figura 4.24).

TABELA 4.5 Características e implicações que podem ser observadas durante o exame das próteses atuais do paciente.

Observar	Implicações
Estética	O padrão de montagem, o tipo e a cor dos dentes podem indicar as preferências estéticas do paciente. Dentes ausentes ou quebrados, com desgaste excessivo, manchados ou mal posicionados sugerem baixa exigência estética e facilitam que haja melhoria estética acentuada nas novas próteses, cujo aprimoramento, apesar do descaso do paciente, não passará despercebido e será valorizado, facilitando a aceitação da prótese e a colaboração do paciente. Por outro lado, dentes íntegros e bem cuidados indicam uma maior ambição estética, exigindo mais do profissional, que deve conversar muito com o paciente a respeito de suas expectativas para que elas não deixem de ser atendidas, o que poderá gerar rejeição à prótese.
Retenção e estabilidade	Retenção e estabilidade deficientes podem indicar possíveis problemas que devem ser corrigidos na futura prótese. Normalmente, a ausência de retenção e estabilidade é decorrente da falta de adaptação e/ou infraextensão da prótese em uso, podendo também acontecer por conta de interferências musculares e/ou de freios ou oclusão. Seja qual for a causa, se diagnosticada como deficiência da prótese, deve ser corrigida. Por outro lado, se a causa ocorrer por características do paciente, como xerostomia ou anatomia não favorável, essa questão deve ser francamente discutida com ele, que deve ser esclarecido sobre sua condição particular. A falha nesse esclarecimento pode induzir o paciente a entender que a ausência de retenção e estabilidade das novas próteses são por incapacidade do profissional.
Dimensão vertical	Caso a prótese esteja com dimensão vertical diminuída, isso pode levar ao desenvolvimento de queilite e deslocamento anterior da mandíbula, gerando uma posição habitual que irá dificultar a determinação da dimensão vertical e da relação central.
Higiene	A presença de calcificações e/ou restos alimentares na prótese pode indicar condição higiênica insatisfatória, que pode ser a causa de estomatite protética. Faz-se necessário reforçar as instruções para uma boa higiene na prótese.
Grade metálica de reforço	Pode indicar uma tentativa anterior de evitar fraturas nas próteses e ser indício de que o paciente realiza apertamento ou bruxismo.

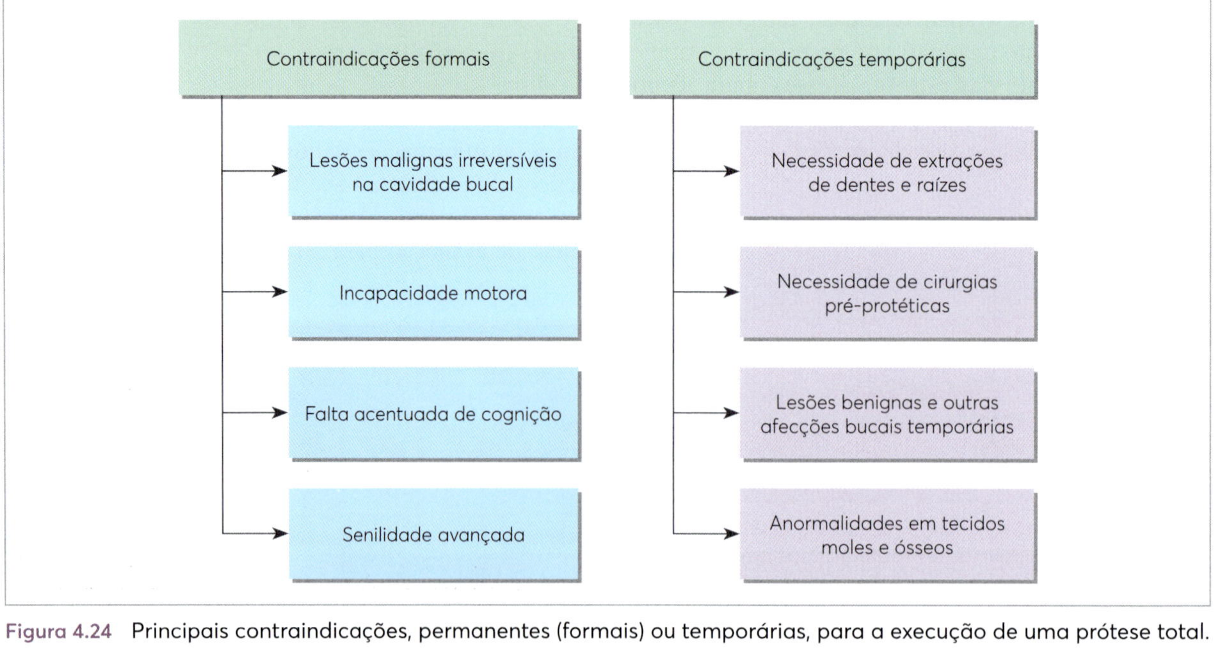

Figura 4.24 Principais contraindicações, permanentes (formais) ou temporárias, para a execução de uma prótese total.

As contraindicações temporárias são anormalidades observadas durante o exame clínico, que exigem procedimentos prévios para uma adequação do meio bucal e posterior confecção da prótese total. Esses procedimentos de preparo da boca fazem parte do plano de tratamento, como demonstrado na Tabela 4.6.

CONSIDERAÇÕES FINAIS

O exame do paciente desdentado total é fundamental para o conhecimento das suas condições de saúde sistêmicas e locais. Condições patológicas intraorais devem ser tratadas previamente ao início do trabalho. É necessário estabelecer confiança mútua entre o profissional e o paciente, a fim de que o tratamento possa fluir da melhor maneira possível e o paciente possa compreender suas limitações e seus desafios. Assim, um adequado diagnóstico e planejamento são as bases necessárias para o profissional formular um prognóstico favorável e previsível do trabalho a ser desenvolvido, que objetiva também atender aos anseios do paciente.

TABELA 4.6 Anomalias presentes na boca e que devem ser tratadas para adequação do meio bucal e posterior instalação de prótese total.

Anomalias	Observar	Tratamento
Tecidos moles	Estomatite protética: é uma lesão eritematosa assintomática, presente na região do palato de usuários de próteses totais convencionais maxilares, que pode se apresentar em vários graus. É de causa multifatorial e normalmente está associada a próteses mal-adaptadas e à falta de higiene, com importante papel etiológico da candidíase.	Prescrever antifúngicos (p. ex., nistatina), higiene bucal e imersão noturna das próteses em hipoclorito (1 colher de chá de água sanitária para 1 copo de água).
	Hiperplasia fibrosa inflamatória. Hiperplasias de fundo de sulco (épulis fissurado ou hiperplasia fibrosa inflamatória) são, normalmente, decorrentes de próteses sobre-estendidas e com bordas afiladas.	De modo geral, o tratamento das hiperplasias dos tecidos moles é realizado por plastia gengival, quando indicada, uso de condicionadores de tecidos ou remoção das próteses. No caso das hiperplasias de fundo de sulco, a simples eliminação do fator etiológico faz com que a lesão regrida; se necessário, é realizada cirurgia para a sua remoção.
	Hiperplasias no centro do palato, embora menos comuns nos dias de hoje, normalmente são decorrentes de câmaras de sucção na prótese convencional maxilar.	O preenchimento progressivo da câmara, com um condicionador de tecidos, por exemplo, faz com que a hiperplasia regrida até a normalidade da mucosa da região, evitando que a situação anormal seja perpetuada.
	Linhas contínuas em baixo relevo no palato são decorrentes de linhas em alto relevo na área tecidual do palato da prótese maxilar. Essas linhas, conhecidas como linhas americanas, tinham como objetivo também o aumento da retenção.	O desgaste do alto relevo na prótese leva a mucosa à sua normalidade. Devem ser removidas previamente, pois, caso contrário, o molde para a futura prótese copiará o baixo relevo. Independentemente das causas, alterações da normalidade das mucosas devem ser corrigidas previamente ao início do tratamento.
	Freios proeminentes	Frenectomia
Tecidos duros	Áreas retentivas acentuadas em rebordos	Osteotomia
	Espículas ósseas	
	Tórus	

BIBLIOGRAFIA

1. Barbosa FQ, Arcieri RM. A responsabilidade civil do cirurgião-dentista: aspectos éticos e jurídicos no exercício profissional segundo odontólogos e advogados da cidade de Uberlândia-MG. Monografia. Uberlândia: Faculdade de Odontologia da Universidade Federal de Uberlândia, 2003.
2. Basker RM, Davenport JC, Thomason JM. Prosthetic treatment of the edentulous patient. New Jersey: John Wiley & Sons; 2011.
3. Carvalho PSP. Gerenciando riscos e complicações em implantodontia. Rio de Janeiro: Santos; 2006.
4. Corrêa MCCSFC, Lerco MM, Henry MACA. Estudo de alterações na cavidade oral em pacientes com doença do refluxo gastroesofágico. Arq Gastroenterol. 2008; 45(2):132-136.
5. De Jongh A. Clinical characteristics of somatization in dental practice. British Dental Journal. 2003; 195(3):151-154.
6. Eduardo ED. Terapêutica medicamentosa em odontologia. 3. ed. São Paulo: Artes Médicas; 2013. 256 p.
7. Fox FA. The principles involved in full upper and lower denture construction. Dent Cosm. 1924; 66:151.
8. Friedman S. Effective use of diagnostic data. The Journal of Prosthetic Dentistry. 1959; 9(5):729-737.
9. Frizzera F, Shibli JA, Marcantonio Júnior E. Estética integrada em periodontia e implantodontia. Nova Odessa: Napoleão; 2018. 464 p.
10. Mallampati RS, Gatt SP, Gugino LD, Desai SP, Waraksa B, Freiberger D et al. A clinical sign to predict difficult tracheal intubation: a prospective study. Can Anaesth Soc J 1985; 32(4):429-434.
11. Moulton R. Psicologic considerations in the treatment of occlusion. The Journal of Prosthetic Dentistry. 1957; 7(2):148-157.
12. Mundy GR, Shapiro J, Bandelin J, Canalis E, Raisz L. Direct stimulation of bone resorption by thyroid hormones. The Journal of Clinical Investigation. 1976; 58(3):529-534.
13. Neufeld JO. Las dentaduras y los tejidos bucales de soporte. Odont Clim. 1968; 8:15-33.
14. Ribeiro MS. Manual de prótese total removível. Rio de Janeiro: Santos; 2007. 123 p.
15. Russi S, Lombardo JG, Compagnoni MA, Nogueira SS. Prótese total clínica. Faculdade de Odontologia de Araraquara, Universidade Estadual Paulista, Faculdade de Odontologia de Araraquara (UNESP-FOAr); 1982. 218 p.
16. Saizar P. Prótese e placa. Buenos Aires: Progrental; 1958.
17. Samsoon G, Young J. Difficult tracheal intubation: a retrospective study. Anaesthesia. 1987; 42(5):487-490.
18. Silva M. Documentação em odontologia e sua importância jurídica. Odontologia e Sociedade. 1999; 1(1/2):1-3.
19. Telles D. Prótese total convencional e sobre implantes. Rio de Janeiro: Santos; 2009. 492 p.
20. Turano JC, Turano LM, Turano MV-B. Fundamentos de prótese total. 10.ed. Rio de Janeiro: Santos; 2019. 352 p.
21. Wright CR, Muyskens JH, Strong LH, Westerman KN, Kingery R, Williams S. A study of the tongue and its relation to denture stability. The Journal of the American Dental Association. 1949; 39(3):269-275.
22. Young HA. Diagnostic survey of dentulous patients. The Journal of Prosthetic Dentistry. 1955; 5(1):5-14.

5

Moldagem preliminar

Marco Antonio Compagnoni
Sergio Sualdini Nogueira
Francisco de Assis Mollo Junior
João Neudenir Arioli Filho
Ana Carolina Pero

FLUXOGRAMA DO CAPÍTULO

INTRODUÇÃO

Conceitualmente, a moldagem em prótese total pode ser entendida como o procedimento que procura sinalizar com fidelidade, todos os acidentes anatômicos e as características da fibromucosa, bem como o estado dinâmico dos músculos relacionados com a área que se deseja reproduzir.

Como definição, podemos dizer que a moldagem em prótese total consiste no ato de obter a reprodução negativa dos tecidos da área chapeável, obtida no momento da reação final do material de moldagem, após um conjunto de atos clínicos em que materiais próprios e moldeiras adequadas são utilizados. É importante esclarecer que a área chapeável corresponde àquela que será recoberta pela base da prótese.

Durante a confecção de uma prótese total, cada tipo de moldagem apresenta seus objetivos e finalidades bem definidos. A moldagem preliminar ou anatômica é considerada uma moldagem estática, embora alguma dinâmica sempre esteja presente.

Na confecção de uma prótese total, a moldagem preliminar pode ser considerada uma das fases mais significativas. Seu principal objetivo é obter um molde que reproduza não somente a área chapeável, mas também os tecidos moles que a circunscrevem no estado de movimentos fisiológicos que lhes são comuns, além de proporcionar ao molde suporte, retenção e estabilidade. A moldagem preliminar é obtida utilizando-se moldeiras de estoque, que devem ser selecionadas especificamente para cada paciente.

Antes que sejam descritas as técnicas de moldagem, é essencial o conhecimento da origem e da inserção dos músculos que estarão relacionados com o trabalho a ser feito, bem como os limites anatômicos e os detalhes da área chapeável. Além disso, conhecer a anatomia oral e os aspectos histológicos dos tecidos orais é fundamental para orientar quanto à técnica de moldagem e à seleção do material a ser usado.

MUCOSA ORAL

A mucosa oral é constituída por tecidos epitelial e conjuntivo, que cobrem o palato e o rebordo alveolar e estendem-se sobre bochechas, lábios, língua e assoalho da boca. Histologicamente, pode ser classificada em:

- mucosa mastigatória;
- mucosa de revestimento;
- mucosa especializada.

Quanto à sua mobilidade, a mucosa oral divide-se em estacionária e móvel. A mucosa do tipo estacionária recobre o palato duro e os rebordos, não apresentando movimentos, e sua resiliência é variável. A mucosa móvel abrange a mucosa, que, partindo do limite da mucosa estacionária, recobre o fundo de sulco, o palato mole, a mucosa de revestimento da face interna dos lábios, a região geniana e o assoalho de boca.

Mucosa mastigatória

Compreende a mucosa que recobre os rebordos alveolares maxilar e mandibular e o palato duro, recebendo diretamente os impactos da mastigação. Possui um epitélio pavimentoso estratificado queratinizado, que proporciona maior resistência ao trauma. Em áreas onde a mucosa mastigatória é firmemente aderida ao osso, como na rafe palatina, a camada de submucosa é muito delgada e, consequentemente, essas áreas não são compressíveis. Quando a camada de submucosa é delgada, os tecidos moles são menos resilientes e a membrana mucosa poderá ser facilmente traumatizada.

Mucosa de revestimento

Reveste as paredes da cavidade oral: mucosa dos lábios, bochechas, assoalho da boca, superfície ventral da língua, vestíbulo e palato mole. Essa mucosa, que é menos queratinizada, apresenta submucosa rica em tecido conjuntivo frouxo e não está aderida ao osso subjacente. Embora esteja relacionada com a mastigação, não está sujeita às pressões e aos atritos com a mesma intensidade que se observa na mucosa mastigatória.

Mucosa especializada

É a mucosa que recobre o dorso da língua. Por ser exposta ao atrito, tem epitélio queratinizado, desempenhando papel importante na função gustativa por meio das papilas especializadas presentes. As papilas podem ser classificadas em fungiformes, circunvaladas, filiformes e foliáceas. As papilas fungiformes, como o nome indica, lembram um cogumelo. Apresentam poucos botões gustativos, localizados na região anterior da língua. As papilas filiformes são mais estreitas e adotam uma forma de filamento, além de serem as que mais estão presentes na língua, auxiliando a ingestão de alimentos, pois seu formato facilita a condução deles. As papilas foliáceas têm a forma de folhas e são as menos desenvolvidas nos seres humanos, porém apresentam diversos botões gustativos. As papilas circunvaladas são assim chamadas por terem um formato de vale, estando localizadas na região mais posterior da língua, perto da entrada para o esôfago. Essas papilas têm estrutura circular e superfície achatada.

LIMITES ANATÔMICOS E ESTRUTURAS DA ÁREA CHAPEÁVEL

Quanto às características dos limites anatômicos da área chapeável, é importante salientar que variam entre pacientes, o que leva a entender que cada paciente deve ser estudado individualmente.

Maxila – limites e estruturas (Figura 5.1)

1. Freio labial anterior.
2. Sulco vestibulolabial anterior.
3. Freio lateral.
4. Processo zigomático da maxila.
5. Espaço retrozigomático.
6. Tuberosidade.
7. Sulco pterigomaxilar ou hamular.
8. Linha vibratória ou linha do "ah".

Mandíbula – limites e estruturas (Figura 5.2)

1. Freio labial anterior.
2. Sulco vestibulolabial anterior.
3. Freio lateral.
4. Linha oblíqua externa.
5. Região disto lingual.
6. Linha milo-hióidea.
7. Sulco alveololingual.
8. Freio lingual.
9. Papila piriforme.
10. Fossa retromilo-hióidea.

ÁREAS DE SUPORTE

A área chapeável pode ser classificada em cinco áreas diferentes, cada uma com funções distintas de suporte sob a ação da prótese.

Áreas de suporte primário

As áreas de suporte primário são aquelas em que o tecido ósseo subjacente não apresenta características de fácil reabsorção óssea, sobre as quais as forças da mastigação incidem perpendicularmente. Na maxila, compreendem o palato duro, exceto área de alívio (Figura 5.3A), e, na mandíbula, o *buccal shelf*, que corresponde à área entre o rebordo alveolar e a linha oblíqua externa, caracterizado por um tecido ósseo compacto (Figura 5.3B).

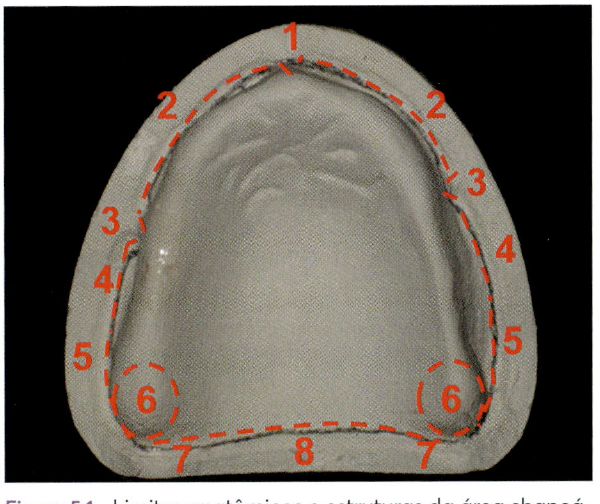

Figura 5.1 Limites anatômicos e estruturas da área chapeável da maxila.

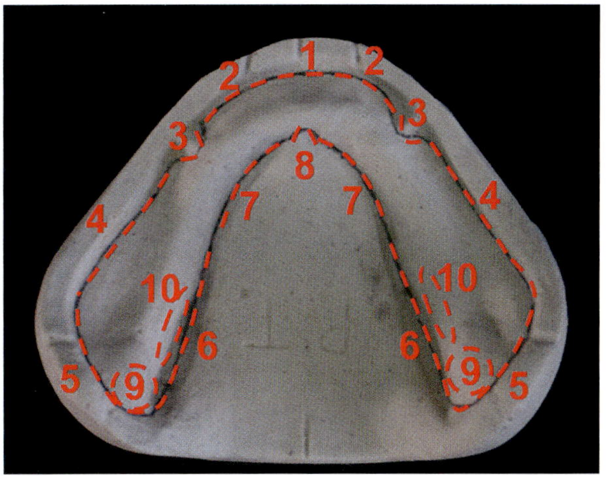

Figura 5.2 Limites anatômicos e estruturas da área chapeável da mandíbula.

Áreas de suporte secundário

Atualmente, os rebordos alveolares são considerados suporte secundário, em virtude de sua tendência à reabsorção óssea, como consequência do processo de edentulismo. Na maxila, incluem a porção posterior do rebordo alveolar, as tuberosidades e as rugosidades palatinas (Figura 5.4A). Na mandíbula, correspondem a todo o rebordo alveolar (Figura 5.4B).

Áreas de estabilização

Correspondem às vertentes vestibulares dos rebordos maxilares e mandibulares (Figura 5.5) e às vertentes linguais dos rebordos mandibulares. Essas áreas são consideradas de estabilização para a prótese, pois, de maneira geral, as forças horizontais incidem de forma perpendicular.

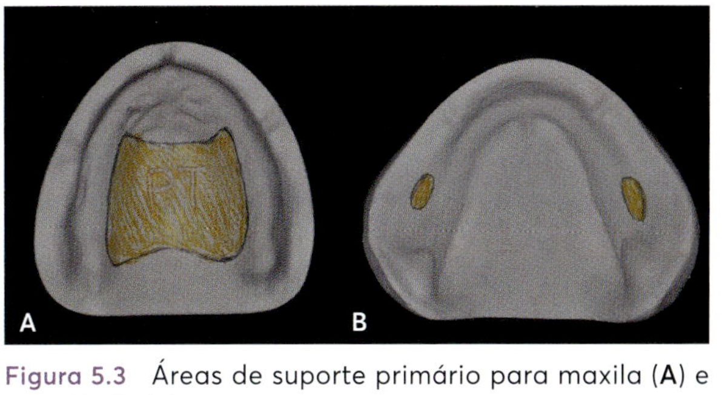

Figura 5.3 Áreas de suporte primário para maxila (**A**) e mandíbula (**B**).

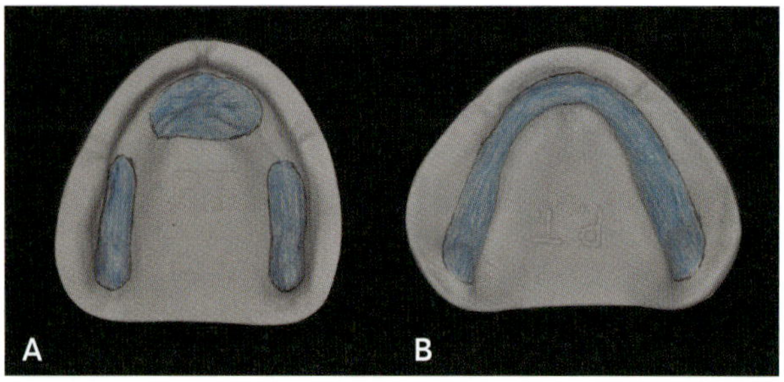

Figura 5.4 Áreas de suporte secundário para maxila (**A**) e mandíbula (**B**).

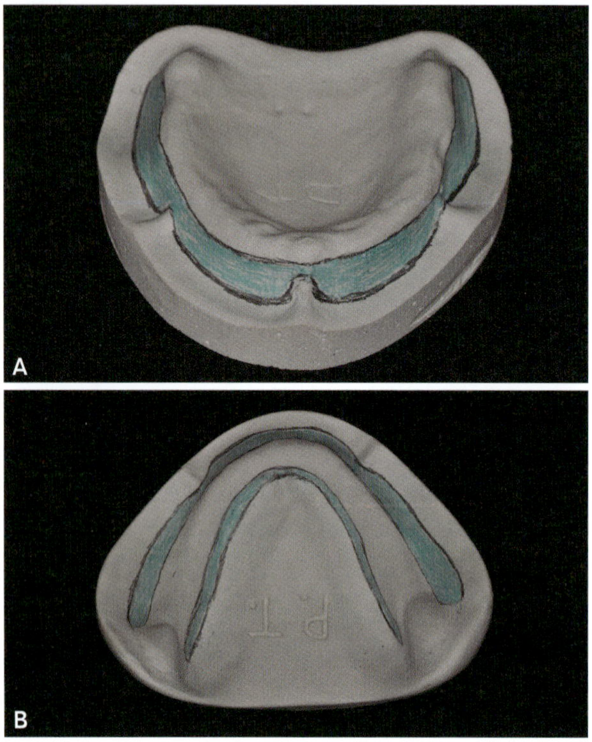

Figura 5.5 Áreas de estabilização para maxila (**A**) e mandíbula (**B**).

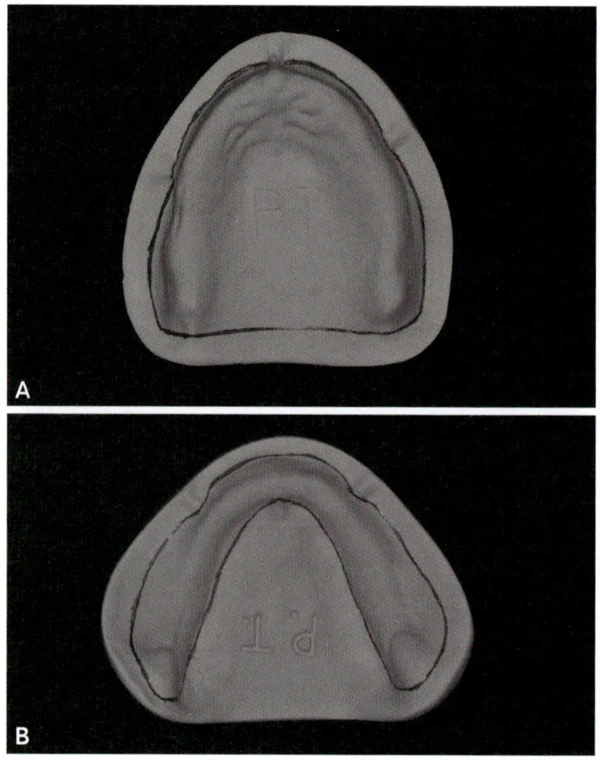

Figura 5.6 Áreas de selado periférico para maxila (**A**) e mandíbula (**B**).

Áreas de selado periférico

Tanto para a maxila como para a mandíbula, ocorrem na mucosa móvel, na região de fundo de sulco que contorna toda a área chapeável (Figura 5.6). Na maxila, ainda compreende a região do sulco pterigomaxilar e selado palatino; na mandíbula, a região posterior da papila piriforme. A função principal dessas áreas é manter o vedamento periférico para favorecer as forças de adesão, coesão, tensão superficial e pressão atmosférica atuantes entre a base da dentadura e a mucosa.

Áreas de alívio

Compreendem as áreas que deverão ficar aliviadas dos esforços oriundos da prótese. Na maxila, corresponde à região central da abóboda palatina (ou rafe palatina mediana), forame incisivo, rugosidades palatinas, fóveas palatinas e tórus palatino, quando presente (Figura 5.7A).

Na mandíbula, devem ser aliviadas as regiões que correspondem ao forame mentual (nos casos de reabsorção alveolar extensa), papila piriforme, porção posterior da linha milo-hióidea (quando afilada) e tórus mandibular, quando presente (Figura 5.7B).

OBJETIVOS DA MOLDAGEM

Para que uma moldagem alcance seus objetivos e finalidades, é preciso observar os seguintes critérios:

- Saúde dos tecidos orais: para que se efetue a moldagem propriamente dita, é essencial que todos os tecidos bucais estejam saudáveis. Os tecidos não devem apresentar sinais de inflamação ou quaisquer outras características que indiquem necessidade de tratamento prévio.
- Adequada seleção da moldeira: independentemente do material, da técnica e do tipo de moldagem a serem utilizados, a seleção da moldeira deve ser feita de maneira adequada, pois é de fundamental relevância para o sucesso da moldagem. Uma moldeira de estoque selecionada incorretamente pode, por exemplo, se for maior do que o necessário, dis-

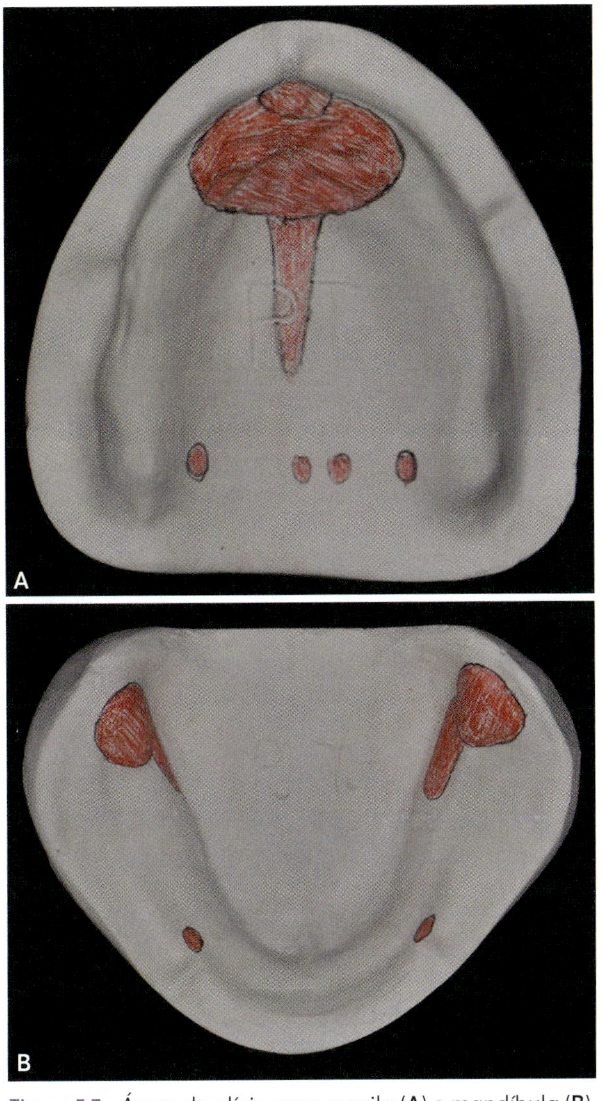

Figura 5.7 Áreas de alívio para maxila (A) e mandíbula (B).

torcer tecidos ao redor das bordas do molde ou, até mesmo, causar injúrias ao paciente; se for menor, não abrangerá a área a ser moldada.

Para realizar uma moldagem preliminar, devem ser utilizadas moldeiras de estoque metálicas, que podem ser perfuradas. Embora possam ser encontradas em vários tamanhos e formas, dificilmente se adaptam a todas as maxilas e mandíbulas sem a necessidade de ajuste.

Toda moldeira apresenta um cabo e um corpo, que é a parte que conterá o molde. O corpo da moldeira é constituído por: flancos, que representam as partes laterais da moldeira; goteira, que é a parte côncava, destinada a alojar o rebordo alveolar; e bacia, que corresponde à porção central destinada à manutenção do material moldador junto à região palatina (Figura 5.8).

As moldeiras para prótese total apresentam características que as diferem das moldeiras utilizadas para pacientes dentados, por apresentarem flancos baixos e anatômicos, goteira côncava e bacia pouco proeminente.

Seleção do material de moldagem

O ideal é utilizar um material que permita ao clínico trabalhar com segurança, buscando obter, no molde, todos os detalhes da área a ser moldada. Esse material deve apresentar uma consistência suficiente para afastar os tecidos que circunscrevem a área chapeável, respeitando as características da área a ser moldada.

Além disso, o material para a obtenção do molde também deve apresentar:

- consistência adequada, de modo a permanecer na moldeira no momento da moldagem e afastar corretamente os tecidos adjacentes à área chapeável, causando a menor deformação possível da área de suporte;
- fácil manipulação;
- tempo de trabalho adequado – nesse sentido, atenção deve ser dada a materiais que apresentam um tempo muito longo de reação final, pois a demora pode gerar desconforto ao paciente, causando náuseas, e alterar o posicionamento da moldeira, comprometendo, assim, a moldagem;

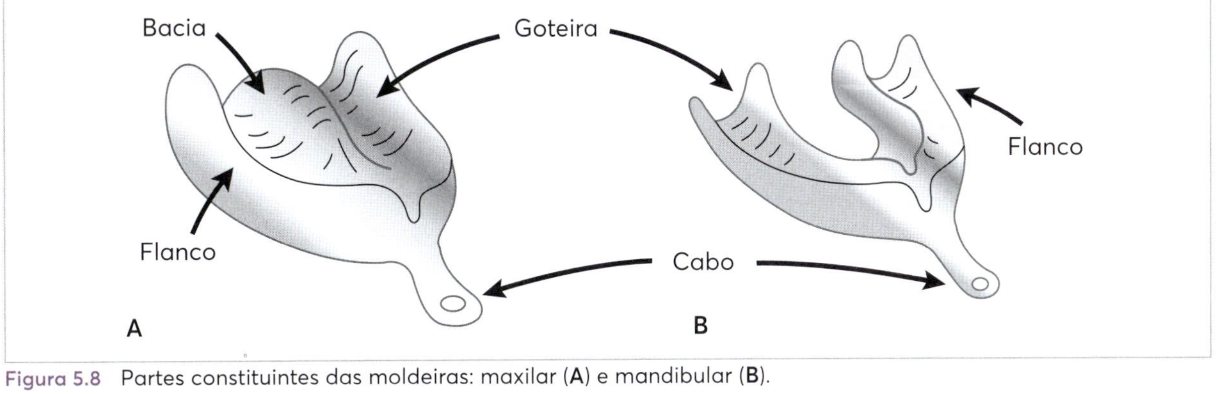

Figura 5.8 Partes constituintes das moldeiras: maxilar (A) e mandibular (B).

- ausência de distorções dimensionais ou fraturas quando removido da boca, durante os procedimentos de desinfecção do molde ou mesmo na confecção do modelo;
- boa reprodutibilidade dos tecidos moldados;
- biocompatibilidade, sem apresentar odor e sabor desagradáveis.

Tradicionalmente, os materiais para moldagem preliminar podem ser classificados em anelásticos (rígidos) e elásticos. Os materiais anelásticos são indicados para rebordos desdentados sem retenções, que apresentam fibromucosa com resiliência normal. Atualmente, seu representante a godiva, que ainda permanece no mercado, está caindo em desuso para essa finalidade, em virtude do risco de infecção cruzada. Entre os materiais elásticos para moldagem preliminar, considerando custo/benefício, podemos citar o alginato e as siliconas de condensação. Considerando os critérios já descritos, as siliconas densas são as mais adequadas para a moldagem preliminar. Deve ser salientado que, em rebordos retentivos e com fibromucosa de resiliência normal, o material elástico selecionado deve, preferencialmente, apresentar consistência densa. No caso de rebordos flácidos, deve-se selecionar materiais com maior fluidez, para que ocorra a menor deformação possível no ato da moldagem. Assim, sugere-se o alginato, que pode ser utilizado, inclusive, em todos os tipos de fibromucosa.

Uma vez selecionados a moldeira e o material, o foco do procedimento deve ser a técnica de moldagem. Em geral, podemos estabelecer a tríade material-moldeira-moldagem como fatores determinantes para a obtenção dos resultados a serem alcançados (Figura 5.9).

ETAPAS CLÍNICAS PARA A REALIZAÇÃO DA MOLDAGEM PRELIMINAR

Materiais e instrumentais necessários

- Moldeira de estoque.
- Material de moldagem.

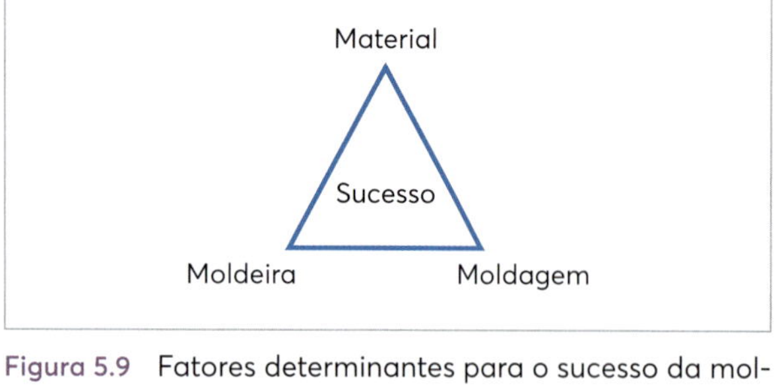

Figura 5.9 Fatores determinantes para o sucesso da moldagem.

- Buril de Lecron, espátulas 7 e 36.
- Gral de borracha.
- Espátula para gesso.

Posição do paciente e do operador

A posição do paciente está diretamente relacionada com a posição que o profissional deseja efetuar o trabalho. Não existe prejuízo ao resultado caso o profissional trabalhe sentado ou em pé. Contudo, na atualidade, aconselha-se que o cirurgião-dentista trabalhe sentado, por ser uma posição ergonômica, e o paciente se mantenha deitado. Entretanto, considerando que os pacientes desdentados totais são, na sua maioria, idosos, a posição deitada pode gerar desconforto durante o ato da moldagem e, consequentemente, dificultar o procedimento. Assim, tanto para a maxila como para a mandíbula, sugere-se uma posição intermediária, com o paciente ligeiramente reclinado e o encosto da cadeira a 135°, o que facilita o trabalho do operador em razão da posição mais favorável para o paciente (Figura 5.10).

Seleção da moldeira

A moldeira de estoque a ser selecionada para a realização da moldagem preliminar deve abranger toda a área chapeável.

Para a seleção da moldeira maxilar, solicita-se que o paciente realize uma abertura média da cavidade bucal, enquanto o profissional leva a moldeira lateralmente à sua boca, de forma a promover o afastamento de uma das comissuras labiais. Ao mesmo tempo, a outra comissura labial é afastada pelo dedo indicador do profissional, que, com movimento de rotação, introduzirá a moldeira no interior da boca do paciente (Figura 5.11).

Em seguida, posiciona-se a região posterior da moldeira nos sulcos pterigomaxilares direito e esquerdo. Rotaciona-se a moldeira em direção ao palato, abran-

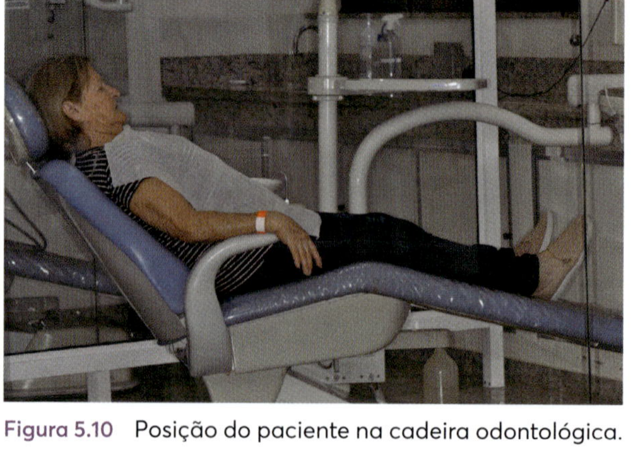

Figura 5.10 Posição do paciente na cadeira odontológica.

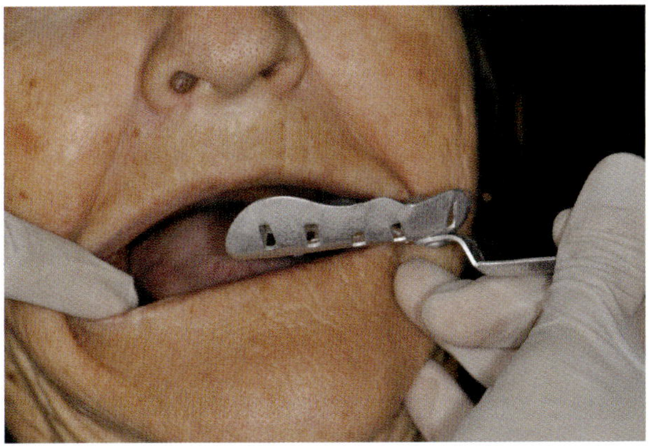

Figura 5.11 Introdução da moldeira maxilar na boca do paciente.

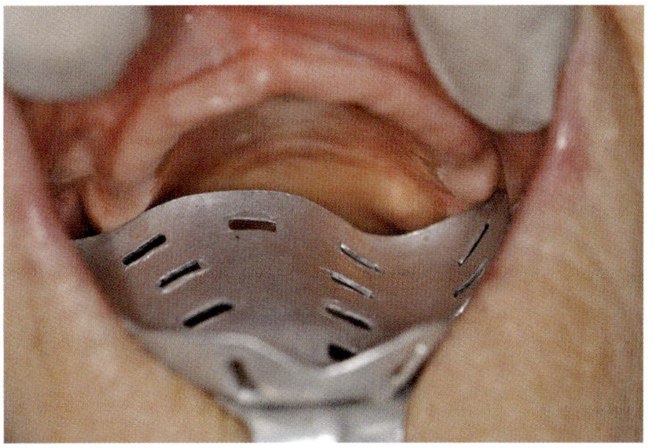

Figura 5.12 Verificação do limite posterior da moldeira abrangendo as tuberosidades.

gendo as tuberosidades (Figura 5.12) e observando o relacionamento do flanco anterior da moldeira no fundo de sulco. Se a moldeira for pequena, ela não alcança o fundo de sulco, tocando na crista do rebordo (Figura 5.13A); se for do tamanho correto, chega até o fundo de sulco livremente (Figura 5.13B); e, se estiver grande, o flanco da moldeira ficará à frente do fundo de sulco (Figura 5.13C).

No caso de um paciente que já usa uma prótese, esta pode servir como parâmetro inicial na escolha da moldeira (Figura 5.14).

Na mandíbula, a seleção da moldeira deve ser feita de maneira semelhante à realizada na maxilar, ou seja, solicita-se que o paciente realize uma abertura média da cavidade bucal, enquanto o profissional leva a moldeira lateralmente à sua boca, de forma a promover o afastamento de uma das comissuras labiais. Ao mesmo tempo, com movimento de rotação, deve-se introduzir a moldeira no interior da boca do paciente (Figura 5.15).

Após o movimento de rotação para a introdução da moldeira na boca, afasta-se o lábio inferior e assenta-se a moldeira na região anterior do rebordo. Solicita-se, então, que o paciente eleve a língua para que a moldeira seja assentada sobre o rebordo na região posterior. Depois, o paciente deve abaixar a língua, para que se possa observar o relacionamento na região de papila piriforme, sendo que o limite posterior da moldeira deve coincidir com o limite posterior da papila (Figura 5.16).

Para os casos em que não existe um tamanho de moldeira de estoque adequado para a realização da moldagem preliminar, uma alternativa é realizar, inicialmente, a moldagem preliminar com a moldeira que mais se aproxima daquilo que precisamos. Após a obtenção do modelo, confecciona-se uma moldeira de resina acrílica, no modelo previamente obtido, que deverá fazer o papel da moldeira de estoque, para que a moldagem preliminar seja, assim, realizada com todos os detalhes necessários.

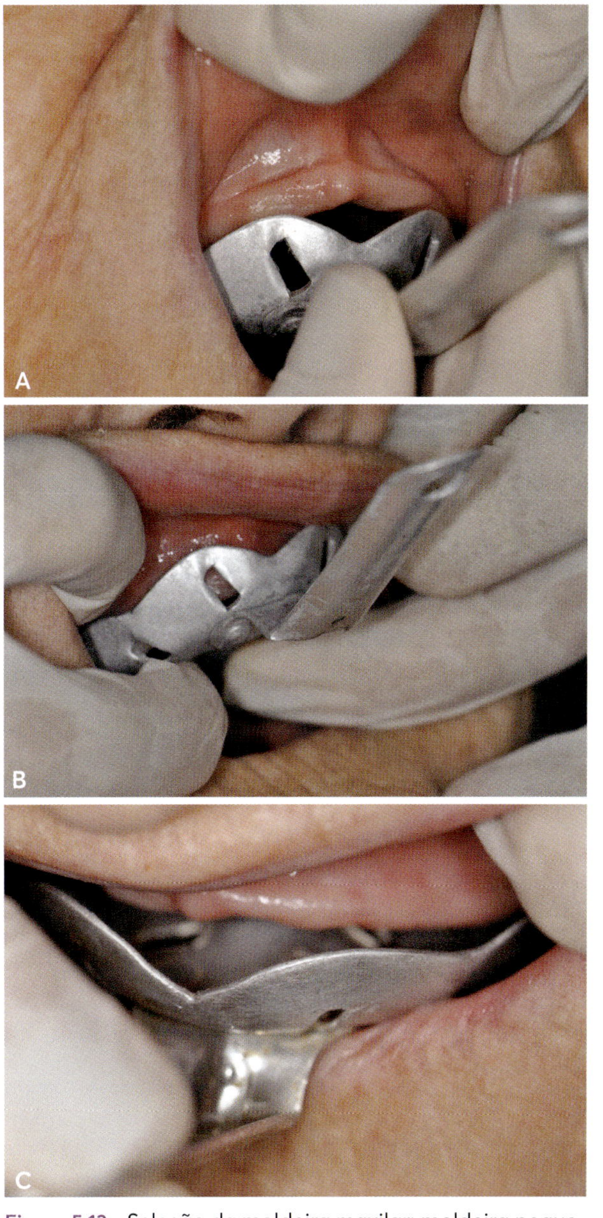

Figura 5.13 Seleção da moldeira maxilar: moldeira pequena (**A**); moldeira correta (**B**); moldeira grande (**C**).

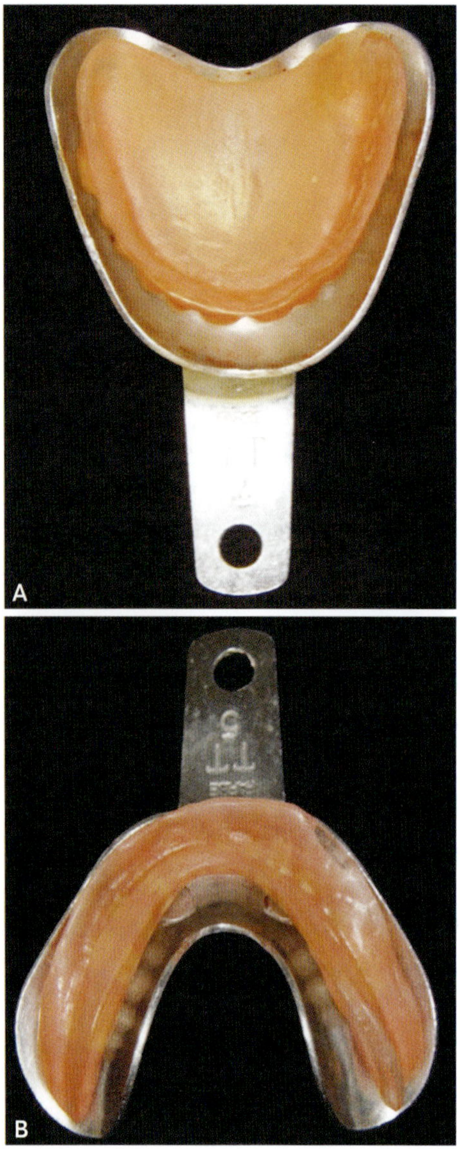

Figura 5.14 Próteses maxilar (**A**) e mandibular (**B**) utilizadas como referência para a seleção da moldeira.

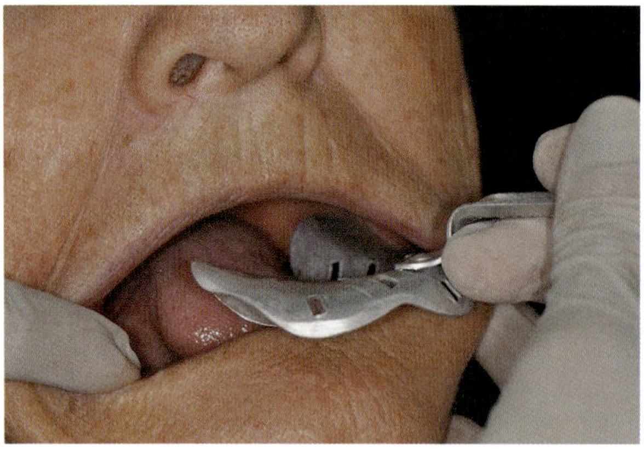

Figura 5.15 Introdução da moldeira mandibular na boca do paciente.

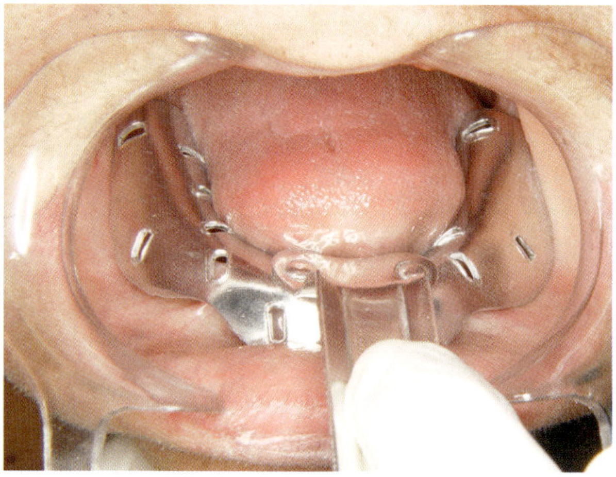

Figura 5.16 Seleção da moldeira mandibular.

Manipulação do material de moldagem

O material deve sempre ser manipulado de acordo com as orientações do fabricante. Quando selecionado um elastômero (silicona de condensação), após proporcioná-lo corretamente e realizar a sua manipulação, o cirurgião-dentista deve formar uma esfera – no caso da moldagem maxilar, com o material que será colocado no centro da bacia da moldeira. Em seguida, deve distribuí-lo de forma uniforme, cobrindo toda a moldeira de acordo com a sua conformação. Na mandíbula, deve-se formar um cilindro com o material em forma de ferradura, sendo que, na sua porção central, ele deve ser mais afilado. Ao ser condicionado na moldeira, deverá haver maior volume de material na região posterior lingual. As Figuras 5.17 e 5.18 mostram o proporcionamento, a manipulação e a acomodação do material para as moldagens maxilar e mandibular, respectivamente.

Se o alginato for o material de moldagem utilizado, é imprescindível redefinir as bordas da moldeira com cera para moldagem de borda (Figura 5.19). Essa cera, além de servir como proteção aos tecidos periféricos, não permitindo que sejam comprimidos diretamente pela moldeira, terá a finalidade de controlar o escoamento do material de forma mais adequada, em razão da característica própria do alginato de ser mais fluido, auxiliando a correta moldagem de fundo de sulco e tecidos limítrofes.

O alginato deve ser misturado e espatulado de acordo com as instruções do fabricante e distribuído uniformemente na moldeira até atingir o nível das bordas (Figura 5.20). A moldeira com o material de moldagem é posicionada na boca do paciente e mantida enquanto o material geleifica.

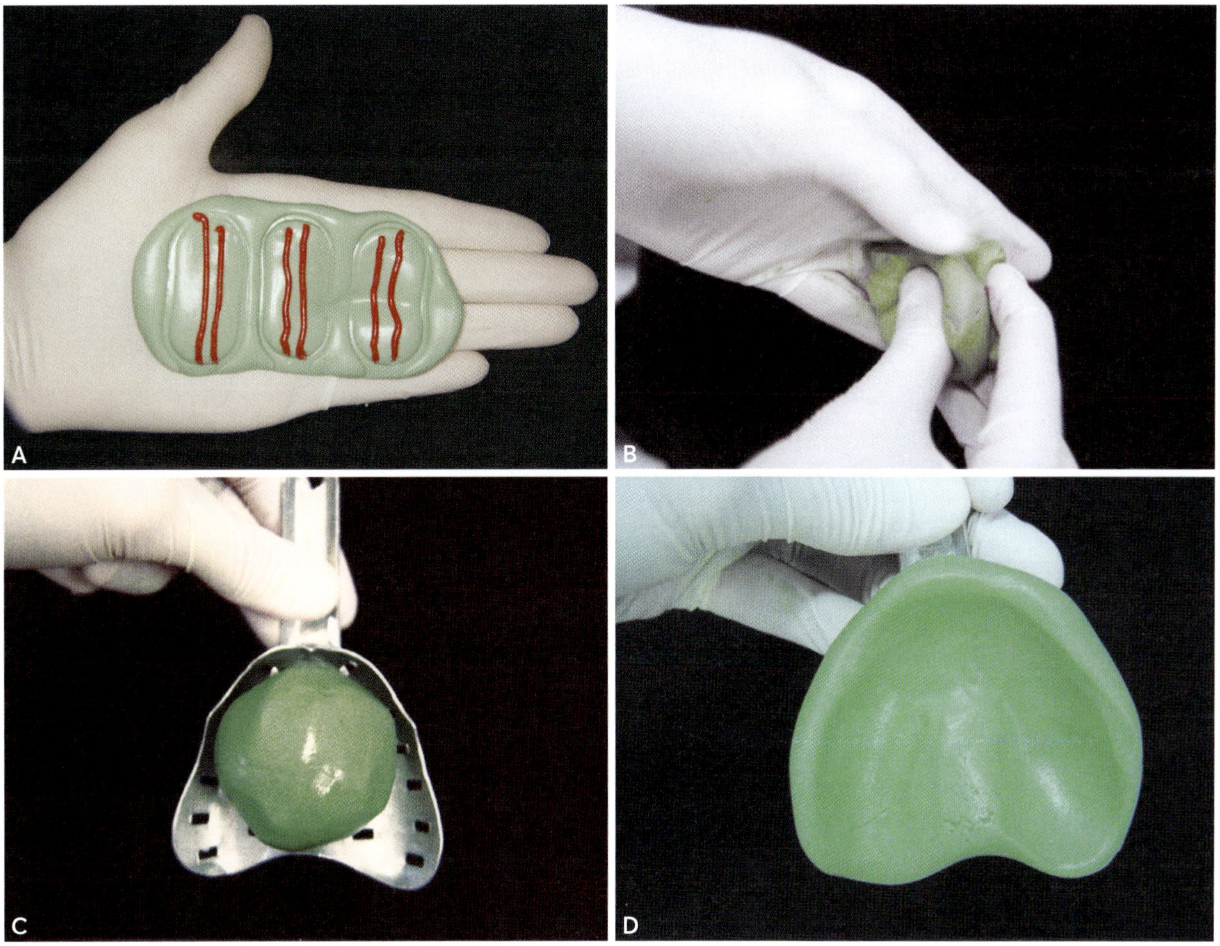

Figura 5.17 Proporcionamento (**A**), manipulação (**B**) e acomodação (**C** e **D**) do material para a moldagem maxilar.

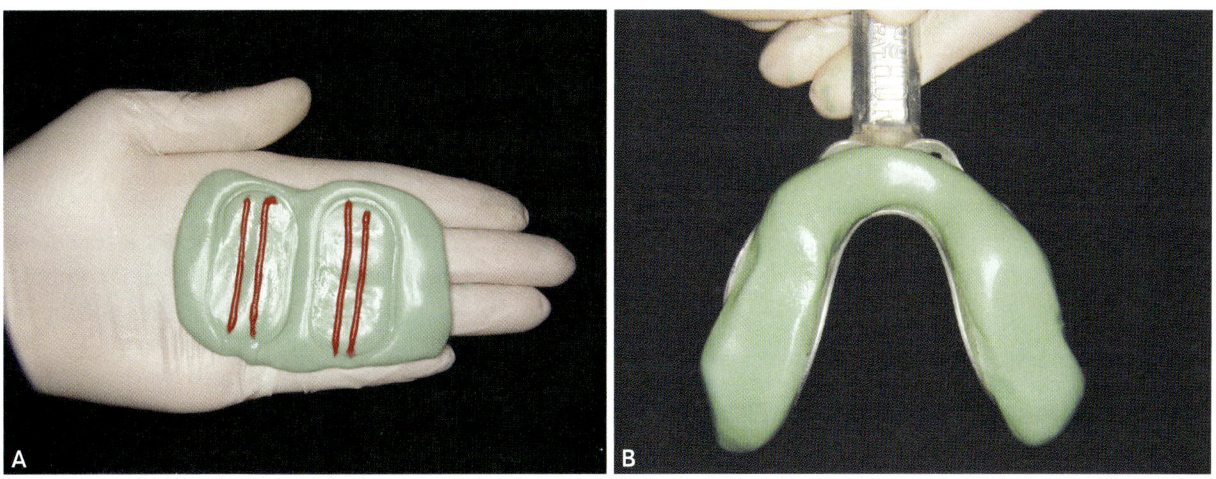

Figura 5.18 Proporcionamento (**A**) e acomodação (**B**) do material para moldagem mandibular.

Reforça-se que, antes de realizar a moldagem preliminar, é válido, ao iniciante, treinar toda a sequência de moldagem (introdução, compressão e o aprofundamento) sem a existência do material moldador na moldeira.

MOLDAGEM PROPRIAMENTE DITA

Uma vez selecionada a moldeira e o material de moldagem, os procedimentos da moldagem propriamente dita devem obedecer a uma sequência para o adequado controle do trabalho.

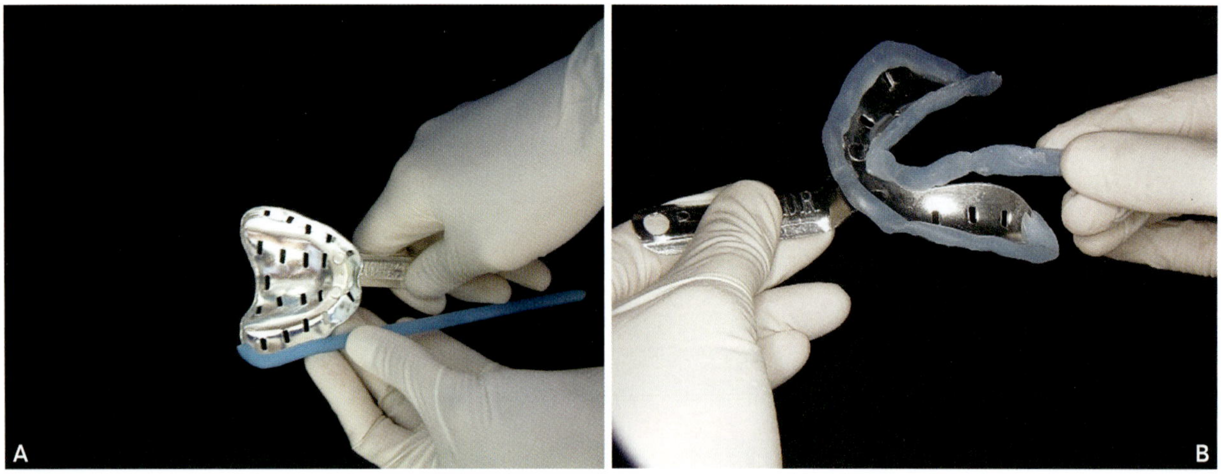

Figura 5.19 Cera posicionada para redefinição das bordas das moldeiras maxilar (**A**) e mandibular (**B**).

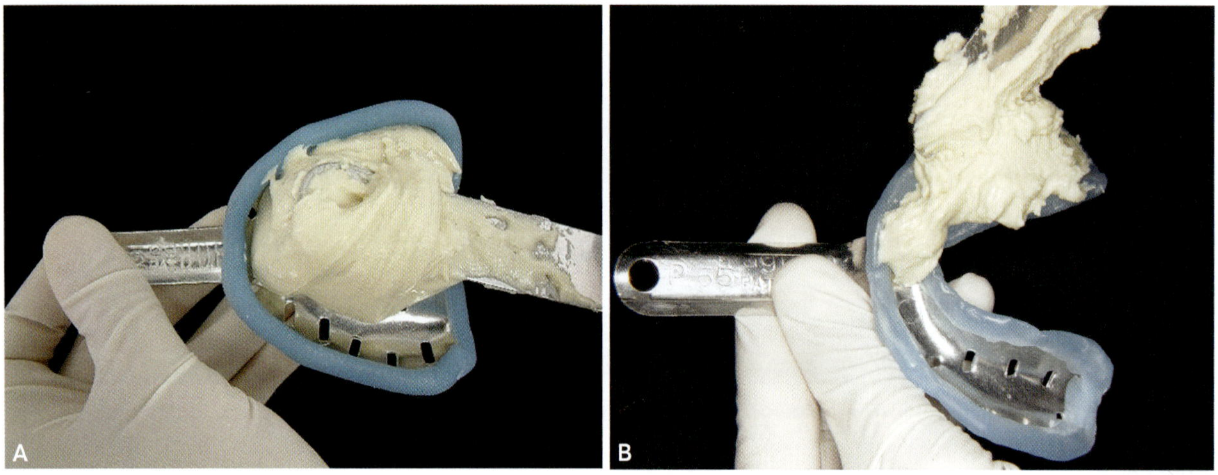

Figura 5.20 Alginato distribuído nas moldeiras maxilar (**A**) e mandibular (**B**).

Moldagem preliminar da área chapeável maxilar

Introdução da moldeira na boca do paciente

A introdução da moldeira na boca deve ser realizada como descrito anteriormente, na seleção da moldeira.

Centralização e assentamento inicial da moldeira

Após a introdução, a moldeira deve ser centralizada, de modo que o seu cabo coincida com a linha mediana da face. Em seguida, o profissional deve elevar o lábio superior do paciente, observar a posição do freio labial, que serve de orientação, e realizar uma discreta compressão da moldeira na região anterior. Posteriormente, o profissional deve se posicionar atrás do paciente, verificar a centralização da moldeira (Figura 5.21A) e realizar o seu assentamento inicial sobre o rebordo alveolar na região posterior (Figura 5.21B).

Compressão

Para a maxila, após a correta centralização e com a moldeira localizada com precisão na região anterior, o operador, utilizando os dedos indicador e médio de ambas as mãos na goteira, na região correspondente aos pré-molares, em ambos os lados, faz uma compressão leve, uniforme e lenta e de mesma intensidade nos dois lados. O escoamento do material e a resistência à compressão da moldeira são indicativos de um aprofundamento adequado.

Em seguida, o operador deve deslocar os dedos indicador e médio de uma das mãos para o centro da moldeira e imobilizar o molde, promovendo sua estabilização, pois a moldeira deve ficar estática para que o molde não sofra distorções. Ao mesmo tempo, a outra mão faz a tração da bochecha para baixo, sem deslocar o molde de posição (Figura 5.22). Esse procedimento visa a simular a dinâmica do fundo de sulco. A seguir, repetem-se os mesmos passos para o lado oposto. Também deve ser feita a tração do lábio

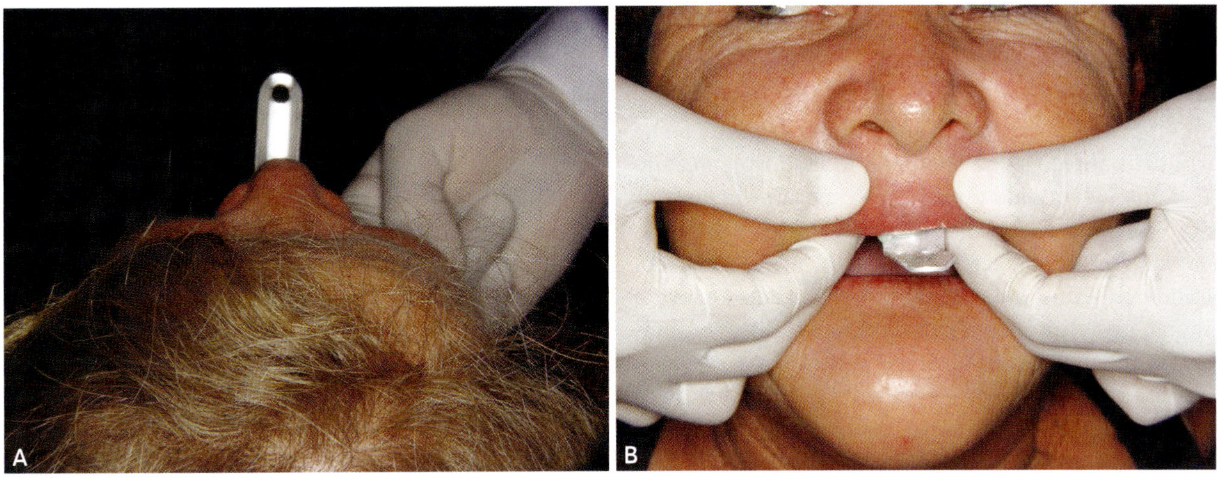

Figura 5.21 Centralização (A) e assentamento inicial (B) da moldeira maxilar.

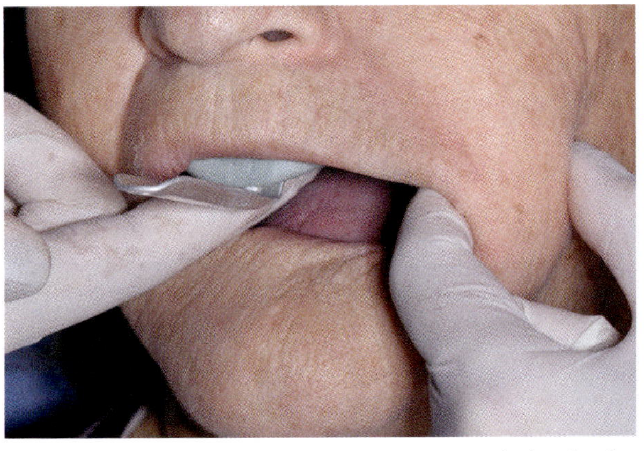

Figura 5.22 Compressão do molde e tração da bochecha para baixo.

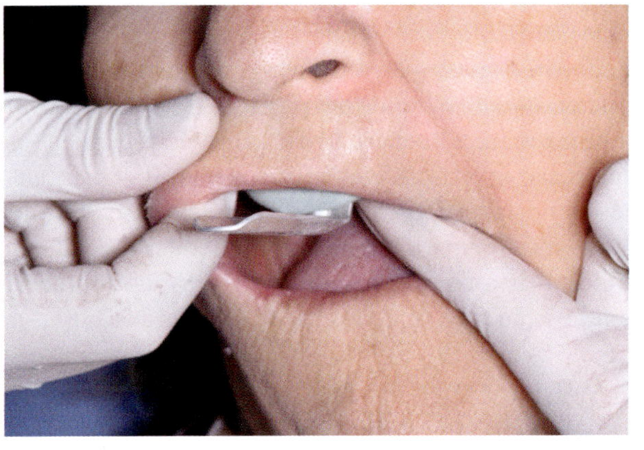

Figura 5.23 Compressão do molde e tração do lábio superior para baixo.

superior para baixo (Figura 5.23), mantendo a moldeira em posição.

Após esses procedimentos, deve-se aguardar para que o material de moldagem complete seu tempo de reação final, uma vez que, caso esse tempo não seja respeitado, podem ocorrer distorções.

Moldagem preliminar da área chapeável mandibular

Introdução da moldeira na boca do paciente

A introdução da moldeira na boca é realizada de maneira semelhante à descrita na seleção da moldeira.

Centralização e assentamento inicial da moldeira

O profissional deve tracionar o lábio inferior do paciente e, simultaneamente, pedir a ele que eleve a língua, centralizando a moldeira, tendo como referência o cabo da moldeira em relação à linha mediana facial ou freio labial anterior e realizando uma discreta compressão na região anterior da moldeira, seguida de assentamento sobre o rebordo alveolar na região posterior (Figura 5.24).

Compressão

Na sequência, o operador, utilizando os dedos indicador e médio de uma das mãos, colocados sobre

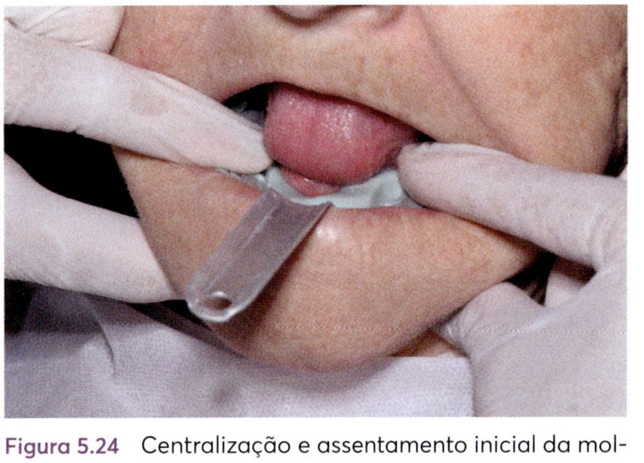

Figura 5.24 Centralização e assentamento inicial da moldeira mandibular.

a goteira da moldeira, na região correspondente aos pré-molares, em ambos os lados, faz uma compressão leve, uniforme, lenta e de mesma intensidade em ambos os lados, solicitando que o paciente feche a boca, para que seja moldada a ação do músculo masseter. Mantendo a moldeira estabilizada em posição, com os dedos indicadores na região dos pré-molares e os polegares na base da mandíbula, em ambos os lados, solicita-se ao paciente que eleve a língua, projete a língua para fora dos lábios, recolha-a novamente e a movimente para direita e para a esquerda. Esses movimentos moderados permitem a moldagem da região correspondente aos músculos genioglosso (língua para cima), pilar anterior do véu palatino (língua para fora) e sulco alveololingual, sob ação do milo-hióideo (língua para a direita e para a esquerda). Na sequência, com o polegar de uma das mãos na região central da base da mandíbula e os dedos indicador e médio da mesma mão mantendo bilateralmente o molde em posição, traciona-se, com a outra mão, a bochecha para cima. Em seguida, as mãos são invertidas e os mesmos passos são executados no lado oposto. Faz-se, também, a tração do lábio inferior para cima, com os dedos indicador e polegar de ambas as mãos, e mantém-se a moldeira em posição com os dedos médios (Figura 5.25).

Remoção do molde

Após a reação final do material moldador, para a remoção do molde, é necessário romper seu vedamento periférico, afastando o lábio e/ou bochecha do paciente, a fim de permitir a entrada de ar entre o molde e a fibromucosa. Se necessário, pode ser utilizado o jato de ar da seringa tríplice.

Após o rompimento do vedamento periférico, distende-se a comissura dos lábios e faz-se uma pequena tração na moldeira para baixo (maxila) ou para cima (mandíbula), que se destaca facilmente da área moldada. Uma vez feita a remoção, lava-se o molde em água corrente, para remoção de saliva, e, em seguida, seca-se com jato de ar.

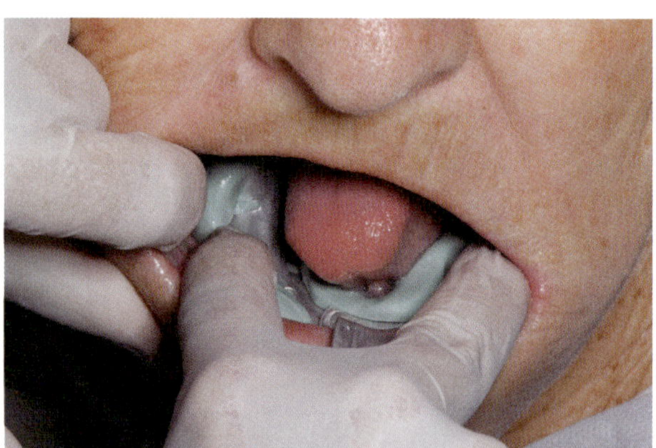

Figura 5.25 Compressão do molde e tração do lábio inferior para cima.

Exame do molde

Um molde é considerado correto quando todos os detalhes anatômicos de interesse foram reproduzidos. Deve ainda apresentar uma espessura uniforme em toda sua extensão e ausência de aparecimento da moldeira, o que se caracteriza como área de maior compressão. O material do molde deve ainda apresentar a superfície uniforme e centralizada. A Figura 5.26 mostra o aspecto de moldes maxilar e mandibular obtidos corretamente.

Testes

Uma vez constatado que o aspecto visual do molde está adequado, ele pode ser levado novamente à boca do paciente para verificar se, com a compressão alternada nas regiões dos pré-molares, há movimentos de báscula (teste de suporte – Figura 5.27). Caso não

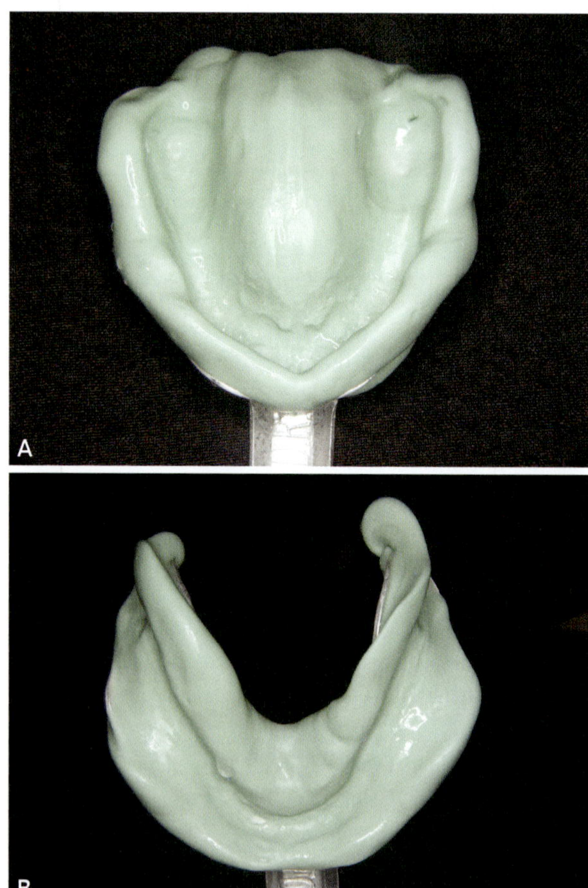

Figura 5.26 Moldes preliminares maxilar (A) e mandibular (B).

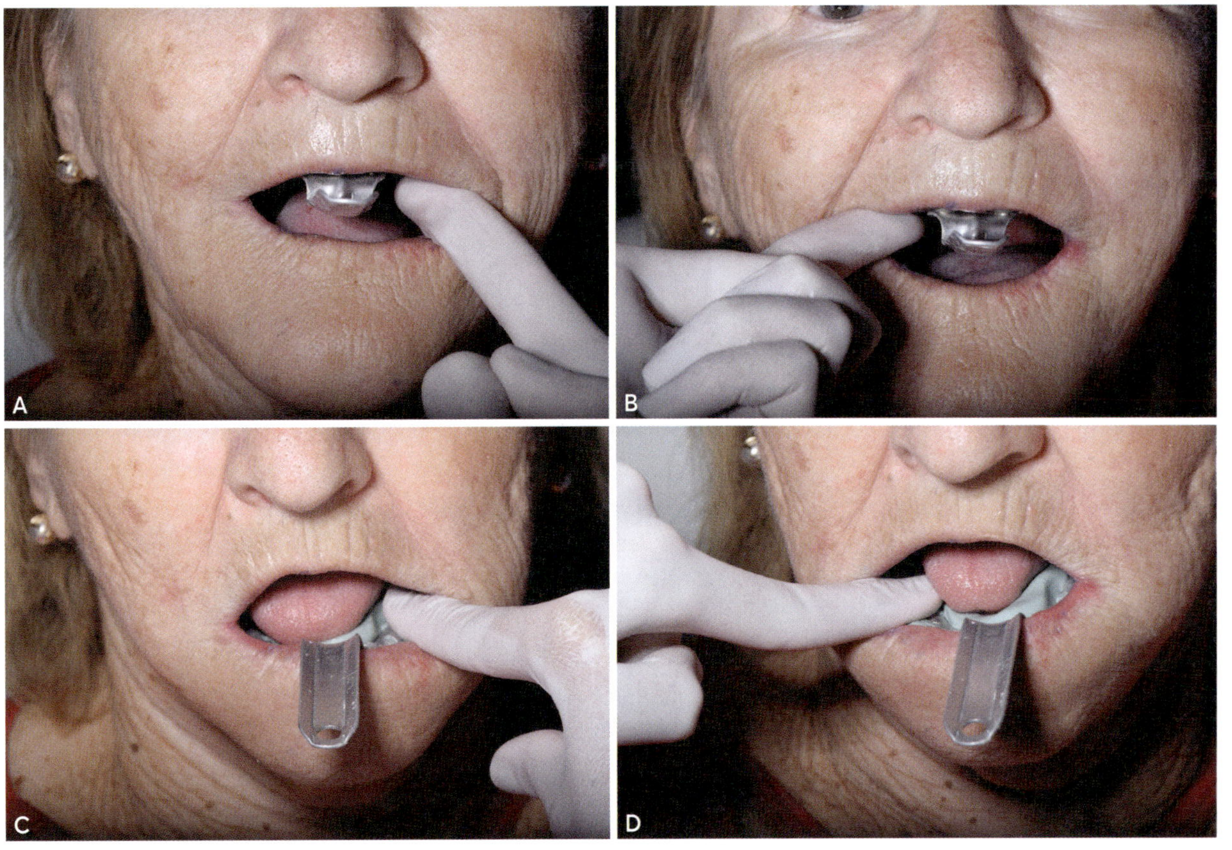

Figura 5.27 Teste de suporte: molde maxilar (A e B) e molde mandibular (C e D).

ocorra, testamos ainda sua retenção (Figura 5.28) e estabilidade (Figura 5.29), executando movimentos de remoção e horizontais, respectivamente. Se o molde oferecer resistência ao deslocamento, em qualquer dessas direções, pode ser considerado satisfatório.

Em seguida, o molde deve ser removido da boca, lavado em água corrente, secado com jato de ar e devidamente desinfetado antes do vazamento do modelo.

Confecção do modelo preliminar

Deve ser entendido que de nada valerá obter um molde correto se o modelo resultante não for confeccionado por meio de um procedimento laboratorial, com normas e regras rígidas a serem seguidas e observadas. Em função disso, o gesso deve ser vazado sobre o molde dentro do rigor que é exigido, utilizando, no

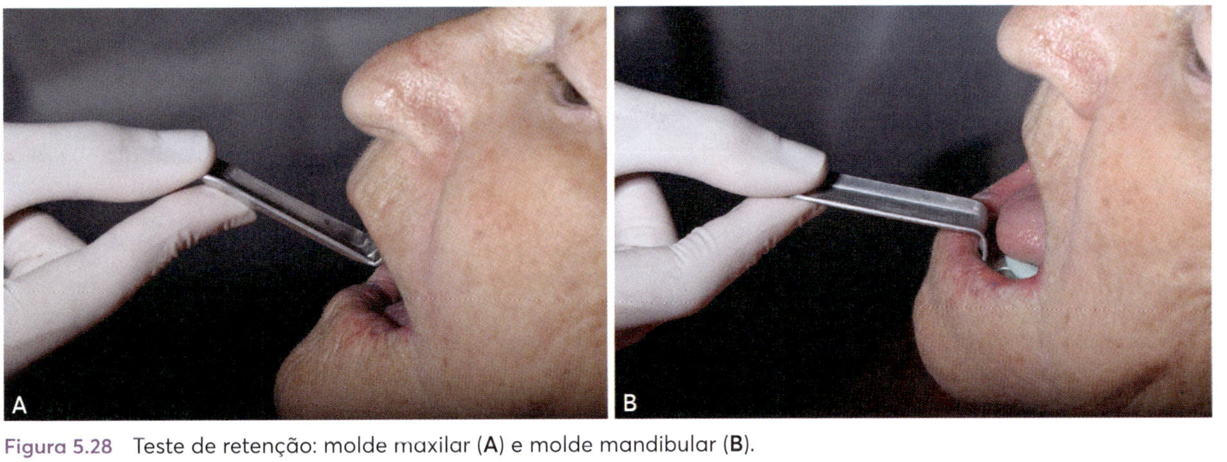

Figura 5.28 Teste de retenção: molde maxilar (A) e molde mandibular (B).

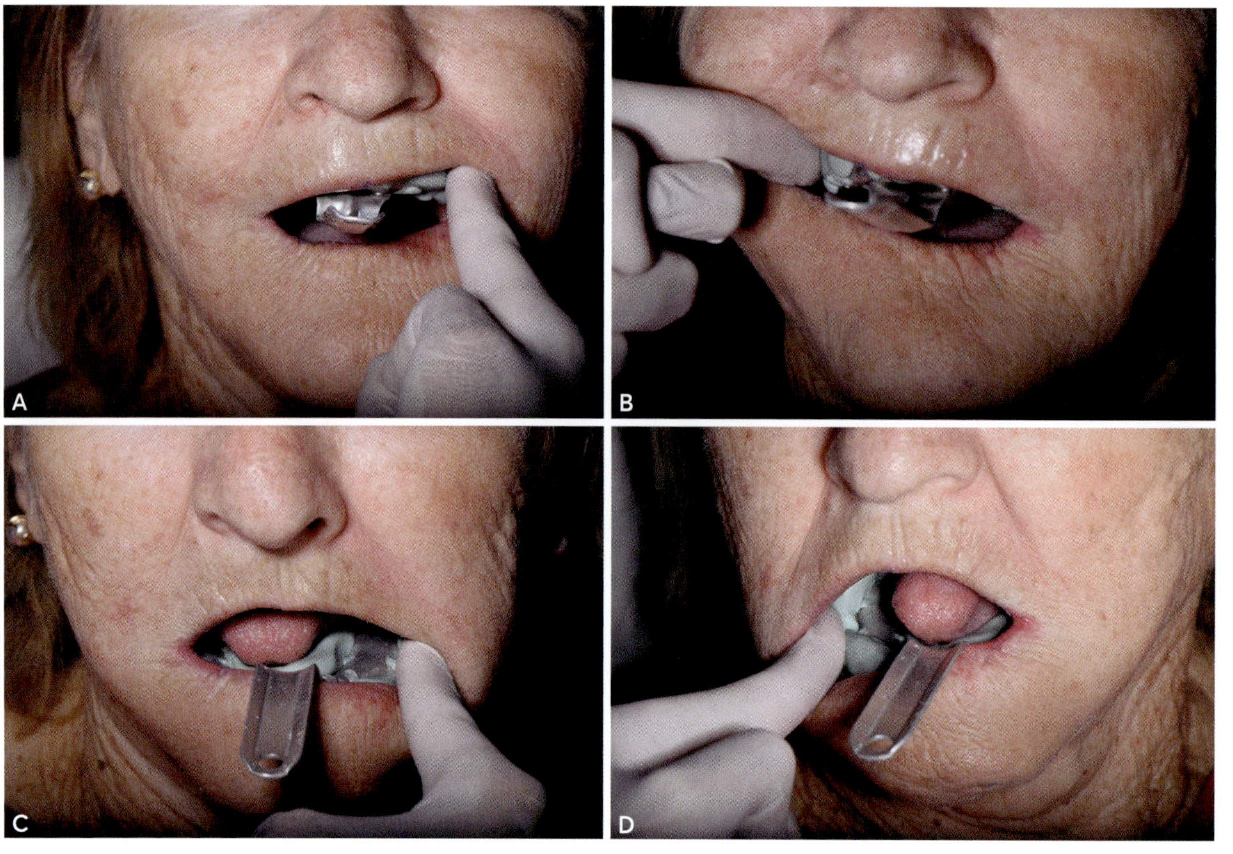

Figura 5.29 Teste de estabilidade: molde maxilar (**A** e **B**) e molde mandibular (**C** e **D**).

caso da obtenção do modelo preliminar, gesso tipo II, conhecido como gesso comum.

O modelo preliminar tem como finalidades um estudo mais detalhado da área chapeável e de acidentes anatômicos e a confecção da moldeira individual. Nesse modelo, portanto, realiza-se parte do planejamento do trabalho, delimita-se a área chapeável e, após os alívios necessários, confecciona-se a moldeira individual.

Assim, quando necessário, esse modelo poderá ser utilizado para a avaliação de uma cirurgia pré-protética, a qual, se realizada, pode envolver a necessidade de uma nova moldagem preliminar.

Materiais e instrumentais necessários para a obtenção do modelo

- Gesso tipo II ou comum.
- Proveta ou seringa plástica graduada.
- Balança.
- Gral de borracha.
- Espátula para gesso.
- Vibrador de gesso.

Modelo preliminar maxilar

Na obtenção de um modelo, deve sempre ser observado o tempo permitido para o seu vazamento, estando diretamente relacionado ao material de moldagem utilizado.

Após a correta espatulação, coloca-se uma pequena porção de gesso no centro do molde, utilizando-se um vibrador, e promove-se o escoamento sobre o molde (Figura 5.30).

Uma vez coberto com gesso todo o molde, o restante do gesso espatulado é colocado sobre uma superfície lisa (azulejo) e o molde é posicionado sobre ela de maneira invertida, voltado para baixo (Figura 5.31); em seguida, realiza-se o acabamento necessário (Figura 5.32A).

Modelo preliminar mandibular

No caso do molde mandibular, todo o procedimento segue a mesma técnica, procurando-se obter um modelo que possa dar ao clínico condições para as fases seguintes. Considera-se, nesse caso, que o modelo deve apresentar um preenchimento de gesso na região correspondente ao assoalho da boca, evitando que se apresente em forma de "ferradura", com menor resistência à fratura (Figura 5.32B).

Após a presa do gesso, a fase subsequente está relacionada com a separação do modelo do molde. Nos moldes de alginato ou de silicona, a remoção é feita

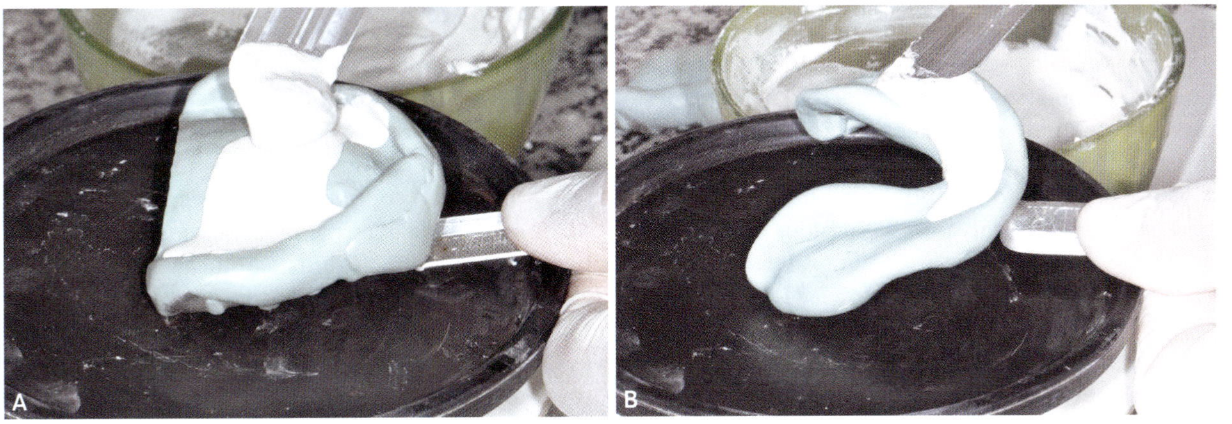

Figura 5.30 Vazamento do molde sob vibração: molde maxilar (**A**) e molde mandibular (**B**).

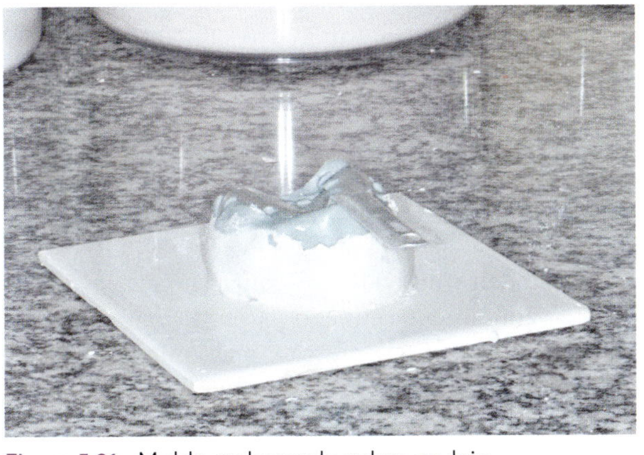

Figura 5.31 Molde emborcado sobre azulejo.

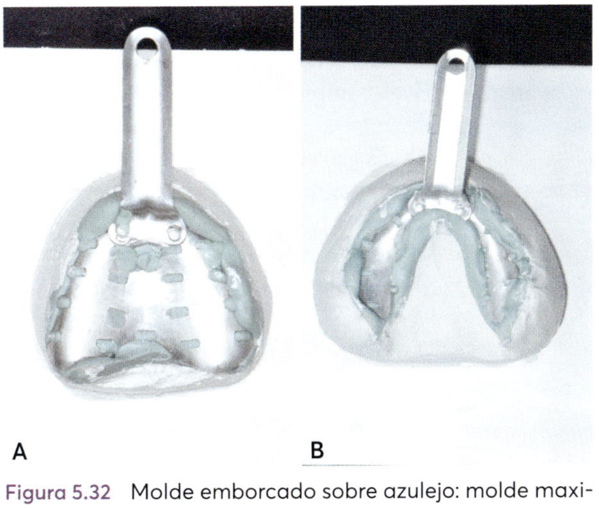

Figura 5.32 Molde emborcado sobre azulejo: molde maxilar (**A**) e molde mandibular (**B**).

simplesmente separando-se o molde do modelo com um movimento em um único sentido.

Uma vez separados os modelos, utilizando um recortador de gesso, realiza-se o acabamento e recortam-se os excessos laterais. A Figura 5.33 mostra modelos preliminares finalizados.

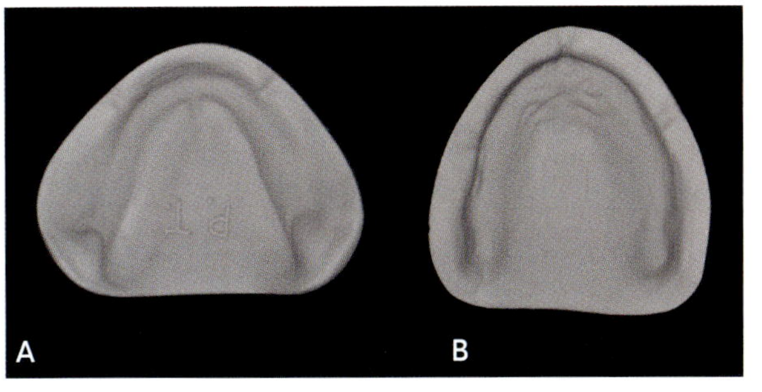

Figura 5.33 Modelos preliminares finalizados: maxilar (**A**) e mandibular (**B**).

Modelos preliminares obtidos de vazamentos precários devem ser desprezados e novas moldagens deverão ser realizadas.

Delimitação da área chapeável e áreas de alívio

A área chapeável é definida por toda a área tecidual que será recoberta pela base da prótese. O conhecimento da área chapeável é muito importante para possibilitar a determinação dos limites das moldeiras individuais maxilar e mandibular.

A delimitação da área chapeável deve ser realizada sobre o modelo preliminar, riscando-se uma linha com o auxílio de um lápis cópia, cujo contorno dependerá da anatomia das estruturas existentes, o que significa dizer que é um limite que varia de paciente para paciente. Essa delimitação deve ser feita a 1 mm aquém do fundo de sulco, considerando que esse limite será conferido em boca durante o procedimento de ajuste da moldeira individual.

Delimitação da área chapeável da maxila

A delimitação inicia-se contornando o freio labial, traçando uma linha 1 mm aquém do fundo de sulco até o freio lateral. Da mesma forma, deve-se contornar o freio lateral, continuando o traçado 1 mm aquém do fundo do sulco vestibular, circundando a região do processo zigomático da maxila e do espaço retrozigomático e atingindo o espaço pterigomaxilar, após contornar a tuberosidade por vestibular.

Deve-se repetir o mesmo procedimento para o hemiarco oposto e, então, unir os traçados de ambos os hemiarcos na região posterior, com discreta concavidade voltada para posterior (Figura 5.34).

Em relação aos freios labial e lateral, quando presentes, o contorno deve ser feito junto a eles, evitando-se perda de retenção da futura prótese (Figura 5.35).

Delimitação da área chapeável da mandíbula

Após a identificação visual das papilas piriformes, as quais serão referência para o limite posterior da área chapeável e da linha oblíqua externa, contorna-se, inicialmente, o freio labial, traçando uma linha 1 mm aquém do fundo de sulco até o freio lateral. Da mesma maneira, esse freio deverá ser contornado, e o traçado continua 1 mm aquém do fundo do sulco vestibular, contornando, externamente, a crista da linha oblíqua externa, passando por distal da papila piriforme. Em seguida, contorna-se de maneira a envolver a fossa retromilo-hióidea, permanecendo 1 mm aquém do sulco alveololingual, dirigindo-se para anterior até o freio lingual, que deve também ser contornado.

Devem-se repetir os mesmos procedimentos para o hemiarco oposto, sendo que, então, os traçados de ambos os hemiarcos devem ser unidos (Figura 5.36).

Da mesma forma que foi observado na delimitação da área chapeável maxilar, os freios podem estar presentes, mas, nesse caso, o seu contorno deve ser realizado corretamente, como já descrito.

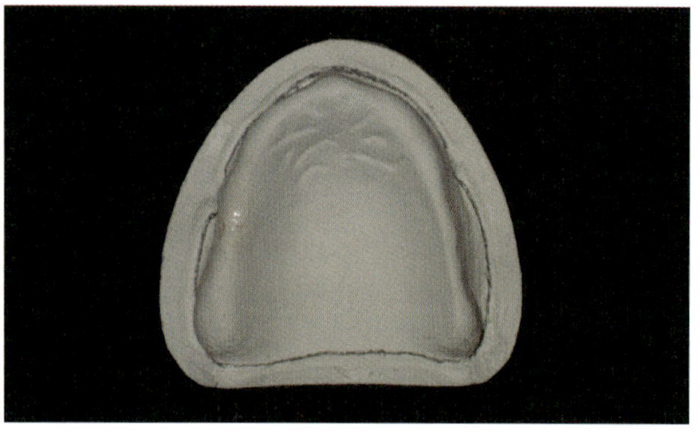

Figura 5.34 Traçado da área chapeável em modelo preliminar maxilar.

CONFECÇÃO DA MOLDEIRA INDIVIDUAL

A moldeira individual é confeccionada especialmente para um determinado paciente. Existem várias técnicas para a sua confecção, mas todas devem ter como objetivos:

- possibilitar a delimitação final da área chapeável por meio do ajuste da moldeira individual na boca do paciente;
- possibilitar a moldagem funcional;
- guardar um espaço no seu interior em relação a toda a área chapeável, compatível com o material de mol-

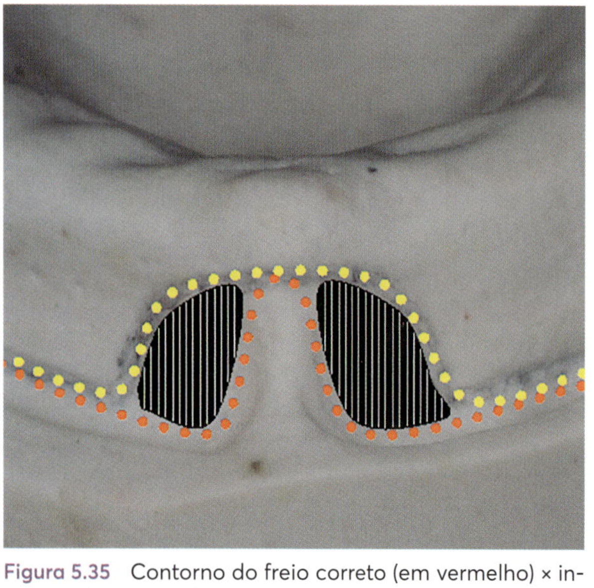

Figura 5.35 Contorno do freio correto (em vermelho) × incorreto (em amarelo).

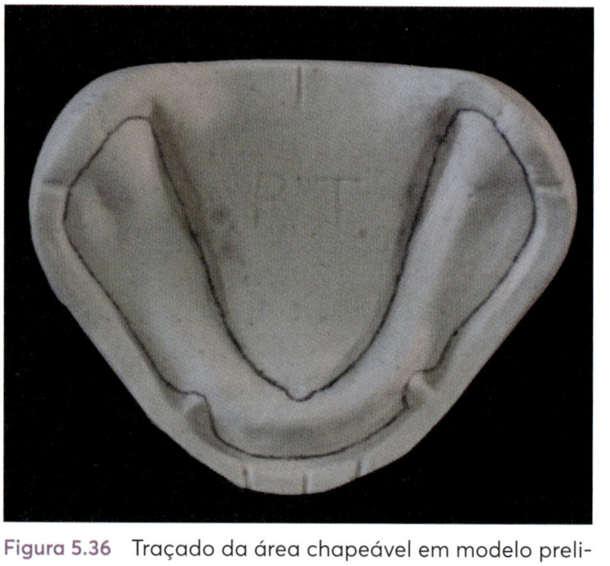

Figura 5.36 Traçado da área chapeável em modelo preliminar mandibular.

dagem a ser utilizado, de forma que a moldagem não provoque deformações nos tecidos moldados;
- proporcionar espessura uniforme do material de moldagem, minimizando suas alterações dimensionais.

Além disso, as moldeiras devem apresentar os seguintes requisitos:

- extensão adequada, no limite da área chapeável;
- confeccionadas em resina acrílica autopolimerizável;
- espessura uniforme em torno de 3 mm;
- bordas lisas e arredondadas.

A moldeira individual pode ser classificada, segundo a sua adaptação, como:

- adaptadas – são moldeiras que, ao serem confeccionadas, entram em contato direto com toda a área chapeável delimitada no modelo preliminar. Esse tipo de moldeira não deve ser confeccionado, uma vez que deve ser considerado que determinadas regiões da área chapeável devem ser aliviadas;
- parcialmente aliviadas – são as mais utilizadas. São moldeiras que, ao serem confeccionadas, não entram em contato com algumas partes da área chapeável aliviadas no modelo preliminar;
- totalmente aliviadas – são moldeiras que, ao serem confeccionadas, não entram em contato com a área chapeável delimitada no modelo preliminar.

Quando a moldeira for parcial ou totalmente aliviada, o procedimento deve ser realizado com cera sobre as áreas previamente demarcadas no modelo.

As áreas a serem aliviadas podem ser classificadas em:

- Áreas retentivas – compreendem regiões que apresentam retenções e, portanto, devem ser aliviadas para permitir a remoção da moldeira individual, sem danificar ou fraturar o modelo.
- Áreas que não podem ser comprimidas:
  - Estruturas anatômicas: na maxila, incluem rafe palatina, forame incisivo, rugosidades palatinas, fóveas palatinas e tórus palatino, quando presente; na mandíbula, forame mentual (nos casos de reabsorção alveolar extensa), papila piriforme, porção posterior da linha milo-hióidea (quando afilada) e tórus mandibular, quando presente.
  - Áreas de fibromucosa flácida: regiões do rebordo cobertas com fibromucosa com grau de deslocamento maior que 2 mm.

A moldeira individual pode ter características específicas para cada caso clínico, de acordo com a anatomia do rebordo alveolar do paciente e do tipo de mucosa (quanto à sua resiliência). O profissional deve estar atento para saber reconhecer quais situações requerem detalhes especiais na técnica de moldagem a ser adotada. É possível destacar algumas dessas situações, como o caso de rebordos com mucosa flácida.

A flacidez do rebordo alveolar da maxila na sua região anterior é uma característica muito comum. Nesses casos, a moldeira individual poderá ser aliviada em cera por toda a sua extensão ou apenas nas regiões demarcadas, a fim de garantir que não haja sobrecompressão e possíveis distorções dessas regiões no ato da moldagem.

A moldeira individual também pode ser modificada, apresentando, em sua região anterior, uma abertura correspondente à região do rebordo que esteja com a mucosa flácida.

Além disso, as moldeiras individuais podem ser perfuradas ou não perfuradas. As moldeiras podem ser perfuradas em regiões de alívio, como tecidos flácidos, para evitar a sobrecompressão dessas regiões no ato da moldagem funcional. Vale ressaltar que a maioria dos materiais indicados para moldagem funcional se fixa por meio de adesivos pincelados na moldeira, seguindo as recomendações dos próprios fabricantes.

Técnica de confecção

Materiais e instrumentais necessários

- Isolante para resina acrílica.
- Pincel.
- Pote de vidro com tampa, para o preparo da resina acrílica.
- Resina acrílica (pó/líquido) autopolimerizável.
- Espátulas 7 e 36.
- Buril de Lecron.
- Lamparina a álcool.
- Cera 7.
- Ponta maxicut 1507.
- Ponta minicut 1520.
- Mandril para tira de lixa.
- Mandril para disco de lixa.
- Lixa número 120.
- Vaselina sólida.
- Micromotor.
- Disco de carborundum.

Considerando que o modelo preliminar já esteja com a área chapeável delimitada, a sequência laboratorial para a confecção da moldeira individual parcialmente aliviada passa pelas seguintes etapas:

- Alívio das estruturas anatômicas (Figura 5.37).
- Alívio das áreas retentivas (Figura 5.38).
- Pincelar o modelo com isolante para resina acrílica (Figura 5.39).
- Preparar, de acordo com as instruções do fabricante, uma quantidade suficiente de resina acrílica (Figura 5.40).

A confecção das moldeiras individuais pode ser realizada utilizando a técnica com a resina na fase fluida ou na fase plástica (técnica com a resina laminada).

Técnica de confecção – resina fluida

Após as etapas anteriores, deve-se seguir a seguinte sequência:

- A resina, na fase fluida, deve ser levada com auxílio da espátula 7 ou 36 sobre o modelo, da maneira mais uniforme possível, preenchendo inicialmente a região de fundo de sulco (Figura 5.41).

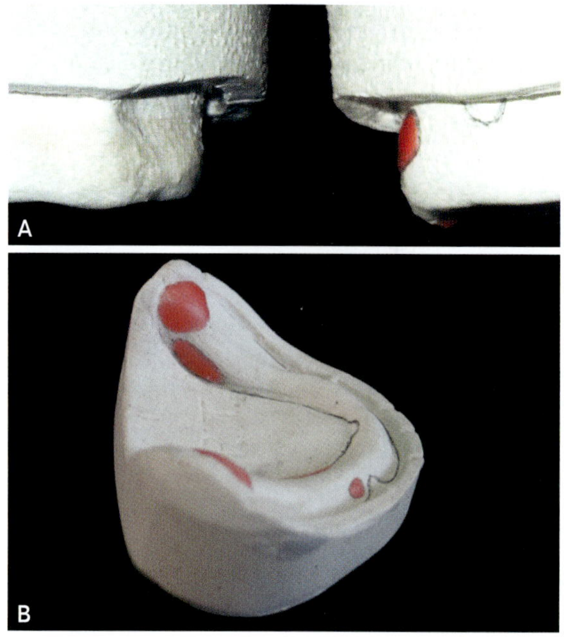

Figura 5.38 Alívio de áreas retentivas em modelos maxilar (**A**) e mandibular (**B**).

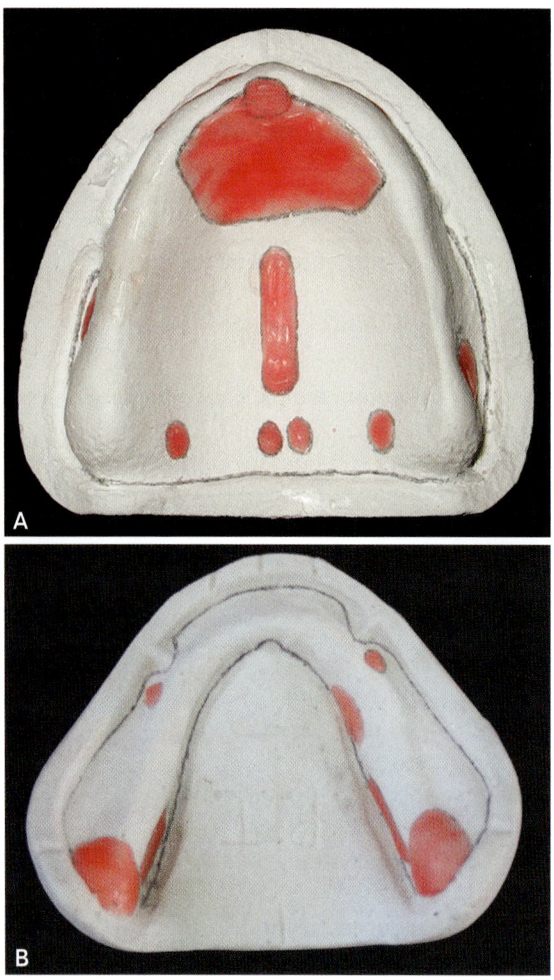

Figura 5.37 Alívio das estruturas anatômicas: maxila (**A**) e mandíbula (**B**).

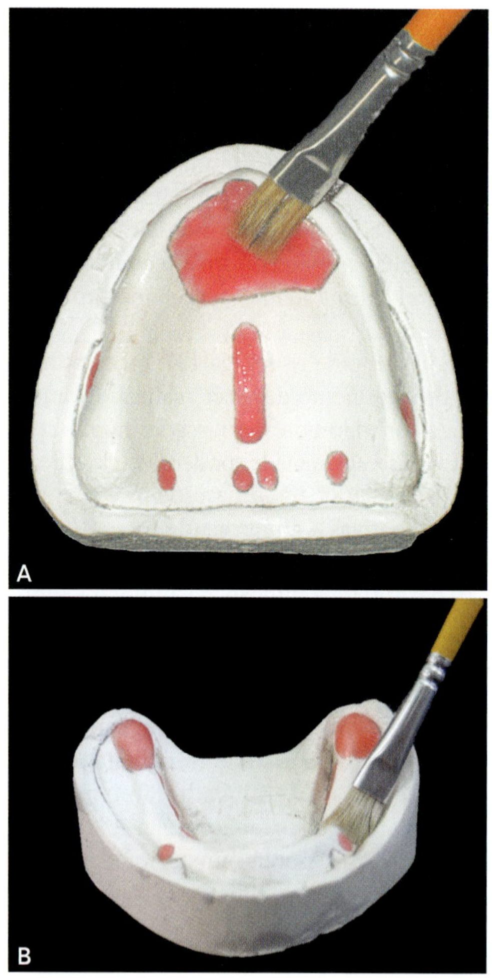

Figura 5.39 Isolamento do modelo preliminar: maxilar (**A**) e mandibular (**B**).

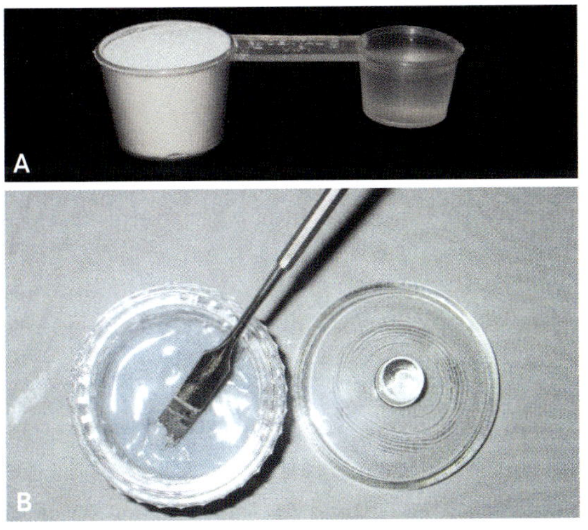

Figura 5.40 Proporcionamento (**A**) e manipulação da resina acrílica (**B**).

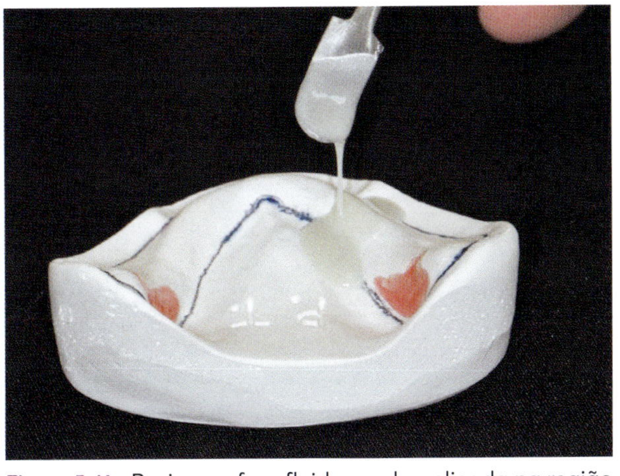

Figura 5.41 Resina na fase fluida sendo aplicada na região de fundo de sulco mandibular.

- Em seguida, com os dedos levemente umedecidos com solução isolante à base de alginato, regulariza-se a superfície e a espessura da resina sobre o modelo (Figura 5.42).
- Caso necessário, pode-se utilizar monômero para um melhor alisamento da superfície com os dedos.
- Recortam-se os excessos com buril de Lecron, com corte perpendicular à borda da moldeira, evitando-se, assim, que a borda fique afilada. Esse recorte deve ser realizado no limite traçado para a área chapeável (Figura 5.43).
- Confecciona-se um cabo para a moldeira, com resina na fase plástica, com dimensões aproximadas de 15 mm × 12 mm × 3 mm, o qual deve ser umedecido com monômero em uma de suas extremidades e fixado na região anterior da moldeira, com uma inclinação de aproximadamente 45° para vestibular (Figura 5.44).

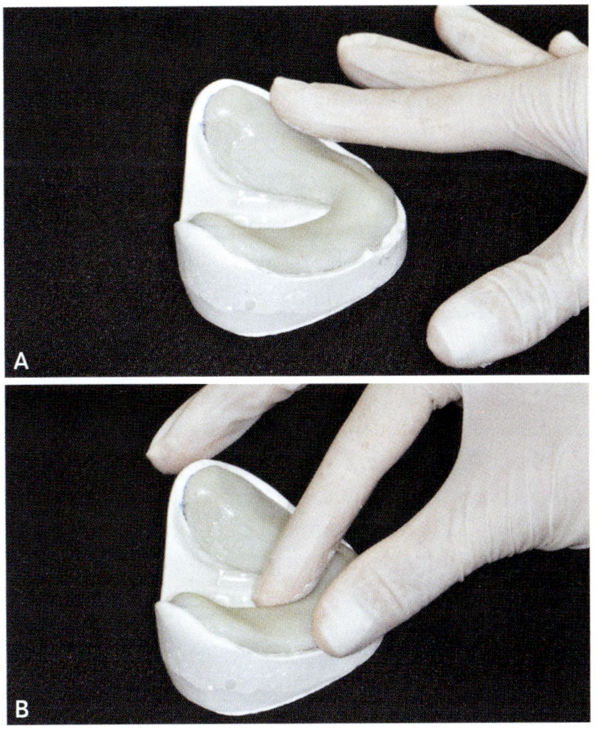

Figura 5.42 Regularização da superfície (**A**) e espessura (**B**) da resina sobre modelo mandibular.

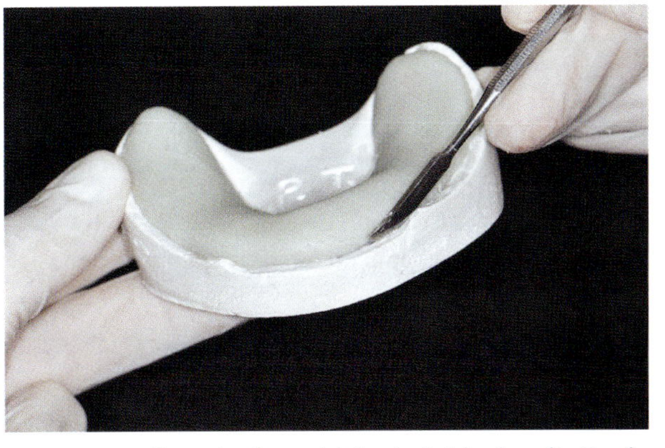

Figura 5.43 Recorte da moldeira individual no limite do traçado da área chapeável.

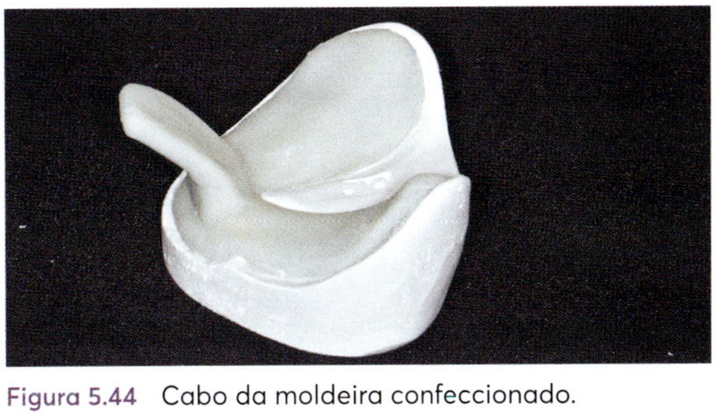

Figura 5.44 Cabo da moldeira confeccionado.

- O acabamento da moldeira, para remoção de arestas e regularização da superfície, é realizado após a polimerização por meio de ponta maxicut, seguida de tira de lixa (Figura 5.45).

Técnica de confecção – resina laminada

A técnica de resina laminada difere da técnica de resina fluida apenas em relação a dois itens. Assim, para a técnica de resina laminada, os passos devem ser realizados da maneira explicada a seguir.

Assim que a resina acrílica atingir a fase plástica, deve-se manipulá-la para homogeneização do monômero na massa e, na sequência, colocá-la em um laminador (Figura 5.46). Também é possível utilizar duas placas de vidro isoladas, sendo que, em uma delas, deve-se adaptar um espaçador de 3 mm em cada extremidade, para obter uma lâmina de resina acrílica de espessura uniforme (Figura 5.47).

Adapta-se a lâmina de resina sobre o modelo até o limite desejado, recortando e realizando o acabamento (Figura 5.48).

Em seguida, a moldeira deve ser desinfetada e armazenada em água por, pelo menos, 24 horas antes de sua utilização, com a finalidade de minimizar alterações dimensionais e reduzir o monômero residual.

No caso de a moldeira individual ser totalmente aliviada, para sua confecção, independentemente se for realizada a técnica fluida ou laminada, deve-se traçar uma linha 1 mm aquém da área chapeável do modelo. Essa nova área delimitada deve ser recoberta com uma lâmina de cera e, em seguida, devem ser preparadas quatro pequenas aberturas, simetricamente distribuídas na cera, sobre a crista do rebordo (Figura 5.49). Essas aberturas devem ser realizadas para que, no momento da confecção da moldeira, espaçadores sejam criados e, na moldagem, ocorra uma espessura uniforme do material moldador.

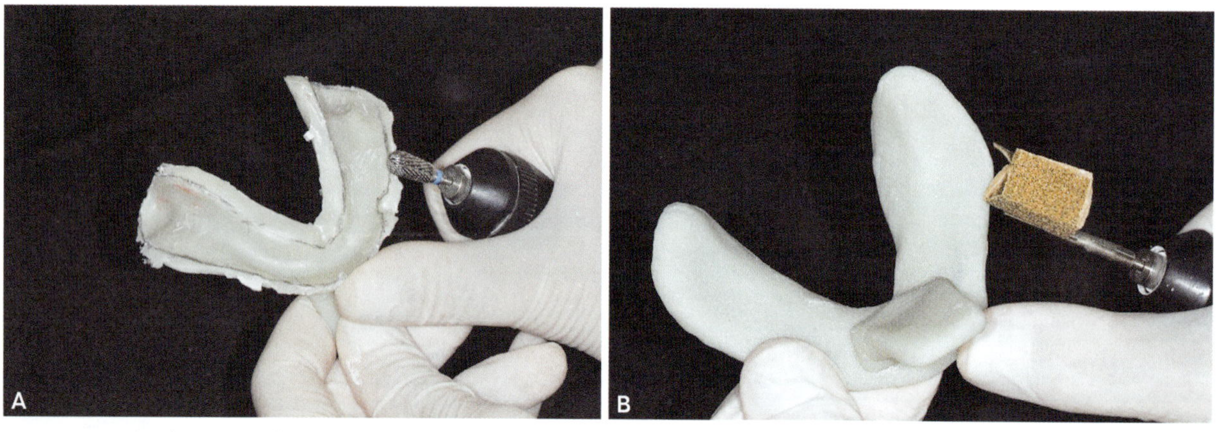

Figura 5.45 Acabamento da moldeira com ponta maxicut (**A**) e tira de lixa (**B**).

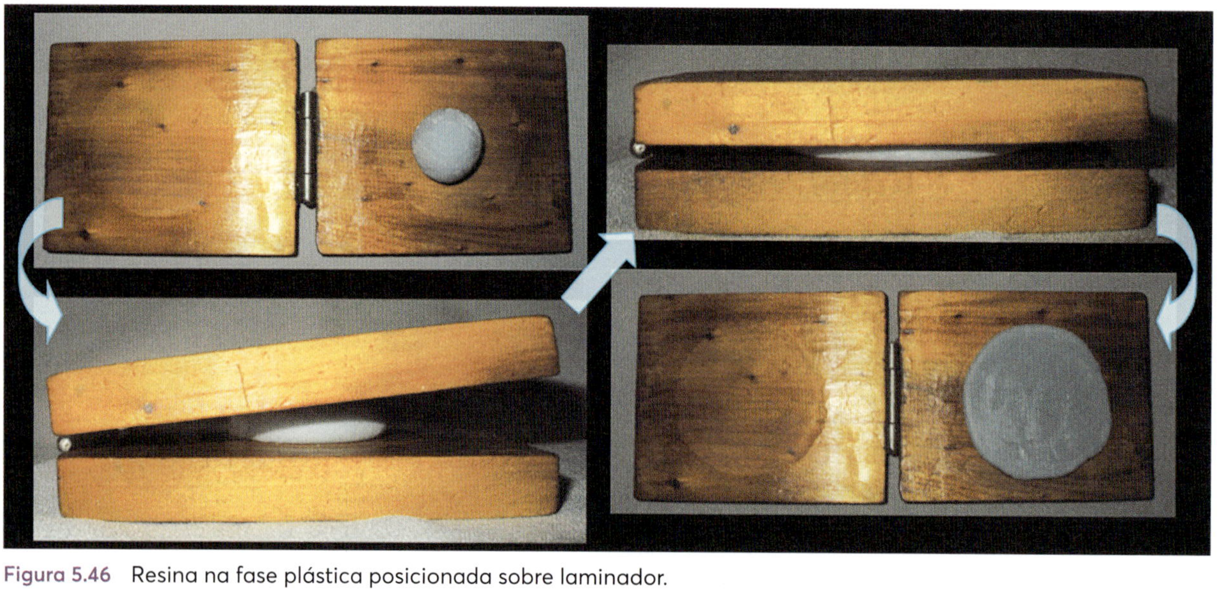

Figura 5.46 Resina na fase plástica posicionada sobre laminador.

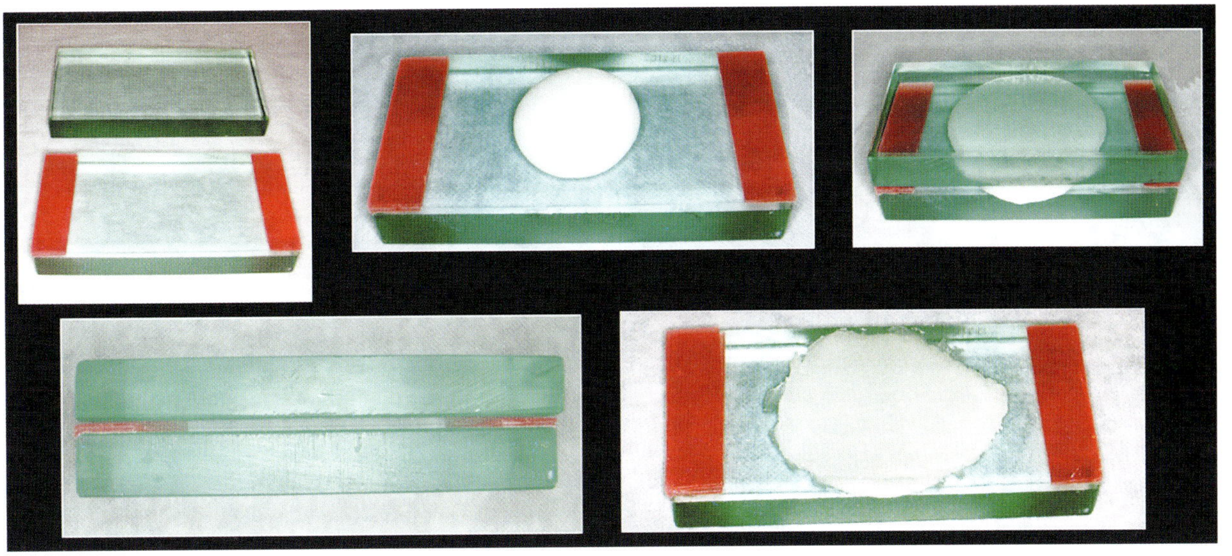

Figura 5.47 Placas de vidro com espaçador entre elas (cera), utilizadas para laminar a resina na fase plástica.

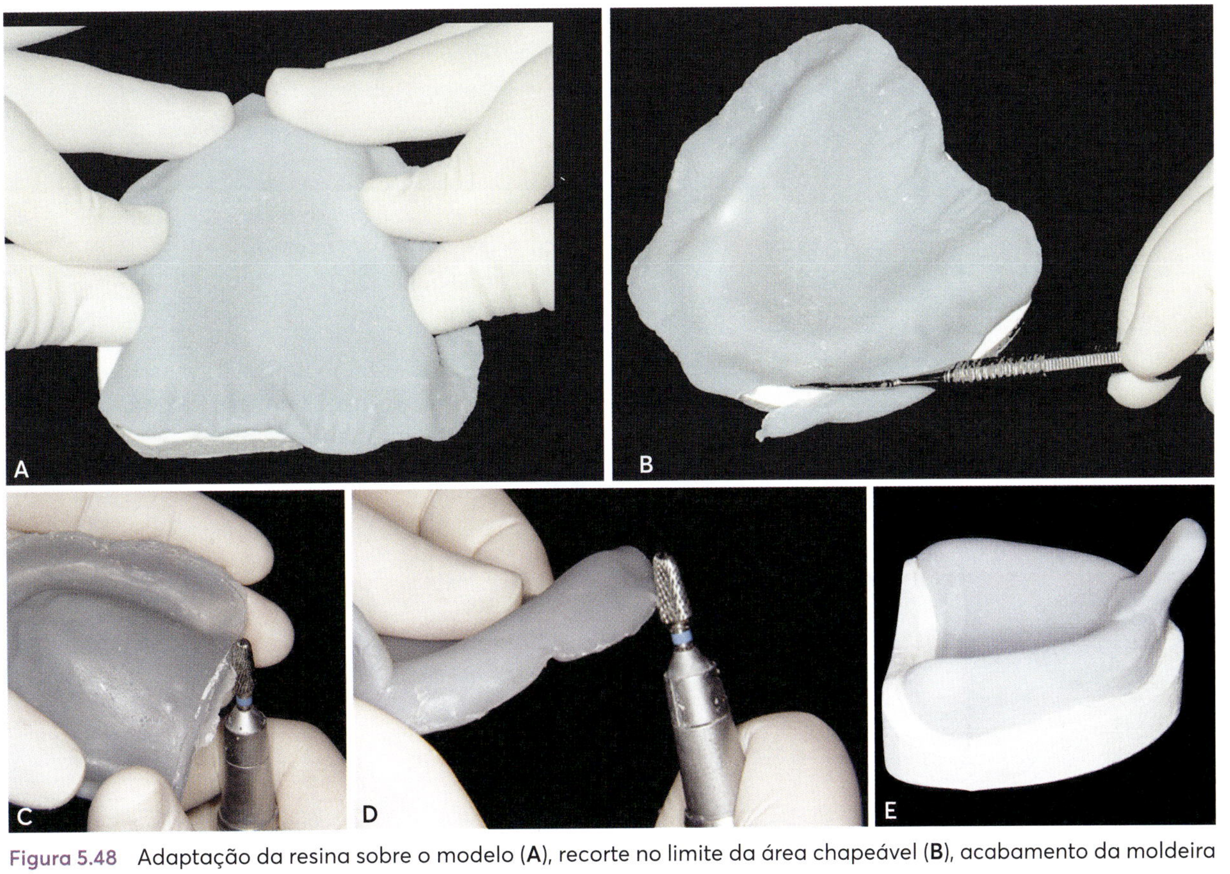

Figura 5.48 Adaptação da resina sobre o modelo (**A**), recorte no limite da área chapeável (**B**), acabamento da moldeira (**C** e **D**) e moldeira finalizada sobre o modelo (**E**).

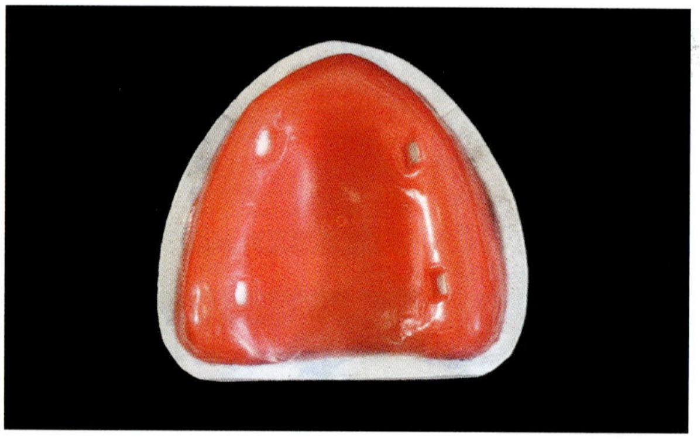

Figura 5.49 Alívio em cera e aberturas para a criação de espaçadores na moldeira individual totalmente aliviada.

Após o isolamento do modelo, pequenas porções de resina são inseridas nas aberturas da cera até tocar o gesso exposto (Figura 5.50), para, então, a resina ser colocada sobre o modelo. Em seguida, adapta-se a resina sobre o modelo, removem-se os excessos (Figura 5.51) e confecciona-se o cabo (Figura 5.52), finalizando o procedimento (Figura 5.53).

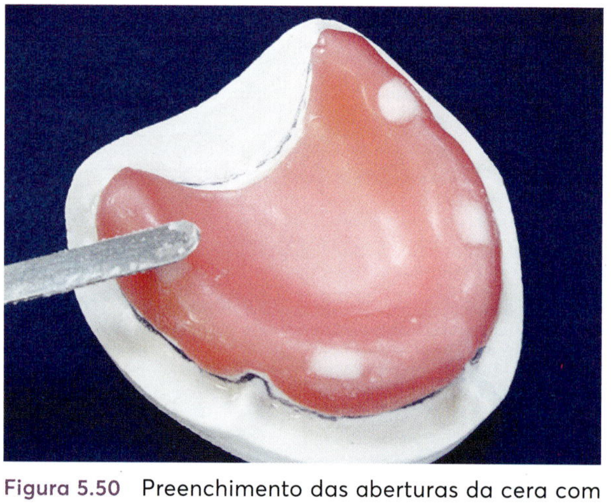

Figura 5.50 Preenchimento das aberturas da cera com resina acrílica.

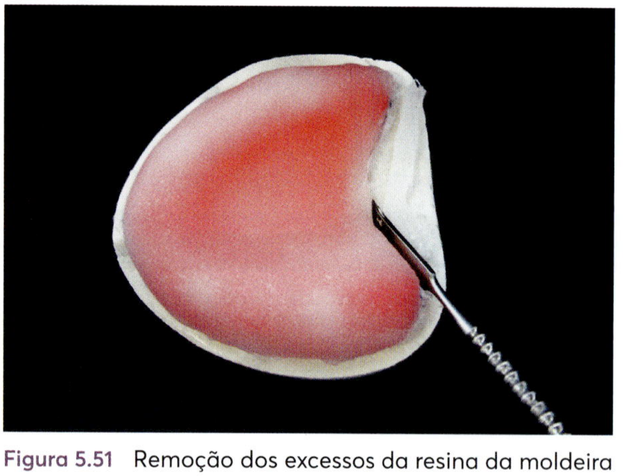

Figura 5.51 Remoção dos excessos da resina da moldeira sobre o modelo com buril de Lecron.

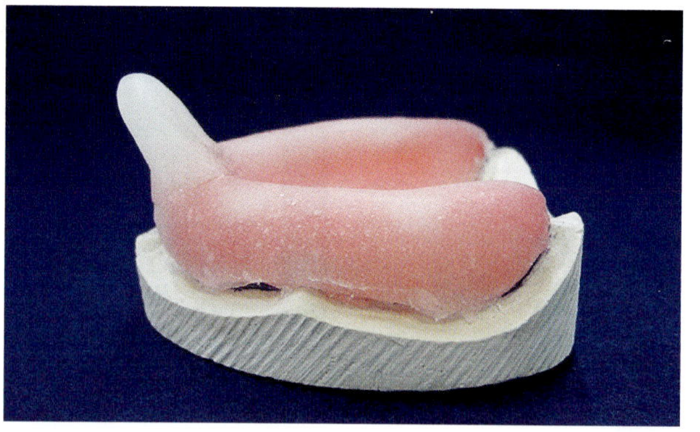

Figura 5.52 Cabo confeccionado sobre moldeira maxilar totalmente aliviada.

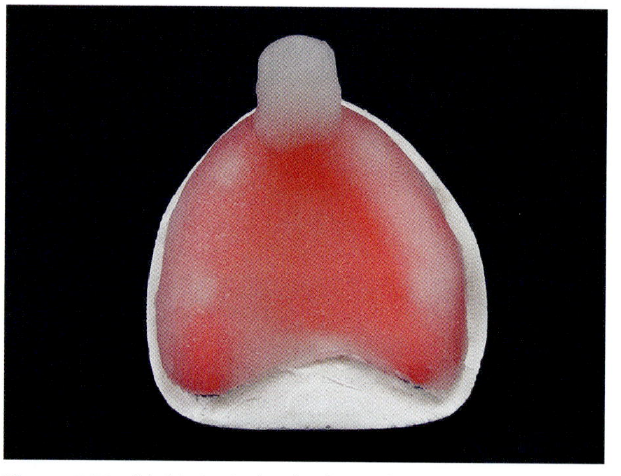

Figura 5.53 Moldeira individual maxilar totalmente aliviada, confeccionada sobre modelo.

Após a polimerização da resina, remove-se a moldeira do modelo, mantendo a cera interna (Figura 5.54), e faz-se o acabamento pela técnica descrita anteriormente para a moldeira parcialmente aliviada.

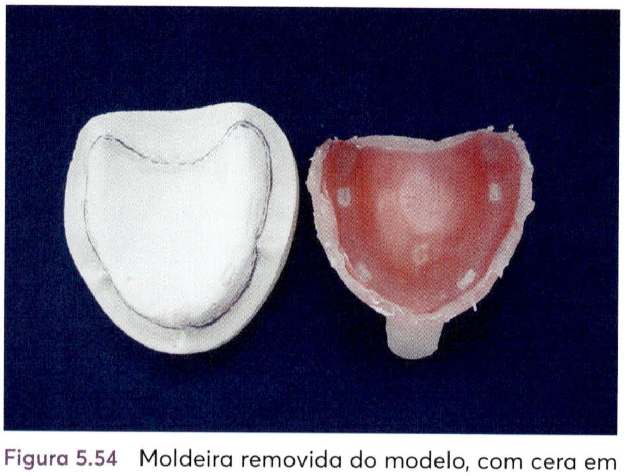

Figura 5.54 Moldeira removida do modelo, com cera em sua superfície interna.

CONSIDERAÇÕES FINAIS

A moldagem preliminar tem como objetivo obter a reprodução negativa dos tecidos da área chapeável no momento da reação final do material de moldagem, após um conjunto de atos clínicos em que materiais próprios e moldeiras adequadas são utilizados. Dessa forma, a moldagem possibilita a obtenção de um modelo preliminar, sobre o qual será delimitada, inicialmente, a área chapeável e confeccionada a moldeira individual. Assim, quando realizada dentro de critérios clínicos bem elaborados, a moldagem preliminar corrobora para o resultado satisfatório, dentro das expectativas e possibilidades que o caso permita.

BIBLIOGRAFIA

1. Aldrovandi C. Moldagem para dentaduras completas. São Paulo: Editora Científica; 1946.
2. Driscoll CF, Freilich MA, Guckes AD, Knoernschild KL, Mcgarry TJ, Goldstein G et al. The glossary of prosthodontic terms: Ninth Edition. J Prosthet Dent. 2017; 117(5):e1-105.
3. Reis JMSN, Perez LEC, Nogueira SS, Filho JNA, Júnior FAM. Moldagem em prótese total – uma revisão da literatura. Revista da Faculdade de Odontologia – UPF. 2010; 12(1):70-74.
4. Russi S, Lombardo G, Compagnoni MA. Introdução à prótese total: 1979. Faculdade de Odontologia de Araraquara. Departamento de Materiais Odontológicos e Prótese. Apostila.
5. Saizar P. Impressiones y modelos funcionales. In: Saizar P. Prostodoncia total. Buenos Aires: Mundi; 1972. p. 198-213.
6. Telles D. Prótese total: convencional e sobre implantes. 3.ed. Rio de Janeiro: Santos; 2013.
7. Turano JC. Fundamentos de prótese total. 10.ed. Rio de Janeiro: Santos; 2019.

6

Moldagem funcional

Ana Carolina Pero
Juliê Marra de Paula
Marco Antonio Compagnoni
Sergio Sualdini Nogueira
Francisco de Assis Mollo Junior
João Neudenir Arioli Filho

FLUXOGRAMA DO CAPÍTULO

INTRODUÇÃO

A moldagem funcional pode ser definida como o ato clínico que visa a reproduzir em negativo todos os acidentes anatômicos que envolvem os tecidos de suporte basal da prótese, englobando a área chapeável, bem como, dinamicamente, as estruturas vizinhas circundantes a essa área, responsáveis pela estabilização e pelo selado periférico da prótese.

Alguns aspectos devem ser levados em conta quando se realiza uma moldagem funcional em prótese total. A posição dos tecidos e o seu estado (estático ou dinâmico) no momento da moldagem devem ser considerados para a escolha do material e da técnica de moldagem adequada. Além disso, o profissional deve ter conhecimento sobre as estruturas anatômicas a serem moldadas, a musculatura paraprotética e a histologia da mucosa bucal, respeitando os limites da extensão da área a ser moldada. Outros fatores a serem considerados são o tipo de moldeira, o material de moldagem e a técnica a ser utilizada.

O objetivo primordial da moldagem funcional é obter um molde, ou a reprodução em negativo, de toda a área de assentamento basal ou de suporte da prótese, bem como de toda a área periférica, sob ação dinâmica. A partir desse molde, obtém-se o modelo funcional ou de trabalho. Deve-se entender que uma moldagem realizada de maneira dinâmica ocorre quando os tecidos são registrados sob a ação de movimentos musculares circundantes à área chapeável.

Ainda por meio da moldagem funcional, deverão ser obtidas as características de retenção, suporte e estabilidade, que terão importante papel no sucesso do tratamento com a futura prótese.

De maneira geral, a moldagem funcional deve atingir os seguintes objetivos básicos:

- Preservação dos tecidos:
  - A fim de manter a saúde dos tecidos de suporte da cavidade oral, sobre os quais a prótese irá atuar, alguns fatores devem ser observados, como o grau de compressão exercido pela técnica e/ou relacionado com o material de moldagem utilizado, a extensão e a delimitação da prótese, bem como a preservação das áreas que devem ser aliviadas.
  - A moldagem funcional deve ser feita por meio de materiais e técnicas que não produzam excessiva pressão nos tecidos. A utilização de materiais e/ou técnicas que realizem exagerada compressão nos tecidos de suporte da área chapeável da prótese no momento da moldagem resultará na deformação permanente dos tecidos durante a utilização da prótese pelo paciente, causando desconforto e reabsorção óssea a longo prazo.
  - O molde obtido na moldagem funcional deve reproduzir, de maneira adequada, a área chapeável da prótese, bem como seus limites, respeitando estruturas anatômicas que devem ser contornadas, como freios e inserções musculares. Os princípios básicos para que isso seja alcançado durante o ato de moldagem incluem a movimentação dos músculos paraprotéticos, a fim de alcançar a máxima cobertura tecidual, dentro dos limites de tolerância biológica.
  - A cobertura máxima da área chapeável garante que as forças sejam mais bem distribuídas por toda a área basal da prótese, favorecendo a saúde dos tecidos e evitando a reabsorção óssea.
  - No ato da moldagem funcional, algumas áreas devem estar aliviadas, evitando que ocorra sobrecompressão sobre elas e, consequentemente, danos teciduais, como injúrias ou reabsorção óssea. É o caso de cristas ósseas afiladas, rebordos excessivamente resilientes, tórus, forame incisivo e forame mentual. Neste capítulo, serão abordadas as técnicas para que esses alívios sejam realizados, garantindo que os tecidos sejam preservados.
- Retenção: sendo a retenção definida como a resistência que a prótese deve oferecer quando submetida a forças deslocantes no sentido vertical, as quais tendem a romper sua união com a fibromucosa, a extensão adequada da base da prótese e o seu íntimo contato com a área chapeável são fatores decisivos para garantir a retenção.
- Estabilidade: movimentos funcionais, como fala e mastigação, e movimentos disfuncionais, como os parafuncionais provenientes de hábitos como o ranger de dentes (bruxismo), podem prejudicar a estabilidade da prótese total. Dessa forma, a moldagem funcional, pela sua dinâmica, está diretamente relacionada com a estabilidade.
- Suporte: a moldagem funcional deve respeitar as características dos tecidos de suporte, a fim de serem moldados com o mínimo de deslocamento, para proporcionar adequado suporte da prótese. Essa característica será otimizada quanto maior for a cobertura da área chapeável pela base da prótese, respeitando-se os limites de tolerância tecidual. Ainda, a resiliência da fibromucosa de suporte da base da dentadura é um fator de influência no suporte, lembrando que rebordos com mucosa de característica flácida oferecem pior suporte quando comparados a rebordos que apresentam mucosa com resiliência normal.
- Estética: também é um fator que merece atenção na sessão clínica de moldagem funcional, já que o molde determina a extensão e a espessura das bordas da futura prótese, as quais não devem interferir com a movimentação dos músculos relacionados, dando o correto suporte para a posição dos lábios. Dessa maneira, entende-se que o molde funcional deve estabelecer definitivamente o relacionamento da futura prótese total não somente com as áreas de suporte e estabilização, mas também com todas as estruturas que circundam a área chapeável, como inserções musculares, freios, bridas, lábios, língua e bochechas.

TÉCNICAS DE MOLDAGEM

As técnicas de moldagem podem ser classificadas de acordo com:

- Filosofias de moldagem.
- Tipo de manipulação dos tecidos.
- Tipo de moldeira.
- Tipo de material de moldagem.

Filosofias de moldagem

Na literatura, são relatados três tipos básicos de moldagem funcional, de acordo com a compressão dos tecidos de suporte da prótese no momento da moldagem, os quais serão descritos a seguir.

Moldagem compressiva

Nesse tipo de moldagem, como o próprio nome diz, os tecidos da área chapeável são moldados em estado de deformação, gerado pela compressão da técnica, já que os tecidos são reproduzidos sob a ação fisiológica da mordida. O paciente é solicitado a morder roletes de cera, confeccionados sobre as moldeiras superior e inferior, as quais estarão preenchidas com o material moldador, geralmente de consistência pesada. Desse modo, a moldagem é realizada com a boca fechada.

A moldagem compressiva foi idealizada para que a prótese tivesse boa adaptação durante a mastigação, considerando que a força exercida durante a moldagem estaria relacionada com a pressão de mastigação. Entretanto, mesmo considerando que a técnica compressiva poderia oferecer adequada retenção e suporte durante a mastigação, sendo a base da prótese uma reprodução negativa dos tecidos deformados, estes estariam comprometidos durante o estado de repouso da fibromucosa.

Ainda vale destacar que, se a força de retenção da prótese mantém-se superior à força de deslocamento gerada pelos tecidos deformados, em sua tentativa de voltar à forma original, quando em repouso, isso poderá favorecer o processo de reabsorção óssea a longo prazo. Por outro lado, se a força de retenção da prótese for menor que a força de deslocamento dos tecidos, a retenção da prótese será prejudicada.

Moldagem não compressiva ou mucostática

Essa filosofia de moldagem é baseada no princípio de Pascal, que considera que toda a pressão sobre um líquido confinado é transmitida, por meio desse líquido, em todas as direções. Como a mucosa contém mais de 80% de líquido, essa técnica foi idealizada considerando a mucosa um recipiente fechado. Logo, toda a pressão transmitida seria igualmente distribuída na mucosa e, assim, ela não alteraria a sua forma. No entanto, na realidade, a mucosa não pode ser considerada um recipiente fechado. Durante a aplicação das forças de mastigação, há alteração no posicionamento dos tecidos, fazendo com que essa técnica seja falha em seu princípio.

De acordo com a técnica não compressiva, os tecidos que suportarão a futura prótese são moldados em estado de repouso, com menor recobrimento das áreas de suporte e excluindo-se o selado periférico, o que prejudica fatalmente a retenção e a estabilidade da prótese.

Moldagem com pressão seletiva

O objetivo desse tipo de moldagem é registrar os tecidos de forma que os limites de tolerância tecidual sejam respeitados, visando à máxima cobertura da área chapeável. A moldagem funcional com pressão seletiva é realizada de forma que a mucosa móvel do fundo de sulco (selado periférico) e a região do selado palatino posterior sejam moldadas sob leve pressão e que a mucosa aderida seja registrada com o mínimo possível de pressão, procurando-se preservar ainda mais regiões que não devem ser comprimidas por meio de alívios em cera, realizados no modelo preliminar, que criam maiores espaços para o material moldador na moldeira individual em regiões específicas.

A mucosa aderida não é apropriada para ser comprimida, porque ela está aderida ao osso subjacente, o que resultaria em diminuição de fluxo sanguíneo na mucosa e maior pressão transmitida diretamente ao osso, causando dor e reabsorção óssea. Ainda, na tentativa de voltarem à sua posição de repouso, os tecidos de suporte deslocariam a prótese. É por isso que, nessa técnica, utilizando um material de moldagem com bom grau de escoamento, logo após a compressão existente na introdução e no assentamento do molde, a pressão é cessada, para que os tecidos retornem à sua posição de repouso.

Para obter um selamento periférico efetivo para a prótese, a mucosa móvel do fundo de sulco pode ser levemente comprimida, uma vez que não está aderida ao osso subjacente e, ainda, que esses tecidos levemente deformados não deslocarão a prótese na tentativa de voltar à sua posição de repouso. Já na região de selado posterior, discreta pressão poderá ser exercida em função das características histológicas presentes, porque uma submucosa mais espessa e rica em tecido adiposo é encontrada. Portanto, deve-se entender que os tecidos levemente deformados são mantidos assim até o final da reação do material moldador e, por isso, a borda da futura prótese manterá esses tecidos constantemente nessa posição, garantindo um bom selamento sem causar danos aos tecidos.

Neste capítulo, será dada ênfase à técnica de moldagem funcional com pressão seletiva. Por todos os aspectos abordados anteriormente, somados a evidências clínicas, essa técnica parece ser a mais favorável, universalmente aceita e utilizada, produzindo os melhores resultados.

Tipo de manipulação dos tecidos

A moldagem funcional pode ser classificada também de acordo com o tipo de manipulação realizada para a obtenção dos contornos periféricos do molde.

Esse é um aspecto que também merece atenção e requer o conhecimento da dinâmica das estruturas anatômicas que se relacionam com a prótese, nas regiões de bordas.

O profissional deve entender que o seu objetivo é reproduzir os tecidos da região periférica da prótese sob leve compressão, de modo que ela não tenha sua retenção prejudicada pela ação muscular gerada quando o paciente executar movimentos funcionais, como mastigação, fala etc., já que a região de fundo de sulco, recoberta com mucosa do tipo móvel, como o próprio nome diz, está sujeita a movimentos fisiológicos normais, decorrentes dessas atividades funcionais.

A partir disso, deve-se buscar moldar a mucosa móvel sob leve compressão e de maneira dinâmica, da forma que melhor represente os movimentos que o paciente realizará rotineiramente. Com esse objetivo, a movimentação dos tecidos da região que terá íntimo contato com as bordas da prótese pode ser feita pelo cirurgião-dentista (por meio da manipulação de lábios e bochechas, simulando os movimentos funcionais), pelo paciente (pela movimentação da língua e por movimentos mímicos) ou por uma combinação dos dois.

É válido salientar que, quando o paciente apresenta musculatura hipotônica, os movimentos mímicos podem não alcançar a correta moldagem funcional e, por isso, o cirurgião-dentista deverá auxiliar a movimentação, tracionando efetivamente os tecidos de lábios e bochechas. Por outro lado, a movimentação muscular realizada por um paciente com musculatura hipertônica, por si só, pode ser suficiente para a realização da moldagem. Independentemente da tonicidade muscular do paciente, sugere-se a manipulação combinada dos tecidos, na qual o cirurgião-dentista realiza o tracionamento dos lábios e bochechas e o paciente executa movimentos funcionais.

Tipo de moldeira

Na moldagem funcional, a utilização de moldeira individual permite uma técnica mais precisa em relação à moldeira de estoque, já que o profissional estabelece as áreas de alívio e os limites da área chapeável e, posteriormente, pela moldagem de borda, obtém um selamento periférico efetivo.

Tipo de material de moldagem

A moldagem em próteses totais foi amplamente influenciada pelo desenvolvimento de materiais de moldagem, surgindo novas variações técnicas. Atualmente, o mercado odontológico oferece uma série de alternativas de materiais de moldagem, o que pode levar o cirurgião-dentista a questionar-se sobre qual deve ser utilizado.

A seleção do material deve levar em conta a habilidade técnica do profissional e os requisitos que o material deve possuir, como adequado tempo de trabalho, viscosidade, estabilidade dimensional e resistência à fratura. Mais importante do que a seleção do material é a compreensão dos conceitos e dos princípios da moldagem. A literatura indica uma grande variedade de materiais para a moldagem funcional e, de maneira geral, não aponta diferenças significativas em relação ao seu desempenho clínico.

Em geral, as indicações dos materiais de moldagem estão relacionadas com a resiliência da mucosa do rebordo. A moldagem funcional envolve os registros da mucosa móvel, que recobre fundo de sulco vestibular e lingual e o selado posterior, e da mucosa mastigatória, que recobre os rebordos alveolares e o palato duro e está firmemente aderida ao osso subjacente. Considerando que esses dois tipos de mucosa apresentam características anatômicas e histológicas distintas, os materiais de moldagem devem ser selecionados de maneira correta para cada uma delas.

Didaticamente, para apresentar as opções de materiais de moldagem, serão descritos, inicialmente, os materiais que podem ser utilizados na moldagem da mucosa de revestimento ou móvel, a qual será responsável pelo selamento periférico da prótese total, e, em seguida, os materiais mais indicados para a moldagem da mucosa aderida.

Moldagem do selado periférico (mucosa móvel)

A moldagem do selado periférico pode ser realizada em maior ou menor número de etapas, de acordo com a experiência e a habilidade do profissional. O requisito fundamental do material de moldagem de escolha para a reprodução dos tecidos que compõem o selado periférico é possuir consistência e escoamento adequados para que seja exercida uma leve pressão nesses tecidos no ato da moldagem, a qual deve ser mantida até a reação final do material, considerando a técnica de pressão seletiva descrita anteriormente.

No mercado nacional, os materiais mais acessíveis para essa finalidade são a godiva de baixa fusão em bastão e os elastômeros densos (principalmente o silicone de condensação). A godiva de baixa fusão é indicada para a moldagem do selado em um maior número de etapas, porém não é indicada para a moldagem de todo o selado em uma única etapa, já que seu tempo de trabalho não permite mantê-lo plastificado em toda a extensão da borda da moldeira. As vantagens de se utilizar a godiva em bastão são a sua estabilidade dimensional e a facilidade de correção de erros, já que é possível plastificar novamente o material. Ainda, por ser realizada em etapas, a moldagem é bem controlada.

Para a moldagem do selado periférico da prótese em uma única etapa ou em menor número de etapas, elastômeros (siliconas de condensação de consistência densa) e até condicionadores de tecidos podem ser utilizados. O uso de materiais elásticos elimina o risco de acidentes por queimadura da face ou mucosa do paciente, além de não apresentarem característica friável, como a godiva. Ainda, os materiais elastoméricos apresentam excelente estabilidade dimensional, além de terem bom tempo de trabalho.

Moldagem da mucosa aderida

Considerando a filosofia de moldagem com pressão seletiva, a moldagem da mucosa aderida, que recobre os rebordos e o palato duro, deve ser realizada com materiais que tenham um bom escoamento. Isso permite a mínima deformação dos tecidos durante o processo, de forma que sejam moldados o mais próximo possível da sua forma original.

Para a moldagem da mucosa aderida, a pasta de óxido de zinco e eugenol é um material com boa indicação e aceitação clínica, já que tem bom escoamento, adequado tempo de trabalho, boa reprodutibilidade de detalhes e custo acessível. No entanto, deve ser salientado que esse material tem característica não elástica e, dessa forma, não deve ser utilizado para moldar rebordos que apresentem retenções.

Assim, para rebordos retentivos, os elastômeros são os mais indicados. Atualmente, existem quatro tipos de elastômeros no mercado:

- siliconas que polimerizam por reação de condensação;
- siliconas que polimerizam por reação de adição;
- poliéteres;
- polissulfetos (mercaptanas).

A utilização desses materiais também tem boa aceitação clínica, visto que proporciona boa reprodução de detalhes, consistências variadas e boa estabilidade dimensional, desde que o vazamento do modelo seja imediato nos casos de siliconas de condensação e polissulfetos.

Os materiais atuais são extremamente precisos e, embora as siliconas de adição e os poliéteres possuam maior estabilidade dimensional e maior reprodução de detalhes, técnicas utilizando outros materiais, como siliconas de condensação ou pasta zinco-enólica, oferecem bom desempenho clínico e são menos dispendiosas. Independentemente do material selecionado, o conhecimento e a habilidade técnica do profissional são fundamentais para alcançar o resultado preciso da moldagem funcional.

REFERÊNCIAS ANATÔMICAS E SUAS IMPLICAÇÕES CLÍNICAS NA MOLDAGEM FUNCIONAL

No ato da moldagem funcional, o profissional deve estar atento à anatomia da área chapeável e às estruturas que a circundam. Como já salientado anteriormente, o conhecimento dos limites da área chapeável e a histologia da mucosa bucal e da musculatura paraprotética são fundamentais para o sucesso da moldagem. Esses aspectos são de extrema importância, já que as estruturas devem ser moldadas de forma a promover retenção e estabilidade das próteses totais. A não observação dos procedimentos adequados irá, de maneira inversa ao desejado, prejudicar a retenção e a estabilidade. As Tabelas 6.1 e 6.2 mostram, para maxila e mandíbula, a dinâmica do selamento periférico da prótese, de acordo com as estruturas anatômicas e os grupos musculares envolvidos. Ainda, para a execução da moldagem funcional, é essencial o conhecimento dos movimentos necessários, exercidos pelo cirurgião-dentista ou pelo paciente, para simular as futuras próteses totais em função.

É interessante recomendar que o paciente remova suas próteses antigas na noite anterior e não as recoloque até o momento da consulta para moldagem funcional, uma vez que esse procedimento possibilita que os tecidos de suporte não estejam comprimidos. Também vale salientar que, durante os procedimentos relacionados à moldagem funcional, a moldeira maxilar deve ser mantida no lugar com o dedo indicador de uma das mãos posicionado no centro do palato, enquanto a outra mão executa os movimentos necessários.

Já para a moldagem da mandíbula, a moldeira deve ser mantida em posição com os dedos indicador e médio de uma das mãos bilateralmente na região de pré-molares, sendo que, sempre que possível, o polegar deve estar pinçando a base da mandíbula na região do mento, enquanto a outra mão realiza os movimentos de lábios e bochechas. Quando os movimentos funcionais de língua forem realizados pelo paciente, a moldeira mandibular deve ser mantida em posição, com os dedos indicadores bilateralmente posicionados na região de pré-molares, enquanto os polegares pinçam, sob essa mesma região, a base da mandíbula.

A moldagem das estruturas relacionadas ao selado da prótese deve promover discreta compressão, a fim de obter o desejado selamento periférico, capaz de impedir

TABELA 6.1 Dinâmica clínica e de moldagem do selamento periférico da prótese, de acordo com as estruturas anatômicas e os grupos musculares envolvidos na maxila.

Estrutura anatômica/ músculo envolvido	Dinâmica clínica	Simulação do movimento funcional realizado pelo cirurgião-dentista	Movimento funcional do paciente
Freio labial anterior (orbicular do lábio)	A ação do músculo traciona o freio para baixo sempre que o lábio superior realizar um movimento nesse sentido ou de franzir os lábios (fazer "bico"), podendo deslocar a prótese ou ser traumatizado se a prótese estiver interferindo no movimento do freio.	Tracionamento do lábio superior para baixo.	Movimentos de franzir os lábios ("bico").
Sulco vestibulolabial anterior (orbicular do lábio)	É tracionado para baixo sempre que o lábio superior realizar um movimento nesse sentido ou de "bico", podendo deslocar a prótese ou ser traumatizado se a prótese estiver com o flanco sobre-estendido. A espessura da borda da prótese nessa região auxilia o suporte do lábio e sofre, portanto, influência do fator estético, podendo, dentro de certos limites, ser mais ou menos espessa. Uma borda mais espessa pode, ainda, interferir na retenção. Um equilíbrio entre a estética e a função deve ser alcançado.	Tracionamento do lábio superior para baixo.	Movimentos de franzir os lábios ("bico").
Freio lateral (orbicular do lábio, elevador do ângulo da boca e bucinador)	Movimentos do lábio superior para a frente, como franzir os lábios (fazer "bico"), tracionam o freio para anterior, enquanto o movimento de sorriso traciona o freio para posterior. A abertura bucal traciona o freio para baixo. O alívio do freio, portanto, deve permitir essa movimentação livremente. Assim como ocorre com o freio labial anterior, pode deslocar a prótese ou ser traumatizado se ela estiver interferindo no movimento do freio.	Tracionamento do lábio superior para baixo.	Movimentos de abertura bucal, sorriso e "bico".
Sulco vestibular posterior na região do processo zigomático da maxila (bucinador)	Nessa região, o fundo de sulco é mais raso em função da presença do processo zigomático, e o flanco da prótese deve ser mais baixo. É pressionado nos movimentos de sorriso ou de contração da bochecha – como ocorre durante a mastigação –, podendo deslocar a prótese ou ser traumatizado se ela estiver com o flanco sobre-estendido.	Tracionamento da bochecha para baixo e para a frente.	Movimentos de abertura bucal e sorriso.
Sulco vestibular posterior na região do espaço retrozigomático (bucinador)	Em sua porção horizontal, lateralmente à tuberosidade, é pressionado para baixo nos movimentos de sorriso ou de contração da bochecha – como durante a mastigação – e, na sua porção mais posterior, verticalizada, é pressionado para a frente. Pode deslocar a prótese ou ser traumatizado se ela estiver com o flanco sobre-estendido. Na abertura bucal, o processo coronoide da mandíbula passa lateralmente ao sulco, determinando o espaço disponível para a espessura da borda da prótese. Uma borda mais espessa do que o espaço existente provoca dor e traumatiza o paciente, podendo deslocar a prótese.	Tracionamento da bochecha para baixo e para a frente.	Movimentos de abertura bucal e sorriso.
Sulco pterigomaxilar ou hamular	Se a prótese for curta nessa região, não abrangendo o sulco hamular, haverá prejuízo ao selamento posterior e, consequentemente, ocorrerá o deslocamento da prótese. Na abertura bucal, a rafe pterigomandibular é tracionada para a frente, sendo traumatizada e deslocando a prótese, se a sua borda estiver sobre-estendida além do sulco hamular.	O cirurgião-dentista não interfere.	Movimentos de abertura bucal.

(continua)

TABELA 6.1 Dinâmica clínica e de moldagem do selamento periférico da prótese, de acordo com as estruturas anatômicas e os grupos musculares envolvidos na maxila. (*continuação*)

Estrutura anatômica/ músculo envolvido	Dinâmica clínica	Simulação do movimento funcional realizado pelo cirurgião-dentista	Movimento funcional do paciente
Área de selado palatino posterior (palatoglosso e tensor do véu palatino atuam na movimentação do palato mole)	A linha vibratória (linha do "ah") corresponde ao início dos tecidos móveis do palato mole e, caso a prótese avance sobre esses tecidos, em decorrência da movimentação funcional existente, poderá haver traumatismo nessa região e deslocamento da prótese. Ainda, o término da prótese no nível da linha do "ah" permite que o palato mole se acomode sobre a face distal de sua borda posterior, evitando que a ação muscular do palatoglosso e tensor do véu palatino desloquem a prótese, colaborando com o selamento periférico e evitando o surgimento de náuseas e a penetração de alimentos.	O cirurgião-dentista não interfere.	Pronúncia do som "ah".

TABELA 6.2 Dinâmica clínica e de moldagem do selamento periférico da prótese, de acordo com as estruturas anatômicas e grupos musculares envolvidos na mandíbula.

Estrutura anatômica/ músculo envolvido	Dinâmica clínica	Simulação do movimento funcional realizado pelo cirurgião-dentista	Movimento funcional do paciente
Freio labial anterior (orbicular do lábio)	A ação do músculo traciona o freio para cima sempre que o lábio inferior realizar um movimento nesse sentido ou de "bico", podendo deslocar a prótese ou ser traumatizado se ela estiver interferindo no movimento do freio.	Tracionamento do lábio inferior para cima	Movimentos de "bico".
Sulco vestibulolabial anterior (orbicular do lábio, abaixador do lábio inferior e mentual)	É tracionado para cima sempre que o lábio inferior realizar um movimento nesse sentido ou de "bico", podendo deslocar a prótese ou ser traumatizado se ela estiver com o flanco sobre-estendido.	Tracionamento do lábio inferior para cima.	Movimentos de "bico".
Freio lateral (bucinador, orbicular do lábio e abaixador do ângulo da boca)	Movimentos do lábio inferior para a frente, como no movimento de "bico", tracionam o freio para a frente, enquanto o movimento de sorriso traciona o freio para trás. A abertura bucal traciona o freio para cima. Assim como ocorre com o freio labial anterior, pode deslocar a prótese ou ser traumatizado se ela estiver interferindo no movimento do freio.	Tracionamento do lábio inferior para cima.	Movimentos de abertura bucal, "bico" e sorriso.
Sulco vestibular posterior – linha oblíqua externa (bucinador)	Em virtude da orientação horizontal das fibras do bucinador, é possível um certo avanço da borda da prótese sobre a linha oblíqua externa, promovendo o adequado selamento periférico sem que a prótese seja deslocada.	Tracionamento da bochecha para cima.	Movimentos de sorriso.
Sulco vestibular posterior – região distovestibular (masseter)	O movimento de fechamento bucal promove a contração do masseter e, em alguns casos, o aumento de volume resultante dessa contração pressiona o bucinador sobre a porção distovestibular da prótese, podendo deslocá-la e traumatizar o paciente, caso a borda esteja sobre-estendida nessa região, sem o necessário contorno que acomode esse aumento de volume muscular.	Tracionamento da bochecha para cima.	Movimentos de fechamento bucal.
Região distal (posterior à papila piriforme) e distolingual (região da fossa retromilo-hióidea; palatoglosso e constritor superior da faringe)	O movimento da língua para fora pode deslocar a prótese se a borda estiver sobre-estendida na região distolingual.	O cirurgião-dentista não interfere.	Movimentos de língua para fora até o nível dos lábios.

(continua)

TABELA 6.2 Dinâmica clínica e de moldagem do selamento periférico da prótese, de acordo com as estruturas anatômicas e grupos musculares envolvidos para mandíbula. (*continuação*)

Estrutura anatômica/ músculo envolvido	Dinâmica clínica	Simulação do movimento funcional realizado pelo cirurgião-dentista	Movimento funcional do paciente
Sulco alveololingual posterior (milo-hióideo)	O movimento da língua para o lado oposto ao que está sendo moldado desloca o sulco, podendo deslocar a prótese e machucar o paciente, se a borda nessa região estiver sobre-estendida.	O cirurgião-dentista não interfere.	Movimentos de língua para o lado oposto ao que está sendo moldado.
Sulco alveololingual anterior e freio lingual (genioglosso)	O movimento de língua para cima desloca o sulco e traciona o freio nessa direção, podendo deslocar a prótese e machucar o paciente, se a borda nessa região estiver interferindo no movimento do freio.	O cirurgião-dentista não interfere.	Movimentos de língua para cima.

a penetração de ar sob a prótese, promovendo adequada retenção e, ao mesmo tempo, não interferindo com a livre movimentação da musculatura e das estruturas paraprotéticas, para que não haja o seu deslocamento durante a função. A borda posterior da prótese maxilar evita náuseas e a penetração de alimentos e promove o selado palatino posterior. Por outro lado, na região de freios, nenhuma compressão é realizada durante a moldagem, para evitar o deslocamento da prótese e não machucar o paciente.

TABELA 6.3 Material necessário para o ajuste da moldeira individual.

- Moldeira individual
- Micromotor e peça de mão
- Disco de carborundum, disco monoface de aço ou fresa minicut 1520
- Tiras de lixa
- Fresa maxicut 1507
- Mandril para disco
- Mandril para lixa
- Lápis cópia

MOLDAGEM FUNCIONAL – PROCEDIMENTOS CLÍNICOS

Os procedimentos envolvidos na sessão clínica de moldagem funcional consistem, basicamente, em três etapas:

- ajuste da moldeira individual;
- moldagem de borda;
- moldagem funcional propriamente dita.

Moldagem da maxila

Posição do paciente/profissional

Para o ajuste da moldeira e a moldagem da maxila propriamente dita, o cirurgião-dentista deve se posicionar, inicialmente, em frente ao paciente, que deve estar reclinado, em um ângulo de aproximadamente 135° entre o assento e o encosto da cadeira.

Ajuste da moldeira individual

O ajuste da moldeira individual (Tabela 6.3) é realizado, quando necessário, para criar o espaço do material de moldagem de borda e, posteriormente, para definir, por meio da moldagem funcional, o limite final da área chapeável.

Como o objetivo da moldagem de borda será definir o selado periférico da prótese, o cirurgião-dentista deve obter, após o procedimento de ajuste da moldeira, uma distância entre o fundo de sulco e a borda da moldeira de aproximadamente 2 a 3 mm. Essa distância permite um espaço suficiente para o material de moldagem de borda realizar discreta compressão no fundo de sulco, obtendo o selado periférico e possibilitando que, durante esse procedimento, não ocorra sobre-compressão sobre a região que estiver sendo moldada.

O cirurgião-dentista deve inspecionar visualmente a moldeira individual, a fim de remover arestas que possam lesar a mucosa a ser moldada, inseri-la na cavidade bucal após adequada desinfecção e avaliar sua adaptação de maneira geral. Além disso, deve observar se a moldeira não está gerando compressão em alguma região, podendo machucar o paciente. O ajuste da moldeira individual deve ser feito em partes. Durante esse procedimento, as bordas devem ser mantidas arredondadas e na espessura correta, para evitar que traumatizem a mucosa do paciente. Os passos descritos a seguir devem ser executados primeiramente para um hemiarco e, em seguida, para o hemiarco oposto.

Região de freios (freio labial anterior e lateral)

Os freios devem ser aliviados de forma a serem contornados pela moldeira. Para isso, pode ser utilizado um disco de carborundum (Figura 6.1), ou monoface de aço, ou uma minicut 1520. Esse alívio não deve ser amplo, para que não se perca a área chapeável da futura prótese.

Geralmente, o recorte realizado para o alívio do freio lateral é mais amplo e voltado para trás (Figura 6.2).

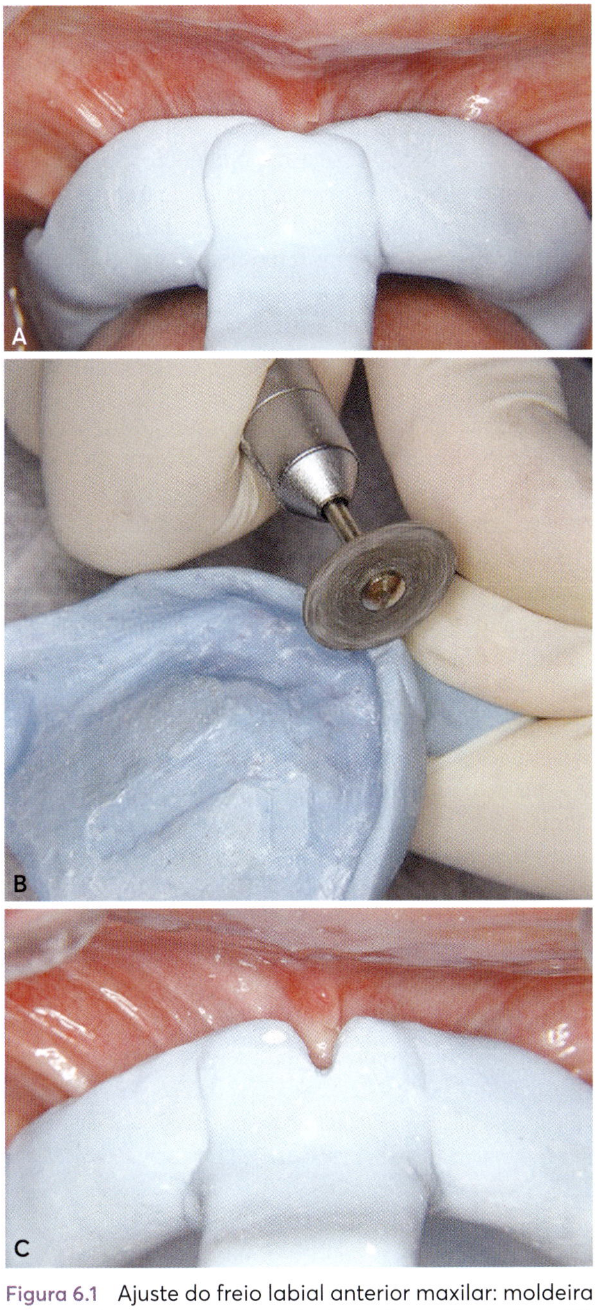

Figura 6.1 Ajuste do freio labial anterior maxilar: moldeira em posição antes do alívio (**A**); ajuste da região do freio (**B**); moldeira em posição após o alívio (**C**).

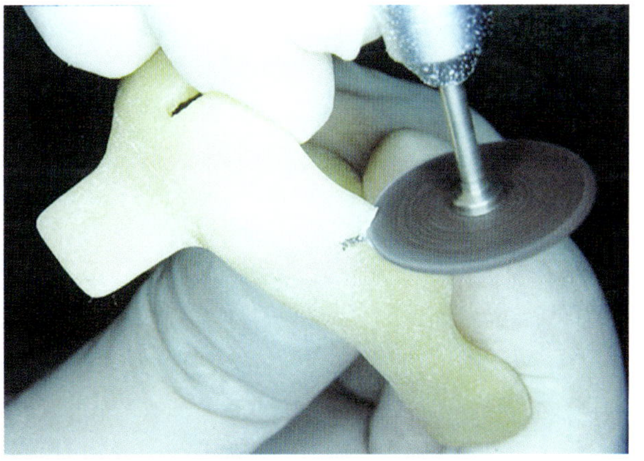

Figura 6.2 Ajuste do freio lateral.

Região do sulco vestibulolabial anterior

Após o ajuste para o alívio do freio labial anterior, o profissional deverá verificar a extensão da moldeira no fundo de sulco vestibulolabial anterior, em que ocorre a influência do músculo orbicular do lábio (Figura 6.3).

A moldeira deverá ser novamente inserida na boca do paciente e, então, o cirurgião-dentista deverá afastar o lábio nessa região, em 45°, com os dedos indicador e polegar, enquanto mantém a moldeira em posição com a outra mão, verificando se a borda está 2 a 3 mm aquém do fundo de sulco vestibular. Caso isso não ocorra, a borda da moldeira deve ser desgastada com a ponta maxicut (Figura 6.3A), até que o desejado espaço seja alcançado. O tracionamento do lábio pelo cirurgião-dentista, sem que a moldeira se desadapte da área de suporte, é um indicativo da existência de espaço para o material de moldagem de borda (Figura 6.3B).

Região do sulco vestibulolateral (processo zigomático)

Nessa região, que abrange a borda da moldeira desde o freio lateral até o início da região da tuberosidade, o flanco da moldeira será mais baixo em função da presença do processo zigomático (Figura 6.4). Também ocorre aí a influência do músculo bucinador, que se origina na superfície lateral externa do processo alveolar da maxila. O dentista deve posicionar a moldeira na boca do paciente, a fim de observar o espaço adequado para o material de moldagem de borda, que deve ser de 2 a 3 mm entre o flanco da moldeira e o fundo de sulco. A existência do espaço necessário ao material de moldagem de borda também pode ser verificada por meio de movimentos realizados, de modo a tracionar a bochecha para baixo com o polegar e o indicador de uma das mãos, enquanto a outra mantém a moldeira em posição. A realização desses movimentos não deve interferir no posicionamento da moldeira, caso esta seja deslocada e deverá ser feito o desgaste da sua borda.

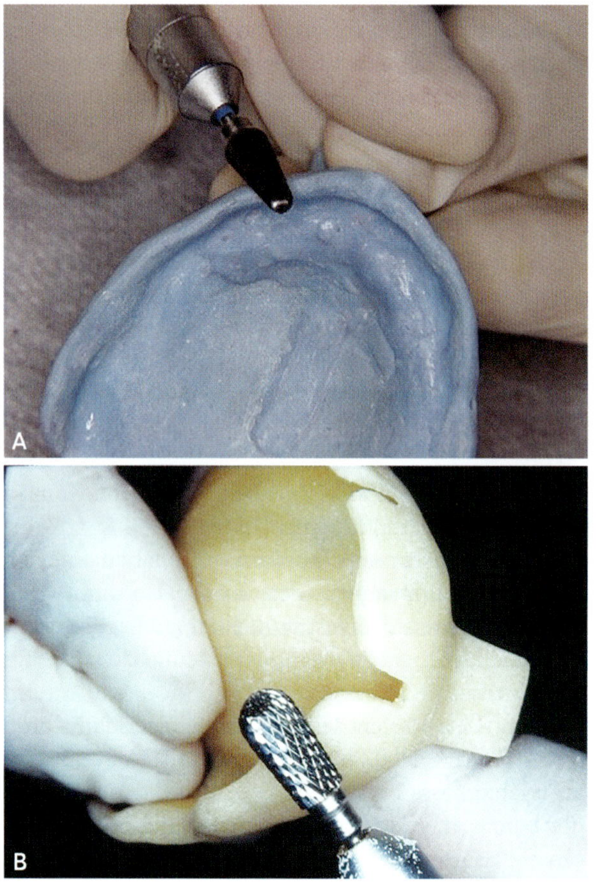

Figura 6.3 Ajuste da moldeira na região correspondente ao sulco vestibulolabial anterior (**A** e **B**).

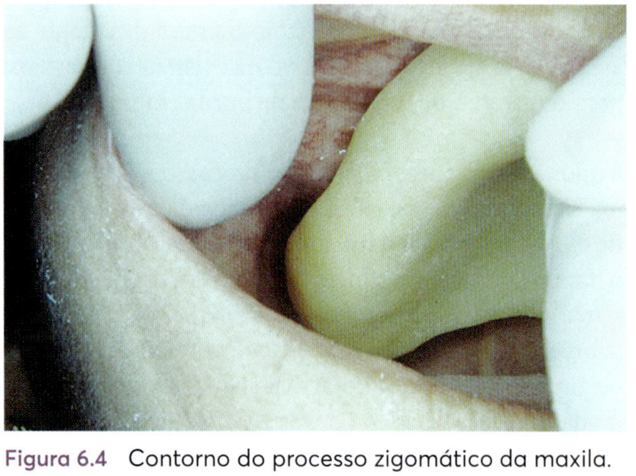

Figura 6.4 Contorno do processo zigomático da maxila.

Região do espaço retrozigomático e sulco pterigomaxilar (hamular)

Nessa etapa, leva-se a moldeira em posição (Figura 6.5) e observa-se o relacionamento entre ela e essas estruturas anatômicas, sendo que a prótese deve abrangê-las estendendo-se até o sulco pterigomaxilar. Esse ajuste deve ser cuidadoso, já que a espessura da borda da prótese total correspondente a essa região pode sofrer interferência do processo coronoide da mandíbula quando o paciente abrir a boca. Na abertura bucal, essa estrutura desloca-se para a frente, muito próxima ao rebordo, e, por isso, o cirurgião-dentista deve observar se esse movimento pode ser realizado livremente, sem que haja dor ou desconforto no paciente ou deslocamento da moldeira.

Após o ajuste da moldeira em um dos hemiarcos, os mesmos procedimentos deverão ser realizados no hemiarco oposto, antes do ajuste da região de selamento posterior.

Região do selado posterior (linha vibratória)

A borda posterior da prótese total deve ter como limite a região em que se inicia a movimentação do palato mole durante a atividade fonética. Esse limite pode ser visualizado por uma linha imaginária situada na porção posterior da abóbada palatina, onde ocorre a vibração da mucosa quando o paciente pronuncia o som "ah" (linha do "ah" ou linha vibratória). Dessa forma, não deve haver interferência dos músculos palatoglosso, palatofaríngeo e pilares anterior e posterior da faringe, os quais poderiam prejudicar a retenção da prótese.

O limite posterior da prótese total maxilar deve ser ajustado da seguinte forma: o cirurgião-dentista deverá delimitar, na boca do paciente, com grafite de lápis cópia, uma linha demarcatória que determine o sulco pterigomaxilar em ambos os lados (Figura 6.6).

Em seguida, o cirurgião-dentista deve solicitar que o paciente pronuncie "ah" e observar atentamente onde se inicia o movimento da mucosa nessa região, demarcando, então, o limite posterior da moldeira, unindo as linhas dos sulcos pterigomaxilar direito e esquerdo anteriormente traçadas.

Após a delimitação da linha vibratória, a moldeira deverá ser posicionada na boca do paciente para que a tinta do grafite, presente na mucosa, seja transferida para a moldeira. Se a moldeira se estender além do traço marcado, deverá ser desgastada com a ponta maxicut (Figura 6.7).

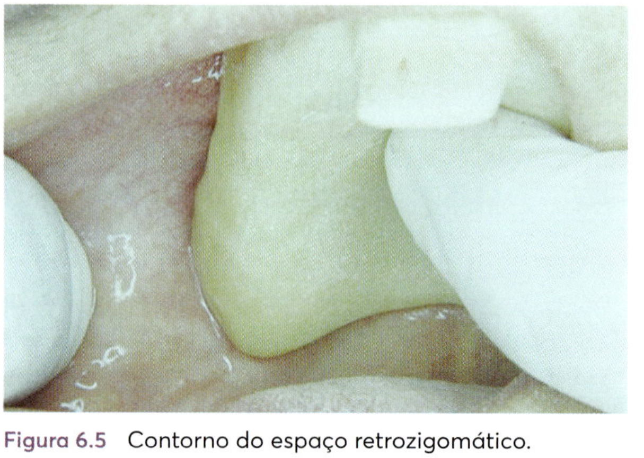

Figura 6.5 Contorno do espaço retrozigomático.

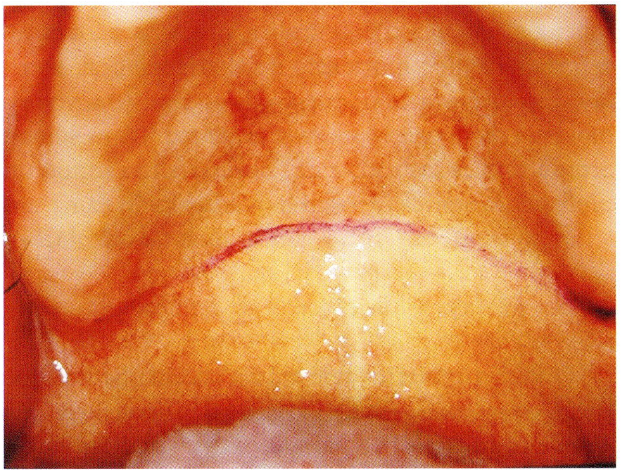

Figura 6.6 Linha do "ah" demarcada com grafite de lápis cópia.

Após a realização de todos os ajustes da moldeira maxilar, poderá ser realizado um teste opcional para verificar se os limites dos flancos vestibulares da moldeira foram suficientemente desgastados. Para isso, o profissional deverá mantê-la em posição e executar suaves movimentos de tracionamento para baixo, no lábio superior e nas bochechas, de forma a verificar se a moldeira se mantém em posição.

Moldagem de borda – Aspectos gerais para maxila e mandíbula

TABELA 6.4 Material necessário para a moldagem de borda.

- Moldeira individual previamente ajustada
- Material de moldagem de consistência pesada (godiva de baixa fusão ou silicone)
- Lamparina a álcool
- Lamparina de Hannau
- Buril de Lecron
- Gral de borracha

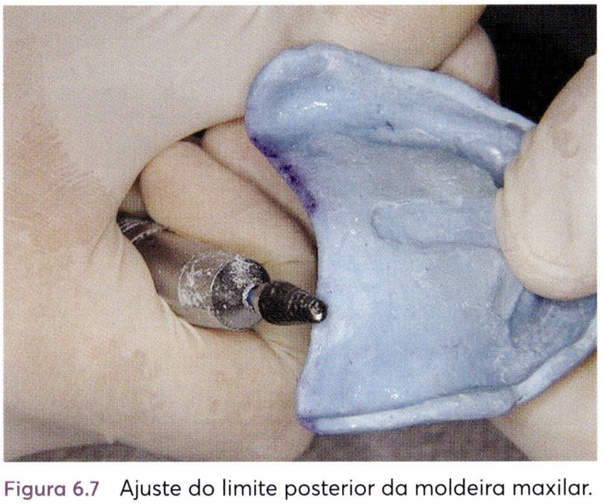

Figura 6.7 Ajuste do limite posterior da moldeira maxilar.

A moldagem de borda é realizada com o objetivo de obter um selamento periférico efetivo, evitando a penetração de ar sob a prótese e estabelecendo, de maneira inicial, os limites da futura prótese total. Essa técnica deve combinar movimentos musculares executados pelo dentista e movimentos executados pelo paciente, de acordo com os grupos musculares descritos nas Tabelas 6.1 e 6.2.

O cirurgião-dentista deverá estabelecer uma ordem para o seu trabalho. Por isso, uma sugestão é utilizar uma sequência tanto para a maxila como para a mandíbula, utilizando godiva em bastão, como descrito a seguir. De maneira geral, a moldagem de borda pode ser dividida em três ou mais etapas, de acordo com as estruturas anatômicas de referência descritas anteriormente e a experiência clínica do profissional. Todos os freios e as inserções musculares, quando presentes, não devem ser comprimidos, ou seja, devem ficar livres da moldagem de borda.

A moldagem de borda também pode ser executada utilizando, como material de moldagem, um silicone de consistência pesada, sendo essa técnica dividida em três etapas.

A técnica com godiva em bastão determina que esse material deve ser plastificado sobre a chama da lamparina e colocado sobre a borda da moldeira, na região a ser moldada. Em seguida, esse material deve ser novamente plastificado de forma homogênea, com lamparina Hannau.

Antes de colocar a moldeira na boca do paciente, ela deve ser mergulhada rapidamente em recipiente com água em temperatura ambiente, para que a godiva adquira a temperatura adequada, de modo a evitar queimaduras no paciente. Em seguida, a moldeira é cuidadosamente levada em posição e são realizados os movimentos musculares, em etapas, semelhantes àqueles executados na ocasião do ajuste da moldeira e especificados na Tabelas 6.1 e 6.2.

Após o resfriamento da godiva, a moldeira é retirada, lavada e secada. Examina-se, então, a borda do molde de godiva, que pode se apresentar de diversas formas (Tabela 6.5).

TABELA 6.5 Características do molde de godiva.

Aspecto	Observação
Godiva lisa e fosca, com formato arredondado	Molde adequado.
Godiva com superfície rugosa ou irregular	Molde inadequado. A moldagem não foi corretamente realizada, pois o material de moldagem não apresentava um grau de plasticidade desejável. Repetir o procedimento.

(continua)

TABELA 6.5 Características do molde de godiva. (*continuação*)

Aspecto	Observação
Godiva afilada (lâmina de faca)	Moldeira infraestendida, com flancos muito curtos. Avaliar a necessidade de confecção de nova moldeira ou extensão dos flancos.
Aparecimento da borda da moldeira	Moldeira sobre-estendida. Remover a godiva e desgastar mais um pouco a moldeira, eliminando o seu excesso. Repetir o procedimento.
Godiva com superfície brilhante	Quantidade de material utilizado foi insuficiente, não chegando a atingir a área a ser moldada, ou foi levado em plasticidade insuficiente, não permitindo obter um molde adequado. Repetir o procedimento.

Moldagem de borda maxilar com godiva

Moldagem do sulco vestibulolabial anterior

Uma porção suficiente de godiva em bastão plastificada, que envolva a borda da moldeira, deve ser posicionada na região de flanco anterior, entre os entalhes do freio labial anterior e do freio lateral (Figura 6.8A). Posiciona-se a moldeira na boca do paciente e executa-se a simulação dos movimentos funcionais, tracionando o lábio superior para baixo (Figura 6.8B). Em seguida,

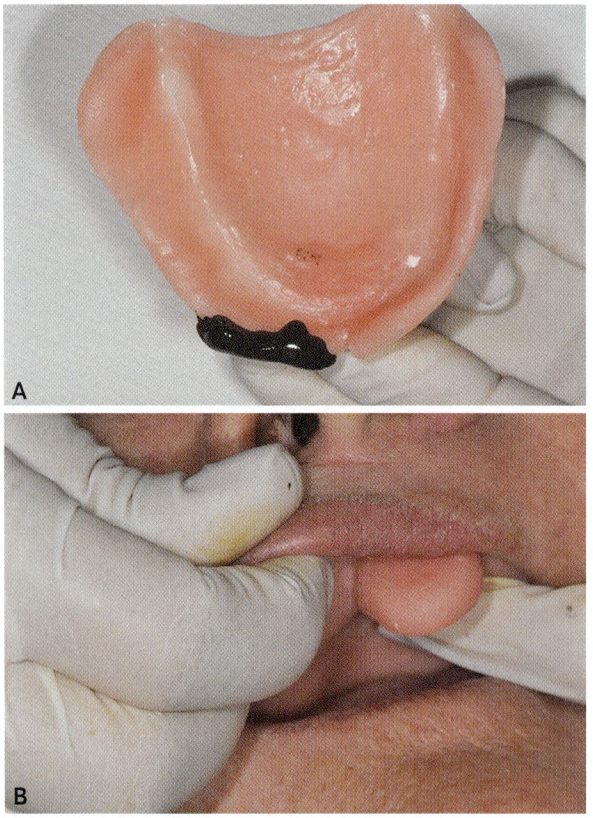

Figura 6.8 Godiva acomodada na região de sulco vestibulolabial anterior maxilar (**A**). Moldagem de sulco vestibulolabial anterior maxilar (**B**).

solicita-se que o paciente realize, por duas ou três vezes, movimentos funcionais de abertura bucal, sorriso e bico. Após o resfriamento da godiva, remove-se a moldeira da boca e observa-se o aspecto do molde, de acordo com as instruções da Tabela 6.5. Em seguida, o profissional poderá executar a moldagem do flanco anterior do hemiarco oposto, com as mesmas orientações.

Moldagem do processo zigomático, espaço retrozigomático e sulco pterigomaxilar

O flanco posterior tem início no entalhe do freio lateral e segue até o final da região retrozigomática, que é onde começa o sulco pterigomaxilar. De maneira similar ao realizado no flanco anterior, uma porção de godiva em bastão plastificada deve envolver a borda da moldeira em toda essa região. O profissional deve executar movimentos de tracionamento do músculo bucinador (bochecha) para baixo e para a frente (ver Tabela 6.1). Solicita-se, então, que o paciente realize, por duas ou três vezes, movimentos funcionais de abertura bucal, sorriso e bico. Em seguida, examina-se o molde obtido (Figura 6.9). A moldagem da mesma região no hemiarco oposto pode ser realizada na sequência.

Moldagem do selado palatino posterior

O selado palatino posterior, obtido na moldagem de borda, é responsável por grande parte da retenção da prótese maxilar. A moldagem sob leve pressão dessa região favorece a retenção da prótese, evitando a penetração de ar ou alimentos, além de proporcionar um contato firme da borda da prótese com a mucosa, evitando desconforto ou náuseas.

Uma porção de godiva plastificada, com aproximadamente 4 mm de largura, deve ser posicionada na região posterior da moldeira, internamente, estendendo-se do sulco pterigomaxilar de um hemiarco ao sulco pterigomaxilar do hemiarco oposto. A moldeira

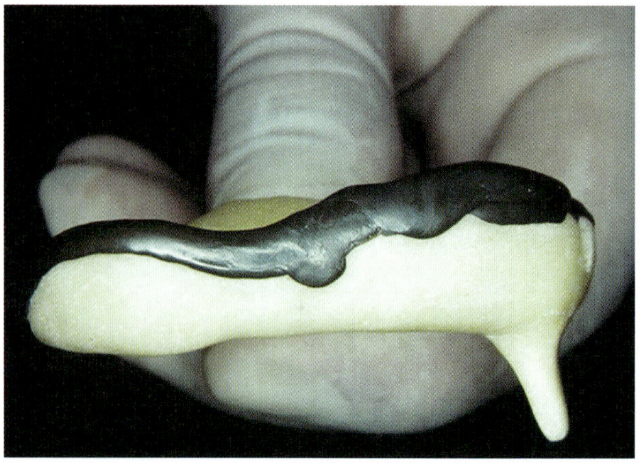

Figura 6.9 Molde do processo zigomático, do espaço retrozigomático e do sulco pterigomaxilar.

é, então, levada à boca e levemente comprimida, sendo mantida em posição (Figura 6.10).

Após a moldagem de borda ter sido executada em todas as regiões, o molde obtido deve ser cuidadosamente avaliado (Figura 6.11), e os excessos de godiva internos na moldeira devem ser removidos com o auxílio de um buril de Lecron. A godiva na região interna da moldeira não deve ultrapassar 3 a 4 mm além da borda, deixando, assim, o correto espaço para o material da moldagem a ser utilizado na próxima etapa. Em seguida, a moldeira deve ser lavada e secada.

Moldagem de borda maxilar com silicone

A moldagem de borda com silicone pode ser realizada em três etapas, na seguinte sequência:

- moldagem de um hemiarco;
- moldagem do hemiarco oposto;
- moldagem do selado palatino posterior.

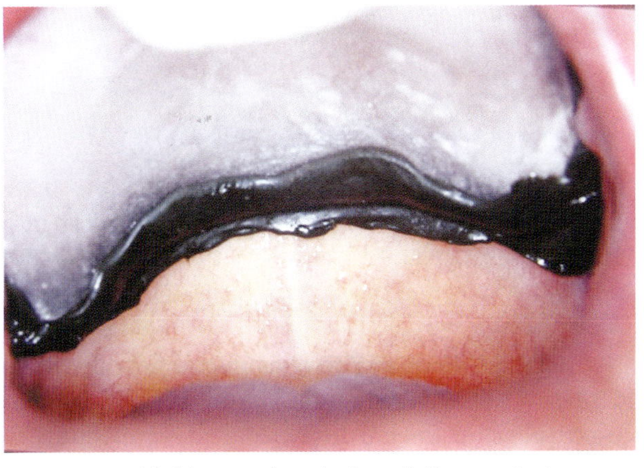

Figura 6.10 Moldagem do selado palatino posterior.

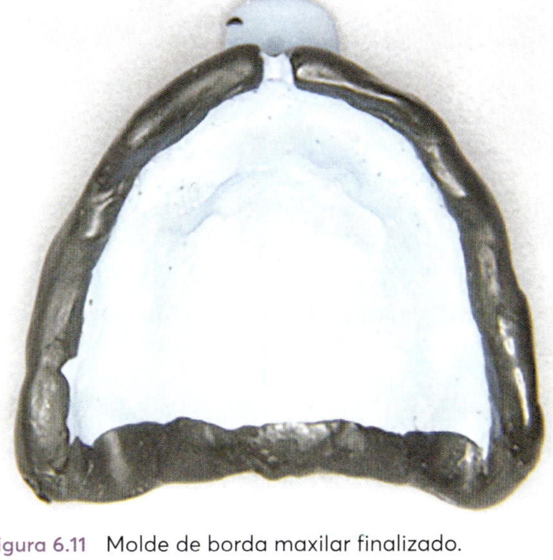

Figura 6.11 Molde de borda maxilar finalizado.

Etapas 1 e 2 – Moldagem dos hemiarcos (flancos direito e esquerdo)

O silicone de condensação deve ser proporcionado e manipulado de acordo com as recomendações do fabricante, em uma porção suficiente para envolver o flanco da moldeira, posicionada em um dos hemiarcos, iniciando logo após o entalhe do freio labial anterior e evitando o entalhe do freio lateral, até atingir a região correspondente ao sulco pterigomaxilar, na borda distal da moldeira.

Ao posicionar a moldeira na cavidade bucal, o cirurgião-dentista executa movimentos de tracionamento do lábio superior para baixo e da bochecha para baixo, e o paciente realiza movimentos funcionais de abertura bucal, sorriso e bico.

Após o exame do molde, os mesmos procedimentos são executados para o hemiarco oposto.

Etapa 3 – Moldagem do selado palatino posterior (flanco posterior)

Uma porção de aproximadamente 4 mm de largura de silicone deve ser colocada internamente, cobrindo toda a borda posterior da moldeira, do sulco pterigomaxilar de um lado ao do lado oposto. A moldeira é, então, levada à boca e levemente comprimida em posição. A Figura 6.12 mostra um molde de borda maxilar realizado com silicone.

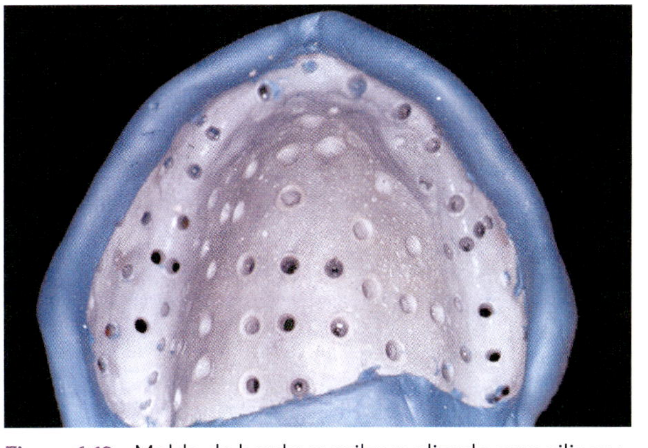

Figura 6.12 Molde de borda maxilar realizado com silicone.

Moldagem funcional maxilar propriamente dita

A moldagem funcional pode ser realizada com pasta de óxido de zinco e eugenol (Tabela 6.6). Por ser um material que pode aderir à pele, recomenda-se aplicar, previamente à moldagem, uma fina camada de vaselina na semimucosa e na pele dos lábios, para evitar a adesão da pasta. Opcionalmente, siliconas ou poliéter também podem ser utilizados para a realização da moldagem funcional, com bom custo-benefício e previsibilidade clínica. Esses últimos materiais não requerem que os lábios do paciente sejam isolados com vaselina.

TABELA 6.6 Material necessário para a moldagem funcional propriamente dita.

Moldeira individual com as bordas moldadas
Material de moldagem (pasta de óxido de zinco e eugenol, poliéter ou silicone)
Lamparina a álcool
Buril de Lecron
Espátula 36
Vaselina sólida

A pasta de óxido de zinco e eugenol está disponível em duas bisnagas (base e catalisador) e deve ser proporcionada de acordo com as recomendações do fabricante (Figura 6.13). Antes da espatulação do material, solicita-se ao paciente que realize bochechos com água, a fim de remover o excesso de saliva e promover um melhor contato do material com o tecido a ser moldado. O material deve ser espatulado até que apresente uma mistura de cor e consistência homogênea. Nesse momento, a moldeira maxilar deverá ser carregada com o material (Figura 6.14), sendo destacado que, em função da moldeira ser parcialmente aliviada, com maior espaço para o material moldador em apenas algumas pequenas regiões, a quantidade de pasta de óxido de zinco e eugenol ou de poliéter utilizada não é volumosa, devendo ser distribuída em uma camada relativamente fina e uniforme no interior da moldeira. No caso de moldagem com poliéter, um adesivo próprio deve ser aplicado na superfície interna da moldeira previamente ao seu carregamento.

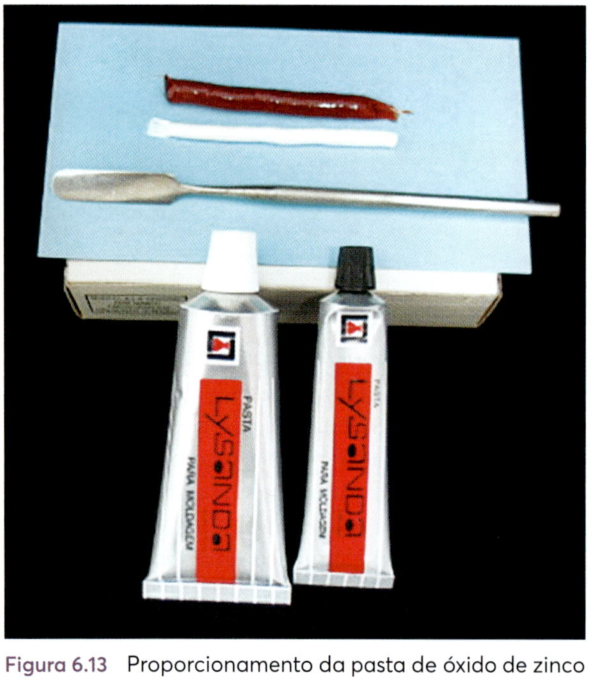

Figura 6.13 Proporcionamento da pasta de óxido de zinco e eugenol.

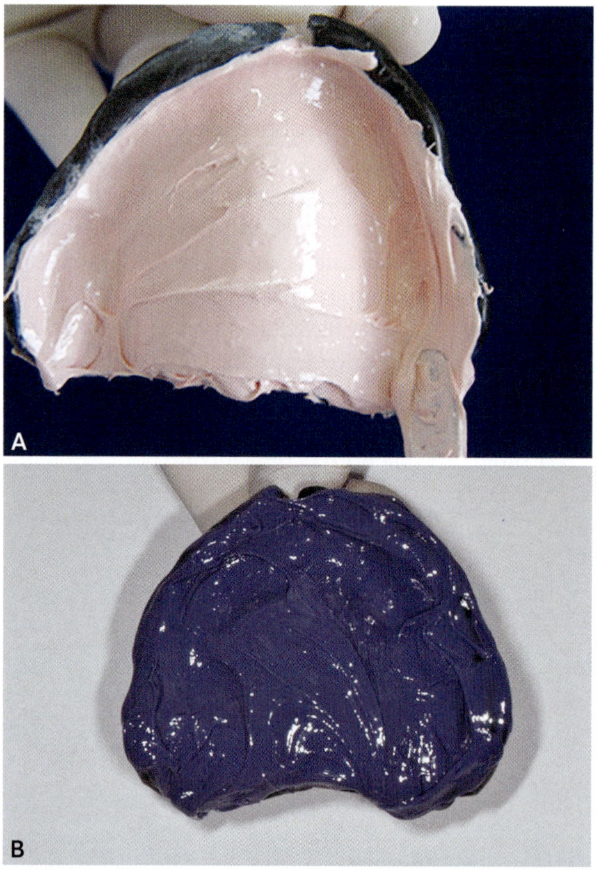

Figura 6.14 Carregamento da moldeira maxilar com o material de moldagem: pasta de óxido de zinco e eugenol (**A**) e poliéter (**B**).

A introdução da moldeira na boca é feita de forma idêntica à utilizada para a moldagem preliminar, bem como o posicionamento do paciente e do profissional. O lábio superior do paciente é, então, elevado, e a moldeira deve ser inicialmente assentada na região anterior do rebordo e corretamente centralizada em relação à linha média do paciente. O cirurgião-dentista posiciona-se por trás do paciente, executando, em seguida, compressão leve e contínua no centro da moldeira, utilizando os dedos indicadores e médios de ambas as mãos. Nesse momento, o material deverá escoar, de modo que a resistência oferecida pelo molde estabeleça o limite de compressão realizado pelo cirurgião-dentista.

Após o assentamento da moldeira, a compressão deve ser cessada para que os tecidos retornem à sua posição de repouso, seguindo-se os princípios da filosofia de moldagem com pressão seletiva.

A moldeira deve ser mantida em posição, enquanto se executa a simulação de movimentos funcionais de lábios e bochechas, de maneira semelhante aos realizados na moldagem de borda e descritos na Tabela 6.1 (Figura 6.15). A seguir, o paciente deve realizar, por duas ou três vezes, movimentos funcionais de abertura bucal, sorriso e bico. A sequência de simulação e realização de movimentos funcionais pelo paciente deve ser feita até que se observe que o material moldador adquiriu consistência tal que não permita que a movimentação dos tecidos altere a sua forma.

Terminada essa operação, o profissional mantém a moldeira estável até a reação final do material de moldagem (Figura 6.15F). O passo seguinte consiste na quebra do vedamento periférico, elevando-se o lábio do paciente e permitindo, dessa forma, a entrada de ar entre a base e a fibromucosa, facilitando a remoção do molde da boca do paciente. Os excessos de material moldador que ultrapassam o limite da moldeira na região de selado palatino posterior devem ser cuidadosamente removidos no nível da moldeira.

Mandíbula

Posição do paciente/profissional

Para o ajuste da moldeira mandibular, bem como para a moldagem propriamente dita, o profissional deve estar posicionado de frente para o paciente, o qual, por sua vez, deve estar reclinado, com um ângulo de aproximadamente 135° entre o assento e o encosto da cadeira.

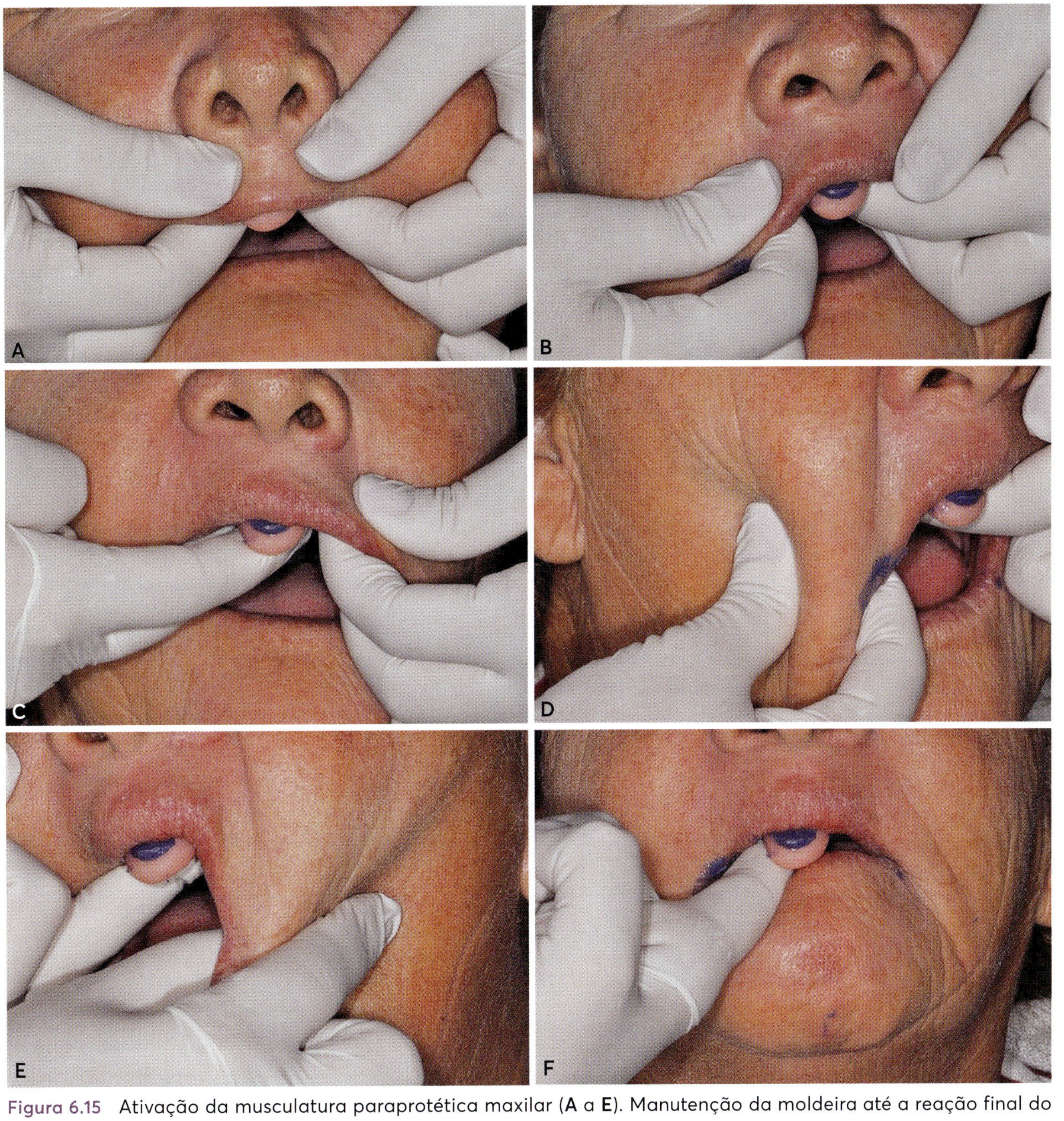

Figura 6.15 Ativação da musculatura paraprotética maxilar (**A** a **E**). Manutenção da moldeira até a reação final do material (**F**).

Ajuste da moldeira individual

O material necessário para o ajuste da moldeira mandibular é idêntico ao descrito para o ajuste da moldeira maxilar. Ainda da mesma maneira que na maxilar, o cirurgião-dentista deve inspecioná-la visualmente, a fim de remover arestas que possam lesar a mucosa a ser moldada, inseri-la na cavidade bucal, após adequada desinfecção, e avaliar sua adaptação de maneira geral, analisando, nesse momento, compressões que possam traumatizar o paciente.

Região de freios (freio labial anterior, lateral e lingual)

Os freios mandibulares devem ser aliviados de forma que sejam contornados pela moldeira. Para o ajuste do freio labial anterior, o lábio inferior deve ser levemente tracionado para cima. Caso haja interferência do freio, um desgaste deverá ser realizado na moldeira, fora da boca, no sentido vertical, de modo que a inserção do freio fique livre (Figura 6.16).

O freio lateral deve ser corretamente contornado para que a prótese não seja facilmente deslocada pela ação dos músculos envolvidos (ver Tabela 6.2). O desgaste dessa região deve ser feito de forma que a moldeira contorne o freio sem machucar o paciente e sem interferir na retenção e na estabilidade da prótese (Figura 6.17).

Na região anterior do flanco lingual da moldeira, é realizado o ajuste do freio lingual. A interferência do freio lingual deve ser avaliada solicitando-se que o paciente movimente a língua para cima, em direção ao palato. Esse ajuste deve ser feito por meio de uma abertura na moldeira no sentido vertical, de modo que essa estrutura não seja injuriada pela futura prótese nem prejudique sua retenção e sua estabilidade (Figura 6.18).

Região do sulco vestibulolabial anterior

O ajuste da região do sulco vestibulolabial anterior é semelhante ao realizado na moldeira maxilar. Deve-se posicionar a moldeira na boca do paciente, afastar o lábio em 45° e avaliar a existência de espaço de 2 a 3 mm entre a borda da moldeira e o fundo de sulco nessa região (Figura 6.19). Caso não se observe o desejado espaço, a moldeira deverá ser desgastada com a ponta maxicut até que ele seja obtido. Ainda, o tracionamento do lábio pelo cirurgião-dentista, sem que a moldeira se desadapte na área de suporte, é um indicativo da existência de espaço para o material de moldagem de borda.

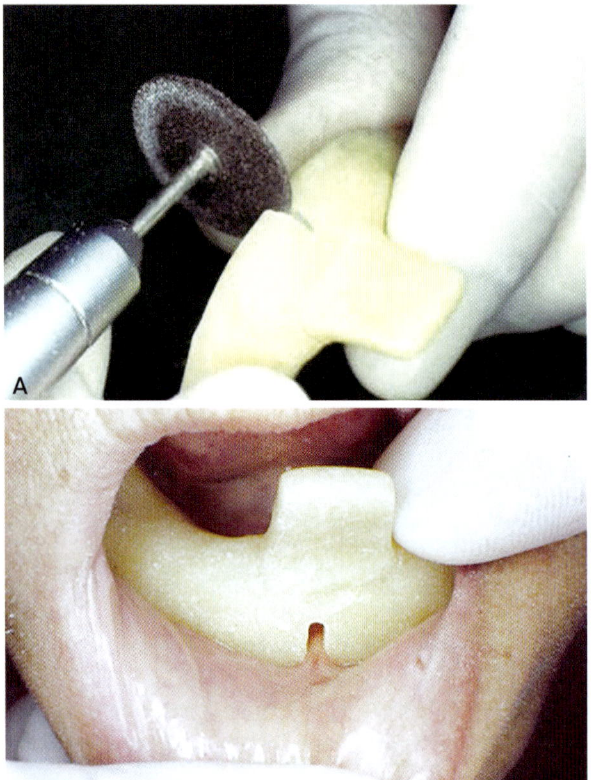

Figura 6.16 Ajuste do freio labial anterior mandibular: ajuste da região do freio (A) e moldeira em posição após o alívio (B).

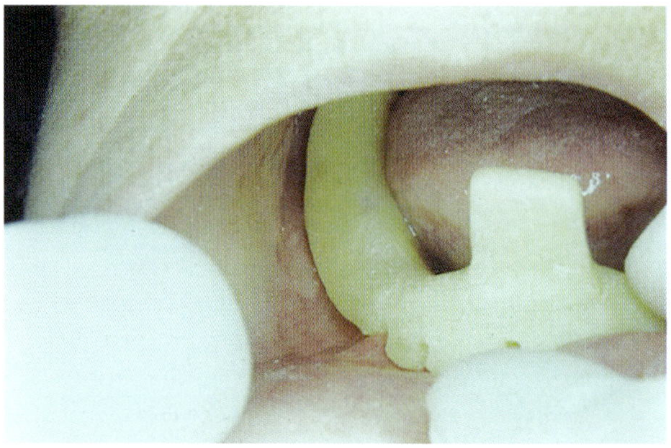

Figura 6.17 Verificação da região do freio lateral.

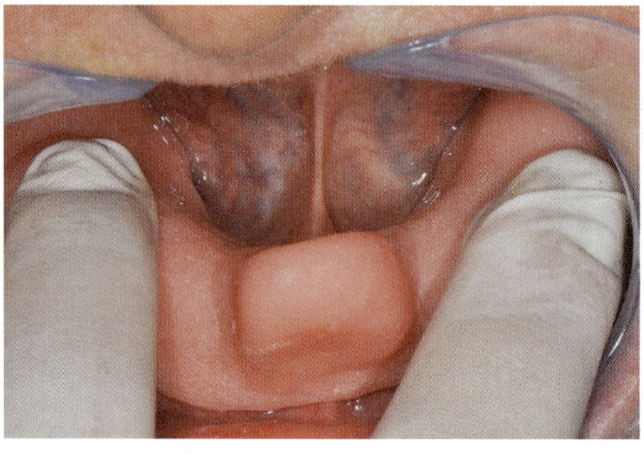

Figura 6.18 Verificação da região do freio lingual.

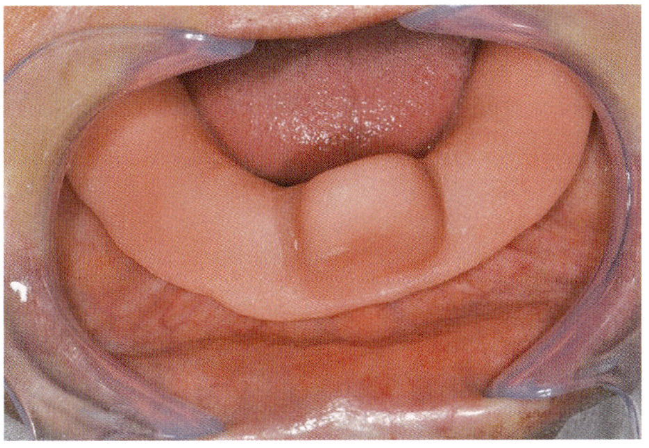

Figura 6.19 Verificação da região do sulco vestibulolabial anterior.

Região da linha oblíqua externa

A prótese não deve se estender além da linha oblíqua externa para que a sua estabilidade não seja prejudicada. Nessa região, insere-se a porção inferior do bucinador, que, por possuir suas fibras musculares orientadas horizontalmente, permite que a borda da prótese mandibular avance discretamente sobre o bucinador, promovendo o necessário vedamento periférico.

No procedimento de ajuste da moldeira nessa região, o cirurgião-dentista deve manter a moldeira em posição, realizar a palpação da linha oblíqua externa e determinar o seu correto relacionamento com o flanco da moldeira, de maneira que este esteja aproximadamente no mesmo nível da crista da linha oblíqua externa (Figura 6.20).

Região do limite posterior (distovestibular, distal e distolingual)

Após o ajuste da moldeira mandibular na região da linha oblíqua externa, o ajuste seguirá para distal, na região de flanco distovestibular, na qual pode haver atuação do músculo masseter. Nesse caso, o ajuste da moldeira deve ser feito solicitando ao paciente que realize o movimento de fechamento bucal. A moldeira deve ser ajustada nessa região até atingir a melhor estabilidade possível durante esse movimento. Em seguida, a moldeira estende-se para distal, contornando a papila piriforme, formando o ângulo distovestibular e avançando para distolingual na região da fossa retromilo-hióidea.

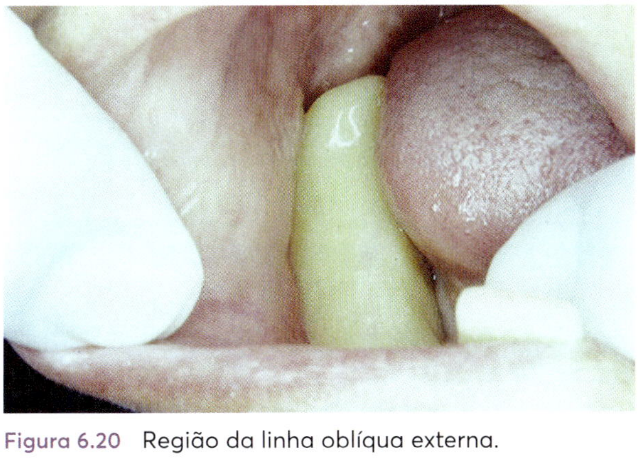

Figura 6.20 Região da linha oblíqua externa.

Em geral, a prótese mandibular deve abranger toda a papila piriforme ou, no mínimo, 2/3 de sua extensão, o que determina a extensão distal da prótese. Nessa região, ocorre a inserção de várias estruturas, como fibras do músculo bucinador, constritor superior da faringe, rafe pterigomandibular e a porção terminal do tendão do músculo temporal, o que impede que a prótese seja estendida mais para distal.

Para o ajuste da extensão distal lingual ou flanco distolingual da moldeira mandibular, o cirurgião-dentista deverá manter a moldeira em posição enquanto o paciente movimenta a língua para a frente ou para fora, até o nível dos lábios (Figura 6.21A), pela ação dos músculos constritor superior da faringe e do palatoglosso na região distal lingual da moldeira. Caso a moldeira seja deslocada, deverá ser removido o excesso de extensão distolingual da moldeira bilateralmente, até que se atinja a melhor estabilidade possível da moldeira durante a realização desse movimento (Figura 6.21B). Esse é um procedimento que exige bom

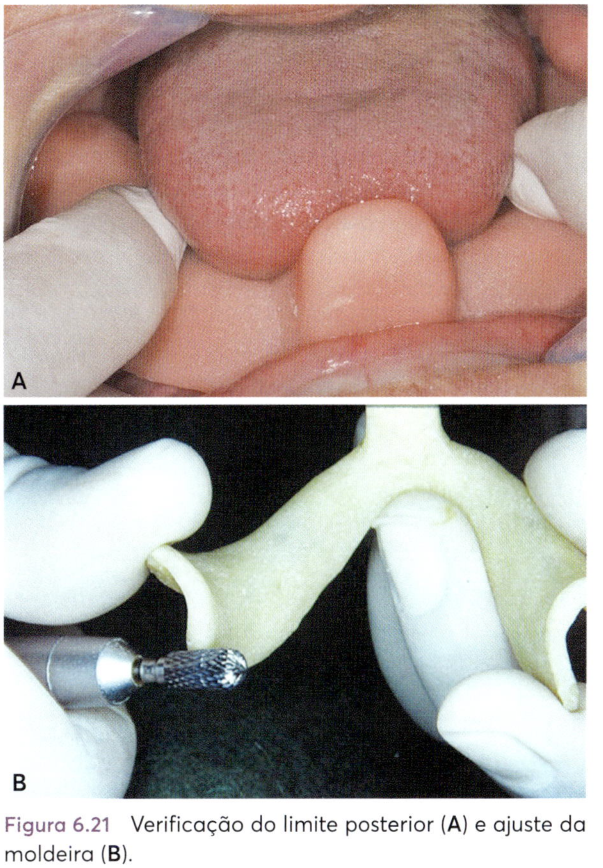

Figura 6.21 Verificação do limite posterior (**A**) e ajuste da moldeira (**B**).

senso do cirurgião-dentista, pois, em razão das características do procedimento, pelo contato da língua em outras regiões da moldeira, alguma movimentação é esperada, mesmo que, na região distolingual, a moldeira esteja com o seu limite correto.

Região do sulco alveololingual posterior

Nessa região, o ajuste deverá ser realizado de forma que a borda da moldeira não sofra interferência do tracionamento do assoalho bucal pelo músculo milo-hióideo, em decorrência da atuação dos músculos da língua. A base da futura prótese englobará a crista milo-hióidea, em virtude do músculo milo-hióideo estar posicionado de maneira oblíqua.

Com a moldeira em posição, o cirurgião-dentista deverá solicitar que o paciente movimente a língua para o lado oposto ao que estiver sendo ajustado (Figura 6.22). Caso a moldeira se desloque com o tracionamento do assoalho de boca para cima, elevando-se de seu assentamento do lado que está sendo ajustado, a moldeira deverá ser desgastada até atingir a melhor estabilidade possível para o procedimento. A exemplo do ajuste da região distolingual, esse também é um procedimento que exige bom senso do cirurgião-dentista, pois alguma movimentação da moldeira é esperada por conta do contato da língua em outras regiões da moldeira.

Região do sulco alveololingual anterior

Para o ajuste da moldeira mandibular na região de atuação do músculo genioglosso, o paciente será solicitado a movimentar a língua para cima, de encontro ao palato (Figura 6.23). Caso a moldeira se desloque na região anterior, em decorrência da atuação do músculo genioglosso, deve ser ajustada bilateralmente em sua região de flanco anterior lingual até a melhor estabilidade possível durante o movimento de língua do paciente para cima. Pelo mesmo motivo do ajuste das outras regiões linguais, esse é um procedimento que exige bom senso do cirurgião-dentista.

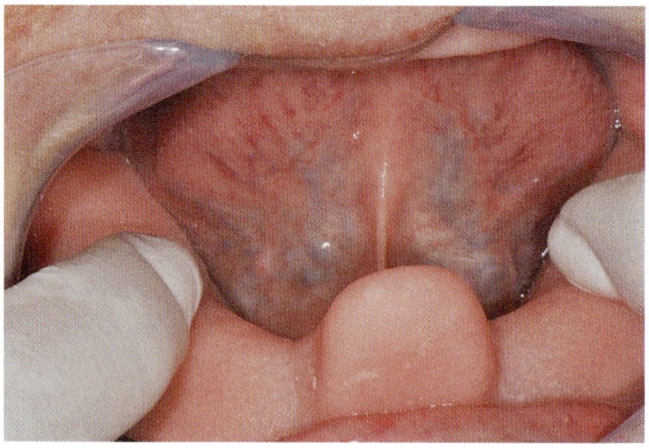

Figura 6.23 Verificação da região de sulco alveololingual anterior.

Concluindo o ajuste da moldeira individual inferior de um lado, repetem-se os mesmos procedimentos para o hemiarco oposto.

Moldagem de borda mandibular com godiva

Todos os aspectos gerais para moldagem de borda descritos anteriormente para a maxila são válidos também para a mandíbula.

Moldagem do sulco vestibulolabial anterior

O flanco anterior da moldeira mandibular estende-se do freio labial anterior ao freio lateral, quando presentes, sendo que, nessa região, a futura prótese sofrerá influência dos músculos mentual, abaixador do lábio inferior e abaixador do ângulo da boca (ver Tabela 6.2). Para a moldagem, uma porção de aproximadamente 3 mm de godiva em bastão plastificada (Figura 6.24) deve ser posicionada sobre a borda da

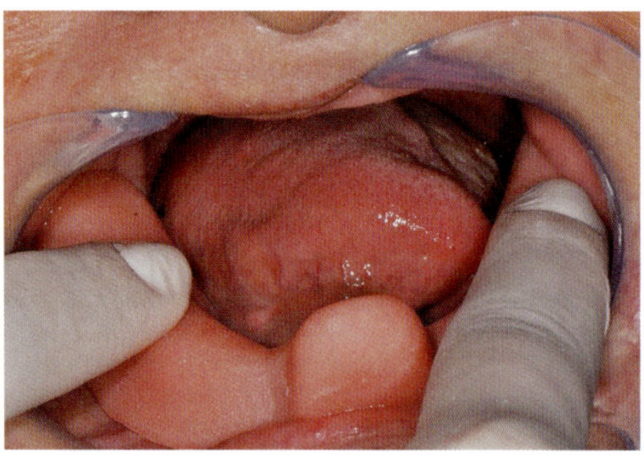

Figura 6.22 Verificação da região de sulco alveololingual posterior.

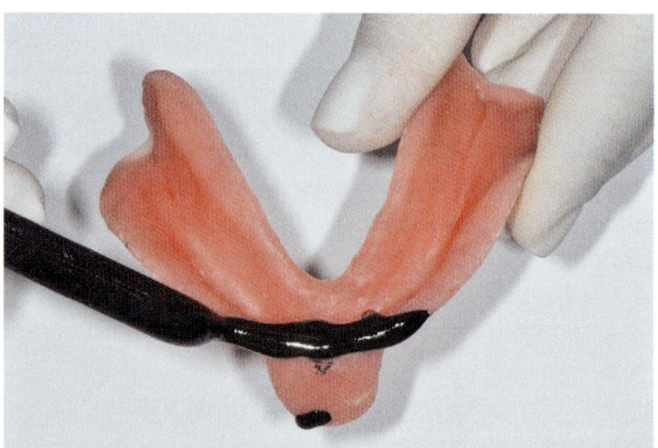

Figura 6.24 Godiva acomodada na região de sulco vestibulolabial anterior mandibular.

moldeira, de maneira que esta seja envolvida em uma extensão de aproximadamente 3 mm pela face externa e 3 mm pela face interna.

Após os procedimentos para que a godiva atinja a temperatura adequada, a moldeira é levada à boca do paciente e executa-se a simulação dos movimentos funcionais, tracionando o lábio inferior para cima (Figura 6.25A). Solicita-se, então, que o paciente realize movimentos funcionais de sorriso e de bico. Após o resfriamento da godiva, remove-se a moldeira da boca e observa-se o aspecto do molde (Figura 6.25B), de acordo com as instruções da Tabela 6.5. Em seguida, o profissional poderá executar a moldagem do flanco anterior do hemiarco oposto seguindo as mesmas orientações.

Moldagem do sulco vestibular posterior(linha oblíqua externa)

Uma porção suficiente de godiva deve ser colocada sobre a borda da moldeira, posterior ao freio lateral na região da linha oblíqua externa, em que ocorre a ação do músculo bucinador. A moldeira com a godiva em temperatura adequada é, então, levada em posição, e são executados movimentos funcionais de tracionamento da bochecha para cima, enquanto o paciente realiza o movimento de sorriso (ver Tabela 6.2). A Figura 6.26A mostra a simulação dessa moldagem e a Figura 6.26B, o molde obtido. O mesmo procedimento pode ser executado, em seguida, para o hemiarco oposto.

Moldagem do sulco vestibular posterior (distovestibular)

A godiva plastificada deve envolver essa região, posterior à linha oblíqua externa, estendendo-se até o limite distovestibular. Ao levar a moldeira em posição, o paciente é solicitado a fechar levemente a boca, em razão da atuação do masseter na porção distovestibular da moldeira. Simultaneamente, o cirurgião-dentista realiza movimentos de tracionamento da bochecha para cima.

Moldagem do limite posterior (distal e distolingual)

Uma porção suficiente de godiva deve envolver a borda posterior da moldeira mandibular a partir da porção distovestibular, passando por distal e contornando o limite posterior da papila piriforme até atingir a região distolingual da moldeira. Ao levar a moldeira em posição, o paciente deve realizar movimentos da língua para fora, até o nível dos lábios (Figura 6.27). A Figura 6.28 mostra o molde obtido.

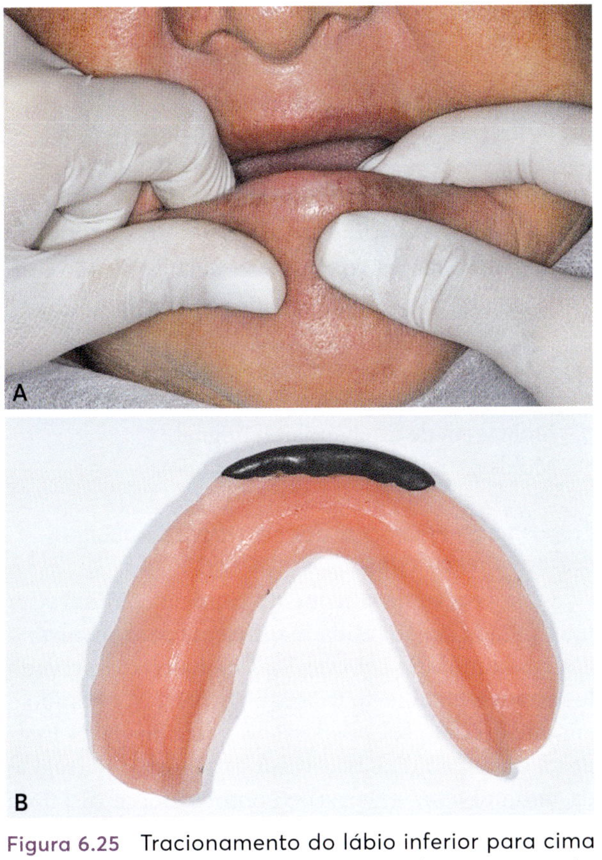

Figura 6.25 Tracionamento do lábio inferior para cima para moldagem do sulco vestibulolabial anterior mandibular (**A**). Molde obtido (**B**).

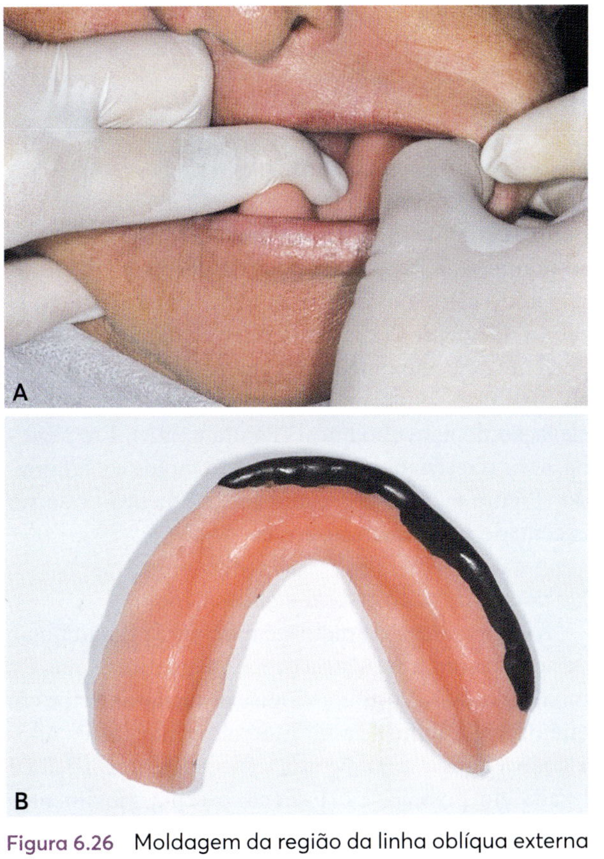

Figura 6.26 Moldagem da região da linha oblíqua externa (**A**). Molde obtido (**B**).

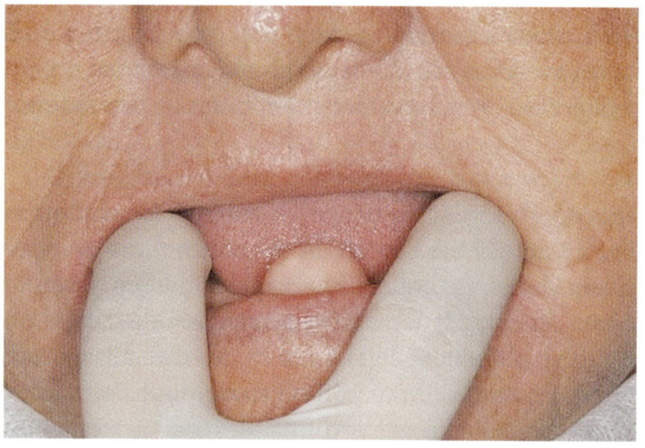

Figura 6.27 Execução de movimento de língua para fora para moldagem do limite posterior.

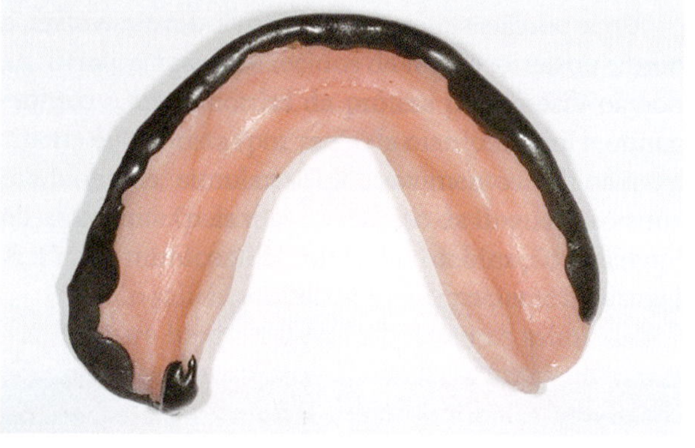

Figura 6.28 Molde obtido.

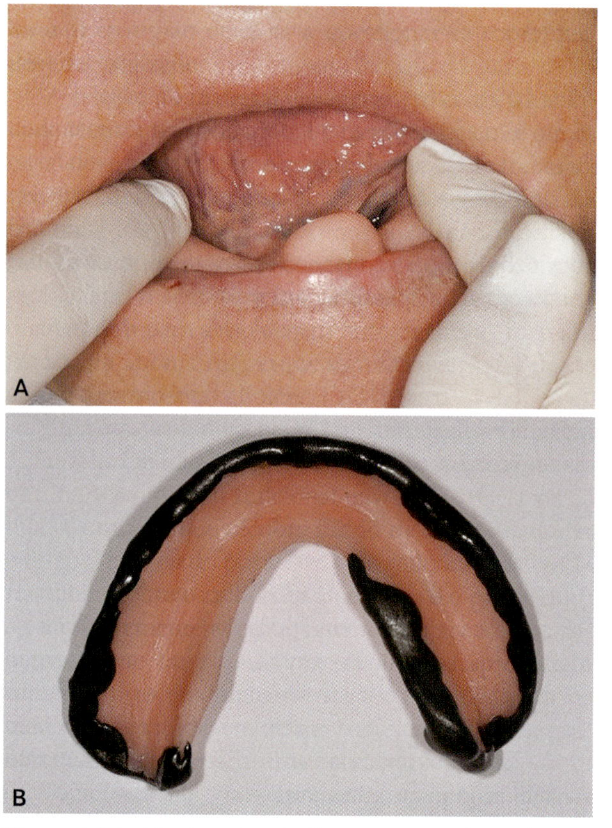

Figura 6.29 Movimento de língua para a lateral para moldagem do sulco alveololingual posterior (**A**). Molde obtido (**B**).

Moldagem do sulco alveololingual posterior

A godiva plastificada será agora colocada sobre a borda da moldeira, estendendo-se desde a região correspondente à fossa retromilo-hióidea até o início da região do genioglosso. Após a godiva atingir a temperatura adequada, a moldeira é levada em posição e o paciente deve movimentar a língua para o lado oposto ao qual está sendo moldado, sofrendo influência da elevação do assoalho bucal (Figura 6.29A). Em seguida, após o resfriamento da godiva, o molde é examinado (Figura 6.29B). O mesmo procedimento pode ser executado no hemiarco oposto.

Moldagem do sulco alveololingual anterior

A última etapa da moldagem de borda mandibular, de acordo com a sequência proposta anteriormente, é a moldagem do sulco alveololingual na região anterior, em que ocorre a influência do músculo genioglosso. Após a godiva atingir a temperatura adequada, a moldeira é levada em posição, e o paciente executa movimentos de língua para cima, em direção ao palato, enquanto o profissional mantém a moldeira posicionada (Figura 6.30A). Após resfriamento do material, o molde de borda mandibular completo deve ser cuidadosamente inspecionado, de acordo com as orientações da Tabela 5, para que a próxima etapa seja realizada (Figura 6.30B).

Moldagem de borda mandibular com silicone

Para a moldagem de borda com silicone, são propostas quatro etapas, na seguinte sequência:

- Moldagem de um hemiarco vestibular.
- Moldagem do hemiarco vestibular oposto.
- Moldagem de um hemiarco lingual.
- Moldagem do hemiarco lingual oposto.

Etapas 1 e 2 – Moldagem dos hemiarcos vestibulares (flancos direito e esquerdo e posterior)

Uma porção de silicone de condensação deve ser manipulada em quantidade suficiente para envolver o flanco da moldeira em um dos hemiarcos, iniciando logo após o entalhe do freio labial anterior, evitando o entalhe do freio lateral, passando pela borda da moldeira na região do sulco vestibular posterior (região da linha oblíqua externa) e contornando a distal da papila piriforme.

Ao levar a moldeira em posição, o cirurgião-dentista traciona o lábio inferior para cima, executa movi-

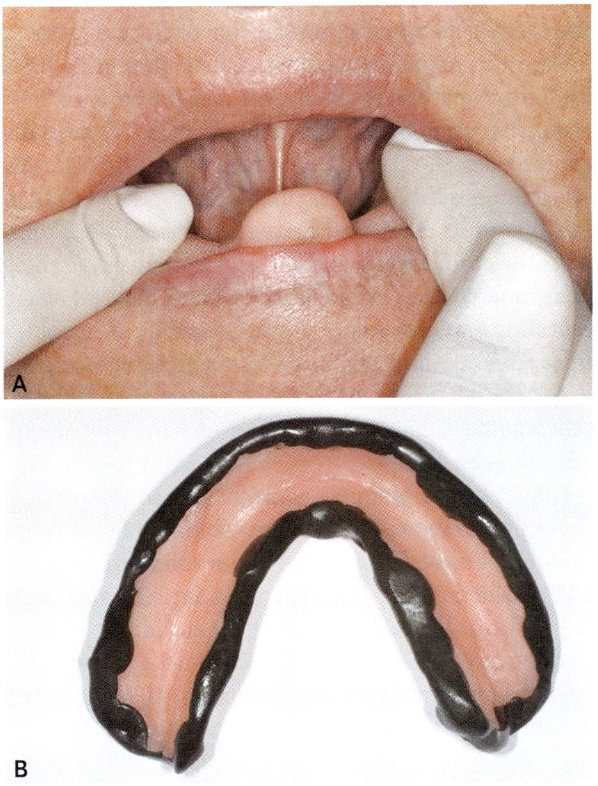

Figura 6.30 Moldagem da região do sulco alveololingual anterior (músculo genioglosso) (**A**). Molde de borda mandibular obtido (**B**).

mentos de tracionamento da bochecha e, em seguida, o paciente executa movimentos de sorriso e bico e fecha levemente a boca.

Etapas 3 e 4 – Moldagem dos hemiarcos linguais (flancos linguais direito e esquerdo)

Para a moldagem de borda correspondente aos sulcos alveololinguais posterior e anterior em um dos hemiarcos, uma porção de silicone deve envolver a borda da moldeira desde a sua região distolingual, avançando para mesial até anterior ao entalhe do freio lingual.

Ao posicionar a moldeira, o paciente deve movimentar repetidamente a língua para o lado oposto ao qual está sendo moldado, alternando com movimentos da língua para cima e para fora. A Figura 6.31 mostra um molde de borda mandibular realizado com silicone.

Moldagem funcional mandibular propriamente dita

Na Tabela 6.6, estão descritos os materiais para essa etapa, idênticos aos utilizados para a moldagem funcional da maxila. Quanto aos materiais de moldagem, as mesmas orientações devem ser seguidas, conforme já descrito para moldagem funcional propriamente dita para a maxila, podendo ser utilizados pasta de óxido de zinco e eugenol, poliéter ou siliconas. No caso de

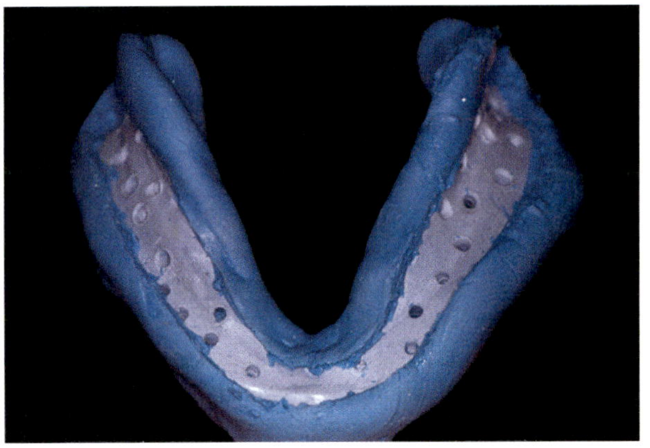

Figura 6.31 Molde de borda mandibular realizado com silicone.

moldagem com poliéter, um adesivo próprio deve ser aplicado na superfície interna da moldeira previamente ao seu carregamento (Figura 6.32).

Quanto à técnica de execução dos movimentos funcionais na mandíbula nessa etapa, a moldeira deve ser mantida estável com a ajuda dos dedos indicador e médio de uma das mãos posicionados na região de pré-molares, um de cada lado, enquanto a outra mão do profissional realiza a simulação dos movimentos funcionais de lábios e bochechas e o paciente executa os movimentos funcionais de sorriso, bico, abertura e fechamento bucal e de língua alternadamente, para os lados, para cima e para fora (Figura 6.33).

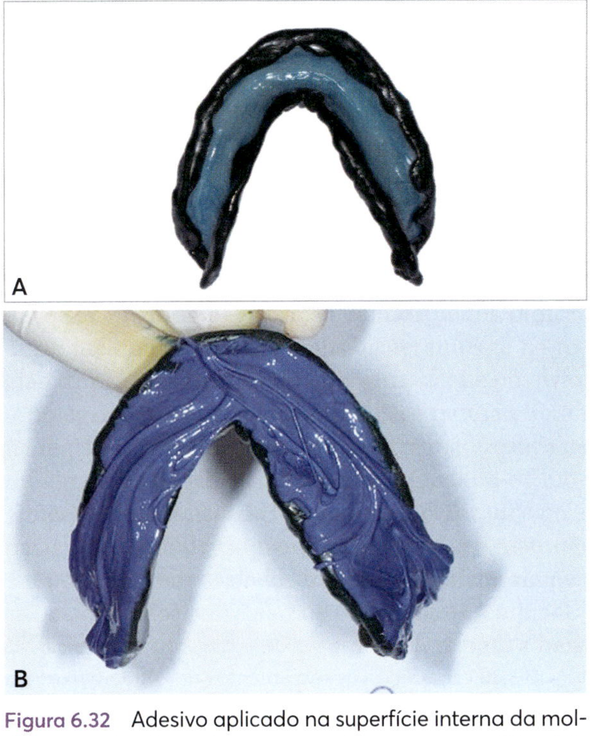

Figura 6.32 Adesivo aplicado na superfície interna da moldeira mandibular próprio para moldagem com poliéter (**A**). Moldeira carregada com poliéter (**B**).

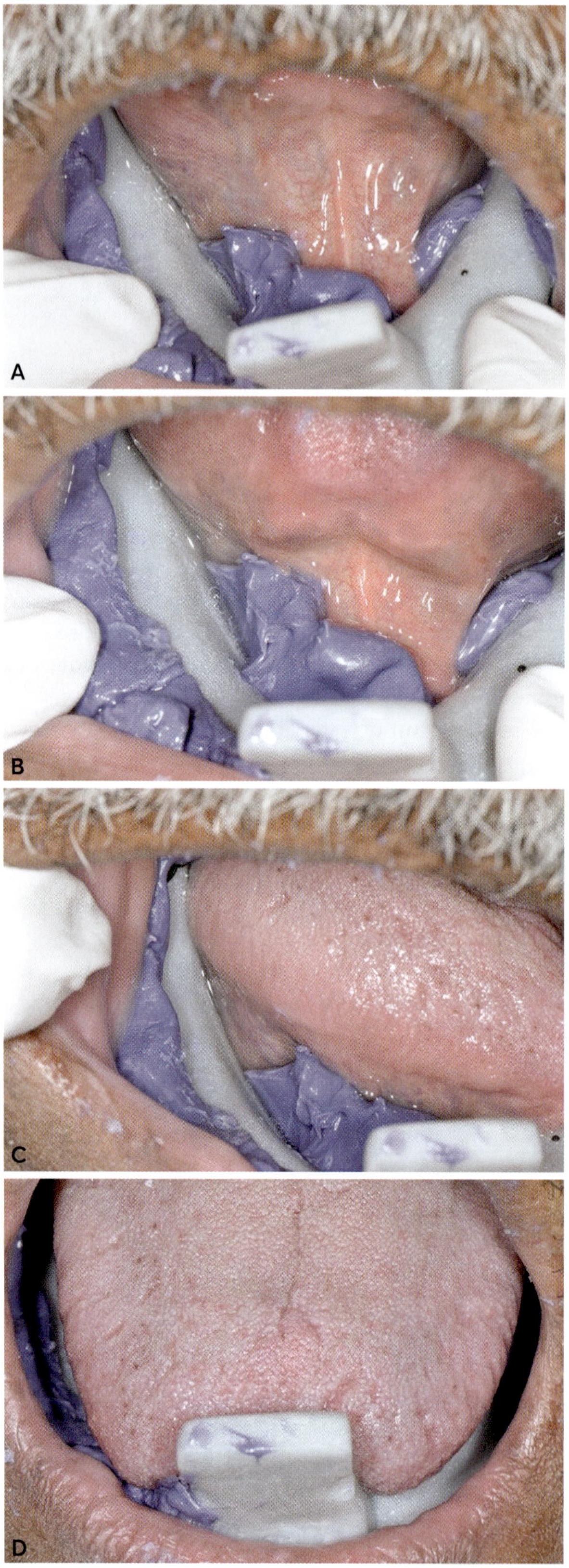

Figura 6.33 Execução de movimentos de língua durante a moldagem (**A** a **D**).

EXAME DOS MOLDES

Uma vez removido o molde (maxilar ou mandibular) da boca do paciente, ele é lavado em água corrente, secado com jato de ar e, então, visualmente inspecionado (Figura 6.34).

A ausência de material em determinadas áreas (aparecendo a moldeira) evidencia uma compressão exagerada, que poderá, conforme a região e sua extensão, inutilizar o molde. Algumas vezes, observam-se bolhas de ar, as quais, se forem pequenas, poderão ser corrigidas utilizando cera corretiva, que deve ser liquefeita sobre a chama da lamparina para preencher corretamente essas pequenas imperfeições (Figura 6.35).

No caso de falhas no molde que não possam ser corrigidas, o material moldador deve ser removido da moldeira e uma nova tentativa deve ser realizada. As falhas mais comuns que indicam a repetição da moldagem funcional são:

- bolhas ou imperfeições extensas;
- bordas irregulares;

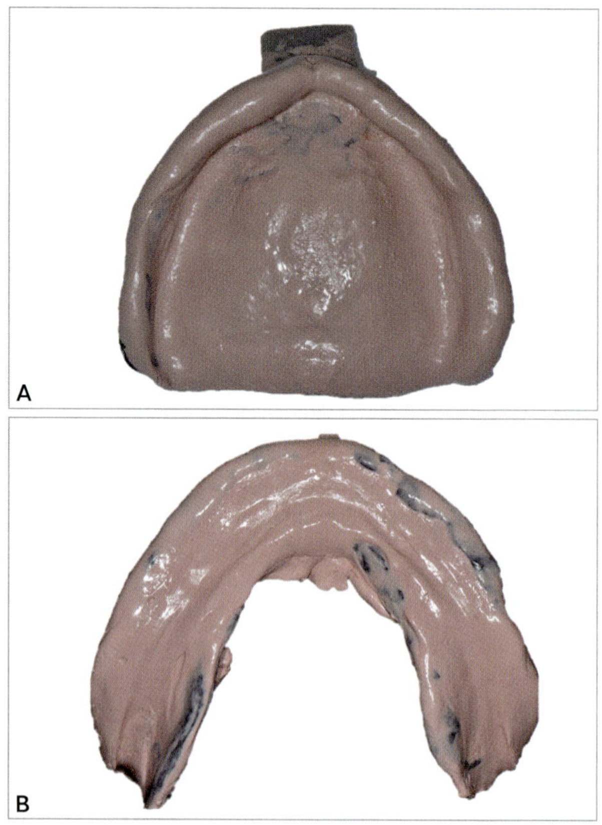

Figura 6.34 Molde funcional realizado com pasta de óxido de zinco e eugenol: maxilar (**A**) e mandibular (**B**).

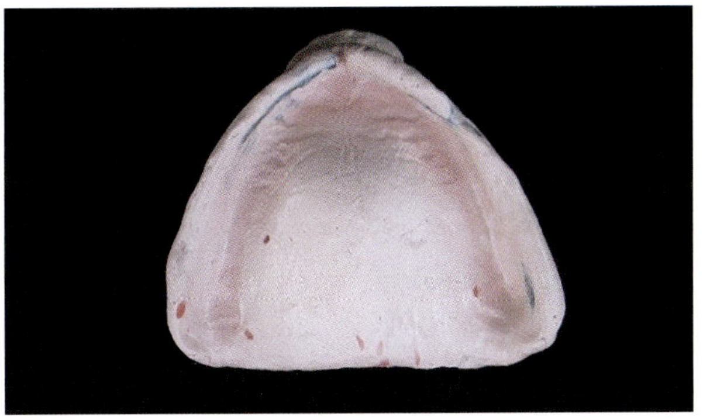

Figura 6.35 Correções em pequenas bolhas com preenchimento em cera.

- falta ou excesso de compressão;
- imperfeições superficiais, decorrentes da movimentação da moldeira (rugas e dobras de material);
- falta de material.

Após o exame do molde, sendo constatada a sua perfeição ou realizada as correções possíveis, ele é levado novamente em posição na boca para os testes de retenção, estabilidade, suporte e selado posterior.

Testes de retenção, suporte e estabilidade e selado posterior

Molde maxilar

O teste de retenção é feito para verificar a resistência que o molde oferece às forças que tentam deslocá-lo no sentido vertical, oposto ao sentido de inserção da prótese.

O cirurgião-dentista deve avaliar a retenção global do molde maxilar, segurando o cabo da moldeira e realizando força para baixo, tentando remover o molde de sua posição de assentamento (Figura 6.36A). Em seguida, o selado posterior do molde maxilar deve ser avaliado, deslocando-se a moldeira na tentativa de quebrar as forças de retenção na região posterior. Para isso, o cirurgião-dentista deverá forçar o cabo da moldeira em direção anterossuperior com os dedos indicador e polegar (Figura 6.36B). Um molde que oferece boa retenção deve resistir a essas forças, sem deslocamento. Ainda, deve-se observar se o molde permanece em posição quando o paciente abre e fecha a boca.

A estabilidade é analisada aplicando-se uma força horizontal lateral no molde com o dedo indicador ou médio (Figura 6.36C e D). O molde não deve se deslocar de sua superfície de assentamento.

O teste de suporte é feito aplicando-se uma força alternada entre os lados direito e esquerdo, com os dedos indicadores ou médios na região de crista de rebordo correspondente à posição dos pré-molares. A presença de báscula do molde sob essas forças alternadas indica falta de suporte (Figura 6.36E).

Molde mandibular

Para o molde mandibular, é importante destacar que o posicionamento retruído da língua do paciente prejudica a realização dos testes, sendo imprescindível que a língua esteja em repouso e em contato com toda a região lingual do molde.

Como a área de suporte da mandíbula é, em geral, menor do que a da maxila, a retenção que o molde mandibular pode oferecer é menor quando comparada com a do maxilar. O teste de retenção global do molde mandibular deve ser feito segurando-se o cabo da moldeira e realizando-se força vertical de remoção do molde (Figura 6.37A). Para o teste de retenção posterior, essa força deverá ser aplicada em sentido anteroinferior (Figura 6.37B).

A execução dos testes de estabilidade (Figura 6.37C e D) e suporte (Figura 6.37E) do molde mandibular é semelhante à descrição realizada no molde maxilar.

Após a realização de todos os testes, o molde é removido da boca, lavado em água corrente e desinfetado. A desinfecção de moldes obtidos em pasta de óxido de zinco e eugenol, silicones, polissulfetos ou poliéteres pode ser feita borrifando-se hipoclorito de sódio a 0,5% ou clorexidina a 2% sobre o molde, que deve ser guardado por 10 minutos e, em seguida, lavado novamente em água corrente.

Após a desinfecção, o molde deve seguir para os procedimentos laboratoriais, para a confecção do modelo funcional.

MODELO FUNCIONAL

A obtenção do modelo funcional deve ser cuidadosa para que não sejam perdidos detalhes, como a largura ou a profundidade do fundo de sulco moldado e a extensão do limite posterior da futura prótese.

Para tanto, com o objetivo de preservação desses detalhes, um debrum confeccionado com uma tira de cera utilidade de aproximadamente 0,5 cm de espessura e de largura deve ser fixado a uma distância de 2 a 3 mm abaixo das bordas do molde. Essa tira de cera deve ser posicionada em toda a periferia do molde, incluindo a região posterior, e selada com uma espátula aquecida (Figura 6.38).

Opcionalmente, lâmina de cera 7 pode ser colocada na parte externa da tira de cera, formando um encaixotamento e selando todo o molde (Figura 6.39A). Isso irá facilitar a formatação da base do modelo, além de proteger a periferia do molde no momento em que o gesso for vazado pelo protético.

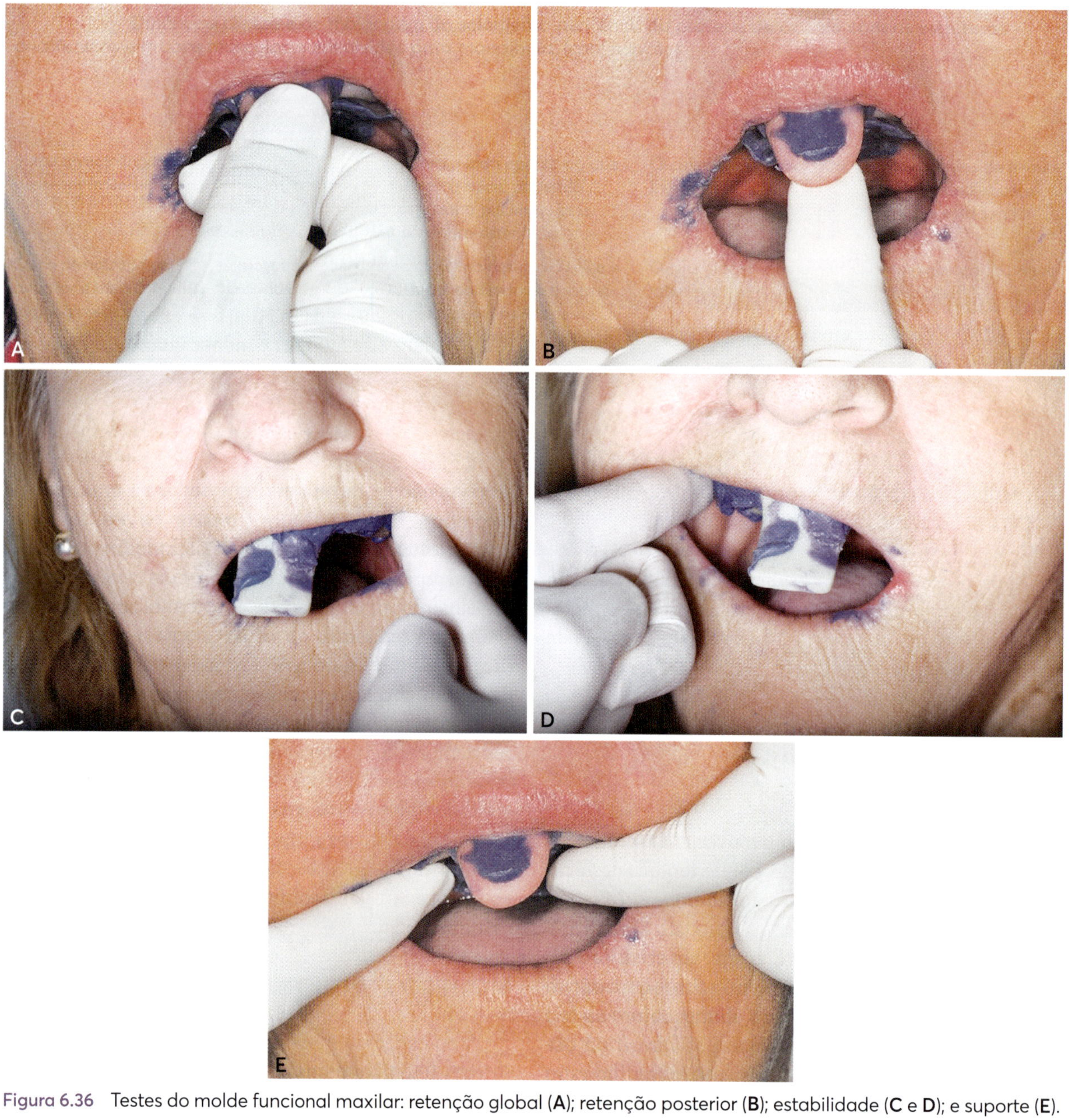

Figura 6.36 Testes do molde funcional maxilar: retenção global (**A**); retenção posterior (**B**); estabilidade (**C** e **D**); e suporte (**E**).

O modelo funcional deve ser confeccionado em gesso pedra melhorado tipo IV (Figuras 6.39B e 6.40), apresentando as seguintes características:

- alta reprodução de detalhes;
- altura adequada, para oferecer resistência à fratura durante a prensagem da prótese;
- entalhes na superfície inferior da base, para possibilitar a remontagem em articulador da prótese já polimerizada.

Após a presa final do gesso, o modelo é separado do molde e deve ser recortado de forma que a região de fundo de sulco seja preservada pela margem de segurança do modelo.

BASE DE REGISTRO

Bases de registro podem ser definidas como bases provisórias, confeccionadas sobre os modelos funcionais, nas quais são registrados os planos de orientação e as relações intermaxilares do paciente, permitindo a montagem do caso em articulador semiajustável (ASA) e a montagem dos dentes artificiais.

São constituídas de uma base de resina acrílica, sobre a qual é sobreposto um rolete de cera. A partir

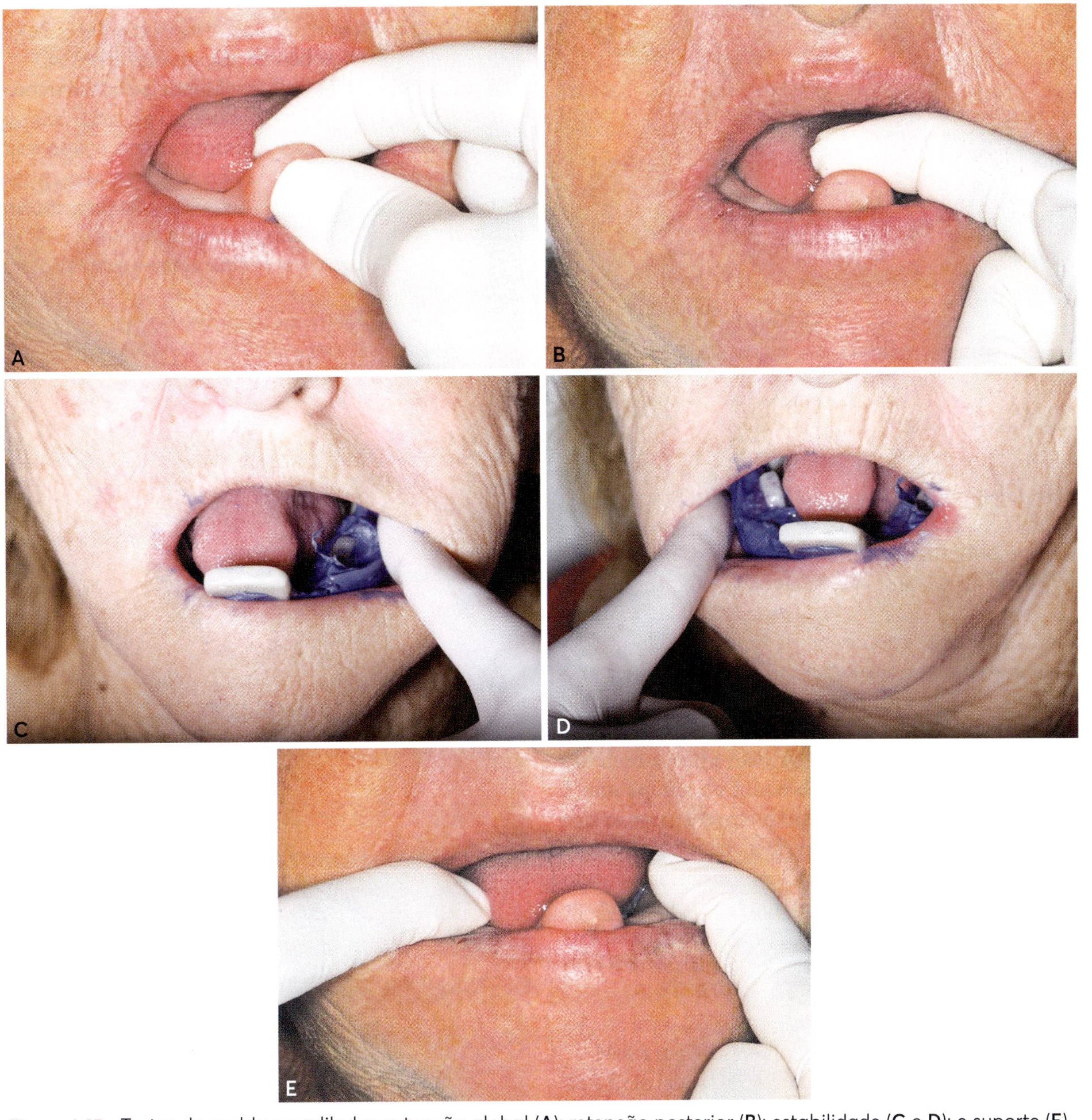

Figura 6.37 Testes do molde mandibular: retenção global (**A**); retenção posterior (**B**); estabilidade (**C** e **D**); e suporte (**E**).

dessas bases, serão estabelecidas as relações intermaxilares a serem transferidas para o articulador. Também podem ser consideradas elementos de diagnóstico, já que permitem visualizar melhor as relações intermaxilares e as caraterísticas estéticas do paciente, orientando as etapas seguintes do tratamento.

Apesar de poderem ser produzidas com outros tipos de materiais, como placa-base ou acetato, a base deve ser confeccionada em resina acrílica, por ser um material de boa resistência e que apresenta estabilidade dimensional e custo acessível.

As finalidades da base de registro são:

- determinar a forma do arco dental e limite vestibular;
- determinar os planos oclusais;
- registrar a dimensão vertical de oclusão e a relação central;
- demarcar referências para a seleção dos dentes;
- possibilitar a montagem do caso clínico em articulador;
- montagem dos dentes artificiais.

Materiais e instrumentais necessários

- Lamparina a álcool.
- Lamparina de Hannau.

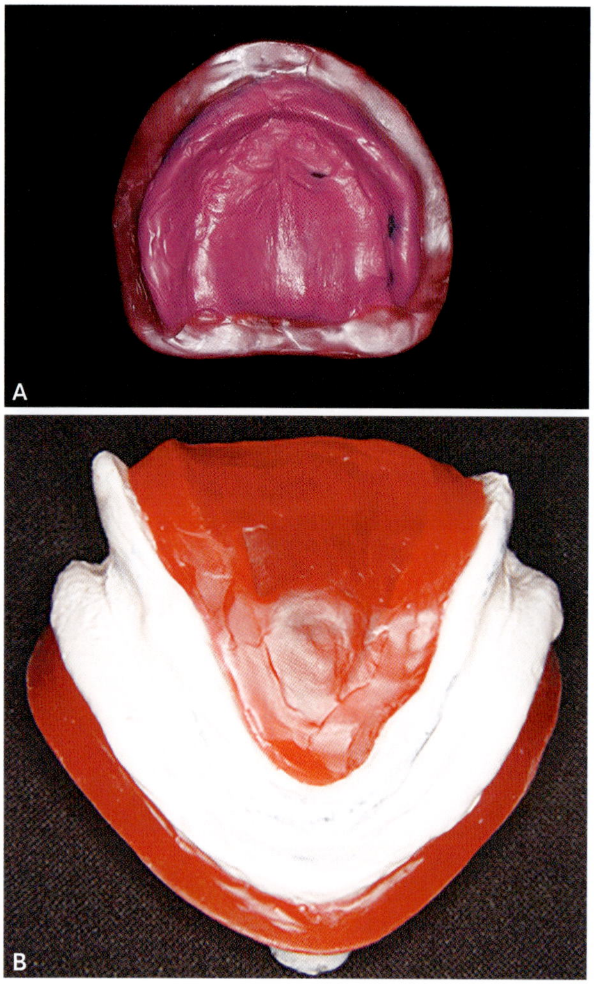

Figura 6.38 Debrum confeccionado com cera utilidade ao redor do molde funcional maxilar (**A**) e mandibular (**B**).

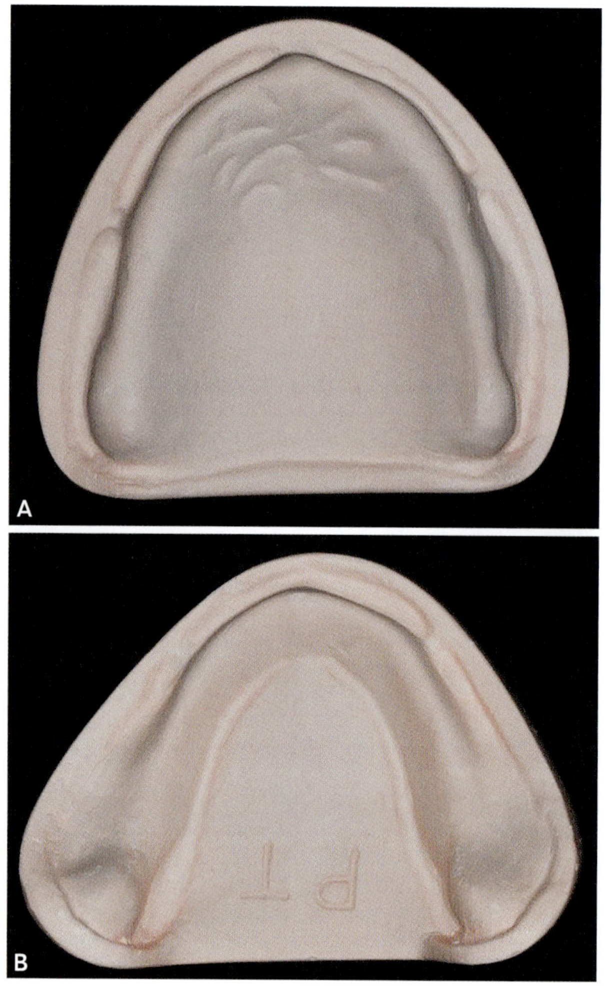

Figura 6.40 Modelo funcional: maxilar (**A**) e mandibular (**B**).

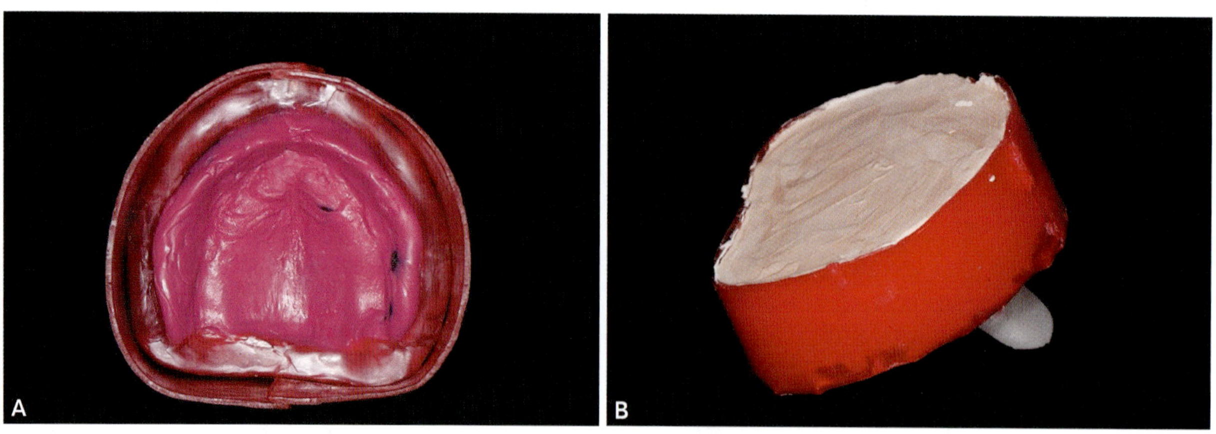

Figura 6.39 Encaixotamento do molde funcional (**A**). Vazamento do gesso tipo IV (**B**).

- Cera rosa n. 7.
- Buril de Lecron.
- Espátula 7.
- Espátula 36.
- Isolante para resina acrílica.
- Pincel.
- Pote de vidro para resina acrílica.
- Resina acrílica autopolimerizável.
- Mandril e tiras de lixa.
- Ponta maxicut 1507.

- Micromotor e peça de mão.
- Discos de carborundum.

Confecção de alívios

O primeiro passo para a base de registro é a confecção de alívios em cera sobre o modelo funcional, que deverão ser realizados nas regiões retentivas, exemplificadas na Figura 6.41.

Confecção da base de resina acrílica

O modelo funcional aliviado deverá receber uma camada de isolante à base de alginato para resina acrílica sobre toda sua área chapeável e bordas. Esse procedimento é feito para que a base de resina não adira ao modelo de gesso.

Em seguida, a resina acrílica deverá ser proporcionada de acordo com as recomendações do fabricante (Figura 6.42).

Para a manipulação da resina, primeiramente deve ser colocado o líquido no pote de vidro e, em seguida, o pó. A confecção da base de resina pode ser realizada com as mesmas técnicas descritas no Capítulo 5, relativas à confecção da moldeira individual, diferenciando-se pelo fato de que as bordas da base de registro devem preencher toda a região do fundo de sulco.

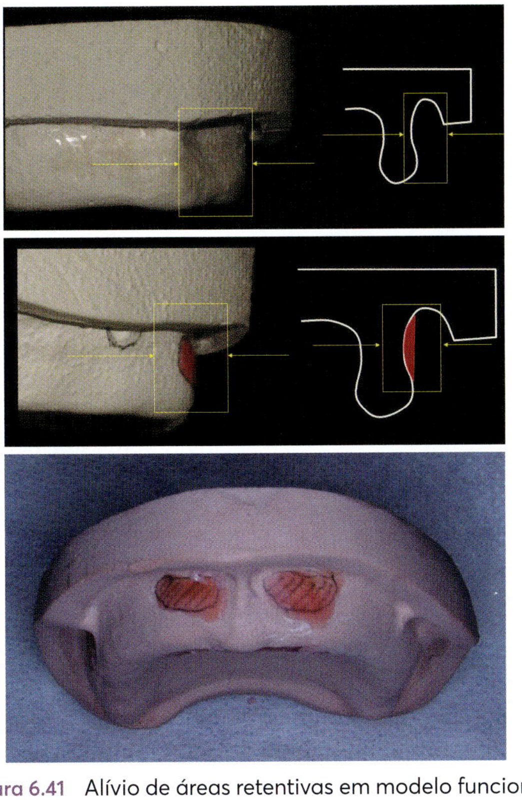

Figura 6.41 Alívio de áreas retentivas em modelo funcional maxilar.

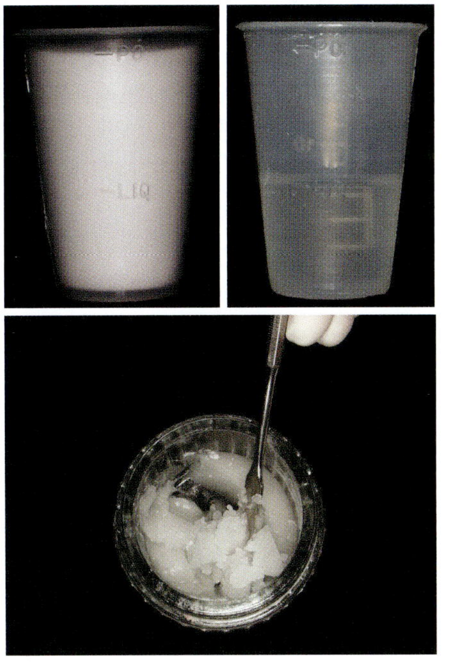

Figura 6.42 Proporção pó/líquido e manipulação da resina acrílica.

Após o recorte dos excessos com buril de Lecron e a polimerização final da resina, a base deve ser separada do modelo, os excessos remanescentes devem ser recortados e um acabamento mais refinado deve ser realizado, utilizando tiras de lixa (Figura 6.43).

Uma base de resina é considerada adequada quando cumprir os seguintes requisitos:

- bordas com espessura e forma adequada, preenchendo e copiando o fundo de sulco;
- adaptação adequada à área de suporte e ao fundo de sulco;
- retenção e estabilidade adequada.

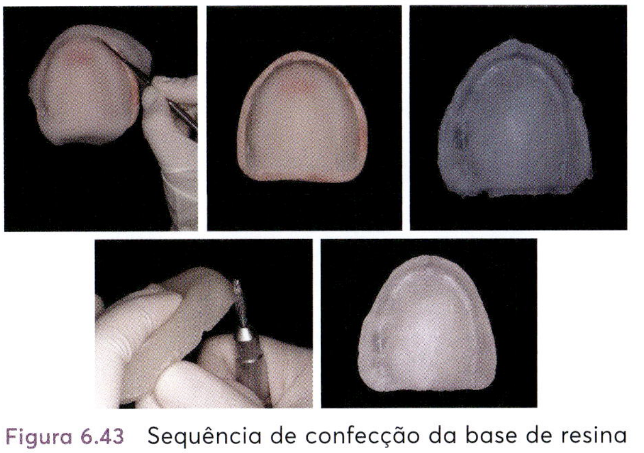

Figura 6.43 Sequência de confecção da base de resina acrílica.

Retenção e estabilidade podem ser esperadas, mas, em virtude de as bases de registro serem confeccionadas sobre modelos aliviados, não terão a mesma retenção que uma dentadura apresenta no final do tratamento, sendo comum o uso de um fixador de prótese para melhorar a retenção e a estabilidade nessa fase do tratamento.

Confecção do rolete de cera

Após a confecção da base de resina, 1,5 a 2 lâminas de cera n. 7 devem ser dobradas em forma de sanfona bem comprimidas, permanecendo unidas e livre bolhas, de modo a atingir a espessura de aproximadamente 1 a 1,5 cm de lado. Com a espátula 36 aquecida, a cera dos lados do rolete é fundida, unindo, assim, as lâminas dobradas e realizando o devido acabamento (Figura 6.44).

Em seguida, com o rolete aquecido sobre a chama da lamparina a álcool, ele é dobrado sobre a base de resina, de maneira que a sua forma seja adaptada à curvatura da crista do rebordo (Figura 6.45). Para fixar esse rolete na base de resina, deve ser utilizada a espátula n. 36 devidamente aquecida, preenchendo com cera os espaços entre o rolete e a base.

Como orientação geral, o rolete de cera deve possuir as seguintes dimensões:

- Espessura de 10 mm na superfície oclusal, ao longo de seu comprimento nas bases de registro maxilar e mandibular.
- O rolete de cera maxilar deverá apresentar uma altura na porção anterior de 22 mm desde a borda da base de resina até a borda incisal da cera e, na parte posterior, na região anterior à tuberosidade, de 5 mm da resina à superfície oclusal.

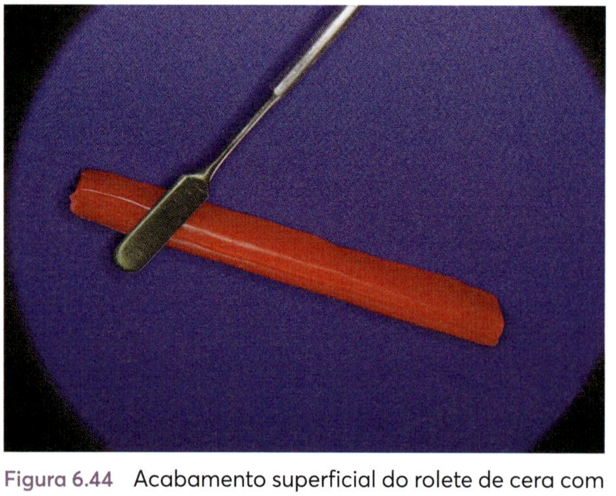

Figura 6.44 Acabamento superficial do rolete de cera com espátula aquecida.

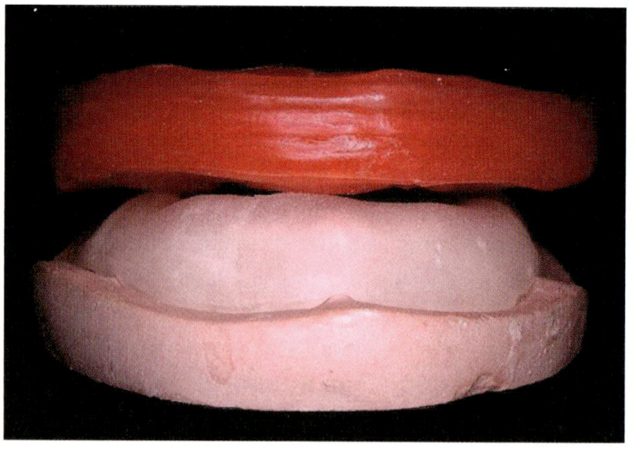

Figura 6.45 Adaptação do rolete de cera sobre a base de resina.

- O rolete de cera mandibular deverá ser posicionado em cima da crista do rebordo e apresentar uma altura de 16 mm e na porção posterior e terminar em zero na altura de um 1/3 da papila piriforme.

Essas dimensões serão ajustadas na clínica, de acordo com as necessidades do paciente.

De maneira geral, na região anterior, os roletes maxilar e mandibular devem apresentar leve inclinação para vestibular e seu limite posterior deve terminar imediatamente antes das tuberosidades na maxila e, na mandíbula, a no mínimo 1/3 das papilas piriformes. Esses limites também serão individualizados durante a determinação das relações intermaxilares.

O acabamento da base de registro deve ser feito com espátula n. 36, seguido de chama horizontal e podendo ser refinado, friccionando-se um pedaço de algodão umedecido com água e sabão. O aspecto final das bases de registro maxilar e mandibular está ilustrado na Figura 6.46.

A função estética facial do paciente desdentado total fica comprometida em função da ausência dos dentes naturais, sendo uma caraterística comum a perda de suporte facial, resultando no aparecimento de pele flácida e no aspecto envelhecido do indivíduo. Com as bases de registro, busca-se determinar um plano para a reconstituição da oclusão, devolvendo a função do paciente, assim como a obtenção de referências estéticas favoráveis.

CONSIDERAÇÕES FINAIS

A execução adequada da técnica de moldagem funcional reproduz, de maneira dinâmica, a área de suporte basal da prótese total e de estruturas circundantes, garantindo para a futura prótese total caracte-

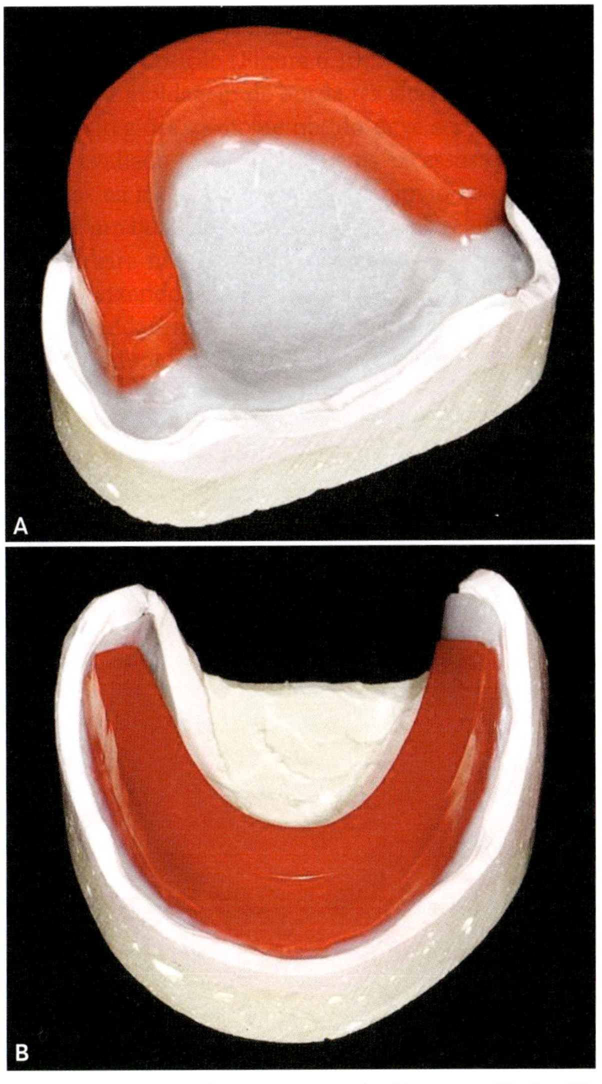

Figura 6.46 Bases de registro: maxilar (**A**) e mandibular (**B**).

rísticas de retenção, suporte e estabilidade adequadas ao desempenho das funções do sistema estomatognático. Fatores importantes a serem considerados são o tipo de moldeira, o material de moldagem e a técnica utilizada para a obtenção do molde apto a reproduzir o modelo funcional sobre o qual a prótese será prensada. Esse molde também é utilizado para a confecção das bases de registro, úteis em diversas etapas subsequentes da confecção das próteses totais.

BIBLIOGRAFIA

1. Anusavice KJ. Phillips materiais dentários. 11.ed. Rio de Janeiro: Elsevier; 2005.
2. Bocage M, Lehraupt J. Lingual flange design in complete dentures. J Prosthet Dent. 1977; 37(5):500-506.
3. Boucher CO. A critical analysis of mid-century impression techniques for full dentures. J Prosthet Dent. 1951; 1(4):472-491.
4. Compagnoni MA, Leles CR, Abrao W, Pinotti DG. Técnica alternativa de moldagem funcional para prótese total imediata. PCL. Revista Brasileira de Prótese Clínica & Laboratorial. 1999; 1(2):179-184.
5. de Resende GP, Nogueira TE, Leles CR. Effectiveness of a simplified method for final impression in complete denture treatment: a pragmatic clinical trial. Gerodontol. 2019; 36(4):365-373.
6. Daou EE. The elastomers for complete denture impression: a review of the literature. Saudi Dent J. 2010; 22(4):153-160.
7. Felton DA, Cooper LF, Scurria MS. Predictable impression procedures for complete dentures. Dent Clin North Am. 1996; 40(1):39-51.
8. Kawai Y, Muarakami H, Feine JS. Do traditional techniques produce better conventional complete dentures than simplified techniques? A 10-year follow-up of a randomized clinical trial. J Dent. 2018; 74:30-36.
9. Kolb HR. Variable denture – limiting- structures of edentulous mouth. Part II. Mandibular border areas. J Prosthet Dent. 1966; 16(2):202-211.
10. Levin B. Current concepts of lingual flange design. J Prosthet Dent. 1981; 45(3):242-252.
11. Martone AL. Clinical applications of concepts of functional anatomy and speech science to complete denture prosthodontics. J Prosthet Dent. 1963; 13(1):4-28.
12. Millsap CH. Zona de sellado palatino posterior para dentaduras completas. Odont Clin N Amer. 1968; 24:138-151.
13. Nogueira SS, Compagnoni MA, Lombardo JG, Russi S. Próteses totais: moldagem de borda com silicona. Revista da Associação Paulista de Cirurgiões-Dentistas. 1992; 46(3):785-787.
14. Petrie CS, Walker MP, Williams K. A survey of U.S. prosthodontists and dental schools on the current materials and methods for final impressions for complete denture prosthodontics. J Prosthodont. 2005; 14(4):253-262.
15. Pratten DH, Novetsky M. Detail reproduction of soft tissue: a comparison of impression materials. J Prosthet Dent. 1991; 65(2):188-191.
16. Regis RR, Alves CC, Rocha SS, Negreiros WA, Freitas-Pontes KM. The importance of a two-step impression procedure for complete denture fabrication: a systematic review of the literature. J Oral Rehabil. 2016; 43(10):771-777.
17. Reis JMSN, Perez LEC, Nogueira SS, Arioli Filho JN, Mollo Jr FA. Moldagem em prótese total – uma revisão da literatura. RFO. 2007; 12(1):70-74.
18. Saizar P. Prostodoncia total. Buenos Aires: Mundi; 1972. p. 200-206.
19. Sanjeevan V, Rajagopal P, Venkitachalam R, Aras M. Efficiency of simplified versus traditional denture fabrication methods: a systematic review and meta-analysis. J Prosthet Dent. 2021; 126(3):377-385.
20. Sartori IAM, Bernardes SR, Soares D, Thomé G. Biossegurança e desinfecção de materiais de moldagem e moldes para profissionais de prótese dentária (Cirurgiões Dentistas e TPD) [E-book]. 2020. 11 p.
21. Tamaki T. Dentaduras completas. 4.ed. São Paulo: Sarvier; 1983.
22. Telles D. Prótese total: convencional e sobre implantes. 3.ed. Santos: Livraria Santos; 2013.
23. Turano JC. Fundamentos de prótese total. 10.ed. Rio de Janeiro: Santos; 2019.
24. Zarb GA. Prosthodontic treatment for edentulous patients. complete dentures and implant-supported prostheses. 13.ed. St. Louis: Mosby; 2012.

7

Planos de orientação

Ana Carolina Pero
Danny Omar Mendoza Marin
Sergio Sualdini Nogueira
Francisco de Assis Mollo Junior
João Neudenir Arioli Filho

FLUXOGRAMA DO CAPÍTULO

INTRODUÇÃO – A RECONSTITUIÇÃO FISIONÔMICA

Ao falar de planos de orientação, não se pode deixar de considerar a reconstituição fisionômica, que consiste na reabilitação facial do paciente desdentado total e envolve a parte estética e funcional das estruturas perdidas. Essa reconstituição fisionômica inicia-se por meio de ajustes na base de registro, por acréscimo ou remoção de cera nas faces vestibular e oclusal. Portanto, a cera da base de registro cumpre um papel importante, uma vez que nela estarão estabelecidos os parâmetros estéticos e funcionais que orientarão os passos seguintes da confecção da prótese total, originando-se, assim, o denominado "plano de orientação".

Embora o processo de determinar o plano de orientação seja, inicialmente, guiado por parâmetros gerais estéticos e funcionais, ele pode ser modificado de acordo com as caraterísticas e as necessidades do caso clínico. Dessa maneira, o plano de orientação é um fator fundamental na reconstituição fisionômica, direcionando o posicionamento espacial dos dentes e auxiliando na sustentação dos tecidos do terço inferior da face quando a dimensão vertical é restabelecida.

PLANO DE OCLUSÃO – DENTIÇÃO NATURAL

Podemos definir plano oclusal como uma superfície imaginária que passa pela borda dos incisivos anteriores e pelas cúspides dos dentes posteriores de ambos os lados da arcada. Quando examinado, fica claro que não é uma superfície plana, mas uma curvatura que possibilita o estabelecimento de uma oclusão harmônica. Essa curvatura é o resultado do posicionamento dos dentes nos arcos dentários com vários graus de inclinação.

Visto em um plano frontal e sagital, o plano de oclusão na dentição natural apresenta duas curvaturas caraterísticas:

- Curva de Wilson: é uma curvatura imaginária no plano frontal, que passa pelas cúspides vestibulares e linguais dos dentes posteriores de ambos os lados da arcada. A curvatura apresenta-se convexa no arco superior e côncava no arco inferior (Figura 7.1A).

- Curva de Spee: é uma curvatura imaginária anteroposterior, no plano sagital, que passa pela ponta de cúspide do canino e pontas de cúspides vestibulares dos dentes posteriores inferiores (Figura 7.1B).

PLANO DE ORIENTAÇÃO NO INDIVÍDUO DESDENTADO TOTAL

Com a perda total dos dentes permanentes, o plano oclusal natural desaparece, sendo impossível restabelecê-lo em virtude das mudanças irreversíveis causadas pela perda dos dentes naturais, embora esse fato não se constitua um problema, já que, na confecção das próteses totais, o objetivo é estabelecer um plano oclusal que proporcione uma oclusão funcional e um posicionamento dental esteticamente aceitável para o paciente.

Dessa maneira, o plano de orientação compreende um plano artificial criado na superfície oclusal da base de registro superior, sob orientação de referências anatômicas e estéticas, com o objetivo de orientar a montagem dos dentes artificiais para o desenvolvimento da oclusão e da estética das próteses totais.

REFERÊNCIAS PARA DETERMINAÇÃO DOS PLANOS

Para restabelecer corretamente os planos de orientação, é importante reconhecer os seguintes elementos anatômicos de referência:

- Linha bipupilar: é uma linha imaginária horizontal que passa pelo centro de ambas as pupilas, sendo uma linha de referência para a face do paciente, observada no plano frontal.
- Plano de Camper: é um plano que abrange a região da espinha nasal anterior até a porção média dos meatos auditivos direito e esquerdo. Esse plano é considerado uma referência paralela ao plano oclusal.
- Linha auriculonasal ou asa-trágus: é uma linha imaginária que compreende desde a porção média do trágus até a borda inferior da asa do nariz. Representa o plano de Camper sobre a pele nos lados direito e esquerdo. Assim, essa linha também é considerada referência paralela ao plano oclusal.
- Plano protético: é o plano determinado pelas linhas auriculonasal direita e esquerda. Por isso, é considerado uma projeção do plano de Camper sobre a pele.

CURVAS DE COMPENSAÇÃO E SUA IMPORTÂNCIA

Na oclusão desenvolvida para as próteses totais, durante o movimento protrusivo, devem ocorrer contatos dentais anteriores e posteriores simultâneos entre os dentes maxilares e mandibulares e contatos simultâneos nos lados de trabalho e balanceio durante os movimentos de lateralidade. Esse tipo de oclusão, denominada oclusão bilateral equilibrada (OBE), visa a uma melhor estabilização das próteses na boca. Entretanto, pelo fato de, na protrusão mandibular, os côndilos se movimentarem para a frente e para baixo, quando a curva de Spee não é confeccionada, ocorre a perda dos contatos dos dentes posteriores. A curva de Spee, portanto, compensa o abaixamento dos côndilos,

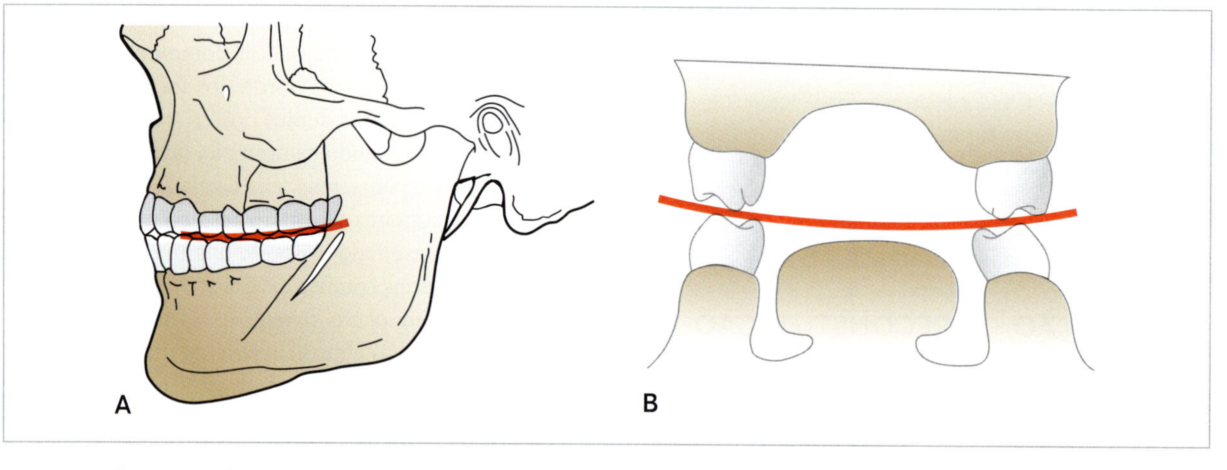

Figura 7.1 Curvatura de Spee (A) e Wilson (B).

possibilitando o necessário contato na protrusão entre os dentes posteriores maxilares e mandibulares. Essa perda de contato das extremidades posteriores durante a protrusão é conhecida como fenômeno de Christensen (Figura 7.2).

Além disso, durante os movimentos de lateralidade, o côndilo também realiza movimentos para baixo, em virtude da inclinação vestibulolingual da cavidade glenóidea, e, na ausência da curvatura de Wilson, não é possível balancear a prótese total em decorrência do abaixamento que o côndilo sofre de um lado e da elevação do outro (Figura 7.3). Da mesma maneira que ocorre com a curvatura de Spee, que compensa o abaixamento dos côndilos durante o movimento protrusivo, possibilitando que existam contatos dentais simultâneos anteriores e posteriores entre os dentes maxilares e mandibulares, a curva de Wilson também compensa o abaixamento condilar nos movimentos de lateralidade, permitindo o contato simultâneo entre os dentes maxilares e mandibulares, nos lados de trabalho e balanceio. Por isso, as curvas de Spee e Wilson são também conhecidas como curvas de compensação.

A importância da presença dessas curvaturas, portanto, reside no fato de que elas mantêm os arcos dentários maxilar e mandibular, em suas regiões posteriores, bastantes próximos durante os movimentos excursivos da mandíbula, permitindo a presença de contatos oclusais durante esses movimentos e favorecendo a estabilização das próteses.

MÉTODOS DE CONFECÇÃO DOS PLANOS DE ORIENTAÇÃO

Nessa fase, os elementos anatômicos de referência auxiliam a personalização do rolete de cera superior para a determinação do plano de orientação, o qual pode ser estabelecido na clínica com ou sem as curvas

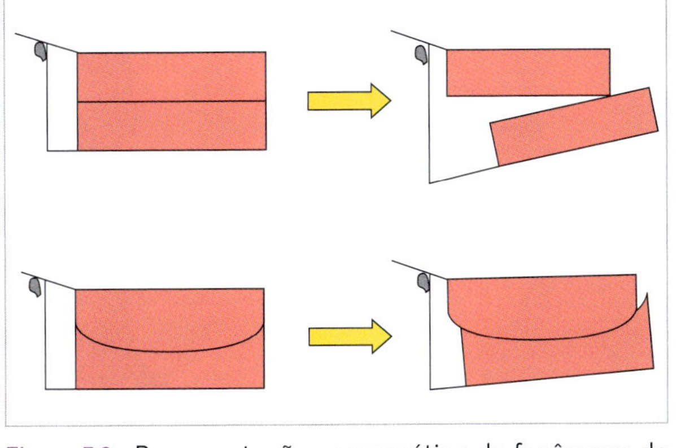

Figura 7.2 Representação esquemática do fenômeno de Christensen.

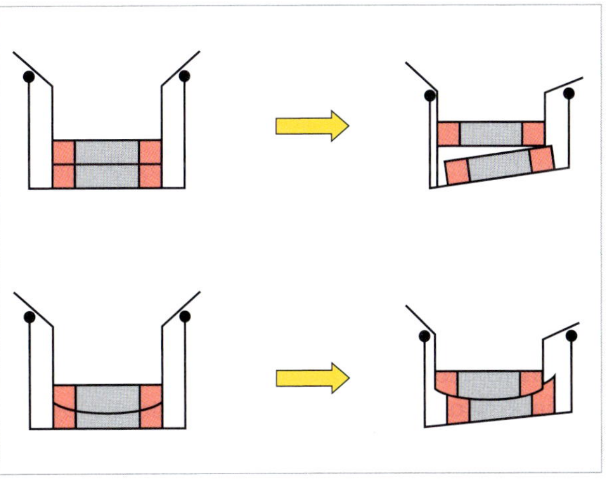

Figura 7.3 Representação esquemática da curva de Wilson.

de compensação, sendo que estas últimas podem ser obtidas de maneira arbitrária ou fisiológica. Assim, os planos de orientação podem ser confeccionados de diferentes formas: sem curvas de compensação, com curvas de compensação arbitrárias e com curvas de compensação fisiológicas.

- Confecção dos planos de orientação sem curvas de compensação: os planos de orientação são estabelecidos na clínica sem as curvas de compensação. Essas curvas serão criadas arbitrariamente em laboratório, durante a montagem dos dentes artificiais no articulador semiajustável (ASA).
- Confecção dos planos de orientação com curvas de compensação arbitrárias: o plano de orientação é estabelecido na clínica com as curvas de compensação, que são criadas na cera de maneira arbitrária. A montagem dos dentes artificiais no ASA, em laboratório, deve seguir as curvas de compensação já determinadas na clínica.
- Confecção dos planos de orientação com curvas de compensação fisiológicas: as curvas de compensação são estabelecidas pelo paciente por meio de movimentos fisiológicos excursivos em oclusão, utilizando as bases de registro maxilar e mandibular com um plano de cera com material abrasivo. As curvaturas anteroposterior e vestibulolingual, obtidas a partir desses movimentos, são denominadas "curvas de compensação individualizadas". Essa técnica de individualização das curvas de compensação foi introduzida por Paterson, para tornar o plano o mais próximo da realidade do paciente, buscando superar a arbitrariedade da determinação simplesmente mecânica. Esse processo é conhecido como técnica de desgaste de Paterson.

DETERMINAÇÃO CLÍNICA DOS PLANOS DE ORIENTAÇÃO SEM CURVAS DE COMPENSAÇÃO

Utiliza-se o método descrito para a confecção dos planos de orientação sem as curvas de compensação, que serão definidas posteriormente durante a montagem dos dentes. Trata-se de um método de aplicação clínica mais rápida e fácil, fator de relevância quando se considera o atendimento do paciente idoso.

A determinação dos planos de orientação pode ser dividida didaticamente em duas regiões:

- Região anterossuperior (plano de orientação anterior):
  - suporte labial;
  - altura do plano de orientação ou altura incisal;
  - paralelismo com a linha bipupilar (paralelismo com a horizontal);
- Região posterossuperior (plano de orientação posterior): paralelismo com o plano protético.

Região anterossuperior (plano de orientação anterior)

Suporte labial

Nessa fase, deve-se avaliar o reposicionamento do lábio superior proporcionado pela superfície vestibular do rolete de cera, que será ajustado pelo profissional para promover um suporte de lábio com caraterísticas estéticas adequadas para cada paciente.

Após o reposicionamento do lábio superior, o rolete de cera deve apresentar um contorno adequado para dar suporte à musculatura e possibilitar o posicionamento adequado dos dentes artificiais. Esses fatores são de grande importância durante a fase de ajuste do rolete de cera, a fim de evitar um resultado estético insatisfatório em razão do volume inadequado do suporte labial.

Como regra geral, o rolete de cera deve ser ajustado por meio de acréscimos ou desgastes da cera, procurando-se obter um ângulo de aproximadamente 90° entre a superfície do lábio superior e a base do nariz. Entretanto, essa regra deve considerar as características do perfil do paciente. Em pacientes com perfil convexo, como os de Classe II, esse ângulo deve ser maior do que 90°; em pacientes com perfil côncavo, como os de Classe III, menor que 90°. Assim, o ângulo deve ser ajustado de acordo com a fisionomia de cada paciente, até ser obtido um suporte labial harmônico com o seu perfil (Figura 7.4).

Durante essa fase, é importante salientar que a avaliação do suporte labial deve ser feita somente com a base de prova superior em posição, uma vez que a presença da base de prova inferior pode promover uma dimensão vertical de oclusão (DVO) aumentada, impossibilitando uma correta avaliação. No entanto, na ausência da base de prova inferior, o lábio inferior fica caído para lingual, dando a impressão de que a base de prova superior promove um suporte labial maior que o devido (Figura 7.5A). Para evitar essas complicações, o paciente deve fechar a boca até que os lábios se toquem discretamente e, se possível, apoiar o lábio inferior na incisal vestibular do rolete de cera superior (Figura 7.5B). Esse procedimento evita que o lábio inferior fique caído para lingual e possibilita a observação da estética do superior, ficando claro, porém, que o inferior não está com o suporte correto.

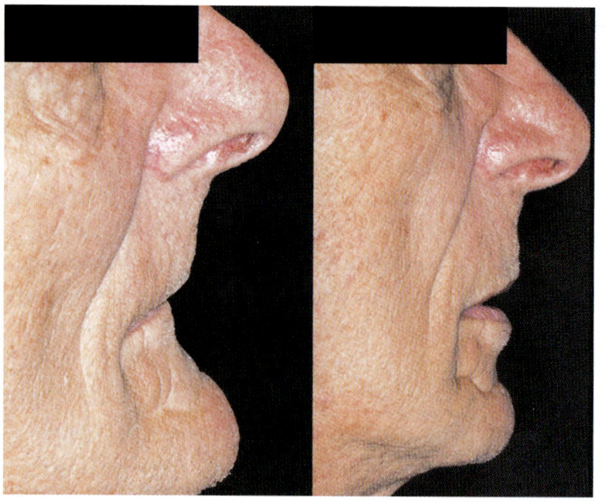

Figura 7.4 Harmonia do suporte do lábio superior.

Altura do plano de orientação ou altura incisal

A relação entre o plano de orientação e o lábio superior no sentido vertical é importante, uma vez que irá influenciar na quantidade de exposição dos dentes

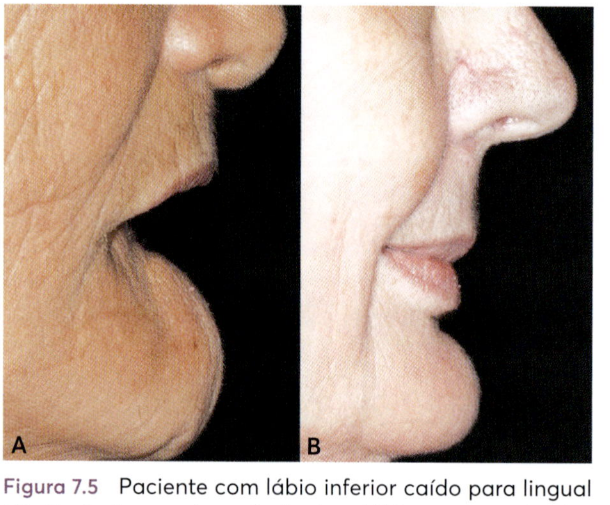

Figura 7.5 Paciente com lábio inferior caído para lingual (**A**). Paciente com boca fechada e lábios se tocando discretamente (**B**).

artificiais, seja em repouso muscular com a boca entreaberta, seja nos movimentos do sorriso e fonética, podendo, inclusive, que a base da prótese seja exposta. Assim, a relação em sentido vertical é orientada, nessa fase, fundamentalmente por parâmetros estéticos, relacionados com o comprimento do lábio superior do paciente e da dinâmica do sorriso.

Embora existam variações nas recomendações para a determinação da altura do plano de orientação em relação ao lábio em repouso, essa altura pode ser, em um primeiro momento, de 1 a 2 mm abaixo do tubérculo labial em repouso, para pacientes jovens; no nível, para pacientes de meia idade; e de 1 a 2 mm acima, para pacientes idosos. No entanto, esses valores podem variar de acordo com as caraterísticas de cada paciente e o critério clínico do profissional.

Apesar de, nesse momento, a região anterior ser a referência para o ajuste da altura do rolete de cera, ao recortar o excesso de cera, o profissional deverá estender essa remoção para posterior, de maneira que todo o rolete tenha uma redução proporcional em sua altura, tanto na região anterior como na região posterior. Em relação à região posterior, o objetivo, nesse momento, não é determinar o plano de orientação posterior, mas somente remover o excesso de altura da cera que possa interferir com os procedimentos a serem realizados para a determinação do plano de orientação anterior. Deve ser salientado que, eventualmente, pode não ser necessário reduzir a altura do rolete e, até mesmo, pode haver necessidade de acréscimo de cera, para que se obtenha a altura desejada.

Uma caraterística importante, que deve ser avaliada após a determinação da altura, é a quantidade de exposição da superfície vestibular da cera durante o sorriso, uma vez que alguns pacientes podem mostrar um sorriso moderadamente alto e, mesmo com a escolha de dentes um pouco mais longos, grande exposição da resina acrílica da base pode ocorrer no sorriso, afetando o resultado estético da prótese. Nesses casos, para que os dentes artificiais sejam posicionados um pouco mais superiormente, recomenda-se uma pequena diminuição da altura do rolete, independentemente da idade. Eventualmente, pode ocorrer o inverso, sendo necessário um pequeno aumento da altura, para que o paciente mostre um pouco mais os seus dentes no sorriso (Figuras 7.6 e 7.7).

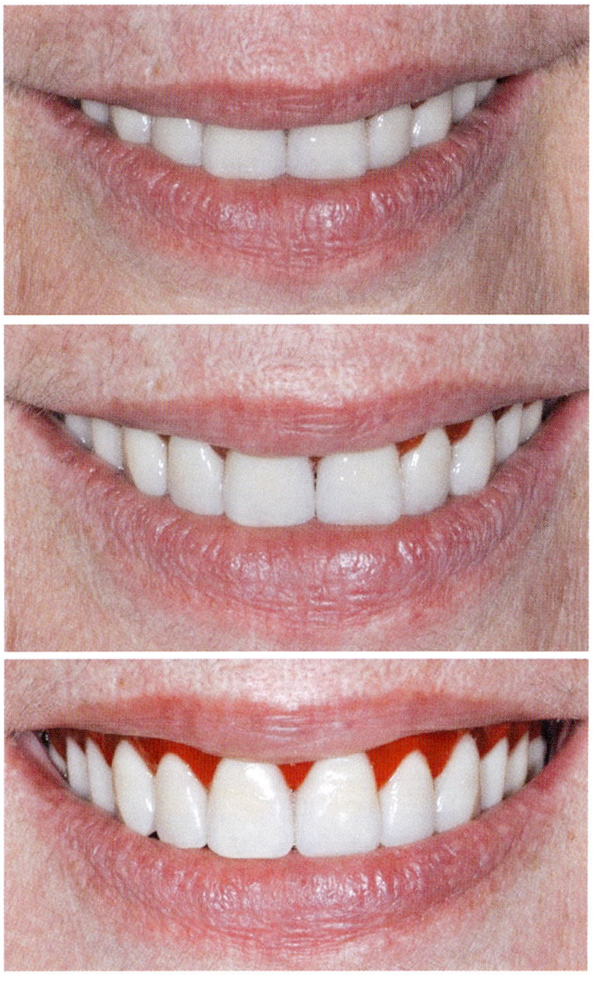

Figura 7.7 Correção da altura do sorriso. As imagens mostram diferentes montagens de dentes em paciente com sorriso médio.

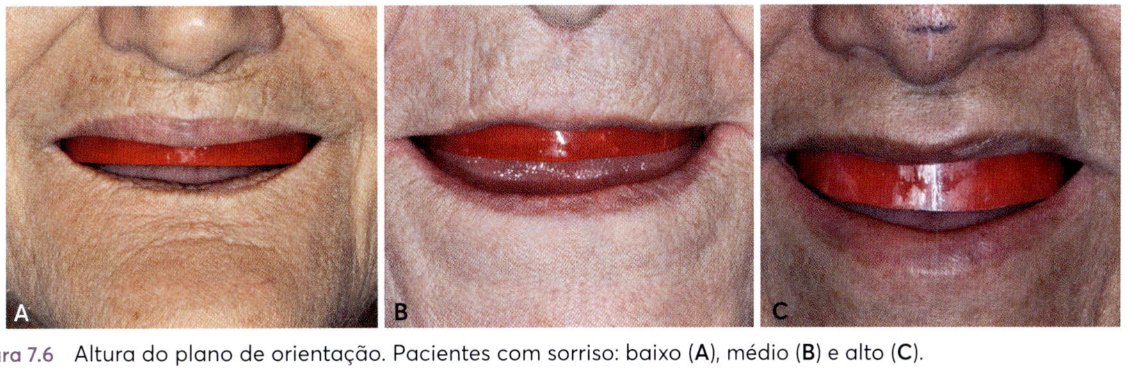

Figura 7.6 Altura do plano de orientação. Pacientes com sorriso: baixo (**A**), médio (**B**) e alto (**C**).

Paralelismo com a linha bipupilar

Após ajustar a cera em sua altura na região anterior, toda a superfície oclusal anterior deverá ser trabalhada para que o plano de orientação anterior fique paralelo com a linha bipupilar. Para isso, pode-se utilizar uma régua de Fox (Figura 7.8), que é um instrumento dividido em duas partes: uma que será apoiada sobre a superfície oclusal do rolete de cera (Figura 7.8A) e outra, posicionada externamente à face do paciente (Figura 7.8B).

Nessa etapa, a régua de Fox é posicionada na superfície incisal do rolete de cera e, assim, mantida com o apoio dos dedos do operador. Em seguida, a segunda régua é posicionada sobre a linha bipupilar, sendo o paciente observado no plano frontal para que se possa avaliar o paralelismo entre as duas réguas (Figura 7.9).

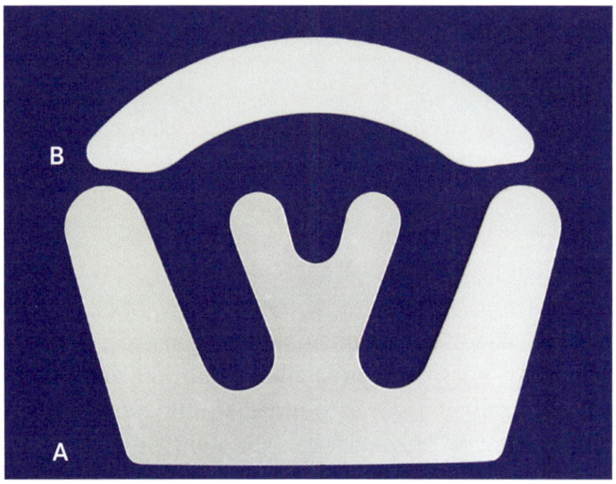

Figura 7.8 Régua de Fox. Parte a ser apoiada sobre a superfície oclusal do rolete de cera (**A**); parte a ser posicionada externamente à face (**B**).

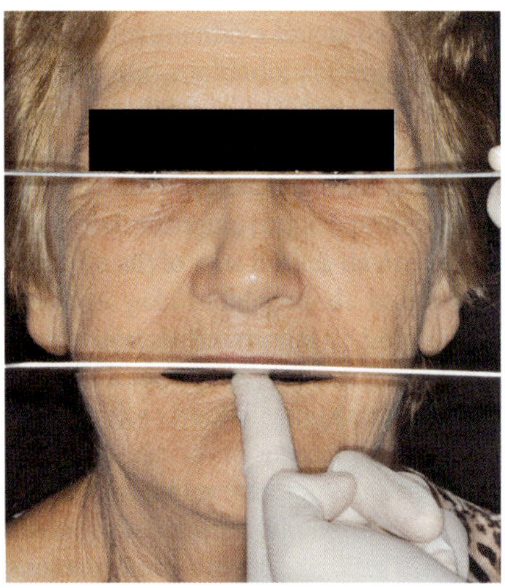

Figura 7.9 Verificação do paralelismo do plano superior com a linha bipupilar.

Caso não exista paralelismo, o profissional deverá, tomando como referência a altura na região mediana, acrescentar/remover cera nas laterais da região anterior, a fim de obter o necessário paralelismo (Figura 7.10).

Região posterossuperior (plano de orientação posterior)

O plano de orientação posterior, representado pela superfície oclusal do plano de cera, bilateralmente, deve ser paralelo a uma linha imaginária do ponto mais baixo da asa do nariz até a porção média do meato acústico externo ou trágus, denominado plano protético.

Para isso, a régua de Fox é posicionada sobre a superfície oclusal do plano de cera, com os dedos indicador e médio do operador apoiados na região posterior. Em seguida, a segunda régua é apoiada na face do paciente sobre o plano protético – que vai da porção média do trágus até a base da asa do nariz (linha auriculonasal) –, para avaliar o paralelismo entre a superfície posterior oclusal do plano de cera e o plano protético, sendo esse procedimento realizado nos lados direito e esquerdo da face (Figura 7.11).

De maneira semelhante ao ajuste do rolete de cera na região incisal, caso não exista paralelismo, o profissional deverá avaliar a necessidade de remoção ou acréscimo de cera na oclusal, a fim de obter o necessário paralelismo (Figura 7.12).

Apesar da complexidade na determinação dos planos de orientação, eles devem ser considerados um

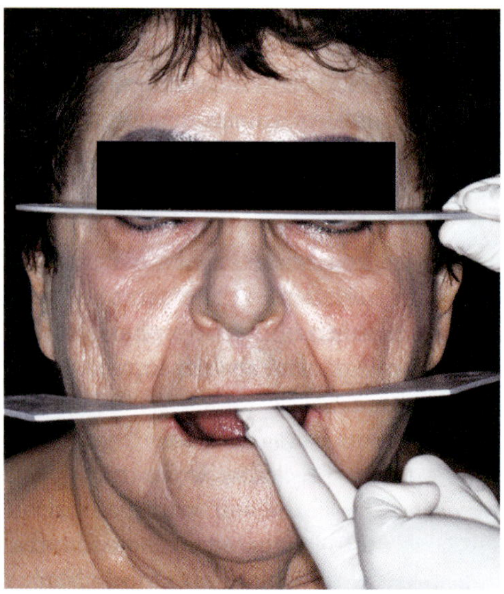

Figura 7.10 Ausência do paralelismo do plano superior com a linha bipupilar.

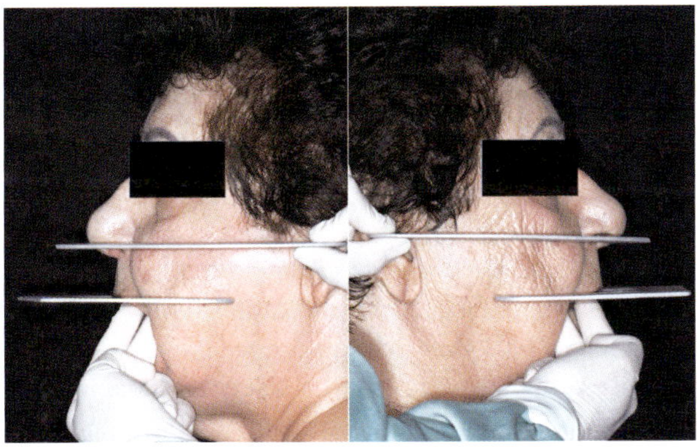

Figura 7.11 Na região posterior, a superfície oclusal do plano de cera paralela, bilateralmente, ao plano protético.

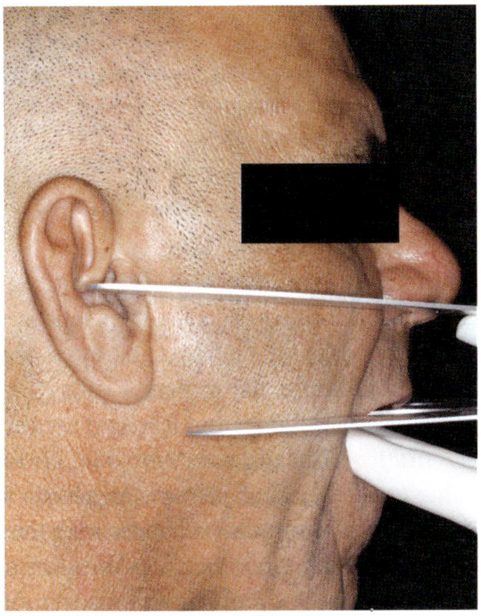

Figura 7.12 Ausência do paralelismo entre o plano posterior e o plano protético.

ponto de partida inicial, e pequenas variações têm pouca influência no resultado da prótese, sendo necessário considerar que algumas alterações em sua forma podem ser feitas em fases futuras, dependendo da especificidade de cada caso clínico.

MONTAGEM DO MODELO FUNCIONAL MAXILAR NO ARTICULADOR

O articulador, um aparelho no qual os modelos maxilar e mandibular são fixados e movimentos mandibulares são reproduzidos, permite o diagnóstico, o estudo e o planejamento do trabalho protético, assim como a montagem dos dentes artificiais e a avaliação da oclusão.

Após os planos de orientação serem determinados, a base de registro maxilar é utilizada na tomada do arco facial, para posterior montagem do modelo funcional maxilar no articulador semiajustável.

Registro com o arco facial

O arco facial é um dispositivo acessório, cuja finalidade é reproduzir, na montagem do modelo maxilar no articulador, o posicionamento espacial da maxila em relação à base do crânio. Isso possibilita que a distância e o posicionamento espacial do modelo maxilar em relação ao eixo de rotação do articulador sejam os mesmos que a maxila possui em relação ao eixo rotacional dos côndilos mandibulares nas articulações temporomandibulares (ATM).

O arco facial também permite identificar a distância intercondilar aproximada do paciente (Figura 7.13), a qual será transferida para o articulador, o que pode ter influência na orientação dos sulcos das superfícies oclusais dos dentes artificiais posteriores durante os trajetos laterais. Essa questão assume maior importância nos pacientes dentados, sendo relativizada nas próteses totais em virtude da resiliência da mucosa, o que permite a utilização de articuladores com distância intercondilar fixa, predefinida pelo fabricante.

Para realizar a tomada do arco facial, podem-se realizar os seguintes passos:

- fixar, dentro da linha mediana, a base de registro maxilar no garfo de mordida, podendo ser utilizado silicone de condensação (Figura 7.14A);
- soltar de 1/4 a 1/2 volta os parafusos de fixação do arco facial (Figura 7.14B);
- colocar o garfo de mordida e a base de registro maxilar na boca do paciente e solicitar que, com

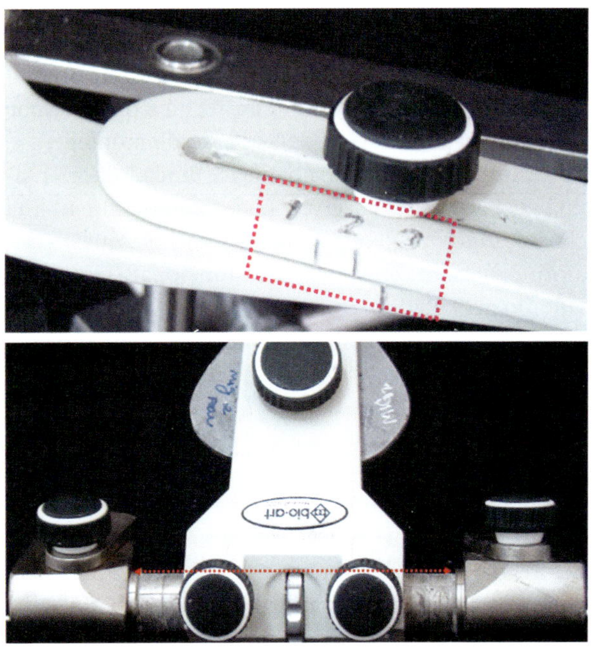

Figura 7.13 Distância intercondilar.

os polegares apoiados bilateralmente no garfo de mordida, na região de pré-molares, o paciente mantenha o conjunto garfo de mordida/base de registro em posição (Figura 7.14C);

- afrouxar os parafusos do dispositivo articulado do arco facial e encaixá-lo no garfo de mordida, de maneira que fique o mais próximo possível da base de registro (Figura 7.14D);
- encaixar as olivas nos meatos auditivos do paciente (Figura 7.14E) e apertar os parafusos de fixação do arco facial (Figura 7.14F);
- posicionar e fixar o dispositivo frontonasal no ponto násio do paciente (Figura 7.14G);
- verificar se o dispositivo articulado não se encontra sob "tensão" ou "forçado" (Figura 7.14H);
- apertar o parafuso do dispositivo articulado, de modo que fixa sua altura na haste vertical do arco facial (Figura 7.14I);
- apertar o parafuso do dispositivo articulado que o une ao garfo de mordida (Figura 7.14J).

A sequência desses procedimentos é obrigatória para que se obtenha um correto registro.

Técnica do modelo dividido ou *split cast* para montagem dos modelos em gesso no articulador

Após a tomada do arco facial, o modelo superior será montado no articulador pela técnica do modelo dividido ou *split cast*, que é um método de montagem de modelos em articulador no qual entalhes são confeccionados na base do modelo. Com o vazamento do gesso de montagem sobre esses entalhes, cria-se um sistema de encaixes tipo macho/fêmea entre o modelo e o gesso de montagem. Essa técnica permite que o modelo seja removido de sua base de montagem e, posteriormente, retorne a ela no articulador, orientado pelo sistema de encaixes. É particularmente útil na confecção das próteses totais, pois permite que o conjunto prótese de prova/modelo funcional seja removido do articulador para o processo de acrilização da prótese e, posteriormente, retorne a ele, orientado pelo sistema de encaixes, para as devidas correções oclusais decorrentes do processo.

Essa técnica apresenta algumas variações, mas, de maneira geral, para a sua execução, a base do modelo é hidratada e o gesso de montagem é vertido diretamente sobre ela, produzindo certa aderência, que, embora mantenha o modelo retido em sua base de montagem, requer força mecânica para a separação, o que a torna mais sensível e pode gerar pequenas fraturas nas superfícies das partes a serem readaptadas.

A variação técnica de Russi para o modelo dividido, assim denominada em homenagem ao autor que a desenvolveu, é de particular interesse. Nessa variação, a face inferior da base do modelo é isolada com vaselina pastosa e a sua lateral, envolvida com uma fita crepe, formando um recipiente para receber o gesso de montagem e, posteriormente, retendo o modelo em sua base de montagem. A simples remoção da fita crepe libera o modelo sem a necessidade de força mecânica e sem danificar as partes a serem readaptadas.

Essa variação aprimora a técnica original quanto aos seguintes aspectos: rapidez, limpeza, facilidade de execução, facilidade de remoção do modelo de sua base de montagem e precisão na readaptação das partes. A técnica de Russi para o modelo dividido inclui os seguintes passos:

- preparar três entalhes expulsivos (um anterior e dois posteriores) na base do modelo funcional maxilar (Figura 7.15A);
- colocar, ao redor da lateral da base do modelo maxilar, uma tira de fita crepe, de maneira que 10 mm da fita fiquem acima da borda da base, para conter o gesso comum de montagem (Figura 7.15B);
- aplicar uma fina camada de vaselina sólida em toda a base do modelo, incluindo os entalhes, evitando lubrificar a fita crepe (Figura 7.15C);
- encaixar o modelo maxilar na base de registro (Figura 7.15D);
- preparar e vazar o gesso de montagem na base do modelo, começando pelos entalhes até preencher a caixa formada pela fita crepe (Figura 7.15E);
- colocar uma porção de gesso na placa de montagem do ramo superior do articulador e abaixar o ramo até que se apoie na haste transversal do arco facial, certificando-se de que as duas porções de gesso estejam adequadamente em contato, para evitar que o gesso extravase sobre a fita crepe. Realiza-se, então, os acabamentos necessários (Figura 7.15F);
- após a presa do gesso, o arco facial é removido do conjunto e o modelo permanece fixado em sua base de montagem pela ação da fita crepe (Figura 7.15G).

É importante salientar que a fita crepe não deve ser removida antes que, em fase futura, seja necessária a remoção do modelo de sua base de montagem para o processo de acrilização. Caso acidentalmente seja removida antes da hora, uma nova fita crepe não irá fixar o modelo na base de montagem de maneira adequada, sendo, nesse caso, necessário utilizar um outro meio provisório de fixação. Para tanto, a fixação provisória pode ser feita encaixando-se o modelo em sua base de montagem e, na periferia da união, promovendo a fixação com godiva em bastão fundida.

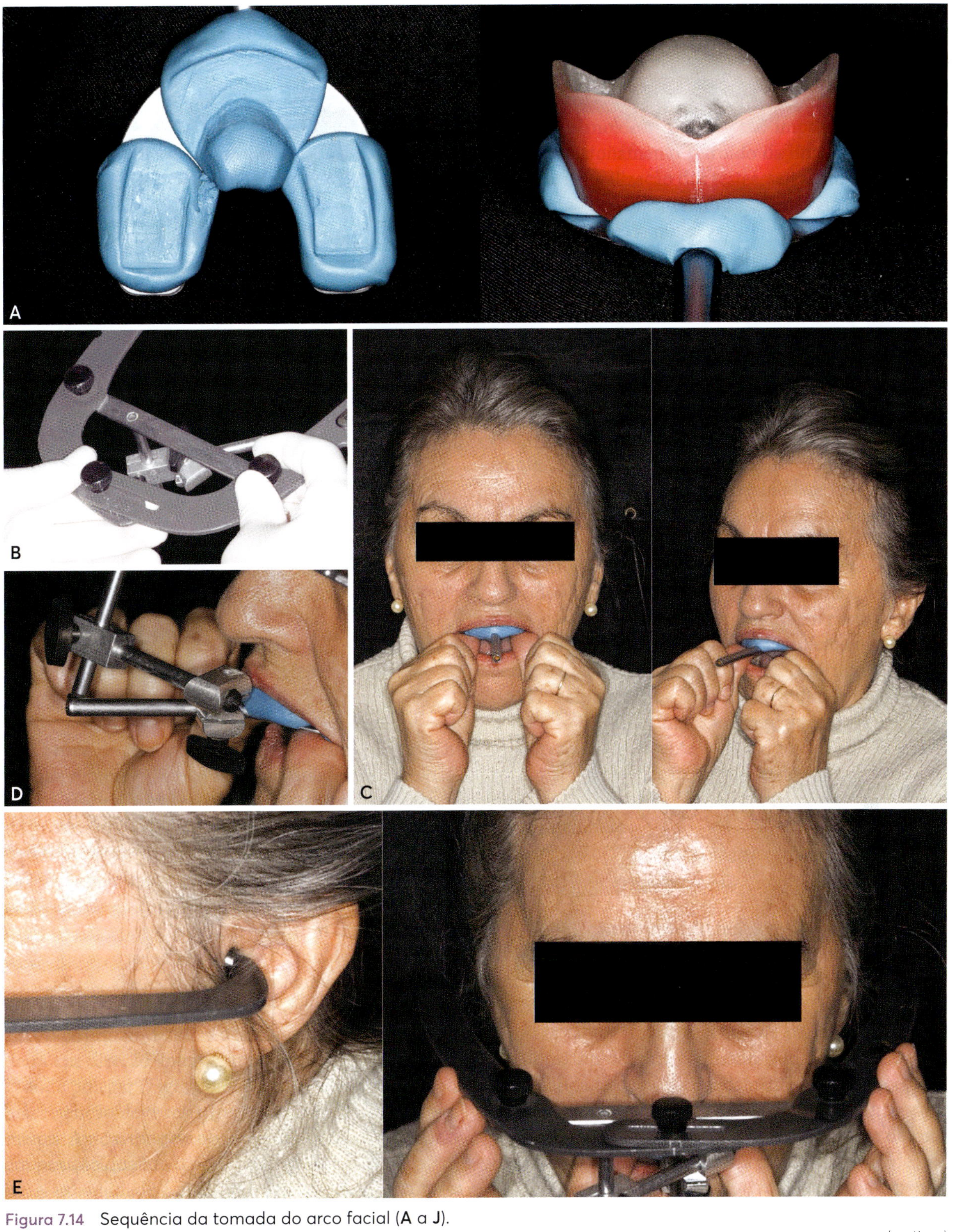

Figura 7.14 Sequência da tomada do arco facial (A a J).

(continua)

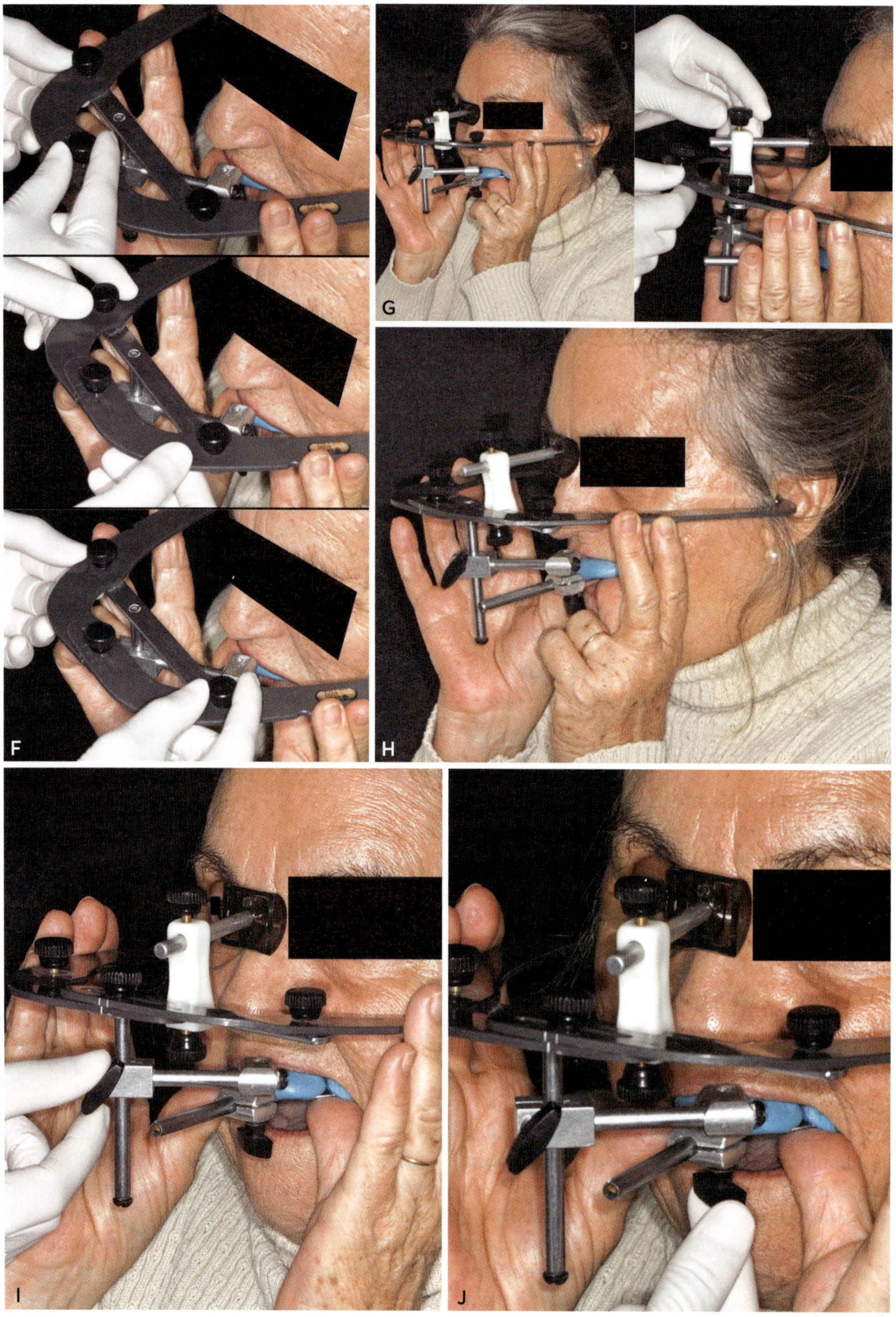

Figura 14 *(Continuação)* Sequência da tomada do arco facial (**A** a **J**).

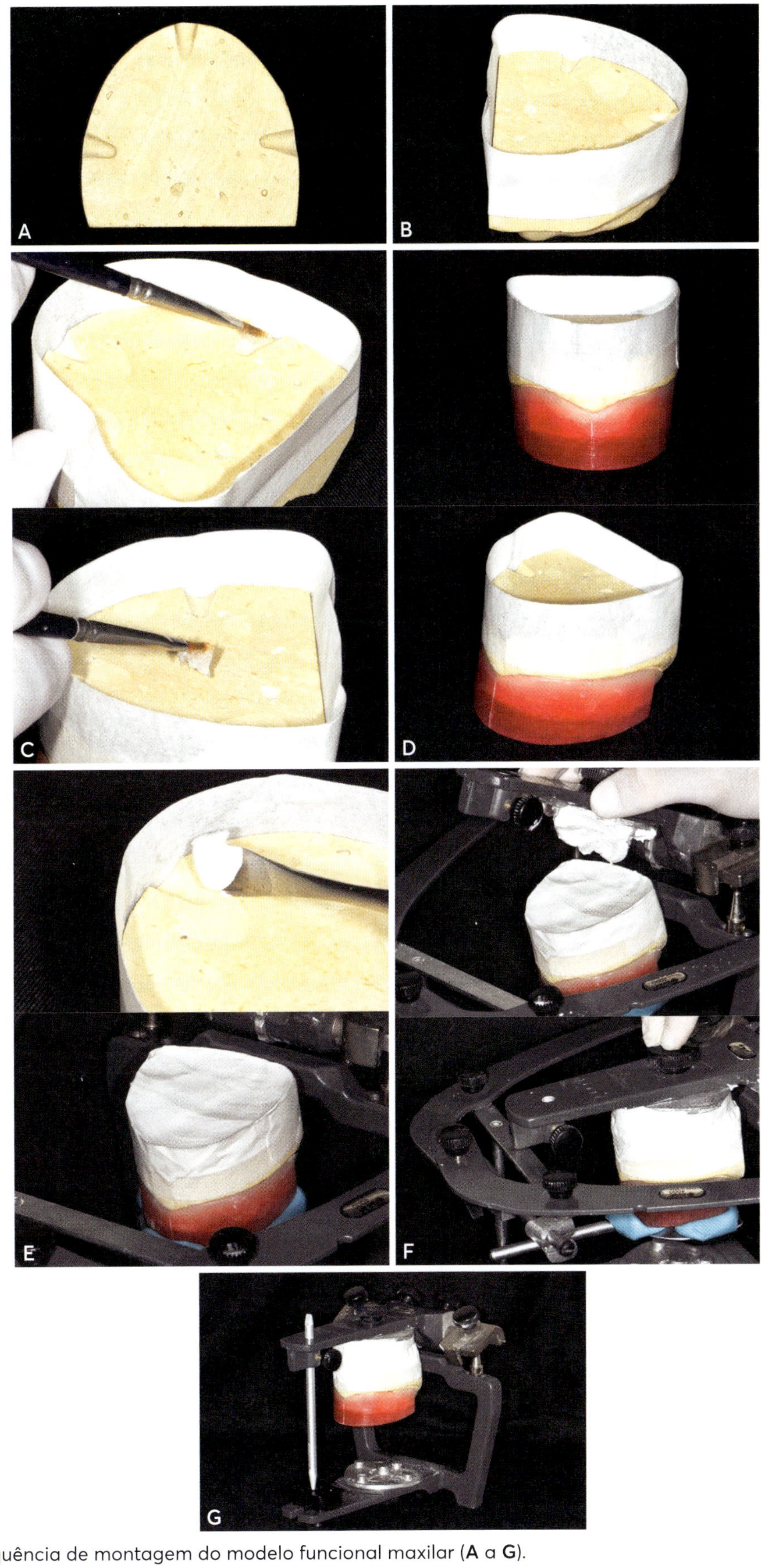

Figura 7.15 Sequência de montagem do modelo funcional maxilar (**A** a **G**).

CONSIDERAÇÕES FINAIS

Com a perda dos dentes naturais, é necessário estabelecer um plano de orientação que proporcione uma oclusão funcional e um posicionamento dental esteticamente aceitável para o estado atual do paciente. Portanto, essa fase direciona o cirurgião-dentista na criação de um novo plano artificial nas bases de registro, a ser realizado em duas etapas: plano anterior e plano posterior, os quais deverão ser avaliados de acordo com cada caso clínico, uma vez que estão sujeitos a mudanças diante da condição clínica do paciente.

BIBLIOGRAFIA

1. Block LS. Preparing and conditioning the patient for intermaxillary relations. J Prosthet Dent. 1952; 2:599-603.
2. Curtis TA, Shaw EL, Curtis DA. The influence of removable prosthodontic procedures and concepts on the esthetics of complete dentures. J Prosthet Dent. 1987; 57(3):315-323.
3. Daniel T. Prótese total – Convencional e sobre implantes. Rio de Janeiro: Santos; 2009.
4. Driscoll CF, Freilich MA, Guckes AD, Knoernschild KL, Mcgarry TJ, Goldstein G et al. The glossary of prosthodontic terms: ninth edition. J Prosthet Dent. 2017; 117(5):e1-105.
5. Hanau RL. The relation between mechanical and anatomical articulation. J Am Dent Ass. 1923; 10(8):776-784.
6. Hickey JC, Williams BH, Woelfel JB. Stability of mandibular rest position. J Prosthet Dent. 1961; 11(3):566-572.
7. Ismail YH, Bowman JF. Position of the occlusal plane in natural and artificial teeth. J Prosthet Dent. 1968; 20(5):407-411.
8. Javid NS. A technique for determination of the occlusal plane. J Prosthet Dent. 1974; 31(3):270-272.
9. Lundquist DO, Luther WW. Occlusal plane determination. J Prosthet Dent. 1970; 23(5):489-498.
10. Maier HJ. Natural dentures... natural smiles. J Can Dent Assoc. 1991; 57(4):289-290.
11. Nogueira SS, Russi S, Compagnoni MA, De Assis Mollo Jr F. A variation on split-cast mounting for complete denture construction. J Prosthet Dent. 2004; 91(4):386-388.
12. Okeson JP. Tratamento das desordens temporomandibulares e oclusão. 7.ed. Rio de Janeiro: Elsevier; 2013.
13. Raza M, Ayub N, Imran M, Nawaz K, Sami A. Occlusal plane evaluation in dentate patients for complete denture prosthodontic practice. J Ayub Med Coll Abbottabad. 2020; 32(1):54-57.
14. Tamaki T. Dentaduras completas. 3.ed. São Paulo: Sarvier; 1979.
15. Volpato CÂM, Garbelotto D'ALG, Zani IM, Vasconcellos DK. Próteses odontológicas: Uma visão contemporânea – Fundamentos e procedimentos. Rio de Janeiro: Santos; 2011.
16. Yasaki M. The height of the occlusion rim and the interocclusal distance. J Prosthet Dent. 1961; 11(1):26-31.
17. Zarb GA, Bolender CL, Steven EE. Prosthodontic treatment for edentulous patients. 12.ed. St Louis: Mosby; 2004.

8

Dimensão vertical em prótese total

Francisco de Assis Mollo Junior
Raphael Ferreira de Souza Bezerra Araújo
Lucas Portela Oliveira
Sergio Sualdini Nogueira
João Neudenir Arioli Filho
Ana Carolina Pero

FLUXOGRAMA DO CAPÍTULO

DEFINIÇÃO DE DIMENSÃO VERTICAL

A dimensão vertical é de extrema importância para a eficiência funcional do sistema estomatognático (mastigação, deglutição e fonação) e para a estética facial, restaurando o equilíbrio do terço inferior da face, que se apresenta comprometido nos indivíduos desdentados totais.

A dimensão vertical, que corresponde ao espaço intermaxilar de um indivíduo, é definida como a medida vertical da face registrada entre dois pontos arbitrários: um na maxila e outro na mandíbula.

Existem fatores fundamentais que são influenciados diretamente pela correta determinação da dimensão vertical, como a posição dos côndilos nas articulações temporomandibulares (ATM), a preservação dos tecidos de suporte (mucosa alveolar e tecido ósseo), a prevenção de fadiga muscular e a própria relação central.

DIMENSÃO VERTICAL DE OCLUSÃO, DIMENSÃO VERTICAL DE REPOUSO E ESPAÇO FUNCIONAL LIVRE

Quando consideramos a dimensão vertical em reabilitação oral, existem duas distâncias verticais importantes: a de oclusão e a de repouso. A dimensão vertical de oclusão (DVO) corresponde à distância entre dois pontos selecionados, sendo um na maxila (ponto fixo) e outro na mandíbula (ponto móvel), quando os dentes artificiais/naturais ou bases de registro estão em oclusão. Já a dimensão vertical de repouso (DVR) corresponde à distância entre dois pontos selecionados, sendo um na maxila (ponto fixo) e outro na mandíbula (ponto móvel), quando esta está na posição de repouso postural (Figura 8.1).

A diferença existente entre a DVR e a DVO é denominada espaço funcional livre (EFL), que é de fundamental importância para o descanso mandibular, sendo que, em reabilitação oral com próteses totais, tal espaço deve estar entre 2 e 4 mm (Figura 8.2). O EFL não deve ser confundido com espaço funcional de pronúncia. No primeiro caso, trata-se de um espaço entre os dentes mantido pela postura da mandíbula em repouso, em virtude de um sinergismo muscular, contrapondo-se ao efeito da gravidade quando o indivíduo se encontra em vigília; no caso do espaço funcional de pronúncia, trata-se de um espaço mantido pela ação de pronúncia de sons sibilantes, ricos em som de “s”.

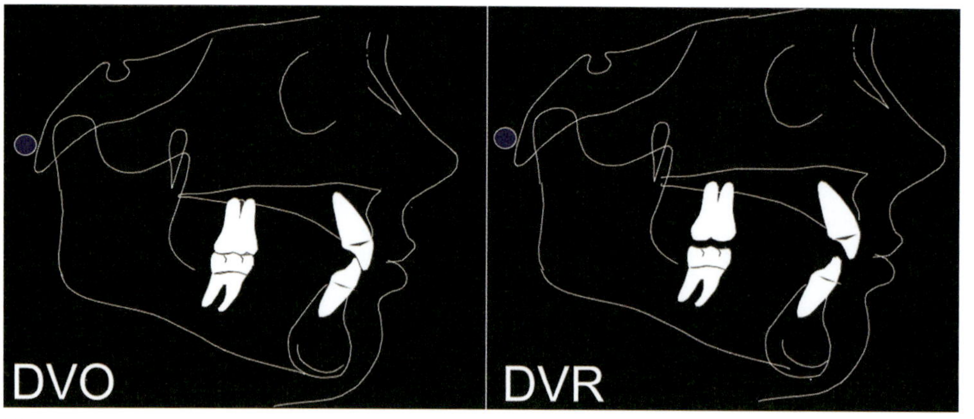

Figura 8.1 DVO e DVR.

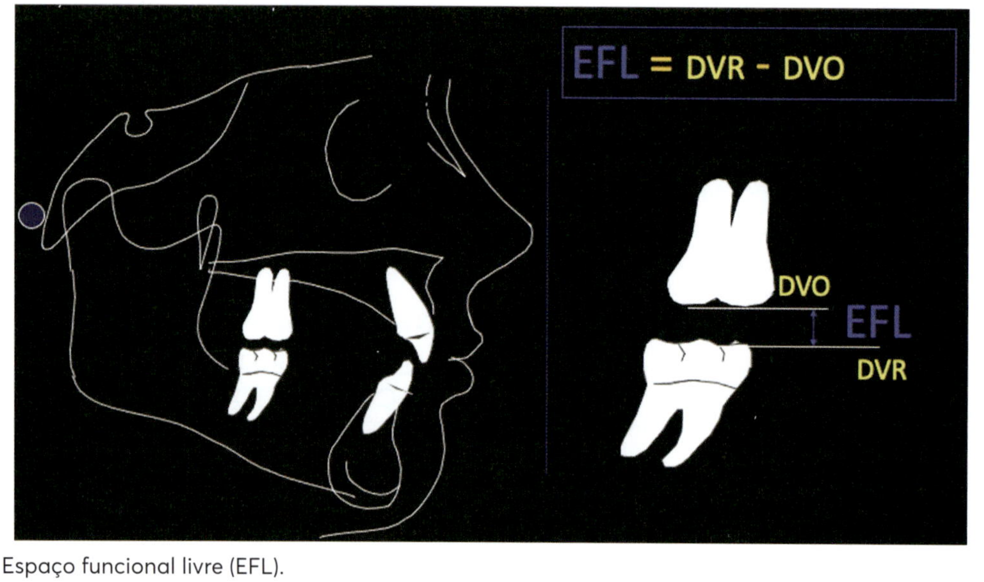

Figura 8.2 Espaço funcional livre (EFL).

A posição de repouso pode ser explicada por três mecanismos:

- tonicidade muscular;
- reflexo miotático;
- relação gravidade/elasticidade.

De acordo com a teoria do tônus muscular, a posição de repouso é resultante de um balanço do estado de tônus dos músculos (tonicidade postural). Por meio de experimentos animais, certos autores defendem que a posição de repouso pode depender do reflexo miotático (estiramento), que tende a evitar o estiramento passivo dos músculos, sendo mais sensível nos músculos que atuam contra a força da gravidade (como masseter, temporal e pterigóideo lateral, que evitam a queda da mandíbula). Outros relatam que a posição de repouso da mandíbula pode ser mantida por forças passivas internas e externas, governadas pela gravidade, e por forças elásticas, associadas com os músculos elevadores e outros tecidos. De modo geral, o tônus muscular é determinado por mecanismos passivos e pelas propriedades elásticas dos músculos e dos tecidos envolvidos, assim como pelo reflexo miotático (reflexo do estiramento).

Muitos fatores podem influenciar a posição de repouso e, assim, a determinação da DVR, como: estado de estresse/ansiedade do paciente no momento do registro, presença de dor e febre, consumo de drogas, sono, posicionamento do corpo e da cabeça, distúrbios da ATM e experiência prévia com próteses totais convencionais, ou seja, pacientes que fazem uso ou não de próteses totais (Tabela 8.1).

A dimensão vertical de repouso, de acordo com conceitos prévios, apresentaria mutabilidade ou imutabilidade. No que diz respeito à imutabilidade, com

TABELA 8.1 Fatores que podem influenciar a determinação da DVR.

Fatores locais	Fatores comportamentais	Fatores espaciais
DTM Febre Presença de dor Hipertonicidade ou hipotonicidade muscular Espasmos musculares	Estresse/ansiedade Experiência prévia com próteses totais Uso de drogas	Posição do corpo Posição da cabeça Propriocepção do paciente

base em informações e medições realizadas durante o crescimento da face até a senilidade, um estudo observou que existe uma relação constante entre as distâncias násio-subnásio e gônio-násio em um indivíduo, ao longo do desenvolvimento da face e que persiste na idade madura, proporcionalmente. Esse estudo chegou às seguintes conclusões: a DVR é imutável em um indivíduo; a DVR se instala aos três meses de vida intrauterina e, proporcionalmente, não se altera ao longo da vida; a DVR não depende da presença de dentes; e a distância násio-subnásio é igual a 49,5% da distância násio-gônio.

Esse estudo abriu um novo caminho quanto à dimensão vertical, visto que introduziu a relação de proporcionalidade anatômica para a sua determinação.

Outras investigações mudaram esse conceito de imutabilidade da dimensão vertical, estabelecido por Thompson. Radiografias demonstraram a mutabilidade da dimensão vertical de repouso quando os pacientes perdem todos os dentes. A DVR de um paciente desdentado é menor do que a DVR desse mesmo paciente quando possuía seus dentes naturais.

Observam-se variações da DVR e da DVO em pacientes portadores de dentadura imediata: comparando a DVO tomada antes da extração dos dentes com a obtida semanas após a colocação da prótese, nota-se a segunda diminuída. A DVO do portador de dentadura imediata bimaxilar diminui duas vezes mais do que a do portador de dentadura unimaxilar. Assim, entende-se que a dimensão vertical sofre mutações ao longo da vida dos pacientes e que, nesse sentido, ela deve ser diagnosticada, planejada e restabelecida adequadamente, a fim de recuperar a harmonização do sistema estomatognático.

TABELA 8.2 Métodos de determinação da dimensão vertical.

Com registro prévio	Sem registro prévio
Máscara facial Modelos de gesso Silhueta de perfil Fotografias Radiografias de perfil	Proporções faciais de Willis Proporções faciais de Boyanov Deglutição Métrico Fonético Estético Respiração Força de mordida Método do *open rest position* Percepção neuromuscular Propriocepção Eletromiografia

DETERMINAÇÃO DA DIMENSÃO VERTICAL DE OCLUSÃO

Existem vários métodos de determinação da DVO, classificados como métodos com registro prévio ou sem registro prévio (Tabela 8.2). Métodos de registros prévios são assim denominados porque são aplicados previamente à extração de todos os dentes do paciente, de modo que os dentes naturais remanescentes superiores e inferiores tenham uma oclusão estável e com a DVO mantida harmonicamente.

Os métodos que utilizam registros prévios são: máscaras faciais, modelos de gesso, silhueta de perfil, fotografias e radiografias de perfil.

O método fotográfico utiliza uma equação de regra de três, correlacionando os valores representativos da distância interpupilar e do terço inferior da face (da base do nariz à base do mento) na fotografia e no paciente (Figura 8.3).

Em um indivíduo totalmente desdentado, a DVO foi perdida. Caso não seja possível acessar registros prévios, o cirurgião-dentista deverá ter como base os métodos sem registros prévios, que buscam determinar uma DVO próxima da necessidade atual do paciente. Alguns dos principais métodos de determinação da DVO que não utilizam registros prévios serão descritos a seguir.

Método das proporções faciais de Willis

Descrito por Willis, determina que a distância entre o canto do olho e a comissura labial seja igual à distância entre a base do nariz e o mento no paciente em posição de repouso postural.

A determinação da dimensão vertical por esse método, no desdentado, consiste em aproveitar a relação de igualdade entre a distância da base do nariz e o

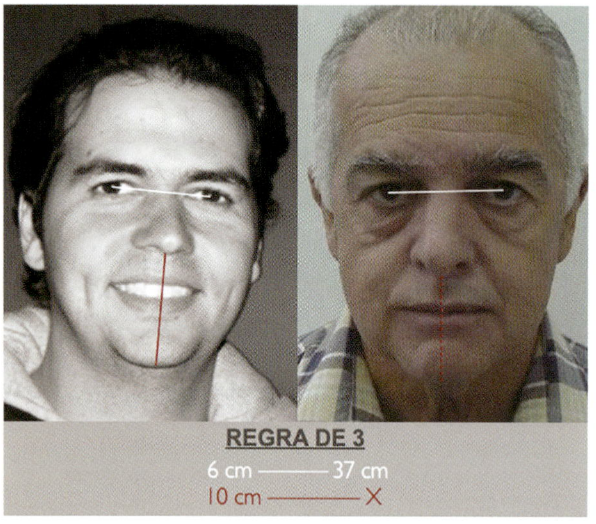

Figura 8.3 Método fotográfico correlacionando os valores entre a fotografia antiga do paciente e a atual.

mento e da comissura labial ao canto do olho, sendo essa medida representativa da dimensão vertical de repouso (Figura 8.4).

Um compasso em forma de "L", com uma pequena haste móvel, que corre ao longo do corpo do compasso, foi idealizado por Willis para medir essa distância (DVR). Esse instrumento, chamado "compasso de Willis", tornou-se muito popular nos meios acadêmicos para determinar a dimensão vertical.

Essa técnica é indicada para pacientes cujo controle neuromuscular está comprometido, mas contraindicada para idosos ou senis ou indivíduos com próteses antigas. Todavia, é importante ressaltar que cada paciente apresenta uma aparência específica, pois a anatomia facial é variada e, portanto, as proporções faciais também são variáveis. Além disso, os pontos de referência utilizados nesse método são imprecisos.

Em pacientes dentados naturais, o nível de confiabilidade, ou seja, de coincidência entre as medidas preconizadas pelo método de Willis, é de apenas 13%. Dessa forma, entende-se que esse método deve ser aplicado apenas como tática auxiliar no registro da DVO, ou seja, associado a outros métodos.

Método das proporções faciais de Boyanov

Preconiza que a distância entre as comissuras labiais é igual à distância do tubérculo do lábio superior à base do mento, quando o paciente está em oclusão (Figura 8.5).

Esse método, proposto por Boyanov, é utilizado para determinar a DVO de um modo rápido e simples, porém apresenta referências imprecisas, uma vez que se baseia em estruturas anatômicas de tecidos moles. Em estudo prévio, resultou em aumento da DVO em 90% dos casos, quando comparado à associação dos métodos métrico, fonético, estético e deglutição.

Método da deglutição

Tem como base o fato observado por estudos fisiológicos do movimento mandibular de que a deglutição leva a mandíbula à posição de DVO (Figura 8.6).

Originalmente, o método consiste em determinar, a dimensão vertical de oclusão pela técnica do EFL ou outra técnica qualquer e, a seguir, reduzir a altura da cera da base de registro mandibular em alguns milímetros, colocando-se, então, sobre a sua superfície oclu-

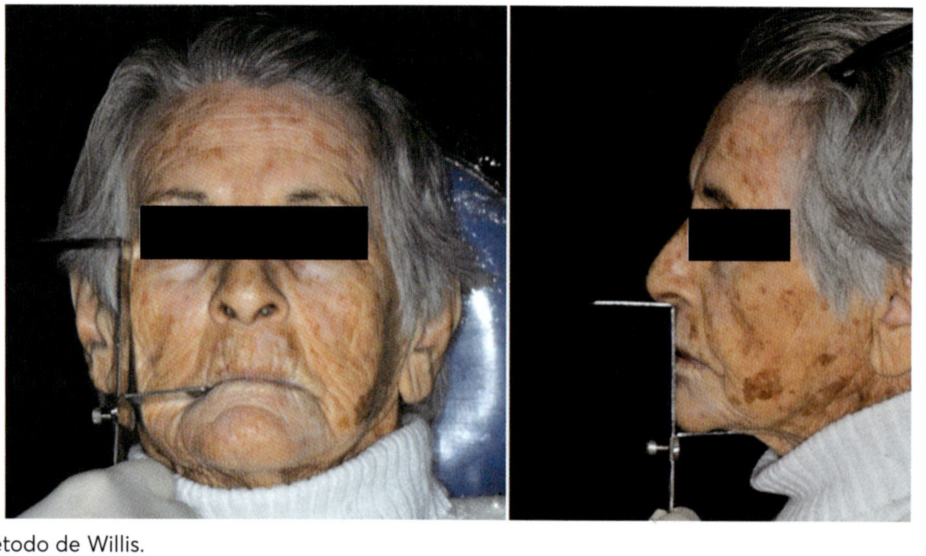

Figura 8.4 Método de Willis.

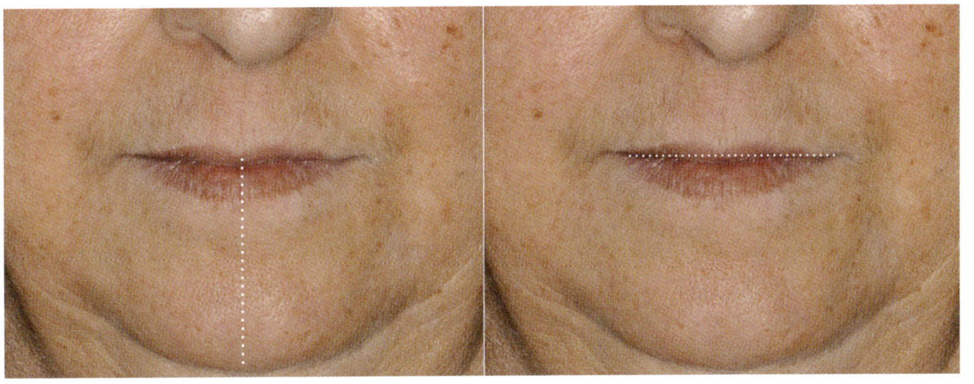

Figura 8.5 Método de Boyanov.

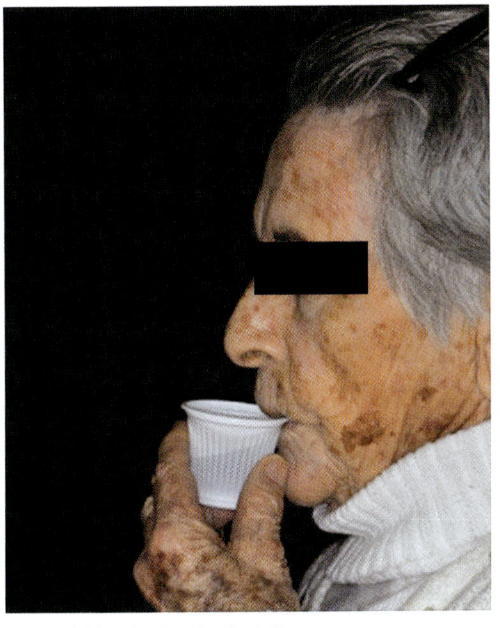

Figura 8.6 Método da deglutição.

sal, três cones de cera macia: um na linha média e um em cada lado da região de pré-molares. Na sequência, estando as bases de registro maxilar e mandibular na boca com cones de cera no estado plástico, solicita-se que o paciente degluta. A cera, estando plástica, é comprimida. Tal operação é repetida até que a dimensão vertical de oclusão se estabilize.

Essa é uma técnica indicada para pacientes com bom controle neuromuscular e capacidade de deglutição coordenada. É contraindicada nos casos de lesões musculares, esclerose avançada e lesões no sistema nervoso central (SNC). Certos fatores podem interferir no registro, pois, embora a deglutição seja uma função do tipo reflexo inato, a musculatura pode estar afetada por patologias, hábitos ou memória neuromuscular adquirida. Além disso, da plasticidade da cera também pode interferir nesse método.

Método métrico de Pleasure

Utiliza como referência dois pontos faciais, localizados na linha média facial e em posições relativamente estáveis, um na maxila e outro na mandíbula; baseia-se na posição de repouso ou postural, que pode ser determinada pela pronúncia do fonema M. O paciente deve repetir três vezes esse fonema e, em seguida, umedecer os lábios e deglutir a saliva, mantendo a mandíbula em repouso. O profissional deverá medir a distância entre os dois pontos de referência na face do paciente para obter a DVR. A partir dessa medida, deverá subtrair o EFL (3 mm) para obter a dimensão vertical de oclusão (Figura 8.7).

Além de ser um método que necessita de várias mensurações, é influenciado pela experiência clínica do profissional e pela condição do paciente, uma vez que se baseia na posição de repouso ou postural mandibular, que, sabidamente, pode sofrer influência de vários fatores no momento do registro.

O método da respiração, que é uma variação do método métrico, consiste em solicitar que o paciente inspire pelo nariz, enchendo completamente os pulmões, e solte o ar vagarosamente pela boca; durante a terceira expiração, é realizada a medida da DVR, utilizando como referência dois pontos faciais, um na maxila e outro na mandíbula, assim como no método métrico convencional. No método da respiração, o paciente não deve abrir a boca nem expelir o ar de maneira forçada, mas apenas romper o selamento entre os lábios, deixando-os entreabertos e em repouso.

Esse método se fundamenta no fato de que a expiração calma é um processo passivo, já que os músculos não se contraem para diminuir o volume torácico, levando a um relaxamento muscular e tranquilizando o paciente, desviando o foco do atendimento. Um outro aspecto relevante é que, durante a inspiração, a língua se apoia no palato, como parte da parede anterior da faringe, porém, na expiração lenta, a língua assume uma posição relaxada.

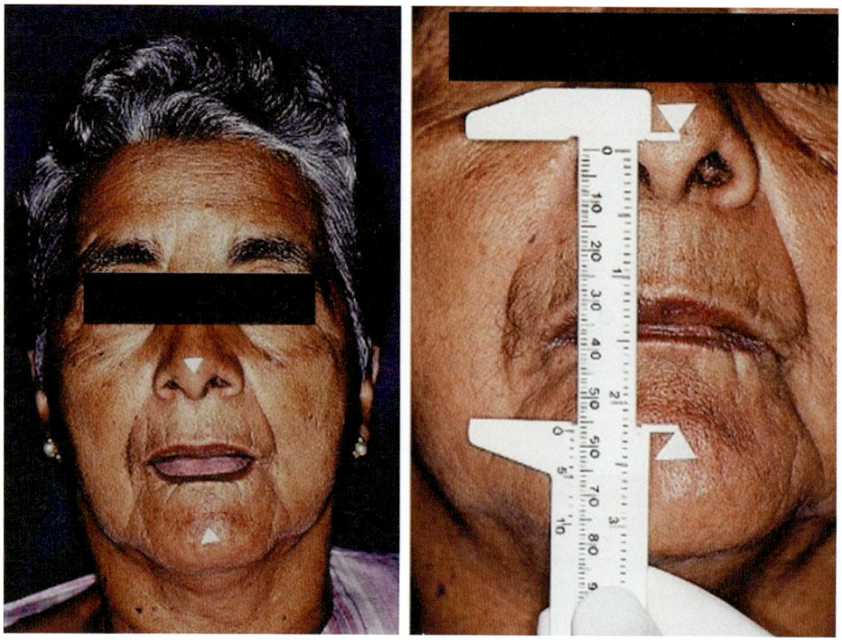

Figura 8.7 Método de Pleasure.

Método fonético de Silverman

Consiste em uma técnica de determinação da DVO por meio do espaço funcional de pronúncia, isto é, baseado na posição fisiológica da mandíbula durante a fala.

O método foi elaborado considerando que, quando o paciente pronuncia palavras sibilantes repetidas vezes, como "Mississipi" (Figura 8.8), a mandíbula se desloca, formando um espaço interoclusal, chamado de espaço funcional de pronúncia (EFP). Deve ser observado que o EFP não é o mesmo que o EFL, pois um é resultado da atividade muscular e corresponde a um espaço mais constante, enquanto o outro decorre do relaxamento muscular e é mais variável.

O EFL varia de 1 a 10 mm, embora exista forte correlação entre o EFP ou espaço de pronúncia do som /s/ e o EFL em pacientes desdentados totais, constatando que o EFL é seguro para a determinação da DVO.

O método é indicado para pacientes com habilidade fonética preservada.

Método estético de Turner e Fox

Preconiza que a guia mais segura para a determinação da dimensão vertical tem como base a reconstituição facial (Figura 8.9). Os pontos de referência para o estabelecimento dessa reconstituição são: conformação dos sulcos nasogenianos, harmonia do terço inferior com as demais partes do rosto e obtenção da plenitude facial.

É um método que tem como vantagens a participação do paciente, a rapidez e a simplicidade, porém utiliza um critério subjetivo.

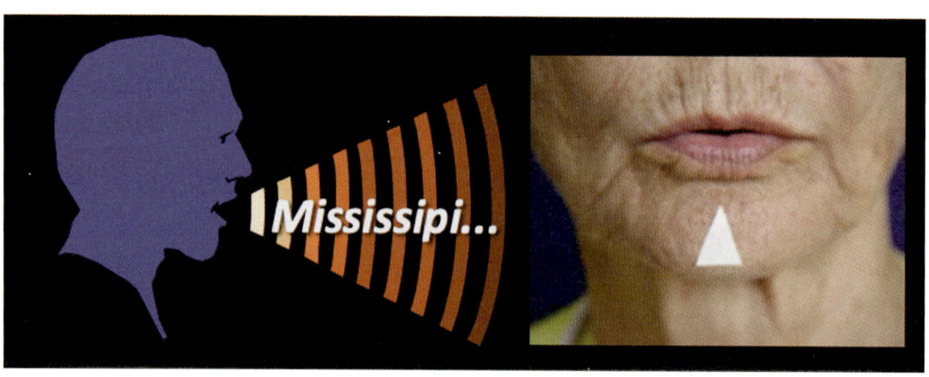

Figura 8.8 Método fonético de Silverman.

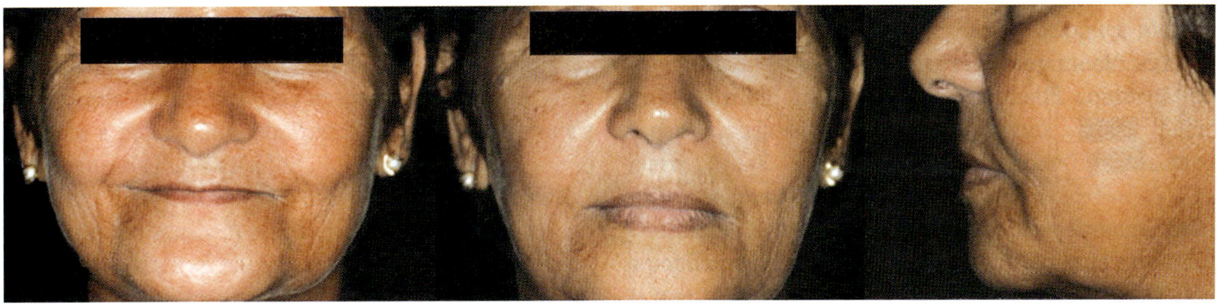

Figura 8.9 Método estético (harmonização facial).

Problemas relacionados com a DVO

Alguns critérios devem ser considerados na seleção do método para a obtenção da dimensão vertical. Entre esses critérios, podem ser citados: exatidão do método, reprodução das medidas, adaptabilidade, complexidade dos aparelhos, tempo para as mensurações e condições psicofísicas do paciente.

É importante ressaltar que a determinação da dimensão vertical deve ser adequada, uma vez que o EFL deve ser preservado. Ao estabelecer a dimensão vertical aumentada, ocorrerá um excesso de toque entre os arcos dentários, não permitindo que os músculos completem a sua contração. Os músculos continuarão a exercer força para superar esse obstáculo e, como resultado, os tecidos de suporte serão reabsorvidos, até que o EFL seja restabelecido.

Felizmente, o contato prematuro nos dentes ocasiona ruídos de batidas, e esse som, bem desagradável, é um dos guias na determinação de uma distância interoclusal correta. Uma distância vertical aumentada resulta em distorção da face, porque o indivíduo tem dificuldade de fechar os lábios. Além disso, torna difícil a deglutição.

Também é danosa uma dimensão vertical diminuída quando os dentes estão em oclusão. Essa DVO diminuída é potencialmente prejudicial para as ATM. O espaço normal da língua fica limitado e a distorção da face fica mais perceptível, pois o mento aproxima-se do nariz, a comissura dos lábios vira para baixo e os lábios perdem volume. Os músculos da expressão facial perdem sua tonicidade e a face parece flácida, em vez de firme e ampla. A etiologia da queilite angular é, muitas vezes, atribuída à DVO diminuída.

SEQUÊNCIA CLÍNICA: DETERMINAÇÃO DA DIMENSÃO VERTICAL

Materiais necessários

Ao iniciar a obtenção da dimensão vertical do paciente desdentado total, os procedimentos da determinação dos planos de orientação já devem ter sido adequadamente realizados.

Os materiais necessários para a determinação da dimensão vertical são (Figura 8.10):

- Bases de registro superior e inferior.
- Lamparina a álcool.
- Lamparina Hannau.
- Pinça clínica.
- Paquímetro ou régua milimetrada.
- Espátula 36.
- Buril Lecron.
- Vaselina.
- Caneta hidrocor.
- Fixadores adesivos.

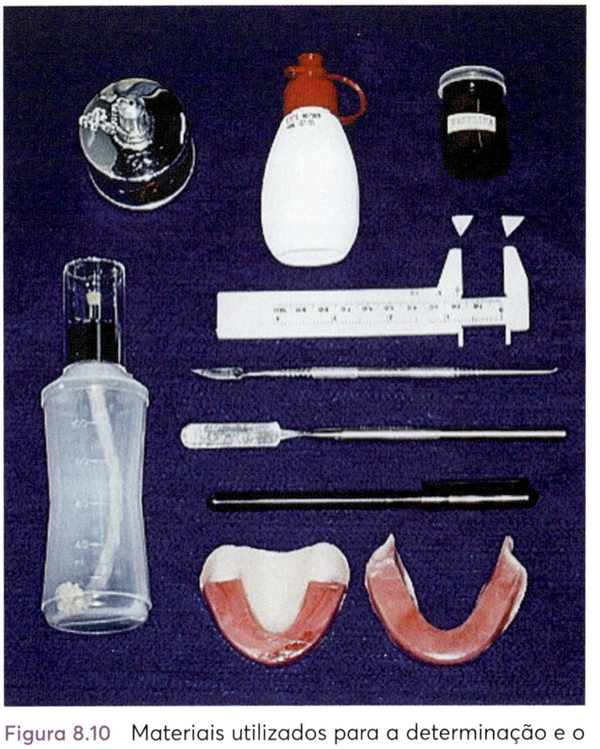

Figura 8.10 Materiais utilizados para a determinação e o registro da dimensão vertical.

Descrição da técnica de obtenção e registro da DVO

O paciente deverá ser previamente instruído sobre todo o procedimento a ser realizado, de forma que possa colaborar sempre que solicitado.

Inicia-se com o paciente calmo e relaxado, como pode ser visto na Figura 8.11, podendo estar sentado em posição ortostática ou levemente reclinado na cadeira odontológica.

A base de registro superior deverá ser lavada e secada, sendo recomendável o uso de um fixador adesivo na sua porção interna, uma vez que foi realizada sobre o modelo funcional aliviado por cera, o que acarreta perda de retenção (Figura 8.12). Assim, após a colocação da base de registro superior na cavidade bucal, inicia-se a determinação da dimensão vertical de repouso (DVR), utilizando-se o método métrico de Pleasure.

Estudos mostram que existe uma variabilidade no registro da DVR, em função tanto da presença ou ausência das próteses como da presença da base de prova maxilar, já com os planos determinados. Em pacientes desdentados, é prudente realizar o registro da DVR com as próteses antigas na boca, quando possível, ou, no mínimo, com a base de prova superior ajustada, de modo que o suporte labial superior esteja restabelecido.

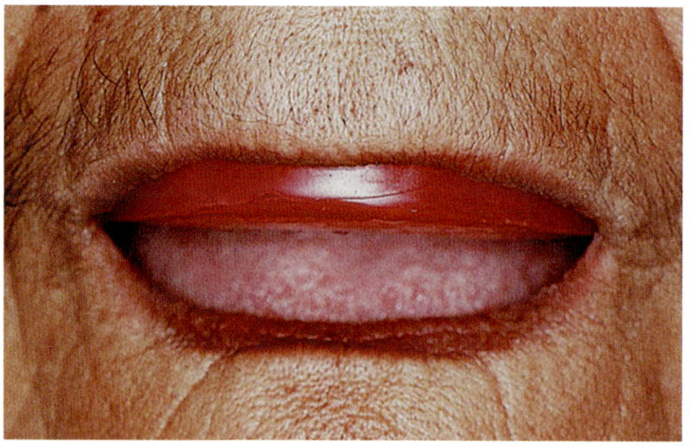

Figura 8.12 Paciente com a base de prova superior.

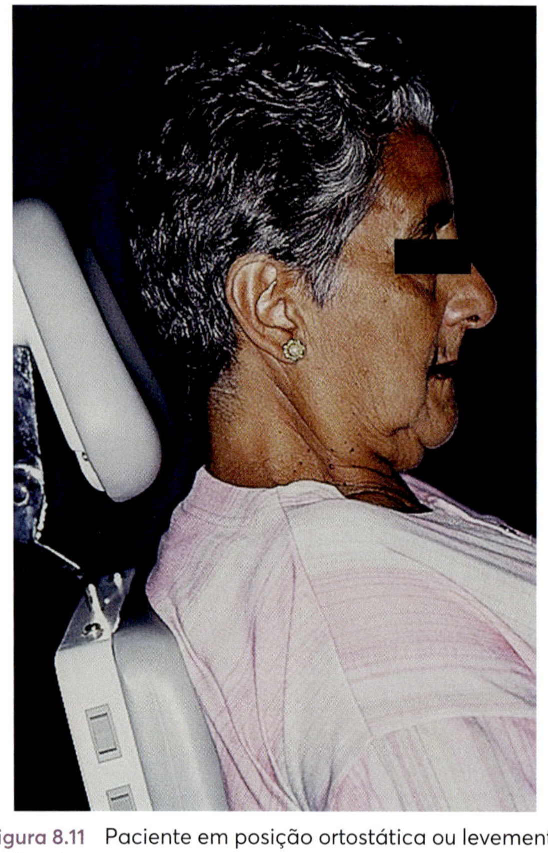

Figura 8.11 Paciente em posição ortostática ou levemente inclinada.

Inicialmente, são marcados dois pontos sobre a pele, um acima e outro abaixo da cavidade oral, de preferência na ponta (ou base) do nariz e no mento, coincidindo com a linha mediana facial do paciente. Em seguida, o paciente executa o método métrico de Pleasure, com movimentos mandibulares induzidos pela deglutição, por umedecimento dos lábios e pela pronúncia do fonema "M" por três vezes; ao final da emissão desses fonemas, com os lábios semifechados, realiza-se a medição da distância entre os pontos assinalados na face do paciente. Esse procedimento deve ser repetido pelo menos três vezes e, ao final da última vez, determina-se a média aritmética das três medidas obtidas, obtendo-se, assim, a DVR do paciente entre os dois pontos de referência. Opcionalmente, o método de respiração também pode ser realizado para a obtenção da DVR. Após a determinação da DVR, subtrai-se 3 mm correspondente ao EFL e, assim, obtém-se o valor da DVO proposta para o paciente, como pode ser observado na Figura 8.13.

Com o intuito de facilitar o desenvolvimento do trabalho de determinação e registro da DVO, deve-se posicionar a base de registro mandibular na boca e marcar no rolete de cera, a altura do lábio inferior em repouso. Em seguida, a base é retirada da cavidade bucal e a marcação do nível do lábio é prolongada até a união do terço médio com o terço superior da papila piriforme de ambos os lados do rolete. O excesso de cera acima da linha demarcada é, então, removida. Esse procedimento visa a facilitar e a diminuir a quantidade de cera a ser removida durante os procedimentos que serão descritos a seguir (registro da DVO).

Posteriormente, é aplicada vaselina na cera da base de registro maxilar, que deve ser posicionada na boca

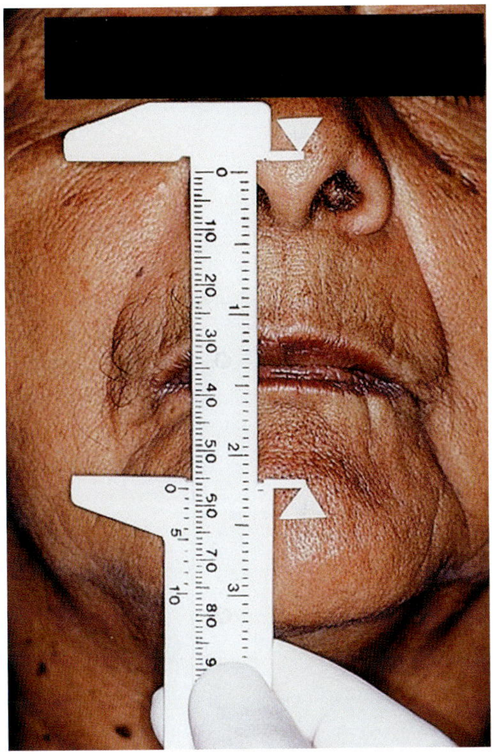

Figura 8.13 Após soletrar o fonema "M", determina-se a DVR (à esquerda) do paciente.

e, em seguida, realiza-se a flambagem do rolete de cera mandibular (Figura 8.14), utilizando a lamparina de Hannau. Após a cera adquirir uma consistência macia, a base de registro mandibular é inserida em boca e, assim, pede-se para o paciente gentilmente ocluir.

Na grande maioria dos casos, nota-se que, nesse momento, existe um excesso de quantidade de cera impedindo a correta oclusão dos referidos roletes, tornando-se necessário repetir o procedimento várias vezes (Figura 8.15), removendo os excessos de cera com buril de Lecron e corrigindo as imperfeições da cera com a espátula 36, até atingir a medida da DVO obtida pelo método métrico.

É importante observar que as superfícies oclusais das bases de provas maxilar e mandibular se tocam simultaneamente, em toda a sua extensão, quando o paciente oclui, sem que haja deslocamento das bases de prova (Figura 8.16).

O método métrico, proposto por Pleasure, tem como base a posição de repouso ou postural, sofrendo a influência de vários fatores, como descrito anteriormente; dessa forma, ao determinar a DVO, uma associação de métodos sempre deve ser realizada, a fim de possibilitar a obtenção de um correto restabelecimento da DVO. Logo, sempre é indicada uma associação dos métodos fonético, estético e de deglutição.

Após o paciente ocluir com as bases de registro em boca e os roletes de cera se tocando e mantendo a DVO proposta inicialmente, o paciente deve repetir sons ricos no fonema "S" (p. ex., Mississipi, sessenta e seis – Figura 8.17), de forma que o menor espaço fonético possa ser visualizado pelo operador.

Ao realizar esse procedimento, o paciente deverá estar calmo e relaxado. Caso o profissional observe que os roletes de cera estão se tocando, pode-se deduzir que a DVO proposta para o paciente está aumentada para a atividade fonética e, assim, deve-se remover mais cera do rolete mandibular até obter o correto EFP. Caso seja necessário remover a cera do rolete maxilar, o profissional deve estar atento à manutenção de um correto plano de orientação.

O método de deglutição (Figura 8.18), proposto por Shanahan, deve ser aplicado na sequência. Desse modo, o paciente irá tomar pequenos goles de água repetidas vezes, enquanto o profissional observa se ele consegue deglutir e obliterar os lábios de forma a

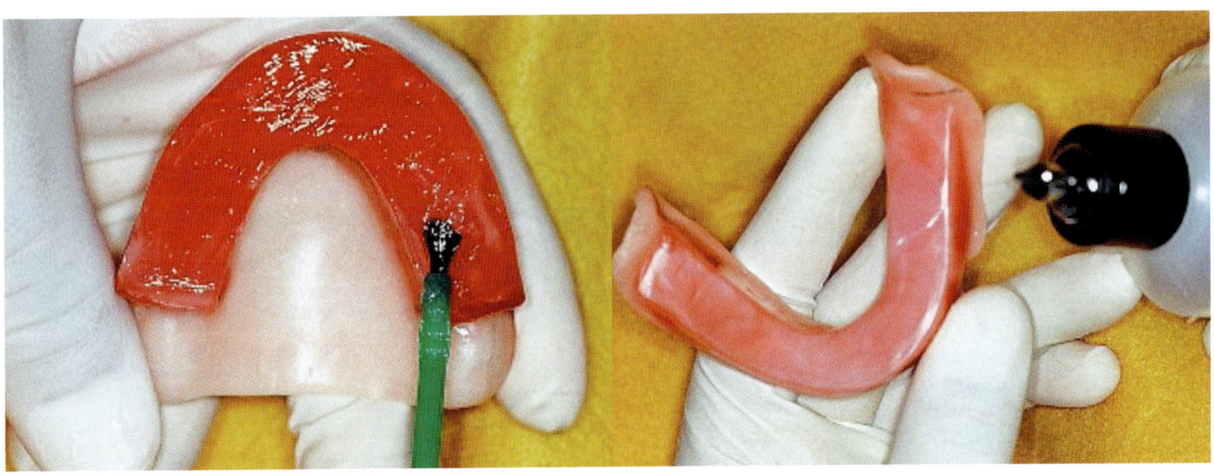

Figura 8.14 Aplicação de vaselina no rolete de cera superior e flambagem do inferior.

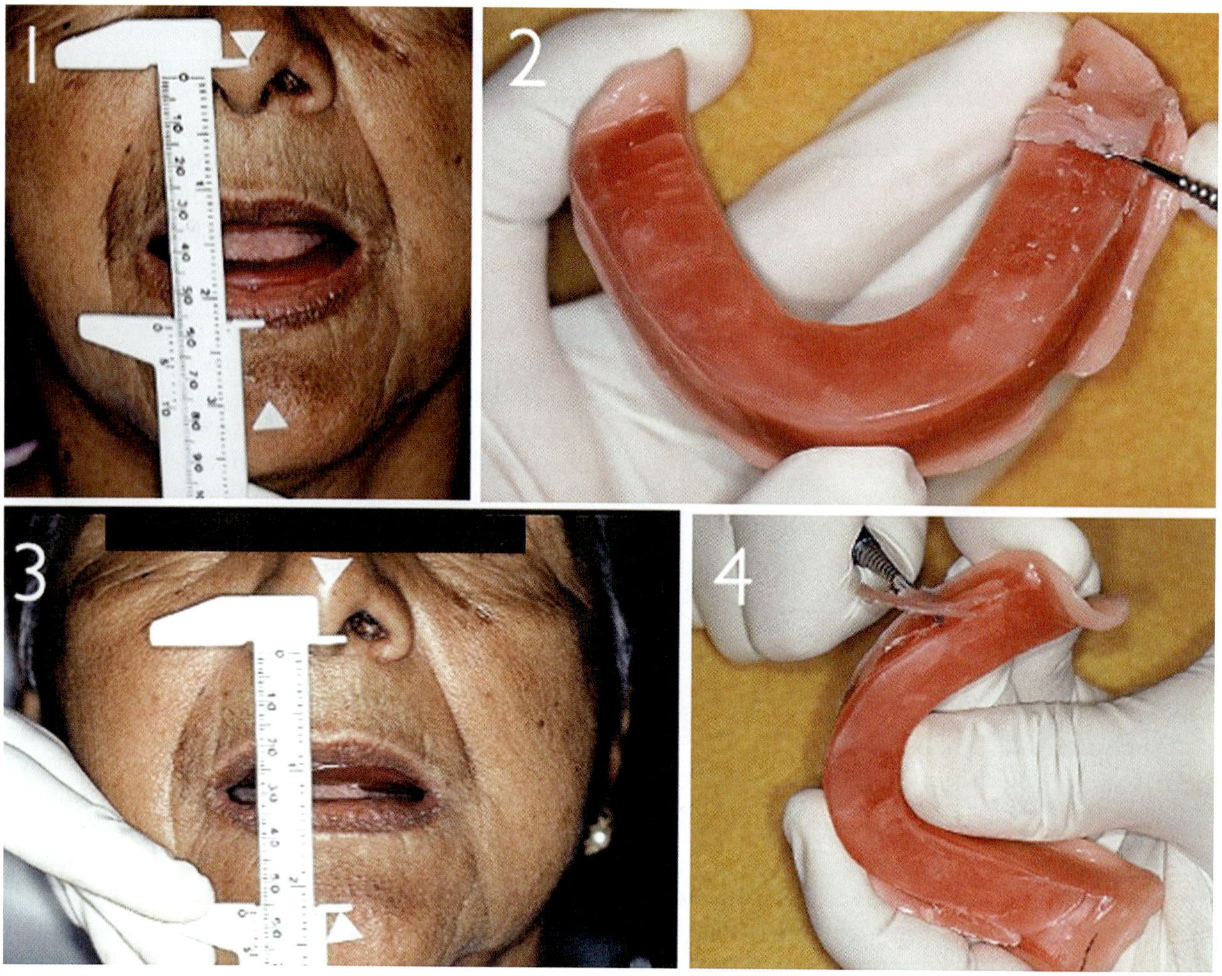

Figura 8.15 Ajuste do rolete de cera na tentativa de obter a DVO adequada.

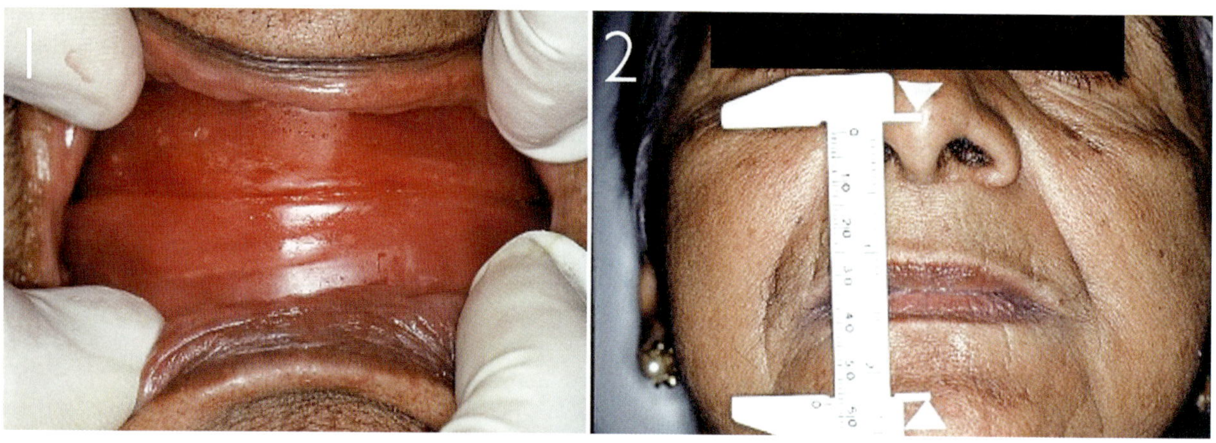

Figura 8.16 Bases de prova ajustadas na correta DVO.

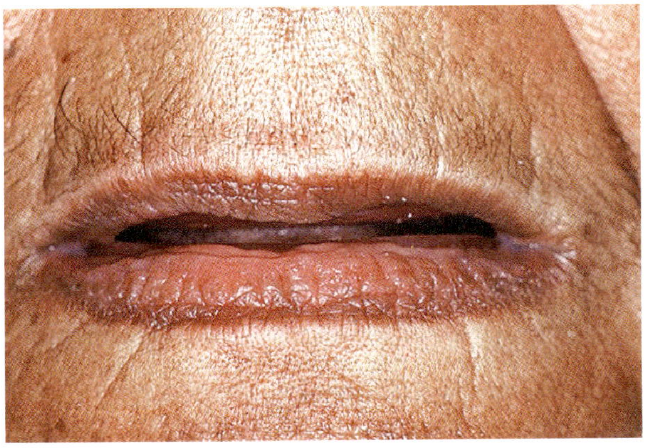

Figura 8.17 Paciente pronunciando sons ricos no fonema "S".

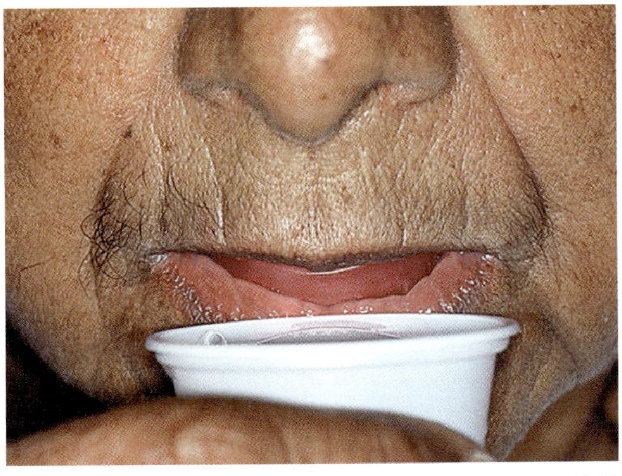

Figura 8.18 Paciente deglutindo para observar se a DVO está correta.

exercer essa função harmonicamente. Esse método é bastante simples e eficaz para observar se a DVO proposta para aquele paciente está condizente com as suas necessidades para a deglutição.

Finalizado o teste da deglutição, realiza-se, em seguida, a avaliação da DVO pelo método estético, que se baseia na análise do terço inferior da face do paciente, o qual deve apresentar uma relação harmônica com os demais terços.

A análise facial deve se basear na observação do rosto do paciente pela norma frontal, avaliando o posicionamento dos sulcos nasogenianos, a comissura labial e a posição dos lábios do paciente. Tensão muscular na região do mento é indicativa de DVO aumentada, decorrente do ato de forçar o lábio inferior para mantê-lo em contato com o superior. Em seguida, deve-se fazer a análise pela norma lateral, verificando o restabelecimento harmônico do perfil do paciente, a posição do nariz e dos lábios, ou seja, observar se a DVO proposta para o paciente restabeleceu esteticamente a harmonia da face. Nesse momento, o profissional poderá realizar uma análise comparativa com as próteses antigas em caso de pacientes que já fazem uso de próteses totais (Figura 8.19). Esse procedimento é de fundamental importância para que o paciente e o profissional possam analisar se as mudanças propostas estão de acordo com as necessidades e desejos do paciente.

Um alerta importante em relação aos métodos de estabelecimento da DVO é que os métodos de deglutição e fonético somente detectam erros para DVO aumentadas, enquanto o método estético pode verificar

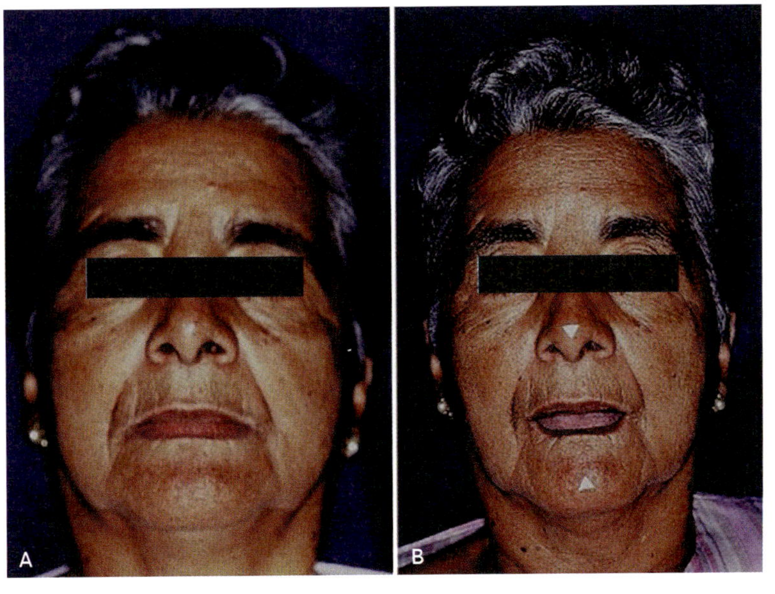

Figura 8.19 Paciente com (A) e sem a base de prova (B); observa-se o restabelecimento da estética com a correta DV.

erros para DVO estabelecidas para mais ou para menos – por isso, a associação de métodos sempre é justificada.

Após o correto restabelecimento da DVO, o paciente passará para um novo procedimento, denominado obtenção e registro da relação central, descrito no próximo capítulo.

CONSIDERAÇÕES FINAIS

O correto restabelecimento da DVO entre pacientes desdentados totais é um desafio para os cirurgiões-dentistas, pois demanda conhecimento da fisiologia do sistema estomatognático, bem como dos métodos de obtenção e registro dessa distância. Na prática clínica, esse procedimento pode determinar o sucesso ou o fracasso do tratamento. Assim, deve-se sempre trabalhar com a associação de métodos para minimizar a possibilidade de erros.

BIBLIOGRAFIA

1. Compagnoni MA, Martins VJ, Martins MC. Espaço funcional livre em pacientes dentados naturais. RGO Porto Alegre. 2001; 66-68.
2. Compagnoni MA, Nogueira SS, Russi S, Lombardo JG. Determinação da dimensão vertical de repouso em pacientes desdentados totais: com próteses duplas, sem prótese e com base de prova superior, sob diferentes posições do paciente - estudo comparativo. RGO Porto Alegre. 1999; 131-134.
3. Mollo Junior FA, Compagnoni MA, Nogueira SS, Conti JV, Salbador MCG. Alterações da prótese total pelo tempo de uso: análise clínica da dimensão vertical de oclusão e da oclusão em relação cêntrica em pacientes portadores de prótese total dupla. RGO Porto Alegre. 1996; 67-69.
4. Nogueira SS, Compagnoni MA, Russi S, Mollo Jr FA, Arioli Filho JN. Determinação da dimensão vertical de oclusão em pacientes totalmente desdentados. Estudo comparativo entre uma associação de métodos e o método de Boyanov. Odontologia Clínica. 1997; 7(2):24-27.
5. Nogueira SS. Estudo comparativo de dois métodos de determinação da dimensão vertical de repouso em pacientes desdentados totais. Tese. Araraquara: Universidade Estadual Paulista, 1991. 195 p.
6. Nogueira SS. O método da respiração para o estabelecimento da dimensão vertical em desdentados totais. Revista Brasileira de Odontologia. 1993; 6:46-50.
7. Okeson JP. Tratamento dos distúrbios temporomandibulares. 8.ed. Rio de Janeiro: Guanabara Koogan; 2021.
8. Pleasure MA. Correct vertical dimension and freeway space. J Am Dent Assoc. 1951; 43(2):160-163.
9. Russi S, Lombardo J, Compagnoni M, Nogueira S, Ellero S. Dimensão vertical em desdentados totais: proporções faciais ou determinação funcional. Rev APCD. 1982; 36(4):406-411.
10. Russi S, Lombardo JG, Compagnoni MA, Nogueira SS, Mollo Junior FA. Dimensão vertical de bases de dentaduras completas: influência das prensas para polimerização. RGO Porto Alegre. 1996; 99-101.
11. Russi S. Verificação experimental do método de Willis (contribuição ao estudo da dimensão vertical). Dissertação. Araraquara: Faculdade de Farmácia e Odontologia de Araraquara, 1965. 59 p.
12. Silverman MM. The speaking method in measuring vertical dimension. J Prosthet Dent. 1953; 3(2):193-199.
13. Souza RF, Compagnoni MA, Leles CR, Sadalla KBF. Association between the speaking space of/s/sound and incisal overlaps in dentate and edentate subjects. J Appl Oral Sci. 2005; 13:413-417.
14. Souza RF, Compagnoni MA. Relation between speaking space of the /s/ sound and freeway space in dentate and edentate subjects. Braz Oral Res. 2004; 18(4):333-337.
15. Swenson MG. Dentaduras completas. 2.ed. México: Hispano-Americana; 1955. p. 207.
16. Swerdlow H. Vertical dimension literature review. J Prosthet Dent. 1965; 15(2):241-247.
17. Tamaki T. Dentaduras completas. 4.ed. São Paulo: Sarvier; 1983.
18. Thompson JR. The rest position of the mandible and its significance to dental science. J Am Dent Assoc. 1946; 33(3):151-180.
19. Turano LM. Obtenção da distância vertical de repouso (D.V.R.), distância vertical de oclusão (D.V.O.) e espaço funcional (E.F.) através do estudo comparativo entre método de Tamaki, técnica mista de Monson & Schlosser e mioestimulador. Implicação odonto legal. Tese. São Paulo: Universidade de São Paulo, 1992. 105 p.
20. Weinberg LA. Vertical dimension: a research and clinical analysis. J Prosthet Dent. 1982; 47(3):290-302.
21. Willis F. Esthetics of full denture construction. J Am Dent Assoc. 1930; 4(17):636-642.

9

Relação central

Sergio Sualdini Nogueira
Francisco de Assis Mollo Junior
João Neudenir Arioli Filho
Ana Carolina Pero

FLUXOGRAMA DO CAPÍTULO

INTRODUÇÃO

Em um sistema mastigatório íntegro, a mandíbula relaciona-se com a base do crânio por meio das articulações temporomandibulares (ATM) e, com a maxila, por meio dos contatos dentais. A observação desse relacionamento, de uma maneira estática, quando os dentes naturais estão ocluídos em máxima intercuspidação habitual (MIH), demonstra ser essa posição de oclusão uma referência fundamental para a estabilização espacial da mandíbula no indivíduo dentado.

A MIH pode ser definida como a posição de oclusão em que ocorre completa intercuspidação entre os dentes maxilares e os mandibulares, independentemente do posicionamento condilar. Desse modo, constitui-se em uma relação intermaxilar eminentemente dentária, em que existe estabilidade oclusal e que não é orientada pela posição dos côndilos nas ATM. Nessa posição, portanto, o posicionamento horizontal da mandíbula é orientado pela completa intercuspidação dos dentes maxilares e mandibulares em contato, a qual estabelece, ainda, a dimensão vertical de oclusão (DVO). É a posição em que as pessoas dentadas estão acostumadas a ocluir na vida diária e que, normalmente, ocluem quando são solicitadas a fazê-lo livremente. Posição intercuspal, mordida ou oclusão habitual e mordida ou oclusão de conveniência são sinônimos para a MIH.

Entretanto, com a perda dos dentes naturais, a posição de referência em MIH também é perdida, e o indivíduo desdentado deixa de ter a sua referência oclusal para o posicionamento mandibular no espaço. Como consequência, quando da construção de próteses totais, o cirurgião-dentista depara-se com a questão crítica de determinar uma nova posição de referência espacial para a mandíbula que seja clinicamente aceitável, na qual será desenvolvida a oclusão dos dentes artificiais, sendo que, para o estabelecimento dessa posição, existem métodos clínicos bem estabelecidos.

A determinação clínica dessa nova posição é obtida com o auxílio das bases de registro, reposicionando-se a mandíbula no espaço em dois sentidos: em sentido vertical, por meio do restabelecimento da DVO, e em sentido horizontal, por meio de um posicionamento mandibular centralizado, sem protrusão, retrusão ou lateralidade, em que os côndilos estão situados nas ATM de maneira fisiológica, não forçada e reprodutível. Esse posicionamento horizontal da mandíbula é denominado relação central (RC).

Embora reconhecida como um relacionamento da mandíbula para a maxila útil e clinicamente determinável, a RC assumiu, ao longo do tempo, o *status* de um tema complexo e polêmico.

Várias teorias procuraram explicar o mecanismo de controle do posicionamento condilar em RC, como:

- a teoria neuromuscular, que atribuía esse controle ao reflexo neuromuscular, aprendido com a oclusão dos dentes decíduos;
- a teoria ligamentosa, que apresentava os ligamentos como fator de controle dos movimentos limites da mandíbula;
- a teoria óssea, que estabelecia as estruturas ósseas como determinantes da posição condilar;
- a teoria muscular, segundo a qual a contração dos músculos da mastigação seria responsável por um posicionamento condilar mais superior nas fossas articulares.

O entendimento de que músculos, ligamentos e reflexos neuromusculares são atuantes no posicionamento da mandíbula em RC, sendo a anatomia das estruturas ósseas das ATM parte constituinte dessa ação integrada, parece ser mais razoável.

Como decorrência da controvérsia existente, em que diferentes autores emitiram interpretações e opiniões, a RC recebeu as mais diferentes denominações, como: posição de fechamento em repouso, posição de bisagra, posição ligamentosa, posição de oclusão retruída, posição de eixo terminal, posição de oclusão terminal, relação cêntrica funcional etc. A terminologia que surgiu agregou mais confusão do que esclarecimentos.

A posição ocupada pelos côndilos nas ATM, em RC, é uma questão fundamental para o conceito do que seja esse relacionamento horizontal da mandíbula. Entretanto, o entendimento sobre qual deveria ser esse posicionamento condilar sofreu várias transformações ao longo dos anos, estabelecendo, assim, conceitos distintos para a RC. Posicionamentos condilares diversos foram propostos: mais posterior não forçado, mais superoposterior, superior, mais superoanterior e, finalmente, um posicionamento condilar simplesmente superoanterior. Mais de um conceito foi aceito em um mesmo período e, assim, concepções divergentes sobre a RC convivem ainda hoje.

Embora essa divergência de concepções ainda seja atual, uma análise morfológica e funcional das ATM e das estruturas associadas demonstra que as forças da mastigação são direcionadas em sentido anterossuperior, no qual estão as únicas áreas da articulação recobertas com cartilagem articular, ou seja, a vertente posterior das eminências articulares e a porção anterior dos côndilos. Assim, um posicionamento superoanterior dos côndilos em RC parece ser mais lógico.

DEFINIÇÃO DE RELAÇÃO CENTRAL

Inúmeras são as definições de RC, em razão de não existir concordância a respeito do assunto. A definição aqui apresentada é atual e orienta a filosofia de determinação clínica desse posicionamento mandibular a ser descrita neste capítulo. Segundo o Glossário de Termos Protéticos da Academy of Denture Prosthetics, dos Estados Unidos, a RC é um relacionamento maxilo-mandibular independente de contato dentário, reprodutível, fisiológico, não forçado e no qual os côndilos se articulam em uma posição anterossuperior contra as vertentes posteriores das eminências articulares, sendo que, nessa posição, a mandíbula está restrita a um movimento puramente rotacional e, a partir dela, o paciente pode realizar movimentos verticais, laterais e protrusivos (Tabela 9.1).

TABELA 9.1 Características da RC.

Um relacionamento maxilo-mandibular fisiológico, não forçado e reprodutível.
Independente de contato dentário.
Uma posição em que a mandíbula está restrita a um movimento puramente rotacional.
Uma posição a partir da qual o paciente pode realizar movimentos mandibulares verticais, laterais e protrusivos.
Relação em que os côndilos se articulam em uma posição anterossuperior contra as vertentes posteriores das eminências articulares.

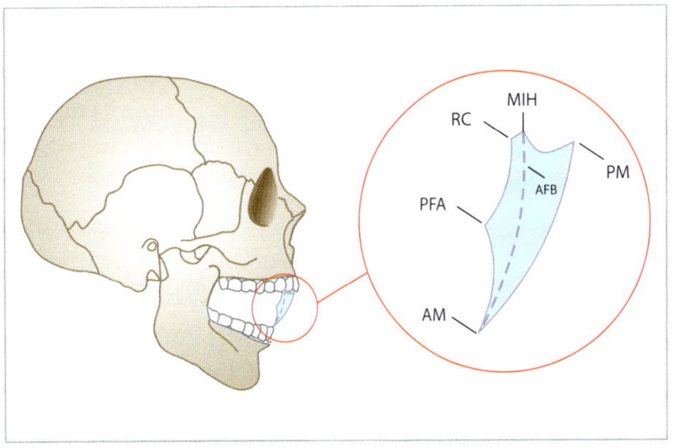

Figura 9.1 Representação gráfica no plano sagital dos movimentos mandibulares de um indivíduo dentado.

RC: relação central; MIH: máxima intercuspidação habitual; PM: protrusão máxima; AM: abertura máxima; PFA: primeira fase de abertura; AFB: abertura/fechamento bucal de MIH até AM e vice-versa.

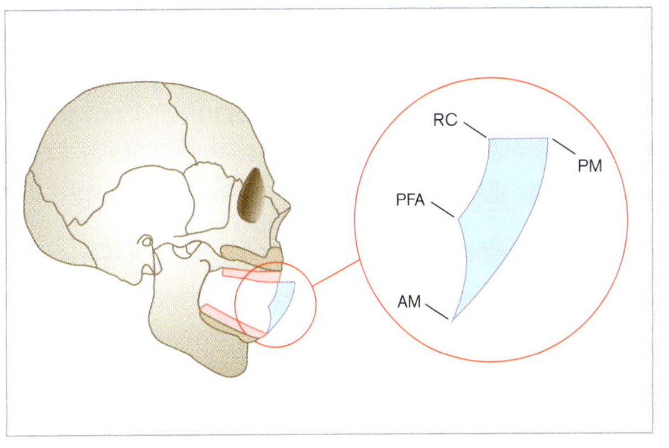

Figura 9.2 Representação gráfica no plano sagital dos movimentos mandibulares de um indivíduo desdentado com as bases de registro na boca.

RC: relação central; PM: protrusão máxima; AM: abertura máxima; PFA: primeira fase de abertura.

A RC E OS MOVIMENTOS MANDIBULARES

Com exceção da posição em que os côndilos se articulam nas ATM, todas as características da RC presentes em sua definição podem ser visualizadas – e mais bem compreendidas – por meio do estudo dos movimentos mandibulares. Para isso, os movimentos da mandíbula são projetados nos planos:

- sagital;
- horizontal;
- frontal.

A união dos movimentos nos planos sagital, frontal e horizontal irá originar o campo tridimensional. Os estudos dos movimentos mandibulares nos planos sagital e horizontal são os de maior interesse para esse assunto.

Movimentos mandibulares no plano sagital

Esquematicamente, o campo dos movimentos mandibulares no plano sagital de um indivíduo dentado pode ser observado na Figura 9.1, e o campo dos movimentos mandibulares de um indivíduo desdentado, na Figura 9.2. O campo do indivíduo desdentado é visualizado na situação em que as bases de registro estão na boca, com planos de orientação e DVO já estabelecidos, representando, assim, as mesmas condições do momento em que será determinado o reposicionamento mandibular horizontal durante o tratamento. Esses campos de movimentação mandibular são conhecidos como gráficos de Posselt.

A linha contínua que configura os campos de movimentação mandibular no plano sagital, nas Figuras 9.1 e 9.2, representa a extensão máxima dos movimentos mandibulares nesse plano e, por isso, esses movimentos são denominados bordeantes. Na área externa dos campos, nenhum movimento é possível além do limite definido pela linha contínua, ou seja, além dos movimentos bordeantes. Na Figura 9.1, essa linha contínua é representativa do trajeto de um ponto incisivo, ou seja, de um ponto localizado na linha média, na incisal de um incisivo central inferior. Para a configuração da Figura 9.2, esse ponto está localizado dentro da linha média, na junção das superfícies vestibular e oclusal da base de registro inferior. Já as áreas internas dos campos representam as regiões em que é possível a movimentação mandibular em qualquer direção dentro do plano. Os movimentos mandibulares nas áreas internas são denominados intrabordeantes.

Os movimentos bordeantes representados nas Figuras 9.1 e 9.2 podem ser divididos em três segmentos:

- Segmento superior RC-PM: relacionado ao movimento bordeante contactante protrusivo/retrusivo. Esse movimento é contactante porque é orientado, no indivíduo dentado, pelo contato entre as superfícies oclusais dos dentes maxilares e mandibulares e, no indivíduo desdentado, pelo contato entre as superfícies oclusais das bases de registro maxilar e mandibular.

- Segmento anterior PM-AM: relacionado ao movimento bordeante não contactante de abertura/fechamento bucal em protrusão máxima.
- Segmento posterior RC-AM: relacionado ao movimento bordeante não contactante de abertura/fechamento bucal em retrusão máxima.

Os gráficos da Figura 9.3 permitem uma melhor observação comparativa entre os movimentos bordeantes no plano sagital do indivíduo dentado e do indivíduo desdentado.

A análise dos campos de movimentação mandibular da Figura 9.3 indica a existência de similaridade nos segmentos anteriores (PM-AM) e posteriores (RC-AM) e uma marcante diferença nos segmentos superiores (RC-PM), a qual ocorre em função de que, no indivíduo dentado, o movimento bordeante é orientado pelo contato entre as superfícies oclusais dos dentes maxilares e mandibulares, ao passo que, no indivíduo desdentado, é orientado pelo contato entre as superfícies oclusais das bases de registro maxilar e mandibular. Independentemente do tipo de contato oclusal, observa-se a presença da posição RC em ambos os gráficos, demonstrando, assim, de maneira clara, que a posição mandibular em RC não é dependente da presença dos dentes naturais.

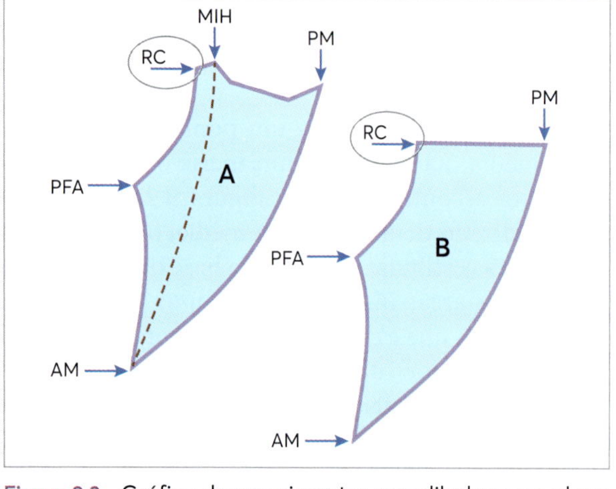

Figura 9.3 Gráfico dos movimentos mandibulares no plano sagital de um indivíduo dentado (**A**); gráfico dos movimentos mandibulares no plano sagital de um indivíduo desdentado com as bases de registro na boca (**B**). RC: relação central; MIH: máxima intercuspidação habitual; PM: protrusão máxima; PFA: primeira fase de abertura; AM: abertura máxima.

Já o fato de a RC ser uma posição fisiológica pode ser confirmado pelo fato de, no indivíduo dentado, a mandíbula poder realizar um movimento fisiológico retrusivo, não forçado e reprodutível, deslizando os seus dentes mandibulares de encontro aos maxilares, entre a MIH e a RC. Esse movimento pode ser observado no segmento superior da Figura 9.3A, no qual se visualiza esse trajeto bordeante contactante entre a posição de MIH e a posição de RC. A extensão desse movimento é da ordem de 1,25 ±1,00 mm, de acordo com um trabalho clássico da literatura, e ocorre em cerca de 90% dos indivíduos dentados; sendo que, nos 10% restantes, a MIH é coincidente com a RC. Independentemente de a MIH ser coincidente com a RC ou não, quando os dentes maxilares e mandibulares estão em contato em RC, a oclusão resultante recebe o nome de oclusão central ou cêntrica. Esse fato é importante já que, em uma definição anterior, o termo oclusão cêntrica era referente à MIH, sendo, ainda nos dias de hoje, utilizado com esse sentido por muitos especialistas.

Da mesma maneira que esse movimento retrusivo ocorre no dentado, no indivíduo desdentado, um movimento retrusivo fisiológico, a partir de qualquer ponto do trajeto RC-PM da Figura 9.3B, orientado pelos planos de cera, também posiciona a mandíbula em RC, sendo reprodutível o posicionamento mandibular alcançado. Reforça-se, assim, o conceito de que a RC não é dependente da presença dos dentes e que é uma posição fisiológica, não forçada e reprodutível.

Essas características fornecem à RC um *status* de utilidade clínica ímpar, pois, sendo independente do contato dental, reprodutível, fisiológica e não forçada, constitui-se na necessária posição de referência mandibular horizontal para a reconstrução oclusal das próteses totais.

> A significância clínica da RC para as próteses totais reside no fato de ser a posição de referência mandibular horizontal para a reconstrução da oclusão.

Uma outra característica de grande interesse, que também pode ser observada na Figura 9.3, é que o segmento RC-AM apresenta-se como dois semiarcos sequenciais. Isso é decorrente do fato de a mandíbula em RC estar sujeita, em uma primeira fase de abertura bucal (semiarco RC-PM), a um movimento puramente rotacional, uma vez que é conhecido que o eixo desse movimento passa bilateralmente pela região condilar. Esse movimento rotacional ocorre até uma abertura bucal de 10 a 25 mm, entre os incisivos maxilares e mandibulares. Já em uma segunda fase de abertura bucal (semiarco PM-AM), existe um movimento composto de rotação e translação, pois os côndilos, além de rotacionarem, movimentam-se para a frente e para baixo, orientados pelas eminências articulares das ATM. A significância clínica desse eixo de rotação é ampla, relacionada aos fundamentos do sistema arco facial/articulador, espessura dos registros interoclusais e necessidade de pequenas variações na dimensão vertical do articulador, em um caso clínico já montado.

O movimento de abertura/fechamento bucal para o indivíduo dentado, representado pela linha pontilhada na Figura 9.3, inicia-se e termina em MIH. Para o indivíduo desdentado, inicia-se e termina em RC, pois a oclusão das próteses totais será reconstruída com a mandíbula em RC e, assim, a posição de MIH para o portador de prótese total convencional será coincidente com a mandíbula em RC. Pode-se dizer que, no plano sagital, para todo indivíduo desdentado e portador de prótese total convencional, não somente o movimento de abertura bucal inicia em RC, mas todo e qualquer movimento mandibular, bordeante ou não, inicia com a mandíbula em RC.

No indivíduo desdentado, a reconstrução da oclusão é feita com a mandíbula em RC e, assim, nas próteses totais, a oclusão em MIH é coincidente com a mandíbula em RC, ou seja, coincidente com a oclusão central ou cêntrica.

Movimentos mandibulares no plano horizontal

Os gráficos dos campos de movimentação mandibular no plano horizontal, tanto dos indivíduos dentados (Figura 9.4A) como dos desdentados (Figura 9.4B), são obtidos de maneira semelhante aos do plano sagital, porém com as trajetórias dos pontos incisivos registradas no plano horizontal. Ainda no plano horizontal, as linhas contínuas dos gráficos são representativas dos movimentos bordeantes. Uma característica nesse plano é que todos os movimentos são contactantes, pois ocorrem, no indivíduo dentado, pelo contato entre os dentes maxilares e mandibulares e, no desdentado, pelas superfícies oclusais das bases de registro maxilar e mandibular contatando. Assim, o desenvolvimento da oclusão das próteses totais, em cêntrica e em movimentos protrusivos e laterais contactantes, ocorre nesse plano. As linhas pontilhadas dos gráficos das Figura 9.4 correspondem ao movimento intrabordeante protrusivo/retrusivo entre a posição de RC e de protrusão máxima.

A independência da RC em relação aos dentes naturais também pode ser visualizada na Figura 9.4. Observa-se, pela Figura 9.4A, que o indivíduo dentado pode posicionar a sua mandíbula em RC com um movimento retrusivo a partir da MIH. Da mesma maneira, observa-se, na Figura 9.4B, que o indivíduo desdentado pode posicionar a sua mandíbula em RC, com um movimento retrusivo, a partir de qualquer ponto do trajeto RC-PM. Ainda, pode depreender-se que, estando o paciente desdentado com suas próteses totais na boca e sendo a oclusão delas reconstruída em RC, todo e qualquer movimento no plano horizontal, a exemplo do plano sagital, também iniciará e terminará com a mandíbula em RC.

Os movimentos bordeantes mandibulares no plano horizontal, demonstrados na Figura 9.4, podem ser divididos em dois segmentos: segmento posterior LEM-RC-LDM e segmento anterior LEM-PM-LDM. O segmento posterior é de grande importância clínica, tendo em vista que fundamenta os métodos gráficos para a determinação da RC no paciente desdentado.

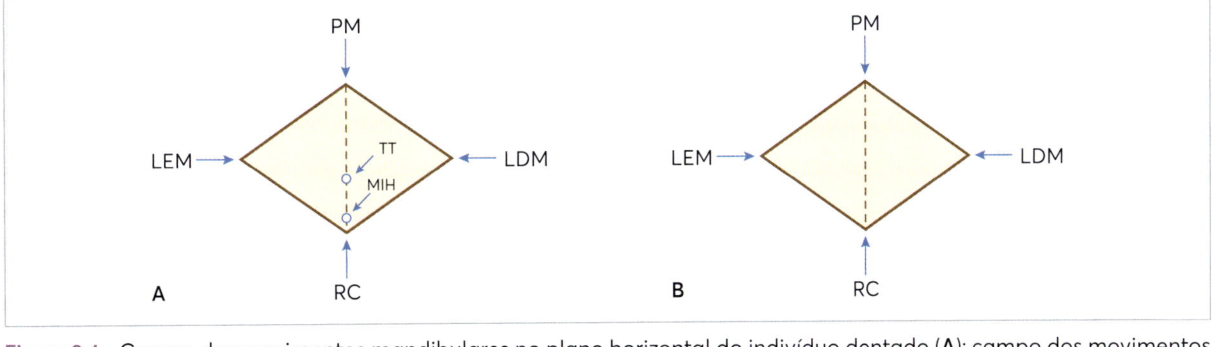

Figura 9.4 Campo dos movimentos mandibulares no plano horizontal do indivíduo dentado (**A**); campo dos movimentos mandibulares no plano horizontal do indivíduo desdentado (**B**).

RC: relação central; PM: protrusão máxima; LEM: lateralidade esquerda máxima; LDM: lateralidade direita máxima; TT: topo a topo; MIH: máxima intercuspidação habitual.

Movimentos mandibulares no plano frontal

De maneira complementar, os movimentos mandibulares no plano frontal do indivíduo dentado (Figura 9.5A) e do indivíduo desdentado (Figura 9.5B) são apresentados a seguir.

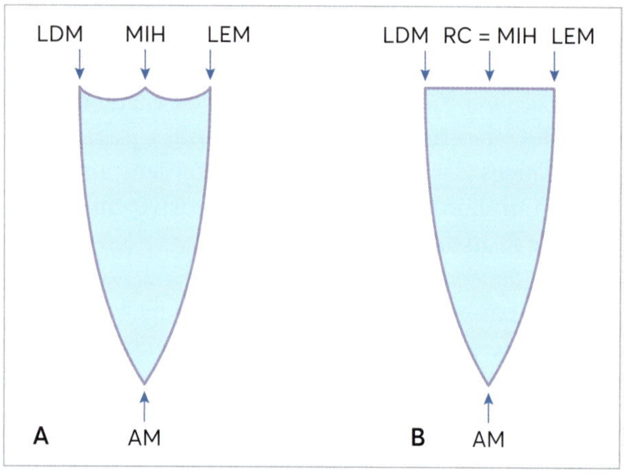

Figura 9.5 Campos dos movimentos mandibulares no plano frontal: indivíduo dentado (**A**) e desdentado (**B**) com bases de registro na boca.

MIH: máxima intercuspidação habitual; LDM: lateralidade direita máxima; LEM: lateralidade esquerda máxima; AM: abertura máxima; RC: relação central.

Campo tridimensional dos movimentos mandibulares

A união dos gráficos dos movimentos mandibulares sagital, horizontal e frontal origina o campo tridimensional dos movimentos mandibulares, conhecido como envelope de Posselt. No indivíduo dentado (Figura 9.6), o envelope de Posselt será semelhante ao do indivíduo desdentado, quando for obtido já com as próteses totais convencionais maxilar e mandibular na boca (Figura 9.7), com exceção das posições mandibulares em RC e MIH, as quais são distintas no dentado, mas são coincidentes no desdentado. Assim, todo e qualquer movimento espacial da mandíbula no indivíduo desdentado, portador de próteses totais, deve iniciar e terminar com a mandíbula em RC.

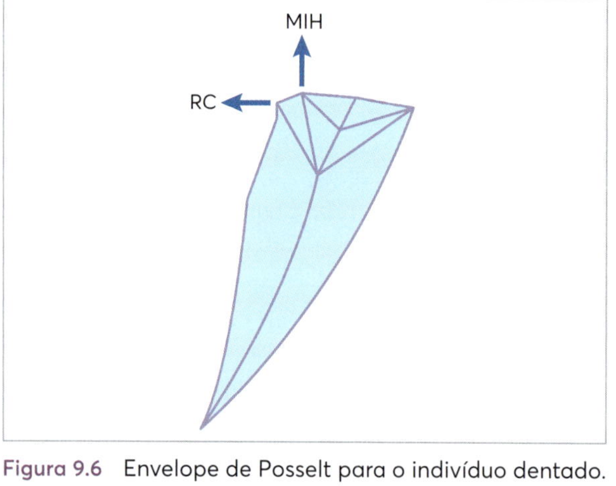

Figura 9.6 Envelope de Posselt para o indivíduo dentado. Espaço da movimentação tridimensional da mandíbula. RC: relação central; MIH: máxima intercuspidação habitual.

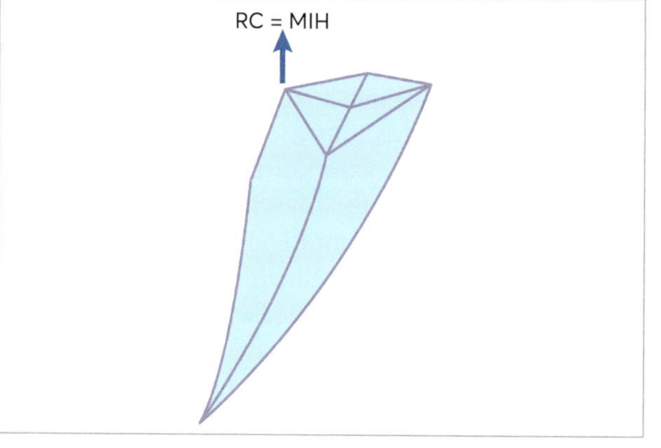

Figura 9.7 Envelope de Posselt para o indivíduo desdentado, portador de próteses totais. Espaço da movimentação tridimensional da mandíbula. RC: relação central; MIH: máxima intercuspidação habitual.

MÉTODOS PARA A DETERMINAÇÃO DA RELAÇÃO CENTRAL

A complexidade da RC é refletida nos inúmeros métodos propostos para a sua determinação, os quais são diversos não somente quanto à sua execução técnica, mas também quanto aos princípios que os fundamentam. Assim, não existe um método que seja universalmente aceito como aquele que deve ser utilizado para a determinação da RC, mas, sim, diferentes métodos que apresentam distintos graus de popularidade entre os cirurgiões-dentistas. Enquanto alguns métodos são de aplicação clínica mais simples, outros são mais complexos e exigem dispositivos para a sua execução. Independentemente do método utilizado, a determinação da RC é um dos procedimentos mais difíceis – se não o mais difícil – entre os desenvolvidos para a confecção das próteses totais.

Uma característica de grande importância que deve ser considerada é que, na ausência de patologias, a RC clinicamente determinada por um método deve, obrigatoriamente, ser reprodutível. Como é aceito que a RC se constitui em uma pequena área de posicionamentos condilares, variações em torno de 1 mm no posicionamento dos côndilos, em determinações repetidas da RC por um mesmo método, são tidas como fisiológicas. Assim, pequenas variações anteroposteriores e laterais no posicionamento horizontal da mandíbula, em determinações repetidas da RC por um mesmo método, também ocorrem e são aceitas como normais. Nesse aspecto, alguns métodos apresentarão melhor reprodutibilidade do que outros.

De qualquer maneira, dentro do limite de variabilidade de cada método, um posicionamento mandibular em RC que não possa ser consistente e repetidamente reproduzido pelo método que o originou não deve ser aceito como posição de referência horizontal para o desenvolvimento da oclusão das próteses totais.

O cirurgião-dentista deve estar ciente de que também existe variabilidade na RC determinada por métodos diferentes. Assim, pequenas diferenças posicionais mandibulares podem ocorrer entre diferentes métodos da RC para um mesmo paciente. Dessa maneira, a busca por um conhecimento crítico dos métodos a serem usados, que envolvam suas características e limitações, é fundamental para a sua utilização consciente, de maneira a obter resultados clínicos satisfatórios.

Vários são os métodos que são, ou foram, utilizados na determinação da RC em próteses totais, sendo, de um modo geral, os mais relevantes:

- métodos gráficos;
- métodos guiados;
- métodos fisiológicos;
- outros métodos (Tabela 9.2).

TABELA 9.2 Métodos mais relevantes de determinação da RC em próteses totais.

Métodos gráficos	Intraorais Extraorais Intra e extraorais
Métodos guiados	Guiados forçados Guiados não forçados
Métodos fisiológicos	Retrusão da língua Protrusão/retrusão Inclinação da cabeça para trás Mordida Repouso da mandíbula Deglutição
Outros métodos	–

Métodos gráficos

Os primeiros registros gráficos para a determinação da RC foram baseados nos estudos dos movimentos mandibulares desenvolvidos por F. H. Balkwill, em 1866. A. Gysi, em 1910, aprimorou e popularizou a técnica, utilizando um dispositivo de registro extraoral composto por um pino registrador vertical, fixado na região anterior do rolete de cera da base de registro maxilar e por uma plataforma horizontal, recoberta com cera e fixada na região anterior do rolete da base de registro mandibular. Com os movimentos puros de lateralidade direita e esquerda executados pelo paciente, o pino registrador traçava um arco na cera que recobria a placa, que ficou conhecido como "arco gótico". O ápice do arco gótico, que corresponde à posição em que os traçados das lateralidades direita e esquerda e os movimentos excursivos de protrusão/retrusão se encontram, é representativo da posição de RC.

Posteriormente, diversas variações de dispositivos extraorais, intraorais e intra e extraorais foram propostas ao longo do tempo para o registro gráfico do arco gótico e a determinação da RC.

É provável que a contribuição mais marcante para a técnica tenha sido a que introduziu o *central bearing device*, ou "dispositivo de suporte central", que eliminou a possibilidade de interferência dos planos de cera nos movimentos de lateralidade. Nesse dispositivo, uma placa horizontal era fixada na região palatina da base de registro maxilar e uma esfera, associada a um parafuso, que promovia sua elevação/abaixamento, era montada em um suporte trípode, fixado na lingual da base de registro mandibular. Com a dimensão vertical sendo mantida pelo dispositivo de suporte central, o arco gótico era registrado por um dispositivo extraoral.

Uma contribuição também interessante para a técnica foi a introdução de um disco perfurado em seu centro, a ser fixado sobre o traçado do arco gótico, de maneira que a sua perfuração central coincida com o vértice do arco gótico. Assim, para o registro da posição de RC obtida, o pino do dispositivo registrador é encaixado no orifício do disco, impedindo variações lateroprotrusivas da base de registro mandibular, enquanto o material utilizado para o registro intermaxilar, seja gesso, elastômero, pasta zincoenólica ou cera, reage ou resfria. Essa variação da técnica é de particular interesse quando um dispositivo de registro intraoral é utilizado (Figura 9.8). Nota-se que um dispositivo de registro intraoral também assume, além da finalidade de traçar o arco gótico, a função de suporte central (Figura 9.9). Atualmente, existem dispositivos de orientação do pino registrador (Figura 9.8C), dotados de uma perfuração que deve ser posicionada sobre o vértice do arco gótico (Figura 9.10), para que o pino registrador se encaixe nela, que substituem o disco perfurado em seu centro, posicionando e estabilizando a correta posição mandibular para o registro intermaxilar (Figuras 9.11 e 9.12).

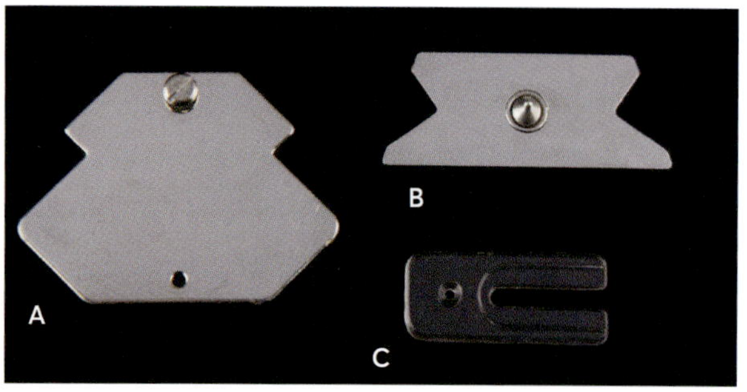

Figura 9.8 Uma versão atual de dispositivo de registro intraoral: placa para registro (**A**); dispositivo registrador (**B**); e dispositivo de orientação do pino registrador sobre o vértice do arco gótico (**C**).

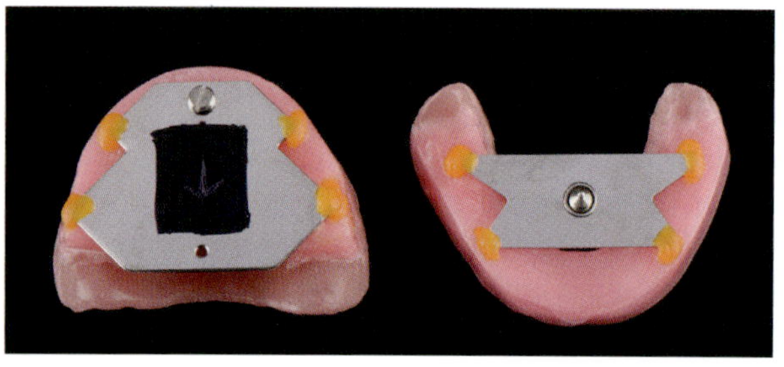

Figura 9.9 Arco gótico traçado por uma versão atual de dispositivo de registro intraoral.

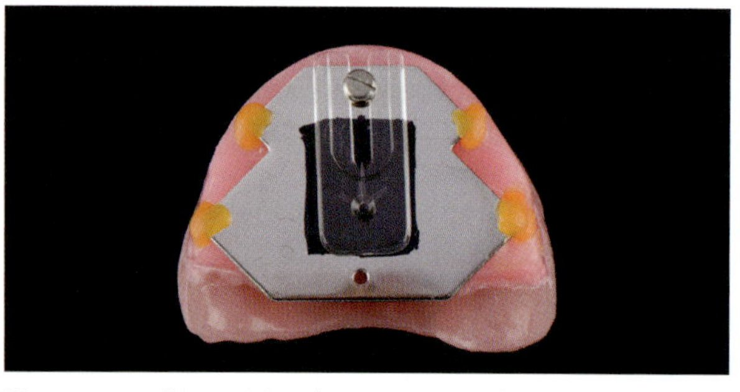

Figura 9.10 Dispositivo de orientação do pino registrador com o orifício posicionado sobre o vértice do arco gótico.

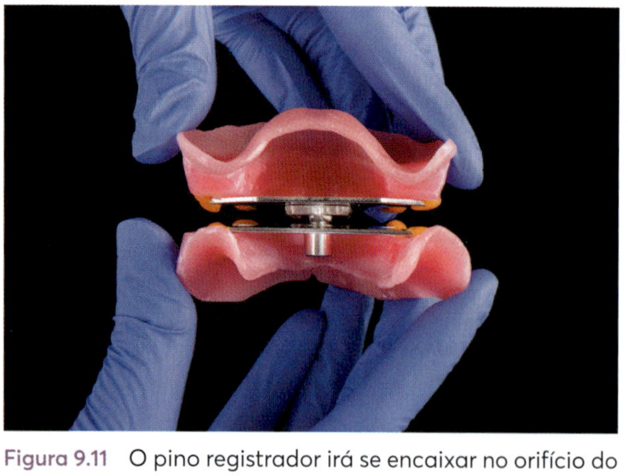

Figura 9.11 O pino registrador irá se encaixar no orifício do dispositivo de orientação durante o registro intermaxilar da RC, posicionando e estabilizando a mandíbula.

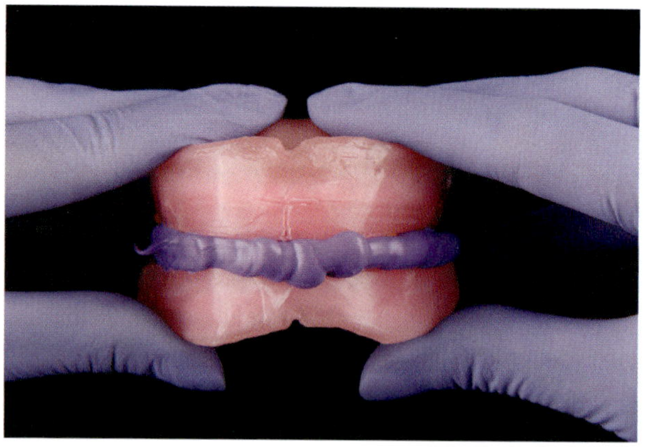

Figura 9.12 Registro intermaxilar da RC determinada, feito com elastômero.

O método gráfico de Gysi possibilita a visualização do processo de determinação da RC e é, até os dias de hoje, adotado e ensinado em algumas faculdades de Odontologia, podendo ser utilizado em sistemas específicos de confecção de próteses totais confeccionadas de maneira digital (Figura 9.13).

Entretanto, algumas ponderações devem ser consideradas para a utilização dessa técnica:

- se um dispositivo de suporte central não for utilizado, o contato entre os roletes de cera maxilar e mandibular oferecerá maior resistência aos movimentos laterais;

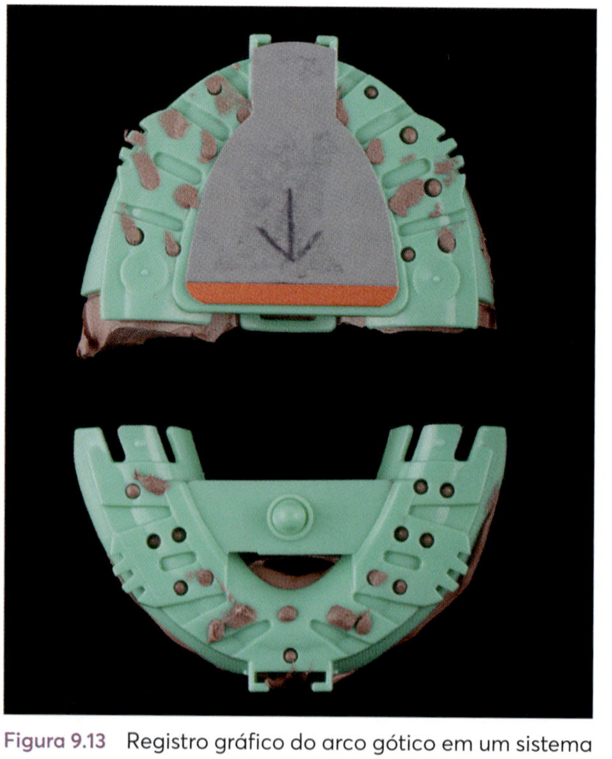

Figura 9.13 Registro gráfico do arco gótico em um sistema de confecção de prótese total digital.

- o dispositivo de suporte central deve ser posicionado no centro dos arcos alveolares, para o equilíbrio das forças – do contrário, as bases de registro podem ser deslocadas nos movimentos laterais;
- a centralização do dispositivo de suporte central é muito difícil em pacientes Classes II e III;
- é difícil estabilizar a base de registro inferior com o dispositivo de suporte central em pacientes com línguas volumosas;
- é difícil estabilizar as bases de registro sob a ação das forças laterais quando os rebordos alveolares são reabsorvidos;
- é difícil estabilizar as bases de registro sob a ação das forças laterais quando existe mucosa de suporte flácida;
- se um dispositivo de registro intraoral é utilizado, não é possível visualizar o pino registrador traçando o arco gótico, e, assim, perde-se muito do valor visual do método;
- se um dispositivo extraoral é utilizado, é possível visualizar o pino registrador traçando o arco gótico e, assim, o paciente pode ser mais bem orientado durante o registro;
- muitos pacientes idosos apresentam limitações para a realização de movimentos mandibulares excursivos.

Adicionalmente, os métodos gráficos necessitam de um instrumento de registro para sua execução, o que requer um investimento inicial para sua aquisição e maior tempo clínico para a determinação da RC, quando comparado com outros métodos que não requeiram nenhum aparato especial para a sua aplicação.

Métodos guiados

Nesse grupo, estão os métodos que envolvem algum tipo de manipulação manual da mandíbula, executada pelo cirurgião-dentista com o objetivo de posicioná-la em RC. De maneira geral, previamente à oclusão em RC, o operador realiza a manipulação mandibular com rápidos e pequenos movimentos de abertura e fechamento, que visam a bloquear estímulos proprioceptivos de fechamento em posições excêntricas.

Esses métodos são diversificados quanto à maneira pela qual é feita a apreensão da mandíbula do paciente pela(s) mão(s) do operador (Figura 9.14), bem como quanto à intensidade das forças aplicadas. No que diz respeito à intensidade das forças, considera-se que esses métodos são forçados ou não forçados.

Com relação aos métodos guiados forçados, deve-se ponderar que um posicionamento mandibular forçado não proporcionará uma posição confortável para a reabilitação do paciente e, dessa maneira, tentativas nessa direção provavelmente condenem ao insucesso as próteses totais assim confeccionadas. A aplicação de uma força retrusiva, pressionando a mandíbula para posterior, terá a tendência de posicionar os côndilos em uma posição posteroinferior nas ATM ou, ainda, gerar um reflexo de proteção que posicione a mandíbula mais anterior em relação àquela desejada.

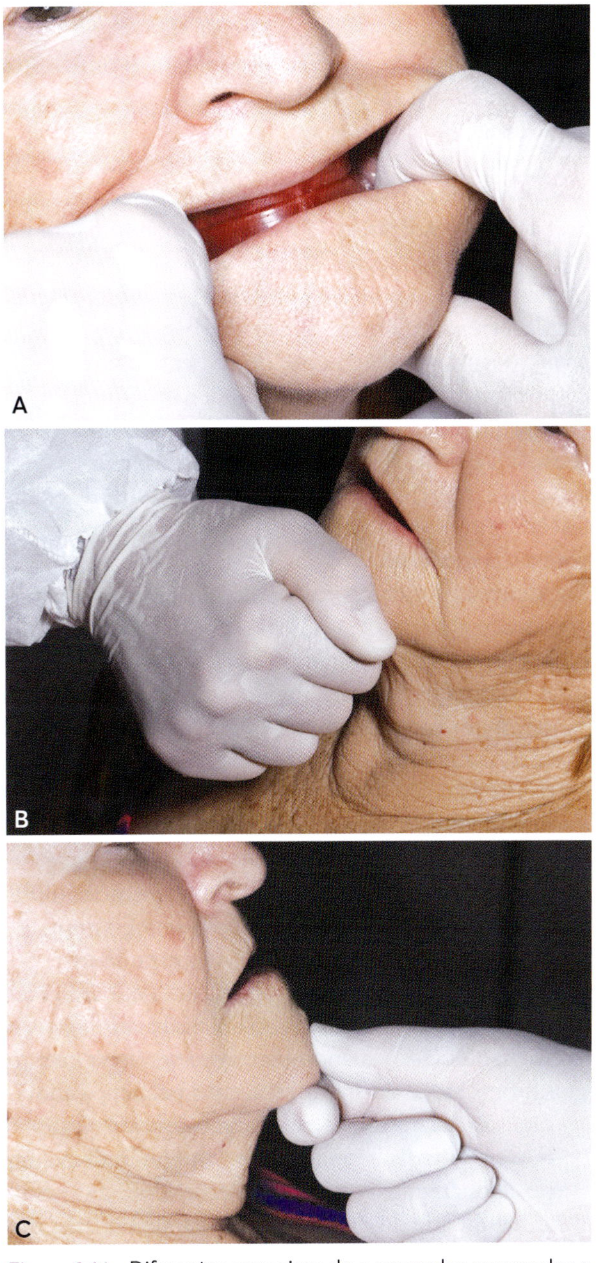

Figura 9.14 Diferentes maneiras de o operador apreender a mandíbula do paciente: apreensão bilateral (**A**); apreensão com a lateral do polegar e do indicador (**B**); e apreensão com ponta do polegar e lateral do indicador (**C**).

Já no método guiado não forçado, o operador não aplica nenhuma força retrusiva na mandíbula, sendo a própria musculatura do paciente responsável pelo posicionamento dos côndilos nas ATM, o que irá gerar um posicionamento condilar não forçado e fisiológico. É um método de fácil aplicação e muito útil na clínica de prótese total.

É preciso observar que nem todos os métodos guiados, ou técnicas associadas a eles, podem ser aplicados no paciente desdentado. O método da manipulação bilateral de Dawson, popular na determinação da RC para pacientes dentados, não é apropriado para desdentado, em decorrência da instabilidade da base de registro inferior, decorrente da posição do paciente e em função da posição dos polegares do operador na apreensão do mento, que pode deslocar a base de registro inferior de seu assentamento. Técnicas difundidas, como o *jig* ou o *leaf gauge*, somente são aplicáveis na presença dos dentes naturais, em razão da necessidade da presença destes para a sua execução.

Algumas ponderações relativas aos métodos guiados são:

- A manipulação mandibular, que visa a bloquear estímulos proprioceptivos de fechamento em posições excêntricas, não pode ser realizada em todos os pacientes, pois alguns apresentam limitações de movimentos mandibulares em virtude de reflexos neuromusculares.
- Cuidados devem ser tomados durante a manipulação mandibular para que a base de registro mandibular não seja deslocada de sua área de assentamento pelo(s) dedo(s) do operador, o que irá gerar uma falsa relação maxilo/mandibular.
- A manipulação mandibular deve ser feita com o mínimo de abertura bucal e com pequenos movimentos de abertura e fechamento.
- Forças retrusivas aplicadas na mandíbula geram posicionamento condilar não desejado.
- A habilidade do operador é fundamental para um bom desempenho do método. Treino e paciência são necessários para o desenvolvimento da habilidade.

Métodos fisiológicos

Esses métodos buscam posicionar a mandíbula em RC por meio da própria atividade muscular do paciente. De maneira geral, são métodos simples e fáceis de serem realizados, embora alguns possam ser mais trabalhosos, se desenvolvidos como preconizados originalmente. São de interesse:

- Método da retrusão da língua.
- Método da protrusão/retrusão.
- Método da inclinação da cabeça.
- Método da mordida.
- Método do repouso da mandíbula.
- Método da deglutição.

Método da retrusão da língua

Estando os planos de orientação e a DVO determinados, o paciente realiza uma pequena abertura bucal e eleva a ponta da língua, de maneira a tocar a região média posterior da base de registro maxilar, próximo de sua borda posterior, que corresponde à região posterior do palato duro. Previamente, uma pequena porção de godiva ou de cera pode ser fixada nessa região palatina da base de registro maxilar para orientar o paciente no correto posicionamento da língua (Figura 9.15). A seguir, sem tirar a língua da posição alcançada, o paciente oclui nos planos de orientação. Esse procedimento determina o relacionamento maxilo mandibular em RC, pela ação combinada dos músculos elevadores e retrusores, associados aos músculos estiloglosso e genioglosso.

Método da protrusão/retrusão

Estando os planos de orientação e a DVO determinados, o paciente oclui e, mantendo as bases de registro em oclusão, realiza uma sequência de 3 a 5 ciclos de movimentos protrusivos e retrusivos (Figura 9.16). A superfície oclusal de uma das bases de registro pode ser lubrificada com vaselina pastosa, para facilitar o procedimento. O paciente é orientado a manter o posicionamento retrusivo, alcançado após o último ciclo protrusivo/retrusivo. A contração/relaxamento sequencial dos músculos protrusores e retrusores posiciona, no último ciclo realizado, a mandíbula em RC.

Método da inclinação da cabeça para trás

Estando os planos de orientação e a DVO determinados, o paciente, com pequena abertura bucal, inclina

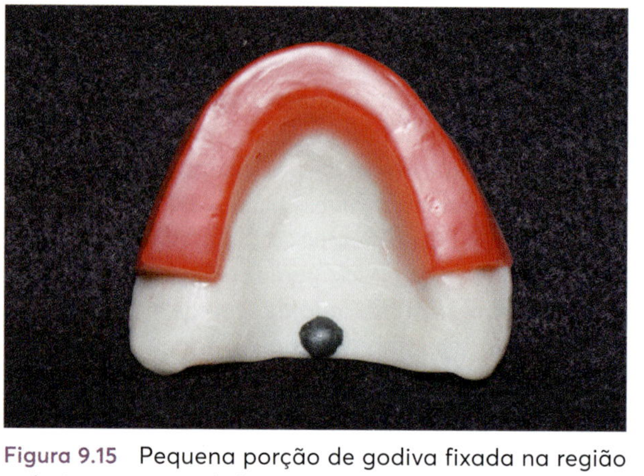

Figura 9.15 Pequena porção de godiva fixada na região palatina posterior da base de registro maxilar.

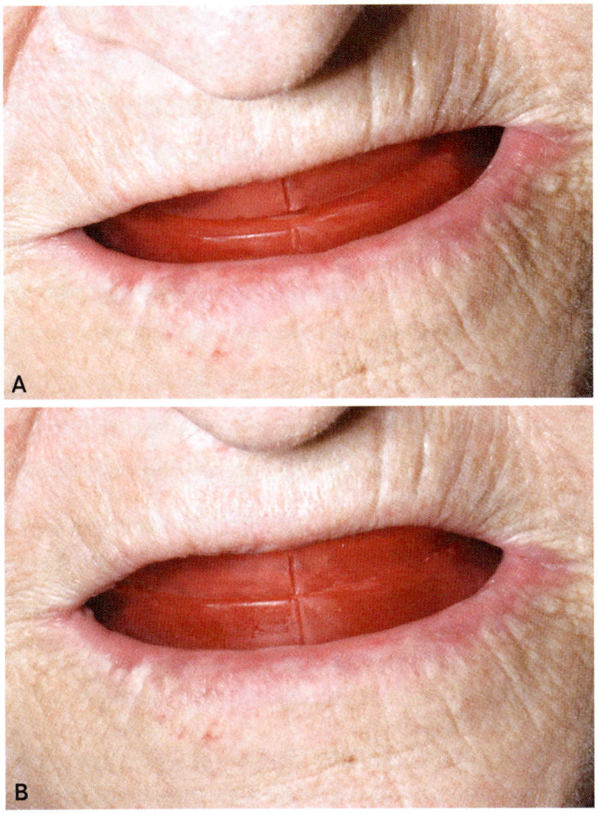

Figura 9.16 Protrusão (**A**) e retrusão (**B**).

a cabeça para trás até sentir os músculos da região anterior do pescoço distendidos e, em seguida, realiza a deglutição, determinando, assim, o relacionamento maxilo mandibular em RC na posição em que as bases de registro ocluírem. Os músculos da região anterior do pescoço distendidos, associados à atividade funcional reflexa da musculatura mastigatória, que, no ato da deglutição, eleva e retrui a mandíbula, posicionam a mandíbula em RC.

Em uma simplificação eficaz do método, após inclinar a cabeça para trás, o paciente oclui suavemente os planos de orientação, sem realizar a deglutição (Figura 9.17).

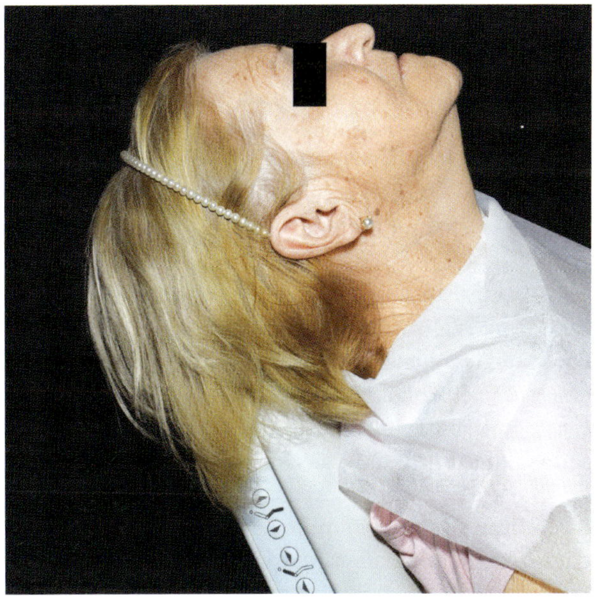

Figura 9.17 Posicionamento do paciente para realização do método da inclinação da cabeça para trás.

Método da mordida

Consiste, originalmente, em solicitar ao paciente que realize mordidas repetidas, a partir de pequena abertura bucal, nas superfícies oclusais plastificadas das bases de registro, até que se determine a posição de oclusão mais frequente, a qual é aceita como a posição mandibular em RC (Figura 9.18). Esse método determina a DVO e a RC simultaneamente. Uma variação dessa técnica consiste na utilização de cones de cera macia no rolete inferior, substituindo a plastificação da cera.

A realização da técnica, estando os planos de orientação e a DVO já determinados e sem que os planos estejam plastificados, facilita o procedimento. Nesse caso, o profissional deve observar atentamente a posição mais frequente de oclusão, para seu posterior registro.

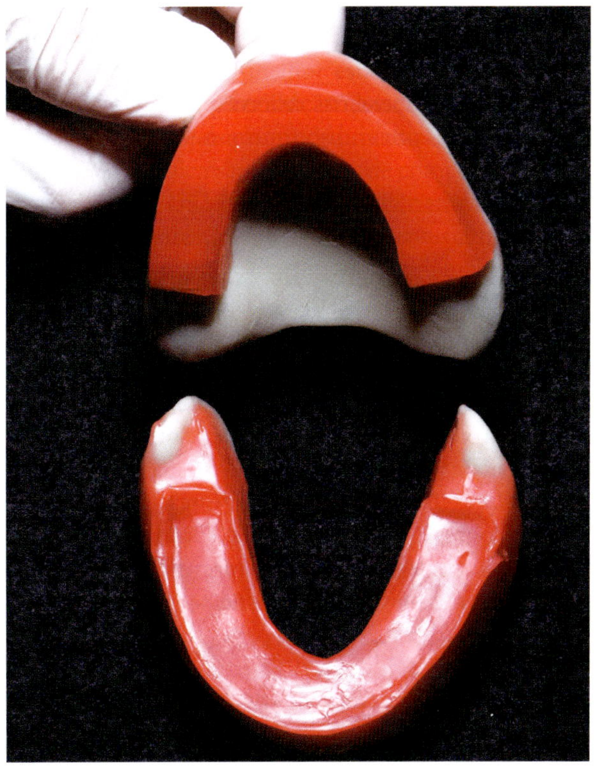

Figura 9.18 Registro da RC pelo método da mordida.

Método do repouso da mandíbula

Estando os planos de orientação e a DVO determinados e o paciente com a mandíbula em posição de repouso postural, solicita-se a ele que oclua. Considera-se a posição de oclusão obtida como o relacionamento maxilo mandibular em RC. Esse método baseia-se no entendimento de que a mandíbula realizaria um movimento de rotação puro, da posição de repouso à posição de oclusão, em uma ação muscular equilibrada bilateralmente.

Método da deglutição

Para a realização desse método, o rolete de cera da base de registro mandibular é substituído por cones de cera macia. Ao paciente, é fornecida gelatina e, com a deglutição, os cones de cera são "amassados", determinando, assim, simultaneamente, a DVO e a RC. Atingido esse objetivo, os espaços entre os cones são preenchidos com cera. Esse método baseia-se na atividade funcional reflexa da musculatura mastigatória, que, no ato da deglutição, eleva e promove a retrusão da mandíbula.

A aplicação do método, estando os planos de orientação e a DVO já determinados, é possível. Para tanto, basta fornecer ao paciente um pouco de água e, quando ele realizar a deglutição, observar a posição de oclusão determinada.

Algumas ponderações relativas aos métodos fisiológicos são:

- métodos fisiológicos (ou variações) são de aplicação muito simples e não dependem da habilidade do operador;
- de maneira geral, métodos fisiológicos apresentam menor reprodutibilidade da RC;
- de modo geral, quando o posicionamento mandibular no sentido horizontal, determinado por métodos fisiológicos, é comparado ao de outros métodos, os fisiológicos determinam posicionamentos mandibulares um pouco mais anteriores, porém viáveis dentro dos limites de uma área cêntrica;
- alguns pacientes podem apresentar limitações quanto à elevação da língua posterossuperiormente, à inclinação da cabeça para trás ou à realização do movimento de protrusão/retrusão.

Outros métodos

Nesse grupo, estão classificados métodos que não têm larga aplicação nos consultórios odontológicos ou, simplesmente, que não são mais utilizados, tendo apenas valor histórico ou para propósitos de pesquisa, podendo ser citados:

- Método cefalométrico, que se utiliza de traçados sobre radiografias para a determinação da RC.
- Método mecânico, que utiliza um dispositivo denominado "Vibracentric", que, aplicado ao mento, produz a ativação dos músculos depressores e o relaxamento dos elevadores, com o objetivo de possibilitar a determinação de um movimento mandibular de rotação puro.
- Método pelo eixo de rotação, que emprega um arco facial cinemático, preso à base de prova inferior, para a determinação do eixo intercondilar, situação em que os côndilos ocupariam um relacionamento mais posterior não forçado.

Podem ser citados também dispositivos que já foram muito utilizados, como o Myomonitor, que, por meio de estímulos elétricos, promove contrações musculares, visando ao relaxamento muscular para a determinação da RC.

MEIOS PARA O REGISTRO E A TRANSFERÊNCIA DA RC PARA O ARTICULADOR

Após a determinação clínica da RC, existe a necessidade de registrar e transferir a posição mandibular obtida para o ASA. Várias são as técnicas que podem ser utilizadas para essa finalidade, sendo que, embora possa ser observado, nos dias de hoje, o uso incipiente de meios digitais, as técnicas mais comuns são:

- Grampos metálicos.
- Registros interoclusais.
- Entalhes na superfície oclusal.
- Sulcos de referência na superfície vestibular.

Grampos metálicos

É uma das técnicas mais antigas, na qual, após o paciente ocluir em RC, grampos metálicos em forma de "U" são aquecidos na chama de uma lamparina e fixados na face vestibular dos roletes de cera maxilar e mandibular, registrando, assim, o relacionamento intermaxilar obtido (Figura 9.19).

Os grampos metálicos utilizados não são encontrados à venda no comércio, devendo ser confeccionados a partir de colchetes latonados encontrados em papelarias, os quais podem ser cortados com tesoura e dobrados na forma e tamanho desejados.

Registros interoclusais

Nessa técnica, um registro interoclusal é obtido. Diferentes materiais podem ser utilizados para registrar o

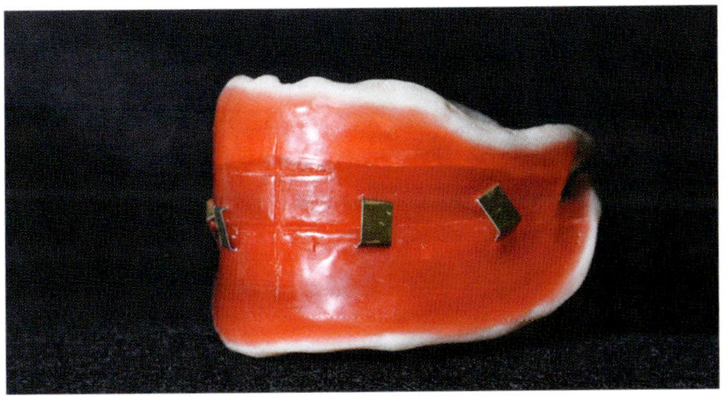

Figura 9.19 Registro da RC por meio de grampos metálicos.

relacionamento intermaxilar em RC, como a cera e os elastômeros (Figura 9.20). O uso de um registro interoclusal visa, além do relacionamento intermaxilar em si, ao equilíbrio das forças oclusais durante o registro. O cirurgião-dentista deve estar atento para a possibilidade de mudanças no posicionamento mandibular durante o tempo de espera da reação/esfriamento do material de registro.

Entalhes na superfície oclusal

Entalhes expulsivos, em forma de "V", são confeccionados sobre a superfície oclusal de uma das bases de registro, que é isolada com uma fina camada de vaselina pastosa. Pequenas porções de cera plastificada são adicionadas sobre a superfície oclusal da base de registro antagonista em posições coincidentes com os entalhes, com o objetivo de copiá-los quando o paciente oclui em RC (Figura 9.21).

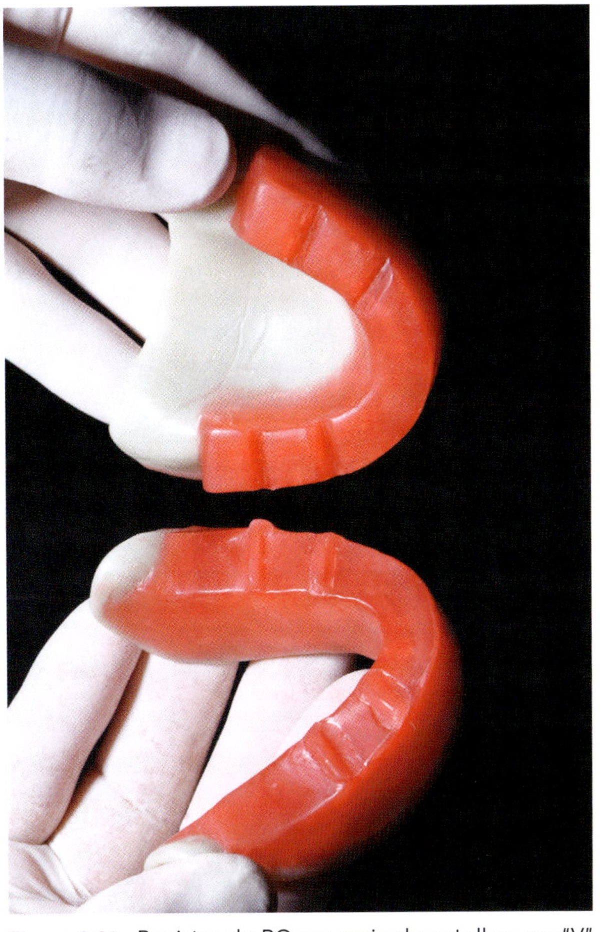

Figura 9.21 Registro da RC por meio de entalhes em "V" na superfície oclusal.

Sulcos de referência na superfície vestibular

Estando a mandíbula posicionada em RC, sulcos verticais de referência são criados, com um instrumento pontiagudo, nas superfícies vestibulares da cera das bases de registro maxilar e mandibular. Após serem removidas da boca, as bases de registro são readaptadas em oclusão, na posição de coincidência dos sulcos (Figura 9.22). Essa é uma técnica mais sensível a erros.

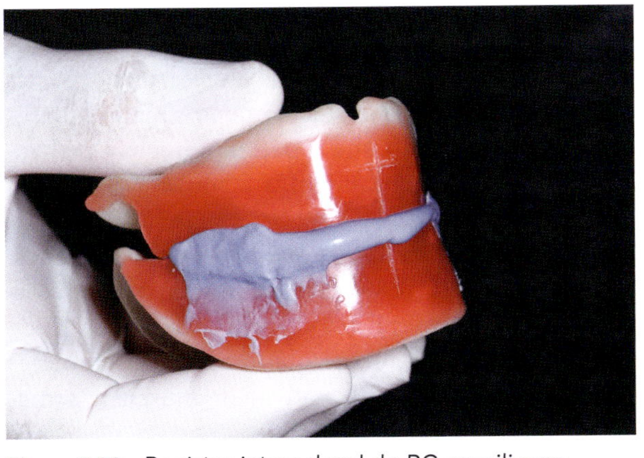

Figura 9.20 Registro interoclusal da RC em silicone.

É válido ressaltar que, entre os meios de registro apresentados, variações de técnica podem ser encontradas, de acordo com as preferências de cada profissional. Um exemplo disso pode ser visualizado na Figura 9.23, em que se observa um registro interoclusal, feito com silicone e entalhes em "V" na superfície oclusal.

REQUISITOS PARA DETERMINAÇÃO E REGISTRO DA RC

Previamente à determinação da RC, algumas condições devem estar presentes para que esse relacionamento intermaxilar seja determinado de maneira segura, minimizando a possibilidade de erros. O requisito básico para a execução desse procedimento é que haja ausência de dor no paciente, principalmente decorrente de disfunção das ATM.

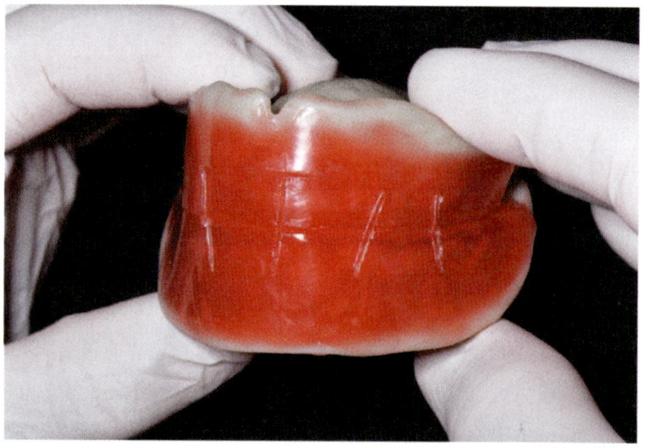

Figura 9.22 Registro da RC por meio de sulcos de referência nas superfícies vestibulares das bases maxilar e mandibular.

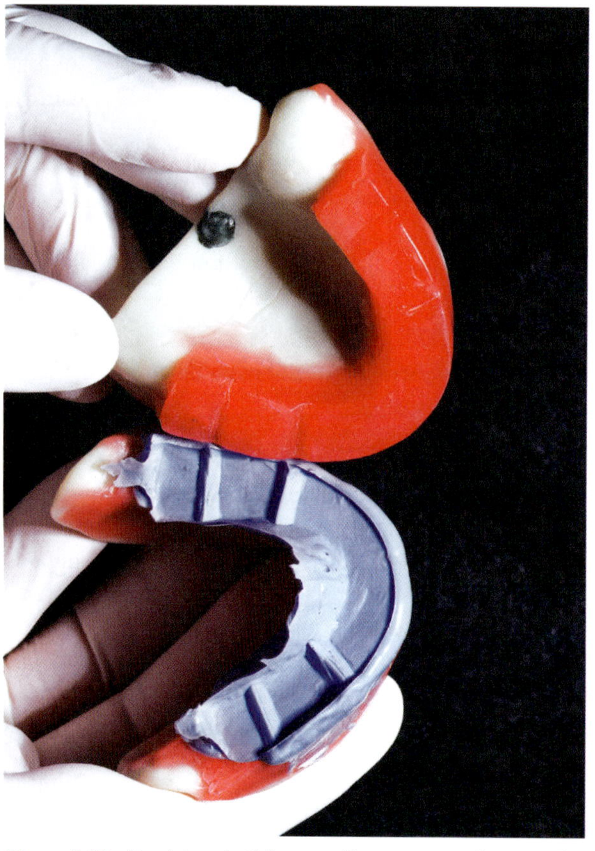

Figura 9.23 Registro da RC com silicone e entalhes em "V" na superfície oclusal.

São requisitos prévios à determinação e ao registro da RC:

- Bases de registro estáveis; para isso, pode ser necessária, e é desejável, a utilização de agentes adesivos.
- Planos de orientação e DVO já estabelecidos, com perfeito equilíbrio oclusal.
- Ausência de interferências na região posterior entre as resinas das bases de registro maxilar e mandibular.
- Paciente instruído quanto aos procedimentos a serem realizados, calmo e com a musculatura relaxada.

DIFICULDADES PARA DETERMINAÇÃO E REGISTRO DA RC

As dificuldades para o registro da relação central podem ser classificadas em:

- Biológicas: são as dificuldades decorrentes da musculatura do paciente, como a falta de coordenação ou as posições mandibulares habituais.
- Psicológicas: são as dificuldades decorrentes da tensão ou do estado emocional momentâneo do paciente e/ou dentista.
- Mecânicas: são as dificuldades causadas por bases de registro instáveis, como as decorrentes de tecidos de suporte não favoráveis.

De maneira geral, as dificuldades biológicas são as mais críticas, tendo em vista que, por vezes, mesmo com treinamento prévio do paciente, são quase impossíveis de serem superadas, requerendo habilidade e experiência do profissional para um resultado satisfatório. Já as dificuldades psicológicas e mecânicas são mais controláveis, uma requerendo, principalmente, controle emocional do cirurgião-dentista para o domínio da situação, enquanto a outra pode ser adequadamente minimizada com a utilização de agentes adesivos e da técnica apropriada de apreensão da mandíbula e da base de registro inferior no momento da aplicação do método de determinação da RC.

TREINAMENTO PRÉVIO DO PACIENTE PARA A DETERMINAÇÃO DA RC

Tão logo, no exame clínico, tenham sido identificadas condições desfavoráveis à determinação e ao registro da RC, como posicionamentos mandibulares habituais, é indicado que o paciente inicie a realização de exercícios que visem a facilitar a realização desse procedimento.

Vários são os exercícios que podem ser indicados, e os pacientes devem ser esclarecidos, de maneira clara, sobre como realizá-los. Caso já sejam usuários de próteses totais, devem executá-los sem suas próteses na boca. De modo geral, a atividade muscular, semelhante àquela dos métodos fisiológicos para a determinação da RC, pode ser preconizada.

Assim, pode ser solicitado que o paciente, nos horários de sua higiene bucal e de frente para o espelho, realize, por cinco minutos, exercícios como protrusão e retrusão mandibular; inclinação da cabeça para trás, seguida de fechamento da boca; ou retrusão da língua, seguida de fechamento da boca, entre outros.

O paciente deve ser orientado a não fechar a sua boca além do toque dos lábios e a prestar atenção para que a sua mandíbula não se desloque para a frente ou lateralmente durante os exercícios. Avaliações periódicas da melhora das condições para a determinação da RC, bem como reforço das instruções para os exercícios, devem ser realizadas nas sessões que precedem a sessão de registro das relações intermaxilares.

Outro aspecto a ser considerado é que o ato de sorrir possui potencial de posicionar a mandíbula de uma maneira centralizada e equilibrada. Desde que corretamente orientado, o paciente pode desenvolver, de forma consciente, a percepção da posição de sua mandíbula no sorriso, o que auxiliará na determinação da RC.

FILOSOFIA DE ESCOLHA DOS MÉTODOS DE DETERMINAÇÃO DA RC

Face às características polêmicas da RC, é fundamental que, previamente à eleição de um método de determinação desse relacionamento maxilo mandibular, sejam definidos os fatores que irão orientar essa escolha, ou seja, que se realize o delineamento de uma filosofia para a escolha dos métodos.

Um dos fatores a ser considerado, que é de grande impacto na escolha dos métodos, diz respeito à produtividade no consultório odontológico. Sob esse aspecto, a economia de tempo, associada a bons resultados clínicos, é uma busca constante e, assim, os métodos a serem utilizados devem ser rápidos e de fácil aplicação, com bons resultados clínicos.

Outro fator a ser ponderado nesse delineamento é a questão fundamental do conceito adotado de RC e suas características, já que métodos com princípios diferentes produzem diferentes posicionamentos condilares. Diante do conceito e das características da RC adotados ao longo deste capítulo, os seguintes aspectos devem ser considerados na escolha de um método:

- É uma posição em que os côndilos articulam anterossuperiormente nas ATM.
- É um relacionamento maxilo mandibular fisiológico, não forçado e reprodutível.
- Não se constitui em um posicionamento condilar único, mas em uma pequena área de posicionamentos condilares.

Como parte constituinte da complexidade da RC, deve ser reconhecido que, embora o conceito adotado para o posicionamento dos côndilos em RC seja o de uma posição anterossuperior nas ATM, de maneira até contraditória, não é possível, no consultório odontológico, a verificação dessa localização condilar após a aplicação de um método para sua determinação.

Entretanto, espera-se que a musculatura do paciente, em um fechamento mandibular centralizado e equilibrado, posicione os côndilos nas ATM de modo fisiológico e não forçado, articulando-se em uma condição favorável para o suporte das forças da mastigação, ou seja, anterossuperiormente, já que as únicas áreas recobertas com cartilagem articular nas ATM são a vertente posterior das eminências articulares e a porção anterior dos côndilos. Estar em uma condição favorável não deve ser entendido como estar em uma posição única, mas, sim, em uma área de posicionamentos condilares, dentro de limites biologicamente aceitáveis para o desempenho da função mastigatória e harmônica com o conceito de área cêntrica.

Sob esse aspecto, é licito aceitar que os métodos que se valem de um fechamento mandibular não forçado, realizado pelo paciente de forma equilibrada, atendam ao conceito de posicionamento condilar e às características da RC aqui adotados. De modo complementar, a reprodutibilidade da posição mandibular em diferentes determinações sequenciais da RC, por um método em particular, pode ser verificada no plano horizontal, observando-se o relacionamento entre as bases de registro maxilar e mandibular.

Assim, com base nos fatores de produtividade e conceito/características da RC, a filosofia delineada para a seleção dos métodos de determinação sugere a escolha daqueles que utilizam o fechamento mandibular centralizado e equilibrado realizado pelo paciente e que sejam de aplicação fácil e rápida, com bons resultados clínicos. Entre os disponíveis, observa-se que os métodos guiado não forçado e fisiológicos atendem a esses requisitos.

> **FILOSOFIA DE ESCOLHA DOS MÉTODOS.** Métodos de determinação da RC, que sejam de aplicação fácil e rápida, com bons resultados clínicos e que utilizem o fechamento mandibular centralizado e equilibrado, feito pelo paciente, são de interesse. Os métodos guiado não forçado e fisiológicos atendem a esses requisitos.

ESQUEMA CLÍNICO PARA A DETERMINAÇÃO DA RC

Embora fundamental para a determinação da RC, a simples seleção dos métodos a serem utilizados não equaciona totalmente a realização dessa fase clínica, já que deve ser considerado que, quando aplicados em um mesmo paciente, diferentes métodos de determinação da RC podem produzir diferentes posicionamentos condilares. Esse fato, por si só. não se constitui em um problema, tendo em vista ser aceita a existência de uma área cêntrica de posicionamentos condilares. Entretanto, a adoção de diretrizes que organizem os métodos selecionados de forma lógica e prática, diante dos resultados clínicos produzidos, é de interesse para sua utilização.

Para o desenvolvimento de um esquema clínico que sistematize a aplicação dos métodos, deve ser considerado que, embora o posicionamento condilar fisiológico, não forçado e reprodutível dos côndilos em RC não possa ser visualizado no consultório odontológico, a condição centralizada da mandíbula, sem protrusão, retrusão ou lateralidade, determinará, no plano horizontal, um relacionamento anteroposterior e lateral, definido entre as bases de registro maxilar e mandibular em oclusão.

Assim, quando diferentes métodos de determinação da RC são aplicados em um mesmo paciente, variações anteroposteriores e laterais no relacionamento entre as bases de registro maxilar e mandibular ocorrem, sendo que aquela em que a mandíbula se posicionar mais a posterior deve ser eleita como a mais representativa da RC do paciente.

É de extrema importância entender que esse posicionamento mandibular mais posterior em RC não é uma posição retrusiva da mandíbula, mas, sim, uma condição em que ela está centralizada, sem protrusão, retrusão ou lateralidade. Na realidade, as outras posições mandibulares determinadas estão anteriores em relação a ela. Salienta-se que, embora anteriores, podem estar dentro de uma área de liberdade cêntrica, apropriada ao desenvolvimento da oclusão.

Um esquema clínico do uso de métodos para a determinação da RC ordena a sua aplicação, oferecendo uma sequência decrescente de opções no que diz respeito ao potencial de posicionamento mandibular em RC. Isso evita que, na imensa maioria dos casos, vários métodos tenham que ser aplicados para que seja determinada a posição mandibular mais representativa da RC, otimizando o tempo clínico e trazendo mais objetividade ao processo.

O esquema clínico aqui apresentado baseia-se em dados da literatura, relativos a pesquisas comparativas do posicionamento mandibular determinado por vários métodos, bem como na experiência dos autores. Para tanto, a seguinte sequência em ordem prioritária de métodos é indicada:

- Guiado não forçado.
- Protrusão/retrusão.
- Retrusão da língua.
- Inclinação da cabeça para trás.
- Deglutição.
- Outros métodos fisiológicos.

Assim, o esquema clínico consiste fundamentalmente em:

- Escolher o primeiro método a ser utilizado segundo a lista em ordem prioritária de métodos predeterminada.
- Caso não seja possível a aplicação do primeiro método da lista, o método seguinte da ordem prioritária deve ser selecionado e assim por diante.
- O posicionamento mandibular, determinado no plano horizontal, deve ser reproduzido em aplicações sequenciais do método utilizado.
- Esse posicionamento deve ser comparado com o posicionamento mandibular determinado por pelo menos um método seguinte da ordem prioritária.

Nota-se que, diante das limitações dos pacientes, pode não ser possível a aplicação de um determinado método. Nesse caso, um método seguinte da ordem prioritária deve substituí-lo. A reprodutibilidade da RC deve ser verificada por meio da aplicação sequencial do método utilizado, observando-se a coincidência no relacionamento horizontal entre as bases de registro maxilar e mandibular em oclusão e entre as diferentes aplicações do método. É fundamental o conforto do paciente com o posicionamento mandibular determinado. O posicionamento mandibular obtido pelo método selecionado deve ser comparado àquele determinado por pelo menos um método seguinte da ordem prioritária.

TÉCNICA CLÍNICA DE DETERMINAÇÃO E REGISTRO DA RC

Para a determinação clínica e registro da RC, é imprescindível que os requisitos prévios para a realização dessa fase estejam preenchidos, ou seja, o paciente deve estar calmo e instruído a respeito dos procedimentos a serem realizados, as bases de registro devem estar estáveis, sem interferências na região posterior entre as resinas das bases maxilar e mandibular, e a DVO deve estar determinada, com perfeito equilíbrio oclusal entre os planos de orientação.

Agentes adesivos são indicados para a melhor estabilização possível das bases e segurança e precisão nos procedimentos. O esquema clínico para a determinação da RC deve ser seguido, e a ordem prioritária de métodos indica que o método guiado não forçado é a primeira opção. Entretanto, para que ele seja considerado válido para o caso clínico, a manipulação da mandíbula do paciente deve ser um procedimento de fácil realização, com plena colaboração do paciente e sem nenhuma dificuldade de aplicação do método; do contrário, seleciona-se o método seguinte da sequência.

Determinação da RC

1. Previamente à determinação da RC, a linha alta do sorriso e a linha mediana facial devem ser demarcadas na base de registro maxilar. A linha alta do sorriso será utilizada na seleção dos dentes artificiais, enquanto a linha média irá orientar possíveis desvios laterais durante a determinação e o registro da RC, bem como, posteriormente, orientar a montagem dos dentes artificiais. A demarcação da linha alta do sorriso é feita com um Buril de Lecron, traçando-se um sulco horizontal na superfície vestibular da cera da base de registro, no nível do tubérculo do lábio do paciente, quando este estiver sorrindo de maneira franca (Figura 9.24). A linha mediana facial deve ser demarcada com o mesmo instrumento, com um sulco vertical na mesma superfície (Figura 9.25), não importando a ordem de demarcação das duas linhas. Para a determinação da linha mediana, o cirurgião-dentista deve estar de frente ao paciente.
2. A aplicabilidade do método guiado não forçado é verificada.
3. Sendo possível a sua aplicação, procede-se conforme os itens seguintes.
4. A mandíbula do paciente é apreendida pelo cirurgião-dentista da maneira mais indicada para o caso e de modo que o profissional esteja acostumado e se sinta confortável. Cuidados devem ser tomados para que a base de registro mandibular não seja deslocada de sua base de assentamento em função desse procedimento.

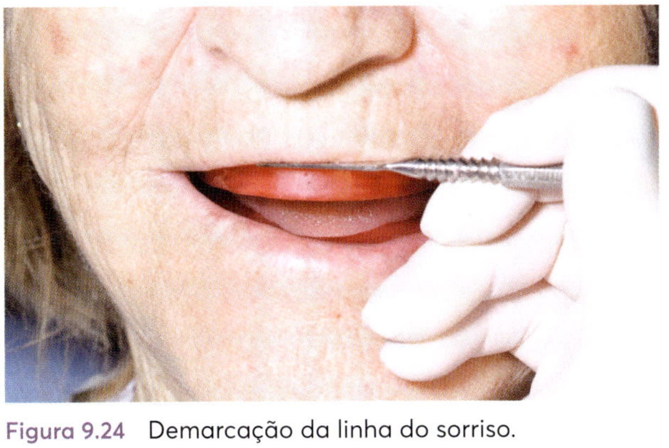

Figura 9.24 Demarcação da linha do sorriso.

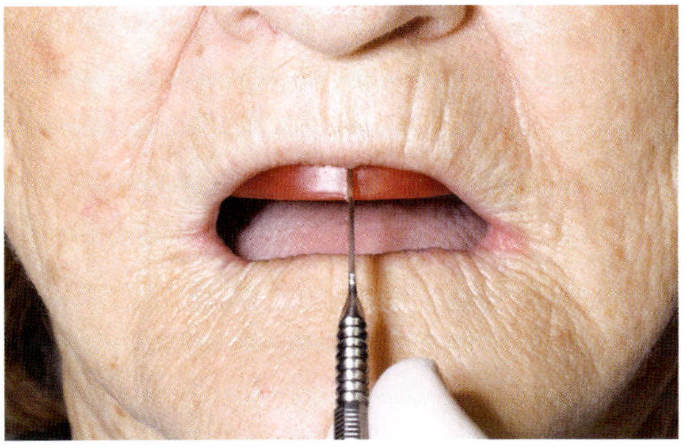

Figura 9.25 Demarcação da linha média.

5. A mandíbula do paciente é manipulada em pequenos e rápidos movimentos de abertura e fechamento, com a finalidade de desprogramação do sistema neuromuscular e para bloquear possíveis estímulos de fechamentos habituais. Os movimentos devem ser realizados com pequena abertura bucal, estando a mandíbula o mais próximo possível de sua posição de repouso. Nessa posição, os músculos elevadores e abaixadores estão em equilíbrio, o que facilita a manipulação mandibular.
6. Após a manipulação da mandíbula e sem remover as mãos dela, solicita-se que o paciente oclua sem realizar força de mordida. É muito importante a observação do arco de fechamento mandibular, para que se confirme que toda a superfície oclusal das bases de registro toque, uniforme e simultaneamente, suas regiões posteriores e anterior. O relacionamento oclusal anteroposterior entre as bases de registro maxilar e mandibular é, então, observado na região anterior. Deve ser salientado que, enquanto o paciente eleva a mandíbula para realizar a oclusão das bases de registro, o cirurgião-dentista não faz nenhuma tentativa de posicionar a mandíbula para posterior ou executa qualquer força em qualquer direção sobre a mandíbula. O posicionamento mandibular em oclusão é determinado única e exclusivamente pela força muscular do paciente. O cirurgião-dentista não remove as mãos da mandíbula, no momento em que o paciente oclui somente para não modificar os estímulos existentes.
7. O paciente deve ser questionado quanto ao conforto da posição em que a mandíbula está ocluindo. Essa posição deve ser confortável, sem que ele sinta qualquer incômodo com ela.

8. A inexistência de contato entre as resinas das bases de registro maxilar e mandibular deve ser verificada. Caso não seja possível por visão direta, pode ser feita a apreensão da mandíbula para a execução do método guiado não forçado, de maneira que os dedos indicadores do operador sejam posicionados na vestibular da base de registro mandibular e seus polegares, abaixo do ramo da mandíbula, de modo a "pinçar" a base de registro mandibular contra a sua superfície de assentamento, o que permite, pela sensibilidade tátil, que se perceba algum possível toque existente entre as bases de resina no fechamento mandibular.
9. Repete-se a aplicação do método e observa-se novamente o relacionamento oclusal anteroposterior entre as bases de registro maxilar e mandibular. Aparentando haver coincidência com a posição anteriormente determinada e estando as faces vestibulares das bases de registro no mesmo nível, prolonga-se a linha mediana traçada na base de registro maxilar para a superfície vestibular da base de registro mandibular (Figura 9.26). No caso de haver desnível entre as faces vestibulares das bases de registro, um sulco traçado na oclusal da base de registro, em cuja face vestibular esteja mais anterior, deverá ser realizado, prolongando a linha mediana (Figura 9.27) até que atinja a vestibular da base de registro mandibular e possa, então, ser ali traçada (Figura 9.28). A linha mediana, assim demarcada, irá orientar a visualização de possíveis variações laterais nas subsequentes determinações da RC.
10. Quando as faces vestibulares das bases de registro estão no mesmo nível ou quando o desnível entre elas é mínimo, variações anteroposteriores ocorridas no posicionamento mandibular são facilmente visualizadas. Entretanto, quando existe um maior desnível, essa visualização é mais difícil. Para se ter uma referência precisa de possíveis variações anteroposteriores nesses casos, um sulco perpendicular ao da linha mediana deverá ser traçado na oclusal da base de registro que estiver com a superfície vestibular mais à frente, junto à superfície vestibular da base de registro antagonista, identificando o relacionamento anteroposterior de oclusão (Figura 9.29).
11. O método guiado não forçado é, então, aplicado mais duas ou três vezes. Nos casos em que não existe desnível entre as faces vestibulares das bases de registro, quando em oclusão em RC, a coincidência da posição de oclusão em sentido anteroposterior continua sendo observada pelo relacionamento entre as bases na região anterior, sendo que, agora, possíveis variações laterais também podem ser vistas por meio da linha mediana. Já nos casos em que

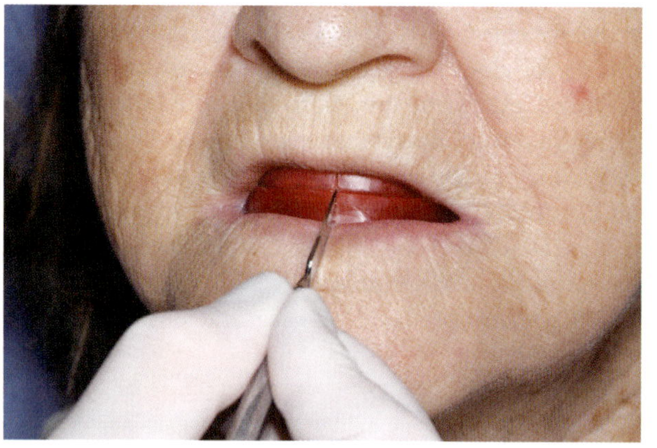

Figura 9.26 Aparentando haver coincidência da posição de oclusão após a reaplicação do método de determinação da RC, prolonga-se a linha média para a base de registro mandibular.

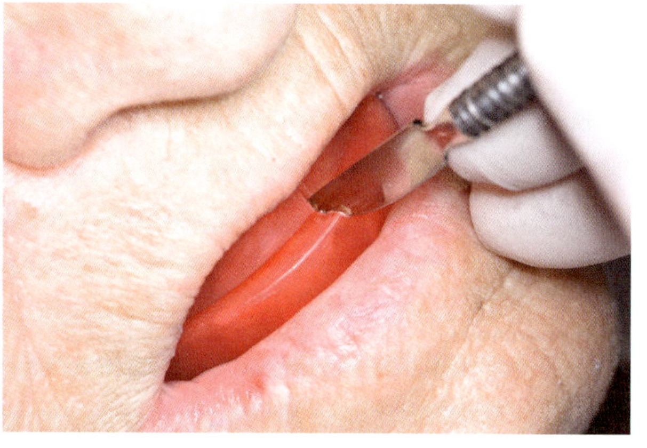

Figura 9.27 Havendo desnível entre as superfícies vestibulares das bases de registro, o prolongamento da linha média é feito na oclusal da base de registro, cuja face vestibular que está mais para anterior.

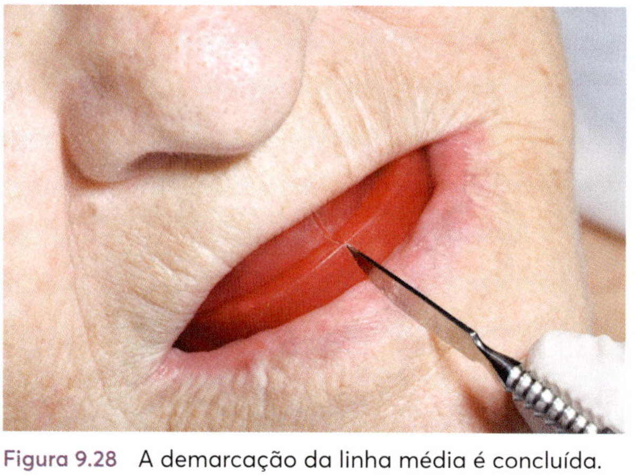

Figura 9.28 A demarcação da linha média é concluída.

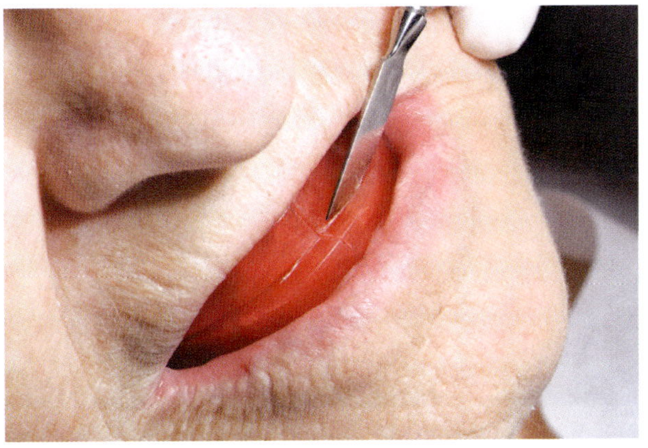

Figura 9.29 Demarcação de sulco de referência perpendicular à linha mediana.

as faces vestibulares das bases de registro não estão no mesmo nível em RC, possíveis variações laterais e anteroposteriores podem ser precisamente visualizadas, com o auxílio das referências traçadas na oclusal (Figura 9.30). O paciente deve ser questionado quanto ao conforto do posicionamento mandibular toda vez que ocluir em RC.

12. Havendo coincidência do posicionamento mandibular obtido pelas diferentes determinações da RC, aceita-se essa posição mandibular como sendo a RC determinada por esse método. Caso ocorram pequenas variações no posicionamento dentro de uma área cêntrica, um maior número de aplicações do método deve ser feito para determinar a posição mandibular mais constante, já que um posicionamento mandibular que não seja reprodutível pelo mesmo método que o originou não é aceitável como posição de referência. Em uma ou outra situação, esse posicionamento mandibular em RC deve ser comparado com o promovido pelo método seguinte da ordem prioritária, que seja de aplicação possível para o paciente. Na ordem prioritária, o método seguinte é o da protrusão/retrusão.

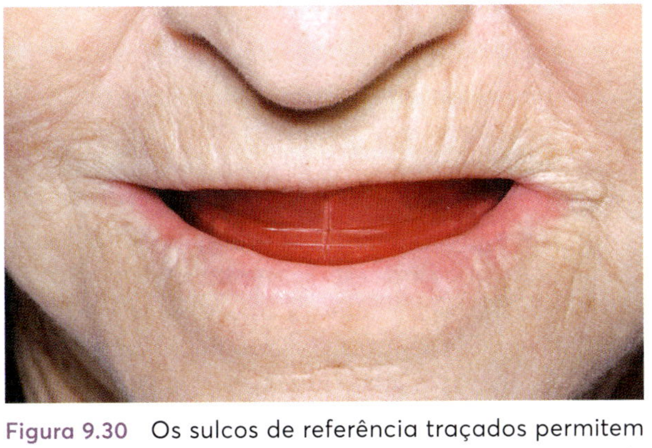

Figura 9.30 Os sulcos de referência traçados permitem observar variações laterais e anteroposteriores no posicionamento mandibular.

13. De maneira geral, sendo possível a aplicação do método da protrusão/retrusão, este irá promover um posicionamento mandibular discretamente anterior – 0,3 mm, em média – em relação ao promovido pelo método guiado não forçado. Nesse caso, aceita-se a posição mandibular em RC determinada pelo método guiado não forçado como a posição a ser registrada para o desenvolvimento da oclusão do paciente.
14. Caso a posição mandibular em RC, determinada pelo método guiado não forçado, seja anterior à determinada pelo método da protrusão/retrusão, provavelmente algo fugiu ao controle do cirurgião-dentista durante a avaliação da aplicabilidade do método guiado não forçado. Nesse caso, o método da protrusão/retrusão passa a ser a opção natural, e todo o processo realizado para o método guiado não forçado é realizado agora para o método da protrusão/retrusão. Esse é um processo contínuo até que se identifique o método a ser utilizado para a determinação da RC do paciente. Na possibilidade de nenhum dos cinco primeiros métodos da ordem prioritária ser adequado, uma avaliação comparativa entre os posicionamentos mandibulares em RC, determinados pelos demais métodos fisiológicos, deverá ser feita, para que se identifique aquela e melhor adequação ao paciente.

Registro e transferência da RC determinada

1. Para registro e transferência da RC determinada, a técnica de grampos metálicos em forma de "U" é utilizada. Para tanto, o paciente deve ser esclarecido dos procedimentos a serem realizados.
2. Mais uma vez, o método guiado não forçado é aplicado; o cirurgião-dentista observa o arco de fechamento, devendo ocorrer o obrigatório toque simultâneo de toda a superfície oclusal. A posição mandibular obtida é verificada quanto à coincidência com as determinações anteriores e, havendo coincidência, realiza-se o registro e a transferência da RC.
3. Com o paciente mantendo a posição de oclusão, sem força de mordida, um grampo é apreendido com uma pinça clínica e, discretamente, aquecido sobre a chama de uma lamparina.
4. Os lábios do paciente são afastados em um dos lados e, cuidadosamente, protegendo-os, o grampo aquecido é introduzido na cera das bases de registro maxilar e mandibular em posição vertical, de forma a uni-las (Figura 9.31). O grampo deve

ser aquecido de maneira tal que não encontre resistência para ser introduzido na cera. Após inserido, o grampo pode ser resfriado com a seringa tríplice ou, até mesmo, com o dedo do operador umedecido na saliva do paciente. O grampo não deve ser inserido muito aquecido, pois derreterá a cera, dificultando que permaneça em sua posição. Desde que inserido na temperatura correta, não haverá intercorrências.

5. De forma similar, mais três grampos são utilizados, ficando, no total, dois na região anterior, um de cada lado e, dois na posterior, também um de cada lado. Durante a inserção dos grampos, a posição de oclusão em RC deve ser checada.
6. Para a remoção das bases de registro, os dedos indicadores de ambas as mãos do operador são inseridos na boca do paciente, por vestibular. Em seguida, são posicionados nas bordas da base de registro inferior, na região de segundo pré-molar/primeiro molar, de maneira a manter a base mandibular de encontro à maxilar. Solicita-se que o paciente abra a boca, soltando, assim, a base mandibular de sua superfície de assentamento e, a seguir, os dedos indicadores do operador são direcionados para as bordas da base de prova maxilar, lateralmente às tuberosidades. A base de registro superior é tracionada para sua remoção, desalojando-a de sua superfície de assentamento. O conjunto base de registro maxilar/base de registro mandibular é, então, cuidadosamente removido da cavidade bucal e examinado quanto à ausência de contato entre as resinas das bases de registro maxilar e mandibular, ao pleno contato oclusal entre as bases e à correta estabilização da fixação entre elas (Figura 9.32).
7. Resíduos de adesivos são removidos da boca do paciente com auxílio de uma gaze, e água é fornecida para bochecho. O conjunto base de registro maxilar/base de registro mandibular é, então, lavado em água corrente, para remoção de saliva. A remoção do adesivo da superfície interna das bases de registro maxilar e mandibular também é cuidadosamente realizada e, em seguida, realiza-se a desinfecção com hipoclorito de sódio a 1% ou clorexidina a 2%, por 10 minutos.

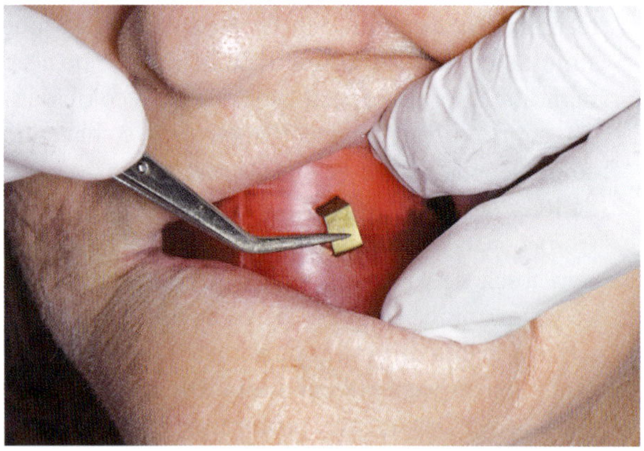

Figura 9.31 O grampo deve ser inserido verticalmente na cera das bases de registro maxilar e mandibular, fixando-as entre si.

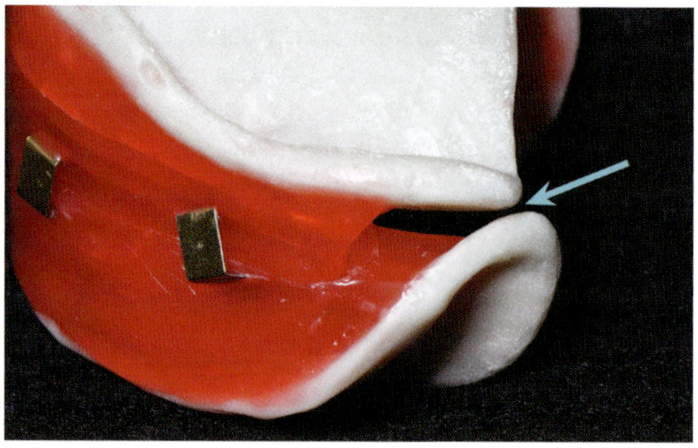

Figura 9.32 Deve existir ausência de contato entre as resinas das bases, nos lados direito e esquerdo, na região indicada pela seta, bem como o pleno contato oclusal e a correta fixação e estabilização entre as bases.

ERROS DE DETERMINAÇÃO DA RC E SUAS CONSEQUÊNCIAS

A determinação da RC é um procedimento sensível a erros e, assim, o cirurgião-dentista deve estar alerta para situações que possam originá-los com maior frequência, minimizando a sua possibilidade de ocorrência. Os erros na determinação e no registro da RC podem ter duas origens:

- Erros prévios em outras fases: as determinações incorretas da RC que ocorrem em razão de erros em outras fases estão usualmente relacionados com:
  - Bases de registro deficientes: bases de registro que não sejam estáveis, como decorrência de falha técnica ou de material de confecção, são impróprias para a determinação e o registro da RC e irão induzir a erros.
  - Determinação da DVO com falta de equilíbrio no contato oclusal. Se, na DVO determinada, não houver equilíbrio oclusal pleno entre as bases de registro maxilar e mandibular, quando entrarem em oclusão, elas serão deslocadas de sua superfície de assentamento. Assim, um relacionamento vertical incorreto entre as bases será registrado em RC.

- Falha técnica na determinação da RC: os erros decorrentes de falhas técnicas são aqueles em que a determinação incorreta da RC acontece por conta do desempenho insatisfatório do profissional no desenvolvimento da técnica. Podem ser agrupados em:
  - Erros posicionais: o profissional tem um desempenho satisfatório da técnica, porém, erros ocorrem em função de sua posição corporal em relação ao paciente ou por falha na posição da base de registro mandibular sobre a sua superfície de assentamento. O erro decorrente da posição corporal do cirurgião-dentista ocorre quando este adota um posicionamento lateral ao paciente no momento da determinação da RC, o que pode induzir uma força lateral sobre a mandíbula, desviando-a de uma posição centralizada. Esse erro é evitado com o cirurgião-dentista posicionando-se mais à frente do paciente. Já o erro por deslocamento da base de registro mandibular de sua superfície de assentamento ocorre, usualmente, quando o operador apreende a mandíbula do paciente em sua região anterior, no momento da manipulação mandibular. Nesse tipo de apreensão, o cirurgião-dentista pode, inconscientemente, deslocar a base de registro mandibular para posterior e, mesmo que a RC seja determinada corretamente, o seu registro será incorreto. Esse erro é mais fácil de ocorrer em casos clínicos com rebordos alveolares reabsorvidos e/ou fibromucosa flácida. A utilização de adesivos e a apreensão da mandíbula, com os indicadores na lateral da base de registro mandibular e os polegares na base da mandíbula, pinçando a base de registro contra a sua superfície de assentamento, minimizam a possibilidade de ocorrência desse erro.
  - Erros de falha técnica: a RC é determinada e registrada incorretamente em virtude do desempenho falho da técnica pelo cirurgião-dentista, decorrente de inexperiência ou falta de conhecimento.

Consequências da RC incorreta

A RC incorretamente determinada gera a reconstrução da oclusão com a mandíbula em uma posição excêntrica. Esse erro pode ser detectado em fases futuras da confecção das próteses, previamente à sua acrilização. Caso isso ocorra, o profissional deverá retroceder à fase de determinação da RC para que um novo e correto relacionamento intermaxilar seja obtido, possibilitando a necessária remontagem do modelo inferior no ASA.

Por outro lado, caso o erro não seja detectado antes da acrilização, duas situações poderão ocorrer:

- O erro é detectado na instalação das próteses: nesse momento, procedimentos de ajuste oclusal deverão ser realizados para a sua correção.
- O erro não é detectado na instalação das próteses: o uso de próteses totais com desequilíbrio oclusal em cêntrica causa desconforto ao paciente, com possível perda de retenção das próteses, traumas nos tecidos de suporte e reabsorções ósseas.

CÊNTRICA LONGA

Na confecção das próteses totais, a oclusão é desenvolvida em RC e, assim, a MIH será coincidente com a RC. Na filosofia da cêntrica longa, além dessa coincidência, uma área de liberdade em nível oclusal, de aproximadamente 1,0 mm, anterior à posição de oclusão em RC, é desenvolvida. Nessa área, existe equilíbrio oclusal, e o paciente pode ocluir em qualquer ponto desse espaço anteroposterior.

FASE LABORATORIAL: MONTAGEM DO MODELO FUNCIONAL MANDIBULAR NO ASA

Após secado, o conjunto base de registro maxilar/base de registro mandibular deverá orientar a montagem do modelo funcional mandibular no ASA pela técnica do modelo dividido, utilizando a variação técnica de Russi.

Em qualquer momento durante os procedimentos de montagem do modelo mandibular, se houver necessidade de remoção das bases de registro de seus modelos, essa remoção deve ser feita cuidadosamente, tracionando-se a base de registro que estiver assentada, mas nunca o conjunto base de registro maxilar/base de registro mandibular, de maneira a forçar a fixação promovida pelos grampos entre as bases, deslocando-a e perdendo o registro de transferência da RC.

São procedimentos prévios:

1. O articulador, previamente calibrado em suas guias condilares (30°) e ângulo Bennet (15°), deverá ter a mesa incisal metálica montada com sua angulação em 0°. Posteriormente, no momento da montagem dos dentes artificiais, essa angulação será definida conforme as necessidades do caso clínico. O pino incisal deverá estar zerado (Figura 9.33) e montado com a ponta biselada voltada para a mesa incisal metálica, tocando o orifício correspondente ao seu eixo de rotação (Figuras 9.34 e 9.35). O contato do pino nessa posição é muito importante, pois

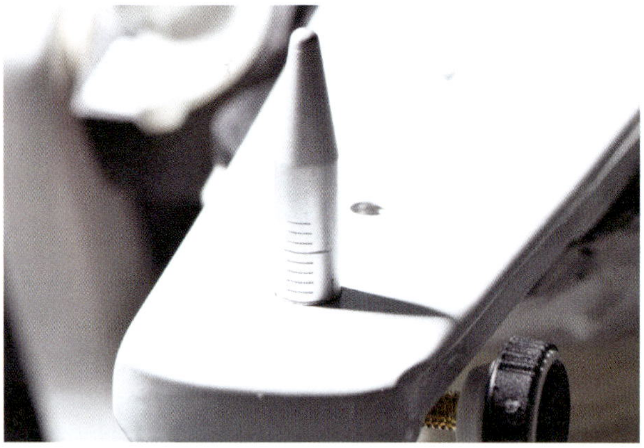

Figura 9.33 O pino incisal deve estar zerado para a montagem do modelo mandibular.

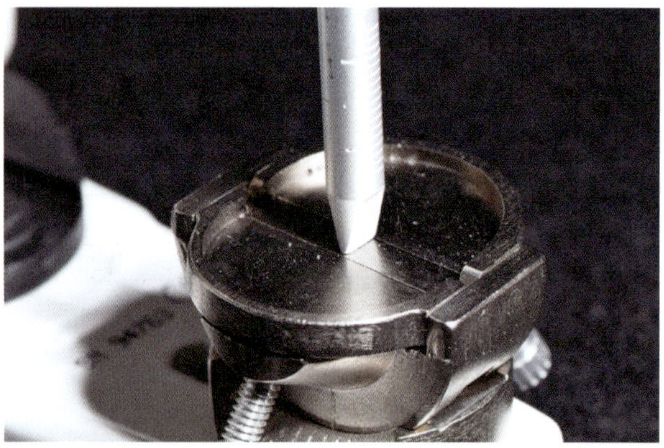

Figura 9.34 A ponta biselada do pino incisal deve estar voltada para a mesa incisal metálica, tocando-a sobre o orifício correspondente ao seu eixo de rotação.

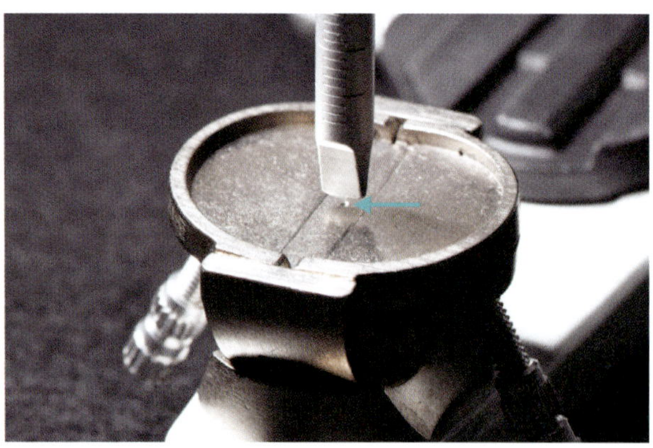

Figura 9.35 A seta indica o orifício correspondente ao eixo de rotação da mesa incisal metálica, o qual o pino incisal deve tocar.

permite que a angulação da mesa incisal seja modificada, sem alterações na dimensão vertical do articulador, o que ocasionaria erros na dimensão vertical do caso clínico. Como o modelo funcional maxilar já foi montado previamente, este deverá estar em posição no articulador, bem como a placa de montagem para o modelo mandibular.

2. Os entalhes para a técnica do modelo dividido são confeccionados na base do modelo mandibular.
3. Os modelos maxilar e mandibular são examinados quanto à possibilidade da existência de restos de cera que possam interferir na adaptação das respectivas bases de registro.
4. A base de registro maxilar – fixada no conjunto base de registro maxilar/ base de registro mandibular – é posicionada cuidadosamente sobre o modelo maxilar, e verifica-se, na região posterior, antes de seu assentamento, se existe interferência entre a resina da base de registro mandibular e o gesso do modelo maxilar. Existindo interferência, esta deve ser eliminada por meio de desgaste seletivo no modelo e/ou na base de registro mandibular. Qualquer interferência nessa região impedirá o correto assentamento da base de registro maxilar sobre o modelo ou deslocará a fixação entre as bases de registro. Portanto, deve ser observada, nessa região, ausência de interferências (Figura 9.36).
5. O conjunto base de registro maxilar/base de registro mandibular é removido do modelo funcional maxilar e assentado sobre o modelo funcional mandibular, para que seja observada a possibilidade de interferências entre a resina da base de registro maxilar e o modelo de gesso mandibular (Figura 9.37). Havendo interferência, realiza-se o desgaste seletivo.
6. A base de registro maxilar – fixada no conjunto base de registro maxilar/base de registro mandibular —, que está assentado sobre o modelo mandibular, é acomodada cuidadosamente sobre o modelo maxilar, para que seja possível observar a existência de interferências entre os modelos de gesso (Figura 9.38). Havendo interferências, desgastes seletivos devem ser realizados.

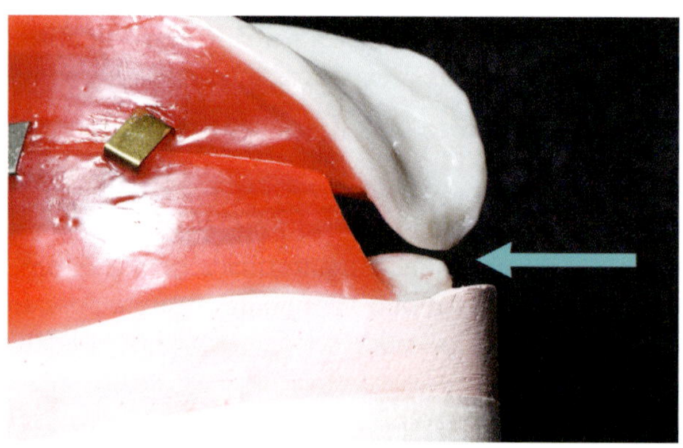

Figura 9.36 Deve haver ausência de contato na região posterior, indicada pela seta, nos lados direito e esquerdo, entre a resina da base de registro mandibular e o modelo de gesso maxilar.

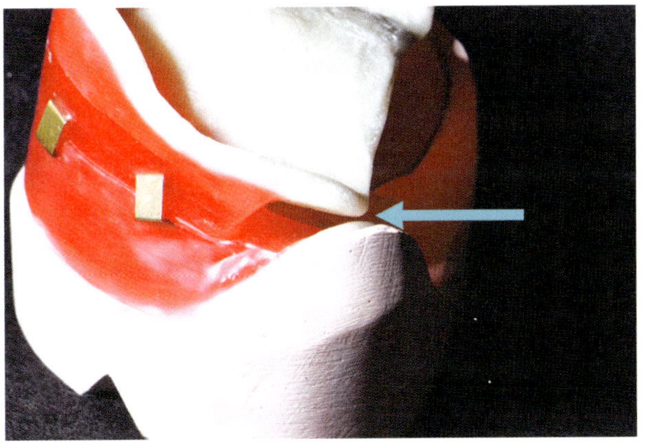

Figura 9.37 Deve haver ausência de contato na região posterior, indicada pela seta, nos lados direito e esquerdo, entre a resina da base de registro maxilar e o modelo de gesso mandibular.

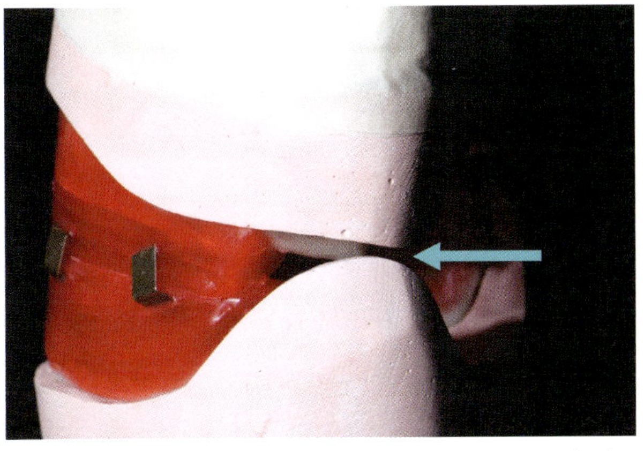

Figura 9.38 Deve haver ausência de contato nos lados direito e esquerdo entre o modelo de gesso maxilar e o modelo de gesso mandibular, na região indicada pela seta.

Montagem do modelo funcional mandibular

1. Estando o articulador com o conjunto base de registro maxilar/base de registro mandibular assentado em seus respectivos modelos, é colocado invertido sobre a bancada, com o ramo superior voltado para baixo.
2. A exemplo do realizado para a montagem do modelo maxilar, uma fita crepe é colocada nas laterais da base do modelo mandibular, e a base do modelo é isolada com uma fina camada de vaselina.
3. Uma porção suficiente de gesso comum é espatulada e colocada, inicialmente, nos entalhes da base do modelo mandibular e, a seguir, na caixa formada pela fita crepe e na placa de montagem.
4. O ramo inferior do articulador é colocado em posição. Atenção especial deve ser dada ao correto encaixe entre as esferas condilares do articulador e as suas caixas condilares (Figura 9.39). O pino incisal deve estar zerado e tocar a mesa incisal metálica (Figuras 9.33 e 9.34).

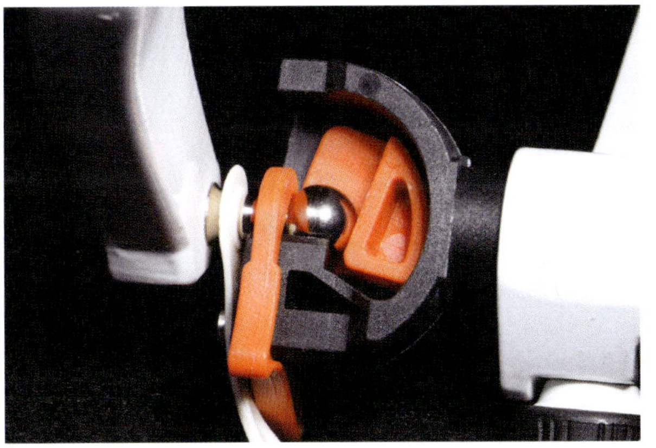

Figura 9.39 Os elementos condilares devem estar corretamente posicionados nas caixas condilares direita e esquerda.

5. O devido acabamento é dado ao gesso e um peso de pelo menos 150 g é colocado sobre o ramo inferior, para que a expansão de presa do gesso não movimente o ramo inferior, provocando a perda de contato entre as esferas condilares e as suas caixas, bem como entre o pino e a mesa incisal (Figura 9.40). Após a presa do gesso, o conjunto articulador/bases de registro estará pronto para que se inicie a montagem dos dentes (Figura 9.41).

CONSIDERAÇÕES FINAIS

A relação central constitui-se em um dos pilares para o desenvolvimento da reabilitação com próteses totais, tendo em vista ser uma posição da mandíbula reprodutível e não dependente da presença dos dentes. A sua determinação reposiciona a mandíbula em sentido horizontal, de forma centralizada, não forçada, sem protrusão, retrusão ou lateralidade, para que seja reconstruída a oclusão dentária do paciente.

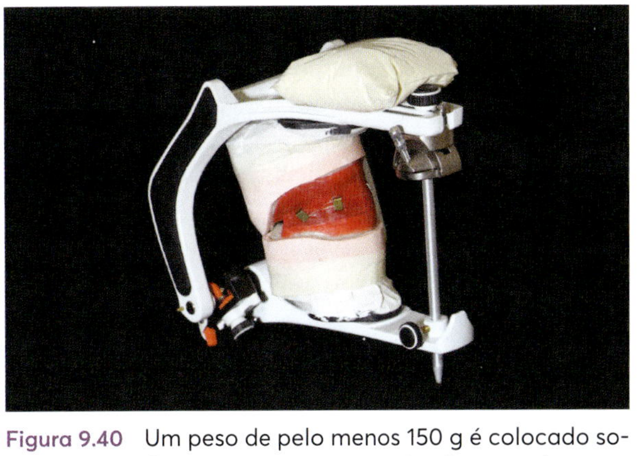

Figura 9.40 Um peso de pelo menos 150 g é colocado sobre o ramo inferior para que a expansão de presa do gesso não ocasione a perda de contato entre as esferas condilares e suas caixas, bem como entre o pino e a mesa incisal.

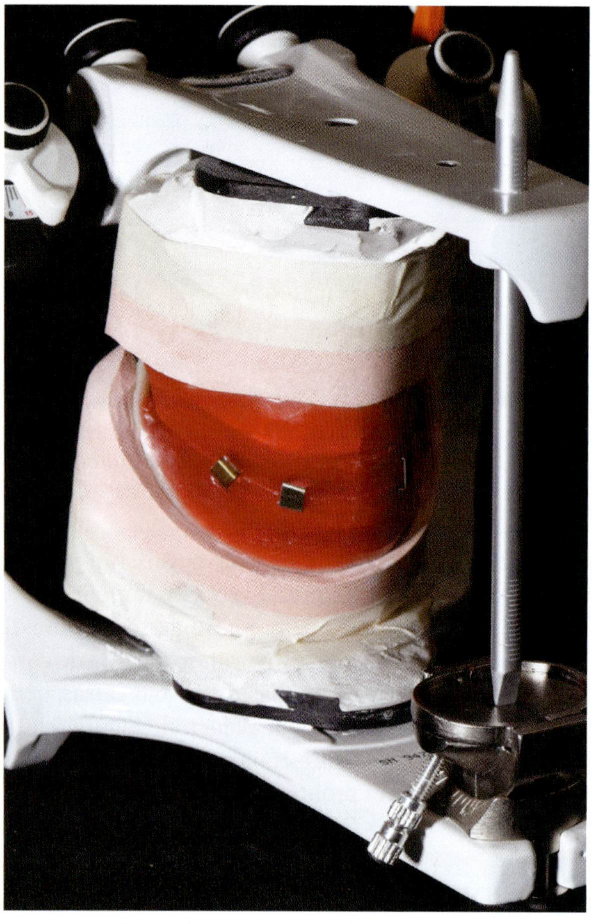

Figura 9.41 Bases de registro montadas no articulador em RC.

Apesar de sua importância para a reabilitação, é um tema que tem gerado muitas discussões nos meios clínico e de pesquisa, havendo, ainda hoje, falta de consenso sobre o assunto. A adoção de um conceito lógico e atual em relação ao posicionamento dos côndilos nas articulações temporomandibulares, estando a mandíbula em RC, com base nas características anatomofisiológicas dessas articulações, e a compreensão de que a RC se constitui em uma pequena área de posicionamentos condilares, orienta a seleção dos métodos para a sua determinação clínica. Entretanto, essa determinação é sensível a erros em razão do alto grau de dificuldade, o que exige, do cirurgião-dentista, conhecimento, atenção na observação aos detalhes e paciência, sendo a sua experiência um fator favorável para o sucesso desse procedimento clínico.

BIBLIOGRAFIA

1. The glossary of prosthodontic terms: Ninth Edition. J prosthet Dent. 2017; 117(5S):e1-105.
2. Bansal S, Palaskar J. Critical evaluation of methods to record centric relation. J Indian Prosthodont Soc. 2009; 9(3):120-126.
3. Becker CM, Kaise DA, Schwalm C. Mandibular centricity: centric relation. J Prosthet Dent. 2000; 83(2):158-160.
4. Davies S, Gray RMJ. What is occlusion? Br Dent J. 2001; 191(5):235-245.
5. Goldstein G, Andrawis M, Choi M, Wiens J, Janal MN. A survey to determine agreement regarding the definition of centric relation. J Prosthet Dent. 2017; 117(3):426-429.
6. Javid NS, Colaizzi FA, Hojjatie B, Michael CG. Influense of materials on reproducibility of centric relation records. Int J Prosthod 1988; 1(3):286-290.
7. Wiens JP, Goldstein GR, Andrawis M, Choi M, Priebe JW. Defining centric relation. J Prosthet Dent. 2018 Jul; 120(1):114-122.
8. Kandasamy S, Greene CS, Obrez A. An evidence-based evaluation of the concept of centric relation in the 21st century. Quintessence Int. 2018; 49(9):755-760.
9. Kattadiyil MT, Alzaid AA, Campbell SD. What materials and reproducible techniques may be used in recording centric relation? Best evidence consensus statement. J Prosthodont 2021; 30(S1):34-42.
10. Keshvad A, Winstanley RB. An appraisal of the literature on centric relation. Part I. J Oral Rehabil. 2000; 27(10):823-833.
11. Keshvad A, Winstanley RB. An appraisal of the literature on centric relation. Part II. J Oral Rehabil. 2000; 27(12):1013-1023.
12. Keshvad A, Winstanley RB. An appraisal of the literature on centric relation. Part III. J Oral Rehabil. 2001; 28(1):55-63.
13. Lombardo JG, Russi S, Compagnoni MA, Nogueira SS. Relação central em desdentados totais. Estudo comparativo entre os métodos guiado não forçado e pela deglutição. Parte I – variações antero-posteriores. Rev Assoc Paul Cirurg Dent. 1983; 37(2):166-171.
14. Lustig LL, Williams W, Gozalo-Diaz D. Printing and mounting digital casts in centric relation position for use on an analog articulator: a dental thechnique. J Prosthet Dent. 2021; 125(4):581-584.
15. McKee JR. Comparing condylar position repeatability for standardized versus nonstandardized methods of achieving centric relation. J Prosthet Dent. 1997; 77(3):280-284.
16. Mollo Junior FA, Conti JV, Salvador MCG, Vieira LF, Compagnoni MA. Estudo comparativo da relação central entre os métodos guiado não forçado e o fisiológico da protrusão-retrusão, em desdentados totais. Rev Odontol Univ São Paulo 1992; 6(3/4):121-125.
17. Nasr MR, Griffiths AHC. Exercise therapy for accurate recording of centric relation. J Prosthet Dent. 1973; 29:5-9.
18. Nogueira SS. Estudo comparativo das posições condilares no plano sagital, determinadas por três métodos de registro da relação central (guiado não forçado, estimulação bilateral posterior e inclinação da cabeça para trás) em pacientes dentados. Araraquara: Universidade Estadual Paulista; 1988.
19. Nogueira SS, Compagnoni MA, Russi S, Lombardo JG, Mollo Junior FA. Relação central em pacientes desdentados totais. Estudo comparativo entre os métodos da retrusão da língua e da inclinação da cabeça para trás. Rev FOB. 1996; 4(1/2):9-15.
20. Nogueira SS, Lombardo JG, Russi S, Compagnoni MA. Relação central em desdentados totais. Estudo comparativo entre os métodos guiado não forçado e pela retrusão da língua seguida do fechamento da boca. Part I – variações ântero-posteriores. Rev Assoc Paul Cirurg Dent. 1987; 41(1):38-44.
21. Palaskar JN, Murali R, Bansal S. Centric relation definition: a historical and contemporary prosthodontic perspective. J Indian Prosthodont Soc. 2013; 13(3):149-154.
22. Posselt U. Studies in the mobility of the human mandible. Acta Odontol Scand. 1952; 10(S10):1-160.
23. Posselt U. Terminal hinge movement of the mandible. J Prosthet Dent. 1957; 7(6):787-797.

24. Preston J. A reassessment of the mandibular transverse axis theory. J Prosthet Dent. 1979; 41(6):605-615.
25. Radu M, Radu D, Abboud M. Digital recording of a conventionally determined centric relation: a thecnique using an intraoral scanner. J Prosthet Dent. 2020; 123(2):228-231.
26. Rahn AO, Heartwell Jr CM. Textbook of complete dentures. 5.ed. Williams & Wilkins; 1993. 528 p.
27. Russi S. Estudo comparativo dos métodos guiado não forçado e extra-oral de Gysi para a determnação da relação central nos desdentados totais. Araraquara: Universidade Estadual Paulista; 1977.
28. Shanahan TE. Physiologic jaw relations and occlusion of complete dentures. J Prosthet Dent. 1955; 5(3):319-324.
29. Shanahan TE. Physiological vertical dimension and centric relation. J Prosthet Dent. 1956; 6(6):741-747.
30. Turano JC, Turano LM, Turano MB. Fundamentos de prótese total. 10.ed. Rio de Janeiro: Santos; 2019. 352 p.
31. Wiens JP, Goldstein GR, Andrawis M, Choi M, Priebe JW. Defining centric relation. J Prosthet Dent. 2018; 120(1):114-22.
32. Winkler S. Essentials of complete denture prosthodontics. 2.ed. St. Louis: Ishiyaku EuroAmerica; 1994. 464 p.
33. Woda A, Pionchon P, Palla S. Regulation of mandibular postures: mechanisms and clinical implications. Crit Rev Oral Biol Med. 2001; 12(2):166-178.
34. Yurkstas AA, Kapur KK. An evaluation of centric relation records obtained by various techniques. J Prosthet Dent. 1957; 7(6):770-786.
35. Yurkstas AA, Kapur KK. Factors influencing centric relation records in edentulous mouths. J Prosthet Dent. 2005; 93(4):305-310.
36. Zarb GA, Bolender CL, Carlsson GE. Boucher's prosthodontic treatment for edentulous patients. 11.ed. St. Louis: Mosby; 1997. 558 p.
37. Zorn A, Peroz I. Eletronic central bearing point as registration method in individuals with and without temporomandibular disorders. Clin Oral Invest. 2016; 20(9):2421-2427.

10

Seleção dos dentes artificiais

Fabiana Mansur Varjão
Sergio Sualdini Nogueira
Francisco de Assis Mollo Junior
João Neudenir Arioli Filho
Ana Carolina Pero

FLUXOGRAMA DO CAPÍTULO

INTRODUÇÃO

A reconstrução da estética facial, proporcionada pelas próteses totais, é uma criação complexa, elaborada ao longo das sessões clínicas necessárias para a confecção desses aparelhos protéticos. O desenvolvimento da parte estética se dá de maneira paralela ao desenvolvimento da capacidade funcional das próteses, o que ocorre, por vezes, de forma antagônica, ou seja, melhorias na estética podem induzir a perdas na reabilitação funcional e vice-versa. Como consequência, a existência de um ponto de equilíbrio entre estética e função é fundamental para a reabilitação.

Na busca por esse equilíbrio, o profissional deve estar atento ao fator psicológico do paciente e contemplar, do melhor modo possível, expectativas relativas à sua autoimagem, proporcionando uma percepção positiva sobre sua aparência. Nesse contexto, a seleção dos dentes artificiais tem papel de destaque, já que eles estarão em evidência, principalmente no sorriso.

O processo de seleção dos dentes artificiais envolve duas situações distintas: as escolhas dos dentes anteriores e da cor dos dentes da prótese, ambas fundamentalmente relacionadas com a questão estética, e a escolha dos dentes posteriores, vinculada à função mastigatória e ao esquema oclusal a ser utilizado. Assim, a decisão sobre a escolha dos dentes posteriores é essencialmente técnica, sendo o responsável primário por ela o cirurgião-dentista. Já a escolha dos dentes anteriores, seja relativa ao tamanho ou à forma, e da cor dos dentes da prótese impacta, de modo determinante, na aparência da reconstrução estética e, consequentemente, nas expectativas do paciente em relação à sua autoimagem. Dessa maneira, a opinião do paciente sobre as características estéticas dos dentes artificiais anteriores a serem utilizados em sua reabilitação bucal tem importância fundamental, devendo ele ser o responsável primário por essas escolhas. Ao cirurgião-dentista, compete o papel de coordenar o processo de seleção dos dentes artificiais anteriores e da cor dos dentes da prótese. Sua capacidade científica, sua experiência e seu conhecimento das aspirações do paciente permitem informá-lo e orientá-lo, oferecendo-lhe a oportunidade de escolher entre as melhores opções disponíveis de cores e modelos de dentes, possibilitando uma decisão satisfatória para a reconstrução da estética facial em desenvolvimento, de forma que atenda à almejada percepção positiva do paciente sobre sua aparência.

CARACTERÍSTICAS GERAIS DOS DENTES ARTIFICIAIS

Material de confecção

Dentes humanos e de animais, assim como dentes esculpidos artesanalmente em diferentes materiais, como ossos, marfim e madeira, foram utilizados em diferentes épocas para substituir dentes perdidos. No século XIX, iniciou-se a industrialização dos dentes artificiais com os dentes de porcelana e, na década de 1940, surgiram os dentes de resina acrílica, que passaram a disputar o mercado com os de porcelana.

Atualmente, os dentes artificiais podem ser produzidos de forma industrial, por meio de processos próprios, ou de forma laboratorial, utilizando-se tecnologia CAD/CAM (siglas do inglês para *computer-aided design/computer-aided manufacturing*, que significam desenho assistido por computador/manufatura assistida por computador). Os dentes industrializados, também chamados de pré-fabricados, estão atualmente disponíveis em: resina acrílica (convencional e modificada), resina composta e porcelana, sendo os dentes de resina o material de escolha primário na confecção da maioria das próteses totais convencionais. Os dentes fabricados com tecnologia CAD/CAM são conhecidos como dentes digitais e podem ser confeccionados em resina fotopolimerizável para impressão 3D ou resina acrílica para fresagem. A seleção dos dentes em função do material de confecção dependerá das necessidades funcionais e estéticas do paciente, bem como de fatores relacionados com custo, disponibilidade no mercado odontológico local e praticidade de utilização.

Os dentes artificiais devem ser esteticamente agradáveis, com uma aparência natural capaz de reproduzir a anatomia, a cor e a textura dos dentes naturais. Um quesito relevante na seleção do material dos dentes artificiais é a resistência ao desgaste. Uma resistência ao desgaste adequada contribui significantemente para a longevidade da prótese total, uma vez que o desgaste excessivo dos dentes resulta em perda da anatomia dentária e diminuição da dimensão vertical de oclusão. Dentes artificiais também devem ser capazes de resistir à ação de fluidos bucais e solventes que possam ser utilizados na confecção das próteses.

Dentes pré-fabricados

Resina acrílica

As resinas acrílicas para a fabricação de dentes artificiais podem ser subdivididas em: resina acrílica convencional, resina acrílica modificada por ligações poliméricas cruzadas duplas e resina acrílica modificada por incorporação de carga inorgânica (Figura 10.1).

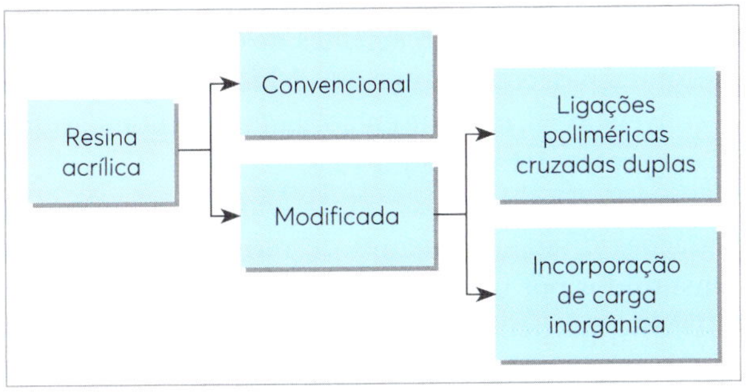

Figura 10.1 Classificação das resinas acrílicas.

Os dentes de resina acrílica convencional são constituídos de cadeias poliméricas simples de polimetilmetacrilato (PMMA), semelhante às resinas acrílicas convencionais para base de próteses totais.

Dentes de resina acrílica modificada por ligações duplas apresentam, além das convencionais cadeias de PMMA, cadeias extras de ligações cruzadas conhecidas como cadeias cruzadas duplas (DCL) ou ligações de cadeias interpenetrantes (IPN), o que confere melhoria nas propriedades mecânicas (como resistência ao desgaste e à compressão) e ópticas, quando comparados aos dentes de resina acrílica convencional (Figura 10.2).

Os dentes de resina acrílica modificada por incorporação de carga apresentam partículas de carga inorgânica, geralmente sílica, em meio à matriz de PMMA (Figura 10.3), também resultando em dentes com maior resistência ao desgaste. Por conterem carga inorgânica, alguns fabricantes referem-se a esse tipo de material como "resina composta", apesar de a matriz ser constituída de PMMA, o que o difere da composição característica das resinas compostas.

Considerações pertinentes aos dentes de diferentes tipos de resinas acrílicas

- Resistência ao desgaste: uma limitação inerente aos dentes de resina acrílica convencional é a baixa resistência ao desgaste, porém, essa propriedade é acentuadamente melhorada nos dentes de resinas modificadas. Apesar de estarem sujeitos ao desgaste inerente à função mastigatória e às atividades parafuncionais, a resistência ao desgaste dos dentes de resinas acrílicas modificadas é considerada clinicamente aceitável, embora não se equipare ou supere a resistência ao desgaste apresentada pelos dentes de porcelana ou resina composta. Independentemente do tipo de resina acrílica, esses dentes artificiais não causam desgastes

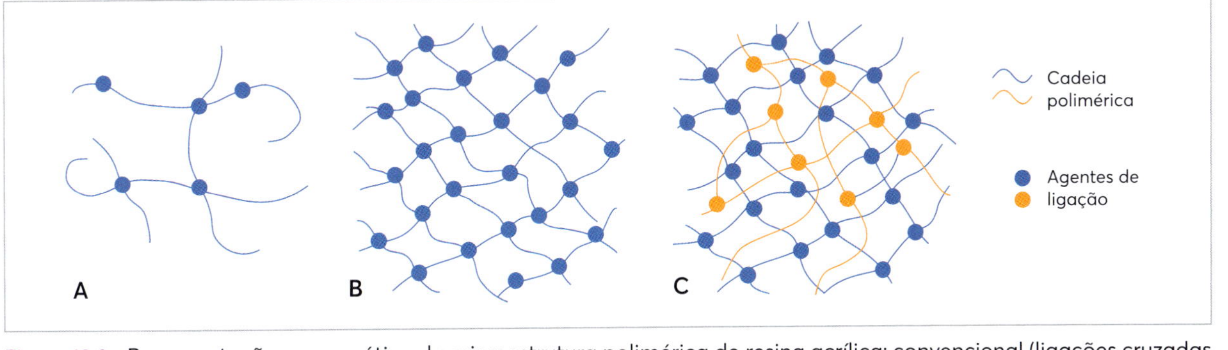

Figura 10.2 Representação esquemática da microestrutura polimérica de resina acrílica: convencional (ligações cruzadas simples) (**A**); modificada por DCL (**B**); modificada por IPN (**C**).

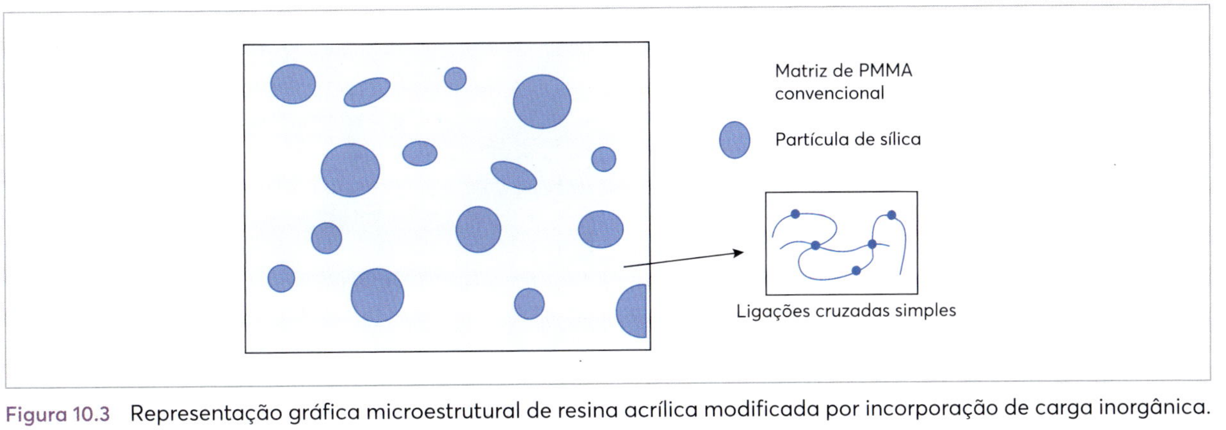

Figura 10.3 Representação gráfica microestrutural de resina acrílica modificada por incorporação de carga inorgânica.

em dentes antagonistas naturais e são facilmente ajustáveis com brocas, facilitando o ajuste oclusal e a montagem em espaços interoclusais e/ou interproximais restritos. Dentes DCL e IPN apresentam resistência ao desgaste superior à apresentada pelos dentes com incorporação de partículas de carga inorgânica – sendo que, nesse tipo de composição, quanto maior a quantidade de partículas em peso e porcentagem, maior o desempenho em relação ao desgaste. O tamanho das partículas também influencia a resistência ao desgaste. Dentes artificiais com nanopartículas têm maior resistência ao desgaste do que dentes com micropartículas.

- Aderência de microrganismos e formação de biofilme: algumas ressalvas têm sido apontadas quanto às modificações das resinas acrílicas por meio da incorporação de partículas de carga inorgânica, pois, embora resulte em dentes mais resistentes ao desgaste e às forças de compressão, a presença de carga em meio à matriz polimérica torna o material mais hidrofóbico, facilitando a aderência de microrganismos. A presença de biofilme pode causar a degradação da superfície do dente artificial e gerar rugosidades, o que, além de comprometer a integridade estrutural, resulta em manchamentos e odores indesejados.
- Absorção de impactos: os dentes de resina apresentam boa capacidade de absorção de impactos, característica melhor observada nos de resina convencional. Os dentes de resinas modificadas e composta apresentam absorção de impacto intermediária entre os dentes de resina convencional e de porcelana. Como consequência, de maneira geral, os dentes de resina proporcionam maior conforto ao paciente na mastigação e causam menor transmissão de forças para a área de suporte e menor reabsorção óssea, quando comparados aos dentes de porcelana. Adicionalmente, os dentes de resina acrílica são mais resistentes à fratura do que os dentes de porcelana e de resina composta.
- Estética: em geral, dentes artificiais de resina acrílica têm ótima estética, especialmente com a introdução das resinas acrílicas modificadas. Fabricantes confeccionam os dentes em diferentes camadas de cores para dentina, esmalte e borda incisal translúcida, reproduzindo, com sucesso, as características de dentes naturais. Embora, de maneira geral, não sejam comprometedores a curto e médio prazos, os dentes de resina acrílica apresentam estabilidade de cor relativa, podendo sofrer descoloração a longo prazo, em decorrência da degradação de pigmentos e manchas por percolação de fluidos bucais.

Resina composta

Os dentes artificiais de resina composta foram desenvolvidos na década de 1980, com o intuito de contornar os problemas decorrentes de desgaste oclusal e descolorações, comuns nos por dentes de resina acrílica convencional, e, desde então, ganharam popularidade em prótese total (Figura 10.4).

Semelhantemente às resinas compostas para restaurações diretas, os dentes de resina composta são constituídos por uma matriz de uretano dimetacrilato (UDMA), partículas de carga inorgânica (geralmente sílica) e aglomerados de PMMA (Figura 10.5). A presença da sílica resulta em um material de alta densidade, que, em combinação com a matriz de UDMA, fornece aos dentes propriedades mecânicas e estabilidade de cor superiores àquelas apresentadas pelos dentes de resinas acrílicas.

Considerações pertinentes aos dentes de resina composta

- Resistência ao desgaste: os dentes de resina composta demonstram ótima resistência ao desgaste, superior à apresentada por dentes de resinas acrílicas convencionais e modificadas. Representam uma boa opção para próteses totais com dentes naturais antagonistas, por não causarem desgaste no esmalte dentário.
- Aderência de microrganismos e formação de biofilme: semelhantemente ao que ocorre com dentes de resina modificada por incorporação de carga, os dentes de resina composta estão sujeitos à formação de biofilme. A incorporação de aglomerados de PMMA em sua composição visa a dificultar a aderência de microrganismos.
- Absorção de impactos: os dentes de resina composta têm boa capacidade de absorção de cargas oclusais, transmitindo menores forças para os tecidos de suporte quando comparados aos dentes de porcelana, embora essa absorção de cargas seja menor do que a dos dentes de resina acrílica convencional. Todavia, são mais friáveis e menos resistentes à fratura do que dentes de resinas acrílicas, não sendo indicados para pacientes com bruxismo ou em situações nas quais as forças mastigatórias são excessivas.

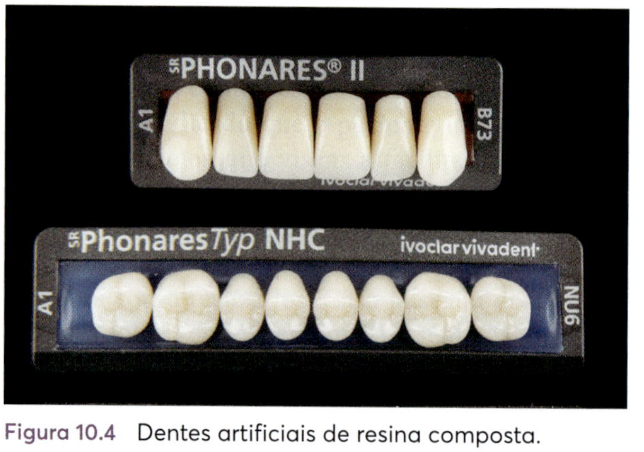

Figura 10.4 Dentes artificiais de resina composta.

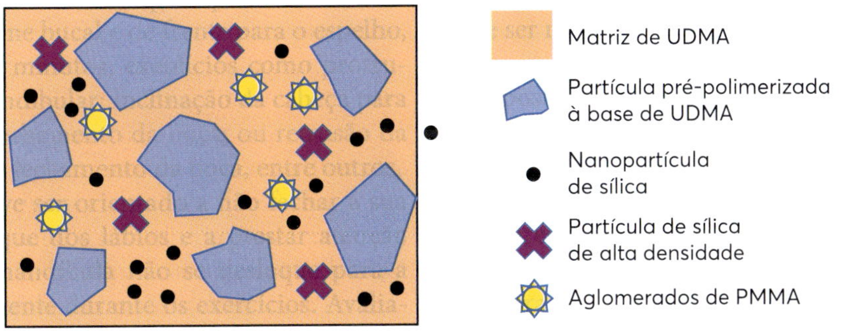

Figura 10.5 Representação gráfica microestrutural de dentes artificiais de resina composta.

- Estética: dentes de resina composta possuem excelentes propriedades óticas, apresentando estética e polimento superiores aos dos dentes de resinas acrílicas. Sua alta translucidez reproduz, com detalhes, a dentição natural.

Porcelana

Os dentes artificiais de porcelana (Figura 10.6) são constituídos de uma matriz vítrea amorfa impregnada por feldspato, cristais de leucita e quartzo. Apresentam excelente resistência ao desgaste e são altamente estéticos e duráveis. Entretanto, os dentes de porcelana transmitem maiores forças ao rebordo durante a mastigação, além de terem alto custo e não serem facilmente encontrados no mercado nacional.

Em virtude da expansão das novas gerações de dentes de resinas acrílicas modificadas, a utilização de dentes de porcelana para próteses totais diminuiu ao longo dos anos e, atualmente, os principais fabricantes (Ivoclar Vivadent e Dentsply Sirona) de dentes artificiais descontinuaram a sua produção.

Considerações pertinentes aos dentes de porcelana

- Resistência ao desgaste: a excelente resistência ao desgaste da porcelana promove a manutenção da anatomia oclusal dos dentes e da dimensão vertical de oclusão. Em contrapartida, resulta em desgaste das superfícies oclusais de dentes antagonistas e torna mais difícil o ajuste oclusal e o ajuste do dente em casos de montagem em espaços limitados. Ajustes oclusais extensos podem resultar em remoção da camada de *glaze*, comprometendo a integridade da superfície. A alta densidade da porcelana resulta em próteses mais pesadas e menos confortáveis ao paciente.
- Aderência de microrganismos e formação de biofilme: a matriz vítrea da porcelana proporciona aos dentes uma superfície altamente polida, o que dificulta a aderência de microrganismos. No entanto, a falta de união química na base da prótese diminui a resistência do aparelho protético e permite a infiltração dos fluidos bucais entre os dentes e a resina acrílica da base, resultando em manchamento ao redor da linha cervical.
- Absorção de impactos: dentes de porcelana têm baixa absorção de impactos, o que gera menor resistência à fratura, menor conforto ao paciente e ruídos quando os dentes se tocam, além de maior transmissão de forças para a área de suporte.
- Estética: dentes de porcelana demonstram estética excelente, superior à apresentada por resinas acrílicas e resina composta. A estratificação das diversas camadas internas, as caracterizações e a textura resultam em dentes extremamente estéticos.

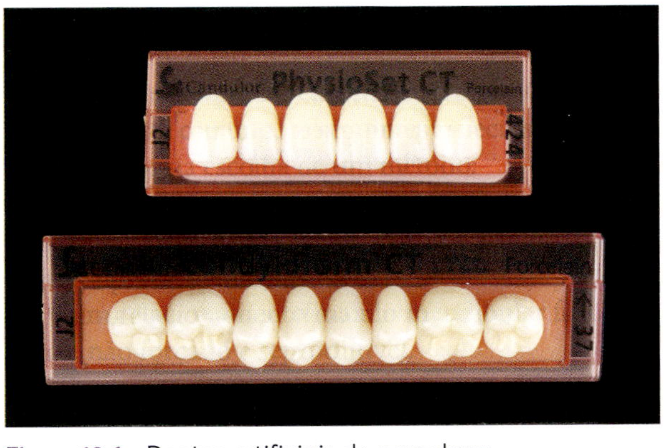

Figura 10.6 Dentes artificiais de porcelana.

Dentes digitais

Os chamados dentes digitais fazem parte da confecção de próteses totais digitais que utilizam técnicas de *design* assistido por computador (CAD) e manufatura assistida por computador (CAM), frequentemente referidas como tecnologia CAD/CAM. Em geral, os dentes são produzidos a partir de bancos de moldes digitais fornecidos por diferentes fabricantes de dentes artificiais pré-fabricados ou moldes digitais produzidos pelos próprios fabricantes de próteses totais digitais. Os dentes digitais podem ser produzidos em resina fotopolimerizável e resina acrílica modificada.

Resina fotopolimerizável

É apresentada na forma líquida e utilizada para a impressão 3D por meio da técnica aditiva. Essa resina é constituída de matriz de UDMA, impregnada com micro ou nanopartículas de sílica. Os dentes podem ser impressos individualmente ou em blocos de dentes anteriores e posteriores.

Resina acrílica modificada

Resina acrílica modificada por ligações duplas cruzadas (DCL) é utilizada na confecção de dentes digitais por métodos subtrativos. A forma dos dentes é esculpida por fresagem em discos de resina pré-fabricados, a partir de *design* gerado por um *software* específico.

Visualmente, dentes digitais apresentam anatomia e propriedades estéticas inferiores às dos dentes artificiais pré-fabricados de resina acrílica, composta ou porcelana. Clinicamente, dentes digitais anteriores obtidos por impressão 3D mostram alto índice de fraturas em quedas, decorrente da elevada friabilidade do material. Dentes digitais fresados demonstram maior resistência ao desgaste em comparação aos dentes artificiais pré-fabricados em resina acrílica DCL.

Por se tratar de uma tecnologia muito recente, mais dados são necessários para determinar o desempenho clínico dos dentes digitais a longo prazo. Fabricantes têm trabalhado continuamente no desenvolvimento de melhorias estruturais dos materiais poliméricos para a confecção de dentes e resinas para base de próteses totais digitais, colaborando com a expansão e a crescente demanda por essa modalidade de reabilitação protética em um futuro próximo.

União com a base da prótese

A união dos dentes artificiais com a base da prótese tem grande significância clínica, já que a interface dente/base pode constituir uma área de fragilidade do aparelho protético e de percolação dos fluidos bucais, produzindo alterações de cor nessa região. Ainda, falhas na fixação, que resultam em soltura dos dentes, podem criar situações constrangedoras aos pacientes, além dos transtornos causados ao se verem obrigados a procurar o serviço odontológico, despendendo tempo e recursos financeiros.

O modo como os dentes artificiais são fixados na base das próteses totais está diretamente relacionado com o material de confecção dos dentes e da base da prótese, podendo ocorrer de diferentes formas: união química, retenção mecânica e combinação de união química e retenção mecânica.

União química

Ocorre quando os dentes e a resina da base da prótese têm a mesma composição química. Esse tipo de união fortalece a prótese, já que os dentes e a resina passam a constituir um bloco único, evitando a percolação de fluidos bucais e alterações de cor na região de contato entre os dentes e a resina da base.

Assim, um grande atributo dos dentes de resina acrílica, seja convencional ou modificada, é o fato de eles se unirem quimicamente à base da prótese embora os dentes de resina acrílica modificada demonstrem união inferior à resina da prótese, quando comparados aos dentes de resina acrílica convencional.

O grande número e o intricamento das cadeias poliméricas cruzadas limitam a quantidade de polímeros disponíveis para a união química com os monômeros livres da resina acrílica da base da prótese. Para contornar essa desvantagem, os fabricantes geralmente produzem os dentes de resina acrílica modificada com bases constituídas de resina convencional, confeccionando apenas as camadas internas e a superfície oclusal com as cadeias de ligações cruzadas ou a carga inorgânica. Esse artifício permite que os dentes tenham as vantagens estéticas e mecânicas das resinas modificadas, associadas à união química superior com a base das próteses, característica dos dentes de resina convencional. Esse recurso também é utilizado na fabricação dos dentes de resina composta, cujas camadas internas e superfície oclusal são confeccionadas em resina composta, e a base dos dentes, em resina convencional.

A união química entre a resina acrílica da base do dente e a resina da prótese é direta quando ocorre simplesmente pelo contato entre elas, durante o processo de prensagem e polimerização. Com a finalidade de aumentar essa união química, os fabricantes desenvolveram agentes de união à base de metilmetacrilato, os quais são aplicados sobre a base dos dentes na fase de prensagem da prótese. Quando a união química é potencializada pela ação desses agentes adesivos, ela constitui uma união química indireta.

Como alternativa aos agentes de união, a aplicação de monômero autopolimerizável pode ser feita com o intuito de tornar a superfície mais reativa. O monômero dissolve parte da matriz de PMMA da base dos dentes, expondo radicais livres disponíveis para copolimerizar com o PMMA da resina de base. A resistência adesiva entre dente e base da prótese aumenta significativamente com o uso de monômero ou agentes de união.

A união química indireta é também obtida entre os dentes digitais e as bases digitais. Agentes de união específicos para esse fim ou a própria resina líquida, utilizada para a impressão dos dentes, são usados para a colagem dos dentes nas bases impressas ou fresadas.

É necessário atentar para o fato de que falhas, vinculadas a diversos fatores, podem acontecer na união química entre os dentes e a base da prótese, como fadiga, causada por forças mastigatórias, e deficiências técnicas na fase de prensagem da resina, particularmente em razão de uma limpeza insatisfatória das bases dos dentes ou de contaminação por isolante do gesso. Cerca de 30% dos reparos em próteses confeccionadas com dentes de resina acrílica, seja tradicional ou modificada, são decorrentes de falhas na união dos dentes à base da prótese. A realização de uma prensagem cuidadosa, bem como o fortalecimento da união dente/base da prótese, por meio do uso de técnicas adequadas, pode minimizar acentuadamente esses problemas.

Retenção mecânica

De modo geral, a retenção puramente mecânica ocorre quando o material dos dentes e o da base não apresentam nenhuma união química. Um exemplo clássico de retenção mecânica é a combinação de dentes de porcelana e base de resina acrílica. Em razão de a porcelana não se unir quimicamente à resina acrílica, que é o material geralmente utilizado na confecção da base da prótese total, os dentes necessitam ser fabricados com retenções mecânicas, que são constituídas de pequenos pinos metálicos banhados a ouro, fixados nas bases dos dentes anteriores (Figura 10.7A) e de cavidades retentivas – conhecidas como cavidades diatóricas –, presentes na base dos dentes posteriores (Figura 10.7B). Durante a prensagem da prótese, a resina, ainda na fase plástica, envolve os pinos e preenche as cavidades. Assim, após a sua polimerização, os dentes permanecem retidos mecanicamente à base da prótese.

Um outro exemplo de retenção mecânica ocorre quando as chamadas "bases flexíveis" são utilizadas. A resina poliamida, também conhecida como *nylon*, tem ganhado espaço nos Estados Unidos, na Ásia e na Europa como uma alternativa à resina acrílica convencional para a confecção de bases de próteses totais e parciais removíveis, em casos de rebordos alveolares retentivos ou eventual alergia ao acrílico. A natureza flexível do material promove maior conforto e permite próteses com bases menos espessas. De forma semelhante ao que ocorre com próteses de resina acrílica, os pinos e as cavidades diatóricas dos dentes de porcelana fixam os dentes na base. Quando são utilizados dentes de resina, sugere-se o preparo, com brocas, das cavidades diatóricas em suas bases.

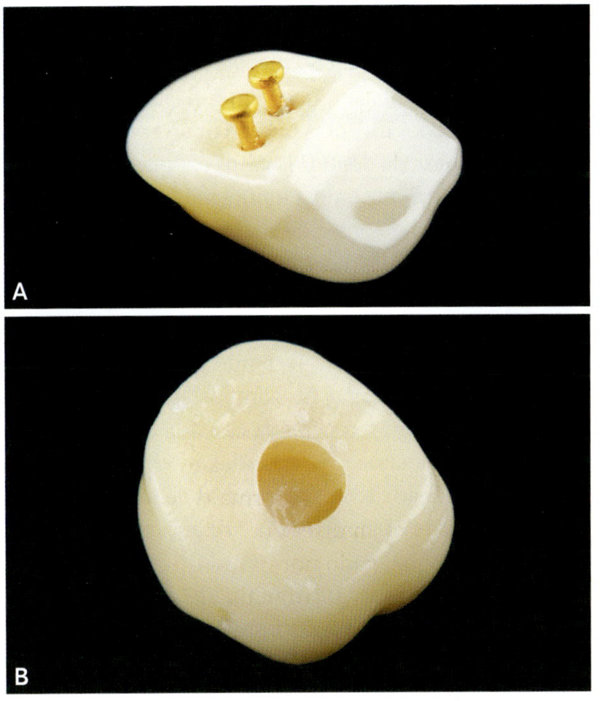

Figura 10.7 Elementos responsáveis pela retenção dos dentes de porcelana: pinos metálicos em dente anterior (**A**) e cavidade diatórica em dente posterior (**B**).

Combinação de união química e retenção mecânica

Visa a proporcionar uma união mais efetiva entre os dentes artificiais e a base de resina da prótese. Para tanto, a recomendação mais recente é a de que métodos que criem microrretenções na base dos dentes sejam utilizados, seguidos da aplicação de agentes de união. Essas microrretenções, além de reterem mecanicamente a resina da base da prótese, aumentam a área da superfície de contato entre o dente e a base e, portanto, a área disponível para que ocorra a união química.

A indicação do preparo com brocas de macrorretenções na base dos dentes de resina, semelhantes, em sua forma, às cavidades diatóricas dos dentes de porcelana, prevaleceu muitos anos como o procedimento recomendado para essa finalidade; porém, atualmente, é desaconselhado, pois a utilização das cavidades não resulta em maior resistência adesiva quando comparada à asperização com brocas, jateamento com óxido de alumínio, aplicação de monômero autopolimerizável ou mesmo em casos nos quais a base do dente permaneceu íntegra.

A maioria das falhas na retenção dos dentes artificiais, que ocorrem com a utilização das cavidades, é de natureza coesiva da resina da base da prótese, sugerindo que as bordas das cavidades concentram o estresse da mastigação e resultam em fratura da resina nessa área, deixando sua cavidade preenchida.

Tratamentos de superfície para a combinação de união química e retenção mecânica

Durante a montagem dos dentes nas bases de registro, duas situações distintas podem ocorrer em relação à condição da base do dente. Há casos em que o espaço interoclusal é suficiente para a montagem dos dentes, sem a necessidade de desgaste de suas bases, ou seja, a base permanece íntegra. No entanto, em outras situações, o espaço interoclusal é limitado, tornando-se necessário o desgaste das bases dos dentes para acomodá-los no espaço disponível. Em se tratando de dentes de resinas acrílicas modificadas ou compostas, geralmente tal desgaste resulta em remoção da camada de resina convencional e exposição das camadas internas do dente, gerando a necessidade de tratamentos de superfície para a combinação de união química e retenção mecânica.

- Dentes de resinas convencionais, modificadas (ligações duplas ou carga inorgânica) ou composta, com a base íntegra: microrretenções mecânicas são criadas por meio de asperização das bases dos dentes com brocas diamantadas ou multilaminadas, pontas abrasivas ou jateamento com óxido de alumínio 30 µm. Em seguida, faz-se a aplicação de agente de união à base de metilmetacrilato ou monômero autopolimerizável.
- Dentes de resina convencional com bases desgastadas: nessa condição, a base do dente já está asperizada pela ação da broca utilizada para o desgaste, necessitando somente da aplicação de agente de união ou monômero autopolimerizável.
- Dentes de resinas acrílicas modificadas por ligações cruzadas duplas com bases desgastadas: é recomendado o uso de jato de óxido de alumínio 30 µm por 15 segundos, seguido de agente de união ou monômero autopolimerizável. O óxido de alumínio produz uma asperização mais efetiva em resinas acrílicas modificadas por ligações cruzadas duplas do que a obtida pelo desgaste com brocas.
- Dentes de resina acrílica modificada por partículas de carga e resina composta, com bases desgastadas: para dentes que contêm partículas de sílica em sua composição, um tratamento que promove a deposição de sílica na superfície do dente é recomendado. O processo consiste em asperização com um jato de óxido de alumínio a 30 µm modificado com sílica. Ao mesmo tempo em que microrretenções são criadas na superfície, a sílica é depositada e permanece impregnada. Em seguida, um silano e um agente de união são utilizados. As moléculas bifuncionais do silano se unem, em uma extremidade, à sílica impregnada e retida mecanicamente na superfície da base do dente. Na outra extremidade, polimerizam com o metacrilato do agente de união, permitindo, assim, a combinação de retenção micromecânica e união química com a resina da base da prótese.
- Dentes de porcelana: o tratamento recomendado para dentes de porcelana consiste na utilização de jato de óxido de alumínio a 50 µm por 15 segundos ou, preferencialmente, condicionamento com ácido fluorídrico a 9% por 60 segundos, seguido de aplicação de *primer* (silano) cerâmico e agente adesivo. O jateamento e o condicionamento ácido modificam a morfologia da porcelana, criando microporosidades que favorecem a infiltração do agente de união resinoso, consequentemente aumentando a retenção dos dentes de porcelana à resina de base por meio de retenção micromecânica. O silano, que deve ser aplicado após o condicionamento ácido, por conter moléculas bifuncionais, promove atração química entre a porcelana e a resina, melhorando o ângulo de contato (molhamento) e a permeação do agente de união nas microporosidades, contribuindo para a retenção micromecânica.

A Tabela 10.1 compara os diferentes tipos de dentes artificiais pré-fabricados em relação ao material de confecção.

Forma dos dentes anteriores

As formas básicas dos dentes artificiais anteriores fornecidas pela maioria dos fabricantes baseiam-se em estudos realizados por J. Leon Williams, nos quais os formatos dos incisivos centrais superiores foram classificados em três grupos principais: quadrangulares, triangulares e ovoides.

Dentes anteriores são considerados quadrangulares quando as superfícies mesial e distal se mantêm paralelas em pelo menos metade da dimensão cervicoincisal (altura) do dente. Já dentes triangulares têm superfícies proximais convergentes da borda incisal em direção à cervical. Em dentes ovoides, as superfícies mesial e distal são biconvexas.

É importante salientar que a determinação da forma de um dente anterior pode sofrer influência de diversos fatores e da percepção pessoal do observador. Um mesmo dente artificial pode parecer quadrangular, triangular ou ovoide dependendo da maneira como for posicionado durante a montagem em cera e da forma em que o recorte do colo cervical for esculpido. Adicionalmente, observa-se que especialistas em prótese total, com pelo menos 15 anos de experiência na área, apresentam pouca concordância (menos de 40%) nas classificações das formas dos incisivos centrais superiores.

TABELA 10.1 Comparação entre diferentes tipos de dentes artificiais pré-fabricados.

Característica	Material de confecção dos dentes artificiais				
	Resina acrílica convencional (PMMA)	Resina acrílica modificada por ligações duplas cruzadas (DCL e IPN)	Resina acrílica modificada por incorporação de carga	Resina composta	Porcelana
Estética	Razoável	Muito boa	Muito boa	Excelente	Excepcional
Estabilidade de cor	Menor estabilidade	Maior estabilidade	Maior estabilidade	Maior/alta estabilidade	Alta estabilidade
Transmissão de forças ao rebordo	Menor	Intermediária	Intermediária	Intermediária/maior	Maior
Resistência ao desgaste na mastigação	Baixa	Moderada	Moderada	Moderada/alta	Alta
Ruídos na mastigação	Não causam	Não causam	Não causam	Não causam	Produzem ruídos ao se tocarem
Desgastes em dentes naturais antagonistas	Não causam	Não causam	Não causam	Não causam	Causam
Resistência à fratura	Mais resistentes à fratura	Mais resistentes à fratura	Mais resistentes à fratura	Friáveis e sujeitos à fratura	Altamente friáveis e sujeitos à fratura
Desgastes para ajustes (oclusão e montagem)	Fáceis de ajustar	Fáceis de ajustar	Fáceis de ajustar	Relativa facilidade	Difíceis de ajustar
Absorção de água e fluidos bucais	Alta	Moderada	Moderada	Baixa/moderada	Não absorvem
Aderência de microrganismos	Moderada	Moderada	Alta	Alta	Baixa
União química com a base da prótese	Sim	Sim*	Sim*	Sim**	Não
Cuidados adicionais na prensagem da prótese	Contaminações prejudicam a união química	Contaminações prejudicam a união química	Contaminações prejudicam a união química	Contaminações prejudicam a união química	Não exige maiores cuidados, pois a retenção é mecânica
Custo financeiro	Baixo custo	Custo médio	Custo médio/elevado	Custo médio/elevado	Custo elevado
Disponibilidade no mercado odontológico	Disponível	Disponível	Disponível	Disponível	Dificilmente encontrado no mercado odontológico brasileiro

* Compatível se confeccionados em camadas, com a base do dente em PMMA. As resinas modificadas apresentam menor união química com a base da prótese.
** Compatível se confeccionados em camadas com a base do dente em PMMA. A resina composta não se une quimicamente à resina da base da prótese.

Formas que não se enquadram em uma categoria específica são classificadas por combinações: quadrada-triangular, quadrada-ovoide e triangular-ovoide. Assim, uma mesma forma geométrica pura não ocorre simultaneamente nas duas superfícies proximais de um mesmo dente, podendo, ainda, uma ou ambas as superfícies proximais apresentarem combinação de duas formas geométricas. Alguns fabricantes de dentes artificiais digitais referem-se à combinação quadrada-triangular como "forma universal". As combinações de formas predominam em dentes naturais, com os de formas geométricas puras ocorrendo em baixa porcentagem na natureza.

Normalmente, os fabricantes de dentes pré-fabricados classificam as diferentes formas dos dentes em quadrangular, triangular e ovoide, embora alguns tenham adicionado a variação retangular à sua coleção. Outros fabricantes utilizam a terminologia "formas delicadas" e "formas vigorosas", em vez de formas geométricas. As formas delicadas envolvem os dentes com características mais ovoides, e as formas vigorosas, os com características mais quadrangulares e triangulares.

Na população brasileira, observa-se variação na distribuição das formas dos incisivos centrais superiores naturais em função de grupos étnicos (Figura 10.8). Em indivíduos brancos, os incisivos centrais superiores naturais com características ovoides predominam, enquanto há predominância da característica quadrangular em pardos. Afro-brasileiros apresentam certo equilíbrio entre as formas quadrangulares e ovoides. As formas triangulares são as menos prevalentes, sendo uma exceção os indivíduos amarelos, em que há uma distribuição equilibrada das formas dos incisivos centrais superiores naturais.

Forma da superfície oclusal dos dentes posteriores

De acordo com a forma das superfícies oclusais dos dentes posteriores, os dentes artificiais são categorizados em: anatômicos, semianatômicos e não anatômicos.

Dentes anatômicos

São aqueles cuja superfície oclusal é semelhante à superfície oclusal dos dentes naturais. Com base em estudos realizados a respeito da inclinação da guia condilar presente na maioria das pessoas com dentição natural, Alfred Gysi desenhou e construiu o primeiro dente anatômico em porcelana, que foi chamado de *trubyte*, o que pode ser interpretado como dente de "mordida verdadeira". Nesses estudos, ficou determinado que as guias incisais e condilares presentes na maioria das pessoas conduziam a um dente anatômico com cúspides com inclinação de 33°. Tal ângulo refere-se ao ângulo formado pelas vertentes das cúspides vestibulares e o plano horizontal da base da cúspide, em uma vista sagital.

Hoje, os dentes artificiais anatômicos geralmente apresentam inclinação de cúspide de 30 ou 33°. (Figura 10.9A), têm anatomia natural e proporcionam maior capacidade de penetração do bolo alimentar, quando comparados a dentes com cúspides planas. Concomitantemente, as forças verticais necessárias para a penetração do bolo alimentar são minimizadas. Dentes anatômicos permitem a montagem em oclusão bilateral balanceada, porém, a complexidade das relações intercuspídeas torna o ajuste oclusal mais difícil.

Como os dentes anatômicos devem ter uma intercuspidação específica, implicam certas limitações na montagem em situações de relações esqueléticas de Classe II ou III. Nesses casos, é comum a necessidade de diastemas ou desgastes interproximais para manter os caninos adjacentes aos primeiros pré-molares.

Estudos recentes têm demonstrado que dentes com inclinações cuspídeas maiores (30 e 33°) não resultam em maior eficiência mastigatória, quando comparados a dentes com inclinações em torno de 20°, sugerindo que a eficiência mastigatória é determinada pelos tecidos de suporte sob a base da prótese, e não pela inclinação das cúspides. Seguindo essa linha de raciocínio,

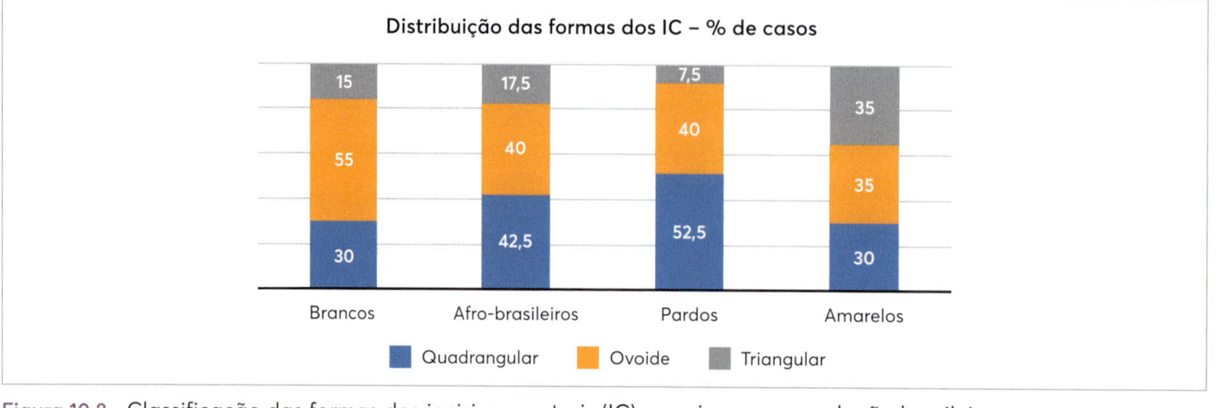

Figura 10.8 Classificação das formas dos incisivos centrais (IC) superiores na população brasileira.

a utilização de dentes anatômicos tem sido considerada desnecessária, por isso, alguns fabricantes descontinuaram a sua produção, disponibilizando somente dentes semianatômicos e monoplanos.

Dentes semianatômicos

Apresentam anatomia oclusal similar à dos dentes anatômicos, porém, com inclinações cuspídeas menores que 30º, usualmente entre 15 e 20° (Figura 10.9B). Esses tipos de dentes se tornaram populares e são amplamente utilizados por fornecerem as vantagens dos dentes anatômicos combinadas à simplificação na montagem e à geração de menos forças laterais na mastigação. Também podem ser combinados com dentes planos no arco inferior, para obtenção de maior liberdade na intercuspidação.

Alguns fabricantes desenvolveram dentes semianatômicos "lingualizados", para serem utilizados quando a oclusão lingualizada é desejada. Esses dentes têm as cúspides palatinas superiores mais proeminentes e as cúspides mais baixas e fossas centrais mais rasas nos dentes inferiores, facilitando, assim, a relação cúspide palatina/fossa central caraterística da oclusão lingualizada.

Dentes não anatômicos

Também conhecidos como dentes funcionais, são aqueles cuja superfície oclusal difere da superfície oclusal dos dentes naturais, seja pela inclinação das cúspides (monoplanos), seja pelo desenho (formas patenteadas).

Dentes monoplanos

Também chamados de dentes "sem cúspide", apresentam superfície oclusal plana, ou seja, com inclinação cuspídea de zero grau (Figura 10.9C).

O objetivo fundamental dos dentes monoplanos é promover estabilidade às próteses. Uma vez que as cúspides são planas e sem vertentes, as forças laterais que tendem a causar instabilidade na base da prótese durante a mastigação ou em atividades parafuncionais são minimizadas. Apesar de terem sido considerados não estéticos no passado, atualmente, fabricantes fornecem dentes monoplanos com "característica de cúspide", os quais têm uma aparência próxima à dos dentes naturais, quando vistos pela superfície vestibular. A anatomia oclusal simplificada dos dentes monoplanos facilita a montagem dos dentes e o ajuste oclusal e favorece a sua utilização em relações esqueléticas de Classe III.

Por outro lado, a falta de planos inclinados nas cúspides resulta em menor capacidade de penetração do bolo alimentar e exige maior esforço na mastigação, gerando forças verticais mais fortes, quando comparado a dentes com cúspides. A falta de vertentes também limita a obtenção de oclusão bilateral balanceada. Nesse caso, os dentes têm que ser montados com curvas de compensação acentuadas ou, então, rampas de balanceio devem ser incorporadas na base da prótese, posteriormente aos segundos molares inferiores.

Formas patenteadas

Com o intuito de aumentar a capacidade mastigatória fornecida pela prótese total, modificações das superfícies oclusais dos dentes artificiais posteriores foram propostas por diversos pesquisadores. Essas modificações surgiram do princípio de que o rebordo e a mucosa alveolar não seriam capazes de fornecer aos dentes artificiais o mesmo tipo de suporte que os dentes naturais recebem das raízes e do ligamento periodontal. Assim, não seria lógico o uso de dentes artificiais com anatomia de dentes naturais.

As formas patenteadas de dentes não anatômicos receberam os nomes de seus idealizadores (Gysi, Sears, John Vincent, Bernard Levin, Sosin, Hardy, Cook). Atualmente, dentes de Hardy e de Levin, baseados na incorporação de lâminas metálicas, permanecem disponíveis comercialmente e são empregados na confecção de próteses totais nos Estados Unidos, no Canadá e em alguns países da Europa. Em ambos os casos, as lâminas são destinadas a agir como facas para cortar os alimentos, aumentando, assim, a eficiência mastigatória.

Os dentes de Hardy estão disponíveis em porcelana e resina acrílica modificada por ligações duplas (DCL). Os dentes posteriores são unidos em um bloco único, contendo uma lâmina de aço inoxidável em forma de zigue-zague ao longo das superfícies oclusais (Figura 10.10A). Dentes de Levin são constituídos de resina acrílica modificada por ligações

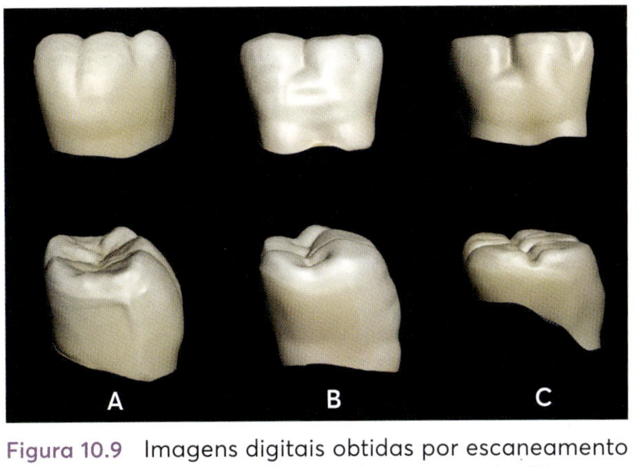

Figura 10.9 Imagens digitais obtidas por escaneamento de dentes artificiais pré-fabricados, mostrando diferentes angulações de cúspide: dentes anatômico (**A**), semianatômico (**B**) e monoplano (**C**).

cruzadas duplas (DCL) e lâminas de aço inoxidável em forma de cruz, incorporadas nas cúspides linguais dos segundos pré-molares superiores e nas cúspides mesiolinguais dos primeiros e segundos molares superiores (Figura 10.10B).

Apresentação comercial

A apresentação comercial dos dentes artificiais produzidos em resina pelos diferentes fabricantes obedece a um padrão comum, sendo, de maneira geral, comercializados em conjuntos correspondentes a quatro setores da arcada dentária: anterossuperior, anteroinferior, posterossuperior e posteroinferior. Os dentes de cada um desses conjuntos são fixados em cera em uma cartela plástica, na qual constam informações básicas do produto, como fabricante, modelo e cor (Figura 10.11). Já os dentes de porcelana podem estar disponíveis em cartelas de dentes anteriores individuais e posteriores individuais ou em bloco.

Um mesmo fabricante pode produzir diferentes tipos de dentes artificiais, com a possibilidade de uso de diversos materiais de confecção e/ou anatomia dos anteriores e posteriores, os quais são colocados à venda no mercado odontológico com denominações comerciais distintas. Para cada tipo de dente produzido, o fabricante fornece uma carta molde.

Essas cartas moldes apresentam variações individuais marcantes de fabricante para fabricante, mas, em geral, constam informações sobre os materiais de confecção dos dentes e imagens de todos os modelos daquele tipo específico, identificados por letras e/ou números. Nessas cartas, usualmente, os modelos dos dentes anterossuperiores são agrupados de acordo com a sua forma e contêm a informação, em milímetros, da altura e da largura do incisivo central e da largura composta dos dentes que os compõem.

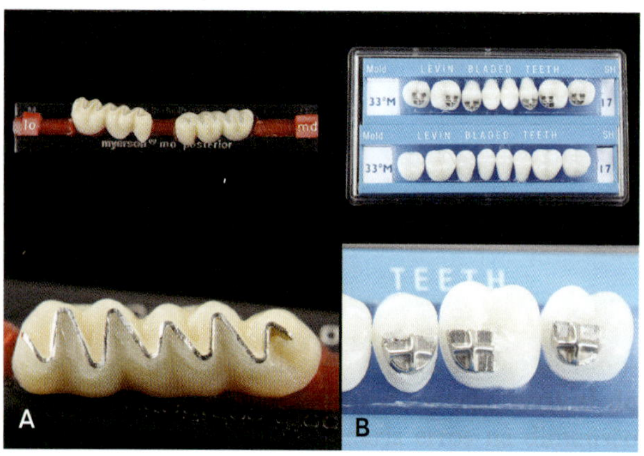

Figura 10.10 Dentes não anatômicos de formas patenteadas: dentes de Hardy (**A**) e dentes de Levin (**B**).

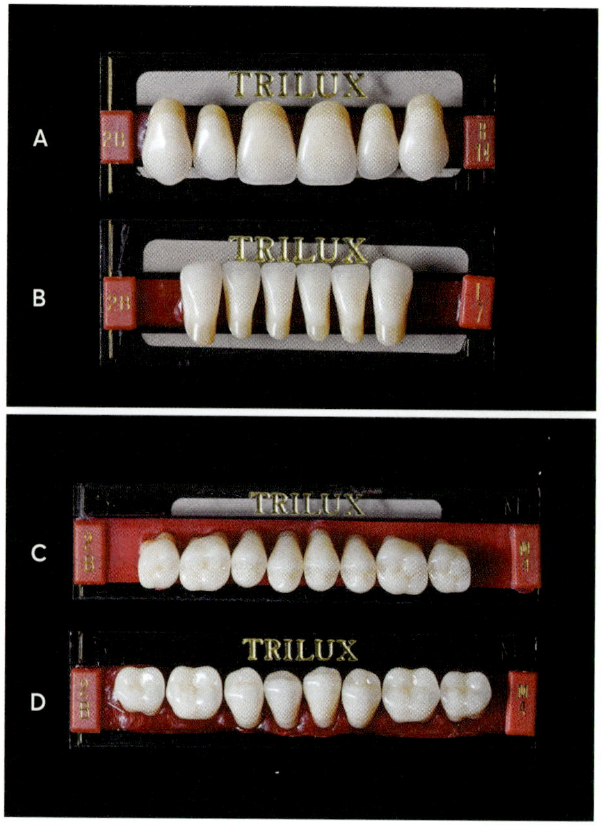

Figura 10.11 Apresentação comercial dos dentes artificiais: anterossuperiores (**A**); anteroinferiores (**B**); posterossuperiores (**C**); e posteroinferiores (**D**).

A largura composta dos dentes anteriores maxilares pode ser apresentada em linha reta e/ou em curva. Em linha reta, a largura corresponde à dimensão da distal do canino direito à distal do canino esquerdo, quando os seis dentes estão posicionados um ao lado do outro, sobre uma superfície plana (Figura 10.12A). A largura em curva corresponde à dimensão da distal do canino direito à distal do canino esquerdo, medida por vestibular, quando os seis dentes estão posicionados um ao lado do outro em curva, à semelhança de como ficam em uma prótese já confeccionada (Figura 10.12B).

É importante observar que um mesmo modelo de dentes terá as dimensões em linha reta e em curva diferentes, sendo sempre a largura em linha reta menor que a largura em curva. Existe uma forte correlação entre essas medidas, sendo possível estimar o valor da largura em curva (LC) a partir do valor da largura em linha reta (LR) e vice-versa. As equações de regressão linear devem ser indicadas de acordo com o grupo étnico correspondente:

- brancos: LC = 1,1 (LR) + 0,3;
- afro-brasileiros: LC = 0,95 (LR) + 9,3;

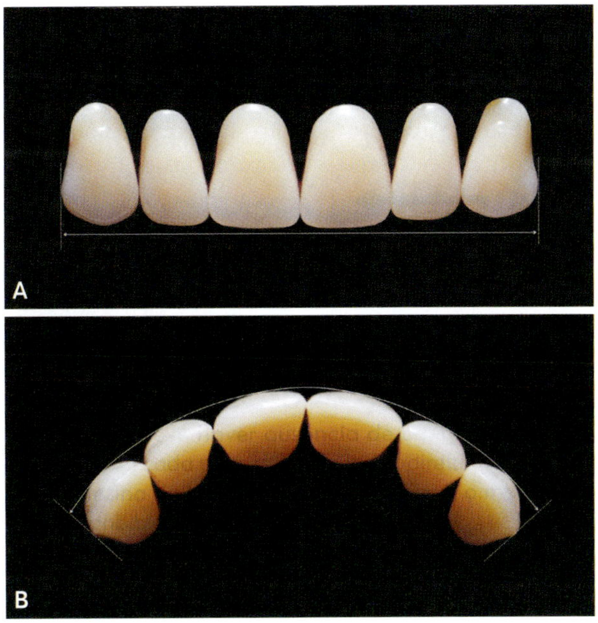

Figura 10.12 Largura dos seis dentes anterossuperiores: em linha reta (**A**) e em curva (**B**).

- pardos: LC = 1,2 (LR) – 1,1;
- amarelos: LC = 1,0 (LR) + 5.

Essas equações podem ser de particular interesse clínico para a seleção dos dentes quando o fabricante informar apenas a largura em linha reta.

Usualmente, os modelos dos dentes anteroinferiores são também apresentados com a informação, em milímetros, da altura e da largura do incisivo central e da largura composta dos seis dentes. Já nos modelos dos dentes posteriores, superiores e inferiores, de modo geral, constam as informações, em milímetros, da dimensão mesiodistal que esses dentes ocupam em cada lado da arcada (de mesial do primeiro pré-molar à distal do segundo molar) e da dimensão vestibulolingual do primeiro molar. Quando houver variação na altura cérvico-oclusal dos dentes posteriores, esta é apresentada como alta (ou L = *long*), média (ou M = *medial*) e pequena (ou S = *short*) (Figura 10.13).

Ainda na carta molde, consta uma tabela de articulação que indica, a partir do modelo dos dentes anterossuperiores, o modelo dos dentes posterossuperiores que harmonizam e compõem o conjunto dos dentes a serem utilizados para a confecção de uma prótese total maxilar. Essa tabela também indica os modelos dos dentes antero e posteroinferiores a serem utilizados na prótese mandibular, em casos clínicos de próteses totais duplas.

No que diz respeito à cor, os dentes artificiais são disponibilizados no mercado odontológico com algumas opções, que variam entre as marcas comerciais.

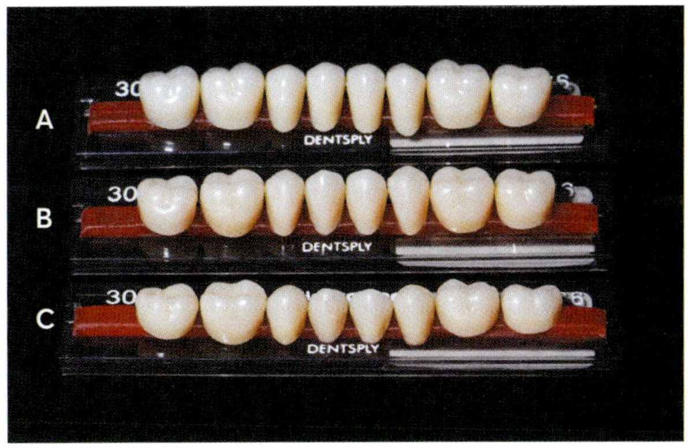

Figura 10.13 Altura dos dentes posteriores: alta (**A**); média (**B**); e pequena (**C**).

Os fabricantes produzem escalas próprias de cor, representativas das cores dos dentes que produzem e constituídas por incisivos centrais superiores, cada qual fabricado em uma das cores disponíveis, as quais são identificadas por números e/ou letras. Cada dente é fixado a uma pequena haste, encaixada em uma cartela plástica, que permite que os dentes possam ser removidos da cartela para manuseio (Figura 10.14).

Embora possa existir certa similaridade entre as cores disponibilizadas nas escalas de diferentes fabricantes, elas não são realmente iguais, em razão dos detalhes e das características dos processos de fabricação de cada empresa. Com a finalidade de oferecer alguma orientação clínica, quando necessário, alguns fabricantes disponibilizam, em suas cartas moldes, uma tabela de correlação entre cores de diferentes escalas.

ORIENTAÇÕES TÉCNICAS PARA A SELEÇÃO DA COR DOS DENTES

Para a confecção de uma prótese total monomaxilar, a seleção da cor dos dentes artificiais deve ser definida pela observação objetiva e comparativa entre as cores dos dentes de uma escala fornecida por um fabricante e a cor dos dentes naturais antagonistas do paciente. Entretanto, para a confecção de próteses totais

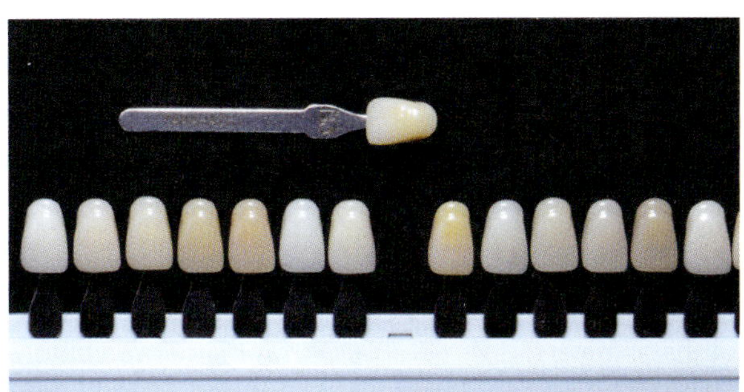

Figura 10.14 Escala de cores.

bimaxilares, na ausência de um registro pré-extração da cor dos dentes naturais, isso se torna um processo primordialmente subjetivo – exceto quando o paciente deseja, em suas novas próteses, manter a cor dos dentes das próteses já em uso.

Na ausência de referências objetivas para a determinação da cor dos dentes das próteses totais bimaxilares e na busca por uma reabilitação esteticamente equilibrada, tem sido tradicionalmente preconizado que a cor selecionada para os dentes artificiais desses aparelhos protéticos deve ser compatível com a idade e ser harmônica com as cores predominantes no rosto do paciente.

No que diz respeito à compatibilidade da cor com a idade do paciente, preconiza-se que as cores mais claras dos dentes artificiais sejam indicadas para indivíduos mais jovens, e as mais escuras, para indivíduos mais idosos, já que o envelhecimento fisiológico dos dentes, associado aos hábitos alimentares, leva a um escurecimento dos dentes naturais com o avançar da idade. Esse escurecimento se torna significativo para a determinação da cor dos dentes artificiais para próteses totais em indivíduos sexagenários, porque, no transcorrer dessa etapa da vida, a maioria dos dentes naturais deixa de ter cor "clara" e passa a ter cor "média", com uma pequena porcentagem apresentando cor escura. Entretanto, esse é um processo dependente de variações individuais.

Assim, de maneira prática, sob o ponto de vista da idade do paciente, pode-se dizer que dentes artificiais mais claros podem ser indicados até a sexta década de vida dos pacientes, quando, então, a indicação de dentes de cores médias começa a ser considerada uma opção de escolha.

A harmonia da cor dos dentes com as cores predominantes no rosto do paciente visa a uma reabilitação protética que não destaque acentuadamente, por contraste, a cor dos dentes artificiais das cores circundantes. Fundamentalmente, dois métodos podem ser utilizados para esse fim, embora algumas variações técnicas possam ocorrer para a sua aplicação: o método da cor da pele e o método intraoral.

Método da cor da pele

Consiste em selecionar, inicialmente, três cores da escala que mais se harmonizam com a cor da pele do rosto do paciente. Os três dentes representativos dessas cores são removidos da escala e colocados sobre a lateral da face do paciente, enquanto o operador, com os olhos semicerrados, os observa rapidamente (Figura 10.15). O dente que apresentar a cor que mais chamar a atenção por contraste com a cor da pele é descartado do processo, e os dois restantes são novamente posicionados sobre a lateral da face e observados. Mais uma vez, aquele que apresentar a cor que mais se destacar é eliminado. A cor do dente restante é considerada a mais harmônica com a cor da pele e, assim, selecionada para a reabilitação.

Método intraoral

O processo é semelhante ao método da cor da pele, porém, os dentes da escala são posicionados para a observação das cores circundantes na região anterior do rebordo alveolar superior, sob o lábio, devendo o paciente permanecer com a boca entreaberta (Figura 10.16).

Alguns cuidados devem ser tomados para a observação das cores durante a execução desses métodos:

- o paciente deve estar sentado ou em pé;
- utilizar-se de luz natural indireta, preferencialmente das 10h às 14h;

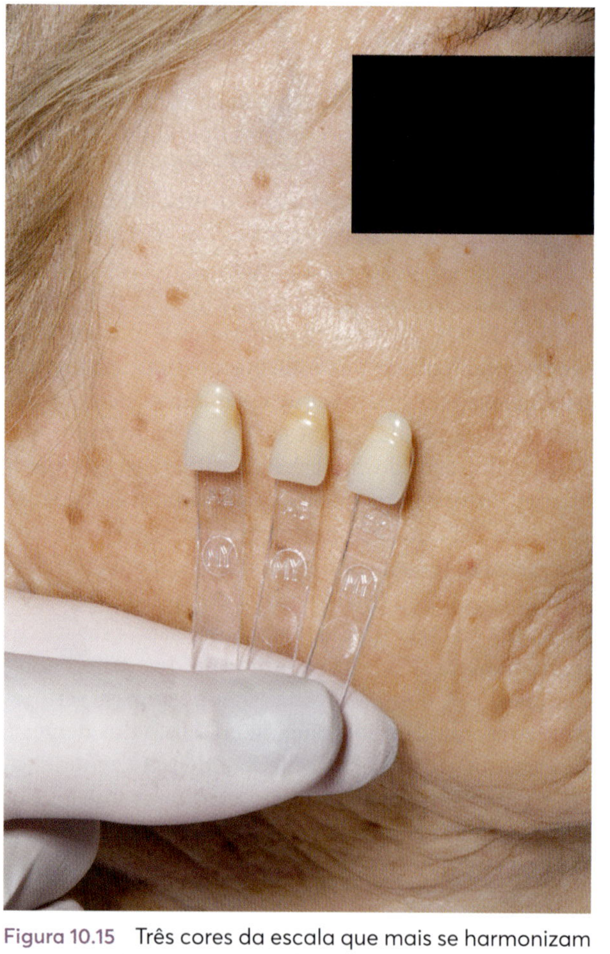

Figura 10.15 Três cores da escala que mais se harmonizam com a cor da pele do rosto do paciente são posicionadas na lateral da face para a observação inicial.

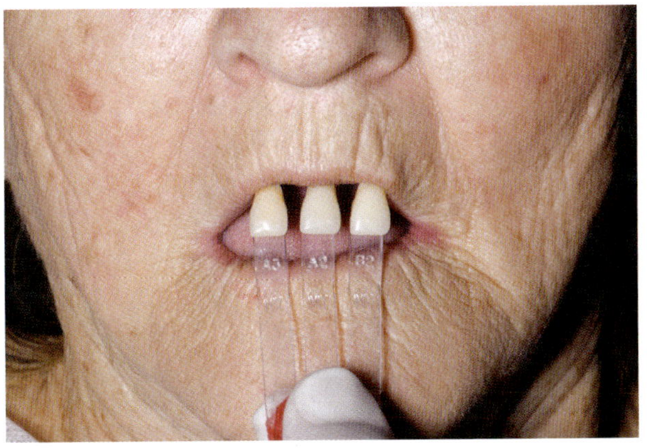

Figura 10.16 Três cores da escala que mais se harmonizam com as cores circundantes na região do rebordo são posicionadas sob o lábio superior.

- umedecer os dentes da escala;
- não olhar as cores por muito tempo;
- observar as cores por diferentes ângulos de visão e desviar-se da possível interferência das cores dos objetos circundantes.

Deve ser considerado, ainda, que o índice de daltonismo em homens é maior do que em mulheres, sendo desejável uma segunda opinião feminina, principalmente se o profissional for do sexo masculino.

Ainda que todos esses cuidados sejam tomados, é necessário o entendimento de que a interpretação da cor está sujeita a pequenas variações individuais entre as pessoas. Assim, tanto o método da cor da pele quanto o método intraoral, quando aplicados em uma mesma pessoa, mas por diferentes profissionais, devem orientar para cores próximas, porém, a cor definitiva escolhida por cada um terá um forte componente subjetivo. Além disso, deve ser considerada a experiência clínica do profissional, pois um cirurgião-dentista experiente tem um índice de concordância, entre as cores escolhidas pelos dois métodos para uma mesma pessoa, de cerca de 50%, com os 50% restantes optando por cores próximas.

Adicionalmente, é de extrema importância que, embora a harmonia entre a cor dos dentes e as cores circundantes seja o objetivo desses métodos, na natureza, existe apenas uma baixa correlação entre a cor dos dentes e a cor da pele de um indivíduo.

MÉTODOS DE SELEÇÃO DOS DENTES ANTEROSSUPERIORES

No processo de seleção dos dentes artificiais, haverá situações clínicas nas quais o profissional utilizará registros pré-extrações, como anotações em fichas, modelos diagnósticos dentados, radiografias intraorais e fotografias antigas, que podem fornecer informações sobre o tamanho e a forma dos dentes naturais do paciente e auxiliar na seleção dos dentes artificiais. Entretanto, na maioria das situações clínicas, registros pré-extrações não estarão disponíveis, e o profissional realizará a seleção dos dentes artificiais com base em informações geradas por uma diversidade de métodos de seleção dos dentes, em associação à sua experiência clínica e às aspirações do paciente.

Seleção da forma

Forma da face

No início do século passado, diferenças na composição dos ossos da face humana foram reconhecidas, tendo sido proposta uma classificação da face em formas básicas (quadrangulares, triangulares e ovoides), a partir das quais seriam geradas as variações que resultam em formas combinadas. Uma possível correspondência entre a forma da face e a forma dos dentes anteriores para próteses totais foi recomendada, porém, as opções limitadas de dentes artificiais da época impediram a aplicação desse princípio na prática.

Alguns anos depois, Williams, ao apresentar diferentes formas básicas para os incisivos centrais superiores, sedimentou esse princípio e criou a chamada "lei da harmonia", para a seleção da forma dos dentes artificiais anteriores. Desse modo, ficou estabelecido que deveria haver uma correspondência entre as formas dos incisivos centrais superiores (quadrangulares, triangulares e ovoides) e a forma da face, quando invertida. Portanto, para um paciente com uma face quadrangular, dentes anteriores quadrangulares deveriam ser selecionados, e assim por diante.

O contorno frontal da face de um indivíduo é delineado pela linha capilar em direção às têmporas, seguindo verticalmente o processo temporal do osso zigomático em sua extensão mais lateral em ambos os lados, em direção aos pontos mais largos do ângulo da mandíbula e terminando no ponto mais baixo da borda inferior do mento. A forma da face é estabelecida pelo posicionamento das linhas verticais ao longo das superfícies laterais.

As faces quadrangulares apresentam paralelismo entre essas linhas (Figura 10.17A), enquanto, nas faces triangulares, as linhas laterais são convergentes em direção ao mento (Figura 10.17B). Nas faces ovoides (Figura 10.17C), elas são divergentes, à medida que descem da região temporal em direção ao osso zigomático, e, a partir da porção inferior dos zigomas, tornam-se convergentes em direção ao mento. De modo similar ao que ocorre com as formas dos dentes anteriores, as formas típicas (puras) para a face representam uma baixa porcentagem (menos de 15%) dos casos, estando as combinações delas presentes em cerca de 85% dos indivíduos. As combinações mais frequentes são representadas pela forma quadrada-triangular, na qual as linhas verticais laterais são paralelas até a porção inferior do zigomático e convergentes em direção ao mento (Figura 10.17D).

Apesar de a forma da face representar um método popular na seleção da forma dos dentes artificiais anteriores, não existe uma correspondência significativa entre a forma do incisivo central natural e a forma da face em pacientes dentados – em geral, ocorre em menos de 40% dos casos. Especificamente na população brasileira, a correspondência entre ambas as formas acontece em somente 20 a 30% dos indivíduos.

Forma do arco desdentado superior

Preconiza-se que a forma dos dentes artificiais anteriores deve corresponder à forma do arco desdentado superior. Nelson complementou a teoria de Williams ao propor que haveria uma correlação não somente entre a forma da face e a dos dentes, mas também entre as formas do arco dentário superior, da face e dos dentes anteriores em indivíduos dentados. Essa correspondência entre as três formas foi denominada "triângulo estético de Nelson".

As formas dos arcos dentários foram classificadas de acordo com o alinhamento dos dentes anterossuperiores. Em arcos quadrangulares, os dentes anteriores estão alinhados ao longo de um círculo grande em relação ao tamanho do arco. Em arcos ovoides, o alinhamento dos dentes acompanha um círculo pequeno. Em arcos triangulares, o alinhamento dos dentes apresenta a forma de "V". O mesmo princípio é utilizado para a classificação dos arcos desdentados, tendo o rebordo alveolar na região anterior como referência (Figura 10.18).

Na natureza, existe uma baixa correspondência entre a forma do arco dentário e a forma do incisivo central. Na população brasileira, a concordância entre elas ocorre em 42,5% dos indivíduos brancos, em 45% dos afro-brasileiros, em 25% dos pardos e em 35% dos amarelos. As correspondências mais frequentes acon-

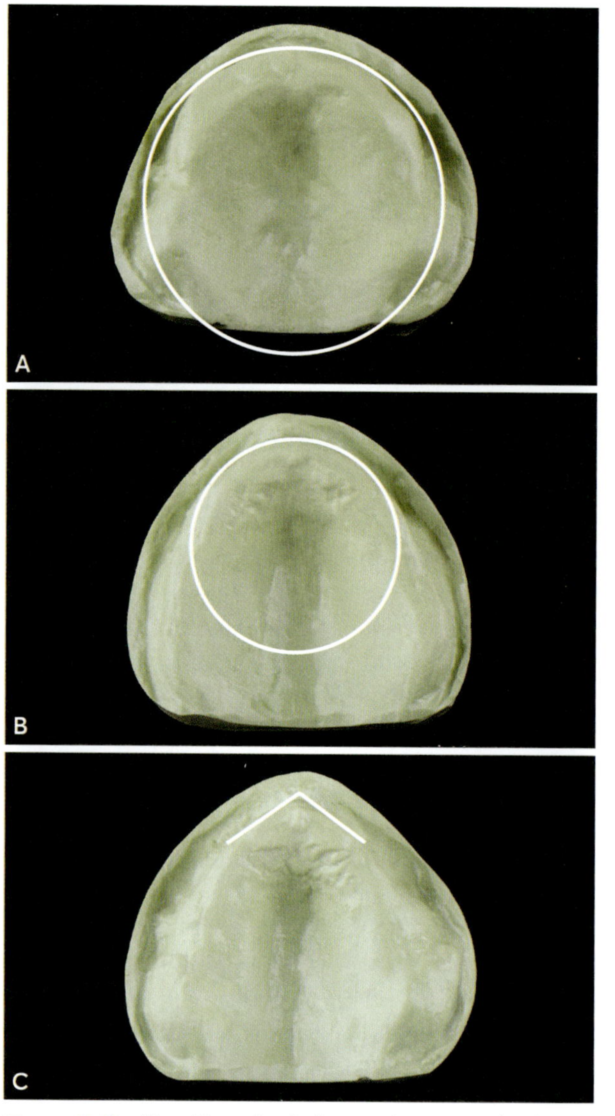

Figura 10.18 Classificação da forma dos arcos desdentados maxilares: quadrangular (**A**); ovoide (**B**); e triangular (**C**).

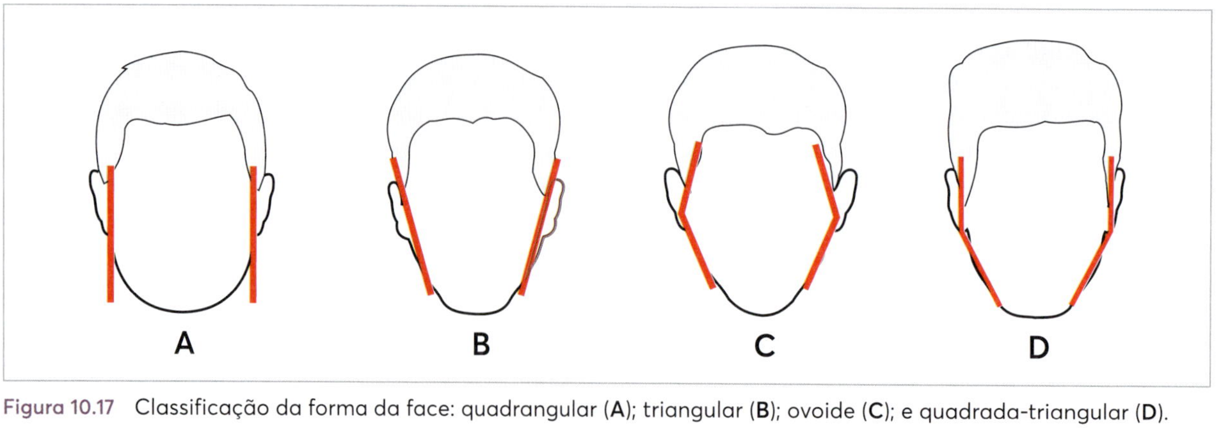

Figura 10.17 Classificação da forma da face: quadrangular (**A**); triangular (**B**); ovoide (**C**); e quadrada-triangular (**D**).

tecem em casos de arcos e dentes ovoides em brancos, pardos e amarelos, e entre arcos e dentes quadrados em afro-brasileiros. No caso de arcos e dentes triangulares, a concordância é praticamente inexistente em todos os grupos.

Seleção do tamanho

O tamanho dos dentes artificiais anterossuperiores refere-se à largura em curva dos seis dentes anteriores, mensurada ao longo da curvatura do arco, da superfície distal de um canino ao outro; à largura composta (ou em linha reta) dos seis dentes anteriores, resultante da soma das larguras individuais de cada um dos dentes; e à largura e à altura do incisivo central.

Os métodos para a seleção do tamanho dos dentes anteriores relacionam o tamanho dos dentes a diversas referências anatômicas intra ou extraorais. Não existe um método aceito universalmente ou que reflita, com precisão, o que ocorre na natureza em relação ao tamanho dos dentes. Em busca de resultados aceitáveis, em geral, os profissionais dispõem das informações oferecidas pelos diversos métodos e as aplicam para um dado indivíduo, aliando ao processo sua experiência clínica e seu senso estético, bem como considerando as preferências pessoais do paciente.

Largura dos seis dentes anteriores

Métodos baseados na posição dos caninos superiores

Projeção das comissuras bucais

O método da projeção das comissuras bucais é considerado um dos mais populares e utilizados mundialmente para a seleção da largura dos dentes artificiais, uma vez que propõe que a projeção das comissuras bucais (com os lábios em repouso) sobre o rolete de cera da base de registro superior determina a localização das superfícies distais dos caninos superiores. Para a marcação da localização da comissura bucal, um instrumento de ponta aguda é posicionado junto à comissura, paralelo ao plano frontal e à linha bipupilar. Em seguida, o lábio é gentilmente levantado, e uma linha vertical é marcada na superfície vestibular do rolete de cera (Figura 10.19). Para a obtenção da largura em curva dos seis dentes anteriores, a medida entre as marcações deve seguir a curvatura do rolete de cera.

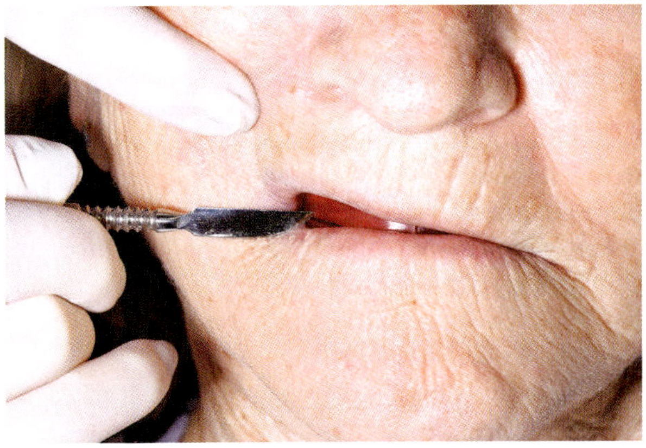

Figura 10.19 Marcação da localização da comissura bucal direita no rolete de cera superior.

Apesar de sua popularidade, o método não fornece informações precisas a respeito da largura dos dentes anteriores, não havendo uma relação definida entre as comissuras bucais e as superfícies distais dos caninos. Na população brasileira, a utilização das comissuras bucais para a seleção da largura dos dentes anteriores resultaria em erros clinicamente significativos para cerca de 60% dos indivíduos brancos, afro-brasileiros e pardos e para 91% dos indivíduos amarelos. Assim, esse método deve ser utilizado com cautela e em associação a outros métodos para a determinação da largura dos dentes anteriores.

Largura nasal

O método da largura nasal preconiza que a projeção das asas do nariz sobre o rolete de cera superior, por meio de duas linhas paralelas à linha mediana, determina a localização das pontas de cúspide dos caninos. Em outras palavras, a largura nasal corresponderia à distância intercuspídea dos caninos. Clinicamente, a largura nasal é mensurada com um paquímetro ou instrumento similar (Figura 10.20) e transferida ao rolete de cera, utilizando-se a linha média traçada na cera como referência para a distribuição equilateral das marcações. A distância entre as marcações é, então, mensurada ao longo da curvatura do rolete, sendo acrescentados ao valor obtido de 6 a 8 milímetros (3 a 4 milímetros para cada lado), para obter o valor da distância entre as superfícies distais dos caninos,

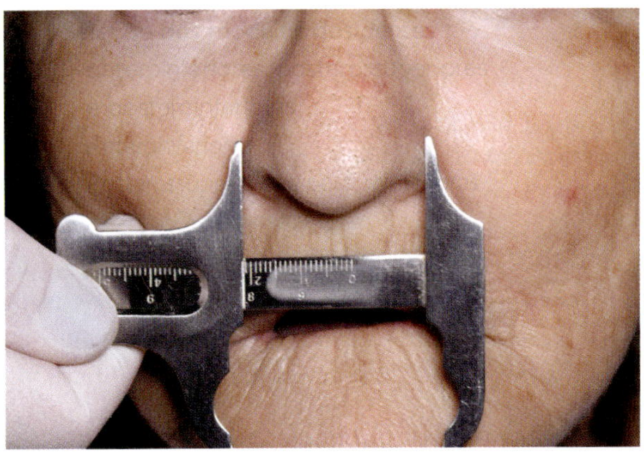

Figura 10.20 Mensuração da largura nasal.

determinando-se, assim, a largura em curva dos seis dentes anteriores.

O método da largura nasal é sugerido por diversos fabricantes de dentes artificiais para a seleção da largura dos seis dentes anteriores, e instrumentos destinados à mensuração da largura nasal são fornecidos com as cartas moldes. No entanto, não se pode afirmar que o método é preciso, uma vez que pesquisas clínicas demonstram não haver correlação entre a largura nasal e a distância intercuspídea.

A utilização do método, para a população brasileira, resultaria em erros clinicamente significativos (maiores de 4 mm) para uma grande porcentagem de pacientes (82% dos afro-brasileiros, 56% dos amarelos, 50% dos pardos e 40% dos brancos). Assim, a utilização desse método também deve ser feita com cautela e em associação a outros métodos.

Centro da papila incisiva

Embora a papila incisiva esteja sujeita a alterações morfológicas, em sua posição em relação ao rebordo alveolar anterior, em decorrência do processo de reabsorção óssea alveolar pós-extrações, a papila é considerada uma referência anatômica estável e consistente para auxiliar a seleção do tamanho dos dentes artificiais anteriores.

De acordo com o proposto pelo método, uma linha passando pelo centro da papila incisiva (vista oclusal) e perpendicular à linha mediana determina o local das pontas de cúspide dos caninos superiores (Figura 10.21A). Clinicamente, a linha mediana é inicialmente traçada no modelo funcional. Uma outra linha, perpendicular à linha mediana, é traçada pelo centro da papila incisiva e estendida até a margem de segurança do modelo. A base de registro é, então, posicionada no modelo funcional, e a localização das pontas de cúspide dos caninos é transferida, com um instrumento agudo, para a superfície vestibular do rolete de cera. A distância entre as marcações é mensurada, seguindo o contorno da cera, e 6 a 8 mm são adicionados ao valor obtido, a fim de obter a largura em curva dos seis dentes anteriores.

Para a maioria das pessoas, diferenças pequenas (em torno de 1 mm) são encontradas entre a linha que passa pelo centro da papila, perpendicular à linha mediana, e as pontas de cúspides dos caninos naturais. Em brasileiros, a utilização do método do centro da papila incisiva para a seleção do tamanho dos dentes anteriores geraria erros clinicamente significativos em porcentagens baixas de indivíduos brancos (25%), afro-brasileiros (33%), pardos (19%) e amarelos (15%). Esses dados sugerem ser o método do centro da papila incisiva uma opção relativamente interessante para a seleção da largura dos dentes anteriores das próteses totais.

Margem posterior da papila incisiva

A margem posterior da papila incisiva, também chamada de base da papila, é considerada, por alguns autores, mais estável e menos suscetível a mudanças em relação à posição original antes das extrações dentárias. Por isso, foi sugerida uma relação entre a localização da margem posterior da papila e as superfícies distais dos caninos (Figura 10.21B). Semelhantemente ao método do centro da papila incisiva, uma linha passando pela margem posterior da papila é projetada e transferida para o rolete de cera, no qual a medida entre as marcações correspondentes às distais do canino é mensurada, seguindo a curvatura do arco, para obter a largura em curva dos seis dentes anteriores.

Apesar de diferenças pequenas (em torno de 1,5 mm) serem encontradas entre as localizações da margem posterior da papila e das distais dos caninos naturais, o uso desse método resultaria em erros clinicamente significativos para cerca de 40% da população brasileira, independentemente do grupo étnico.

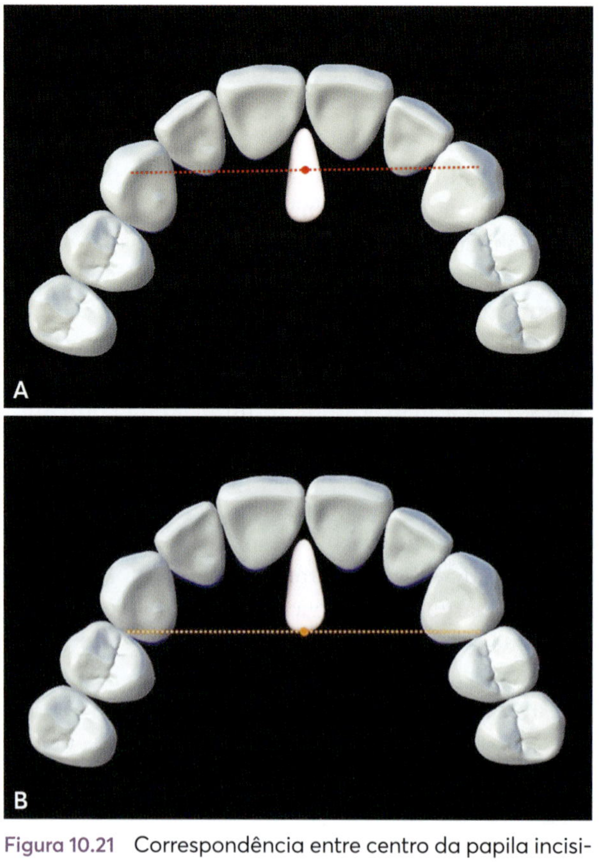

Figura 10.21 Correspondência entre centro da papila incisiva e pontas de cúspide dos caninos (**A**), e margem posterior da papila incisiva e superfícies distais dos caninos (**B**).

Métodos baseados em proporções biométricas

Largura bizigomática

O método da largura bizigomática surgiu com base em estudos antropométricos e preconiza que a largura dos seis dentes artificiais anteriores para próteses totais deve ser proporcional à largura bizigomática (Figura 10.22). Assim, o valor obtido para a largura da face de um dado indivíduo, mensurada entre os pontos mais largos dos ossos zigomáticos, deveria ser dividido por 3,3, para determinar a largura composta (em linha reta) dos dentes anteriores.

A largura bizigomática foi amplamente estudada em relação à seleção dos dentes artificiais. Pesquisas clínicas não comprovam a existência de sua correlação com a largura dos seis dentes anteriores. No entanto, estudos realizados na população brasileira mostram que, embora não haja uma correlação linear significativa, existe uma relação numérica consistente entre a largura bizigomática e a largura dos dentes anteriores. A largura em linha reta dos seis dentes anteriores pode ser obtida dividindo-se o valor da largura da face por 2,9, independentemente do grupo étnico. Todavia, a maioria dos erros (75%) causados pela utilização do coeficiente 2,9 estaria representada por valores considerados clinicamente significativos (maiores que 4 mm) e, assim, a exemplo de outros métodos, este deve ser utilizado com cautela e apenas como uma orientação inicial para a seleção da largura dos seis dentes anteriores.

Distância intercantal interna

A distância intercantal interna é definida como a distância entre os cantos internos dos olhos (Figura 10.23). Essa distância se estabelece ao redor dos 8 a 11 anos de vida e é considerada uma referência anatômica estável, por apresentar um índice de crescimento muito lento. De acordo com estudos clínicos, essa distância está relacionada com a largura dos dentes anterossuperiores. O método preconiza que a largura composta (em linha reta) dos dentes anteriores de próteses totais poderia ser obtida multiplicando-se por 1,3 o valor obtido para a distância intercantal, mensurada clinicamente com paquímetro ou instrumento similar.

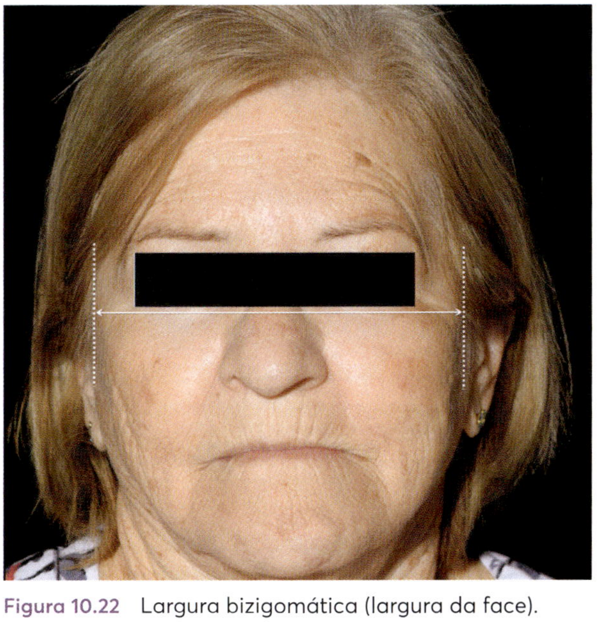

Figura 10.22 Largura bizigomática (largura da face).

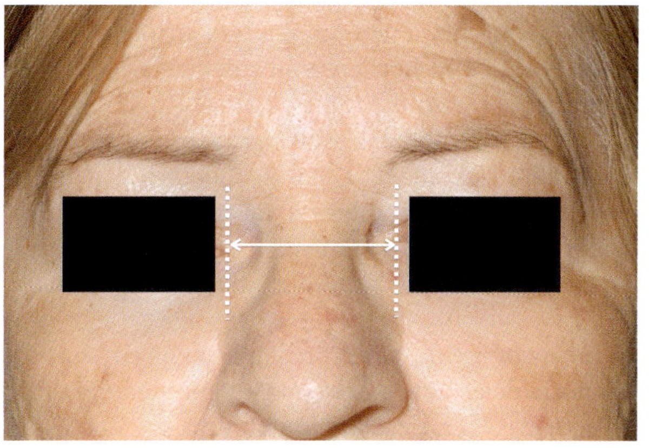

Figura 10.23 Distância intercantal interna.

Largura nasal

Estudos antropométricos apontam que a largura nasal também é proporcional à largura dos dentes anteriores. Essa proporção varia entre diferentes populações, porém, em geral, sugere-se que o valor mensurado para a largura nasal, quando multiplicado por 1,3, determinaria a largura composta (em linha reta) dos dentes anteriores de próteses totais.

Método das proporções consideradas

Tem como objetivo auxiliar a percepção do profissional, relativa à largura adequada dos seis dentes anteriores para o paciente, com base na sua constituição física, buscando a harmonia entre o tamanho dos dentes artificiais e o tamanho do rosto.

O primeiro passo para a aplicação do método consiste em estabelecer os intervalos de uma escala fictícia, criada mentalmente, representativa de tamanhos de rosto em geral. Para isso, o profissional busca, em sua memória, imagens de pessoas adultas por ele conhecidas, como parentes ou amigos, e seleciona, entre esses indivíduos, o que possui o maior rosto e o que possui o menor rosto. Dessa maneira, os rostos desses indivíduos estabelecem as extremidades mínima e máxima da escala fictícia para tamanhos de rosto. Em seguida, identifica-se, na carta molde dos dentes artificiais a serem utilizados, quais são os modelos com a menor e a maior largura (em milímetros) para os seis dentes anteriores. Esses valores são incorporados à escala, sendo a menor largura de dentes associada ao menor rosto e a maior largura, ao maior rosto.

Assim, admitindo-se uma marca comercial hipotética, na qual o modelo com os menores dentes anterossuperiores constantes na carta molde apresente a largura de 44 mm e o maior modelo, de 56 mm, a seguinte sequência de procedimentos é preconizada:

- O menor rosto que o profissional tenha em sua memória determina a extremidade mínima da escala fictícia e, com ele, a largura mínima dos dentes artificiais, ou seja, os 44 mm são incorporados. Junto ao maior rosto, representativo da extremidade máxima, é associada a largura máxima, ou seja, 56 mm. Intervalos de 1 mm são adicionados entre as duas extremidades, e o centro da escala (50 mm) é determinado (Figura 10.24).
- Em seguida, o profissional observa o rosto de seu paciente e o compara com o tamanho dos rostos que estabeleceram a escala de rostos fictícia. Na sequência, determina em que posição da escala o tamanho do rosto de seu paciente se enquadra: no centro, nos extremos ou em posições intermediárias. Se o rosto do paciente estiver posicionado no centro ou nos extremos, consideram-se os valores correspondentes a essas posições como os indicados para a largura dos dentes artificiais anterossuperiores, ou seja, 44, 50 ou 56 mm, conforme o caso. Se o rosto do paciente estiver localizado em posições intermediárias, a decisão deve ser, simplesmente, se a posição está à esquerda do centro, com valores entre 45 e 49 mm, ou à direita, com valores entre 51 e 55 mm. Nenhum esforço é feito nesse momento para definir a posição final.
- Admitindo-se que o rosto do paciente tenha sido considerado estar à direita do centro da escala, o profissional deve decidir em que posição desse segmento o rosto se enquadra: se em seu centro (53 mm) ou se à direita ou à esquerda desse centro (Figura 10.25). Se no centro, o valor de 53 mm é aceito para a largura dos dentes anterossuperiores do paciente. Se à direita ou à esquerda, uma nova avaliação se faz necessária.
- Essa nova avaliação deverá ponderar se a posição admitida para o tamanho do rosto do paciente está mais próxima do centro do segmento ou de suas extremidades e, assim, os valores de 51, 52, 54 ou 55 mm serão considerados para a largura dos dentes anterossuperiores, dependendo dessa decisão final (Figura 10.26).
- Procedimentos semelhantes serão realizados se o rosto do paciente tiver sido considerado como enquadrado à esquerda do centro da escala, entre os valores de 45 e 49 mm.

Embora, por motivos didáticos, o intervalo entre a menor e a maior largura dos seis dentes anterossuperiores da escala hipotética citada tenha permitido a sua subdivisão simétrica em números inteiros, o princípio

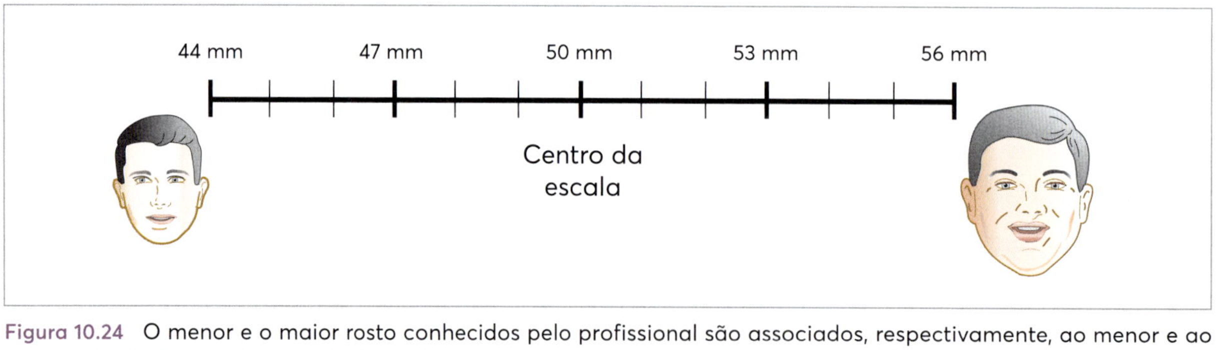

Figura 10.24 O menor e o maior rosto conhecidos pelo profissional são associados, respectivamente, ao menor e ao maior valor da largura dos seis dentes anterossuperiores constantes em uma carta molde.

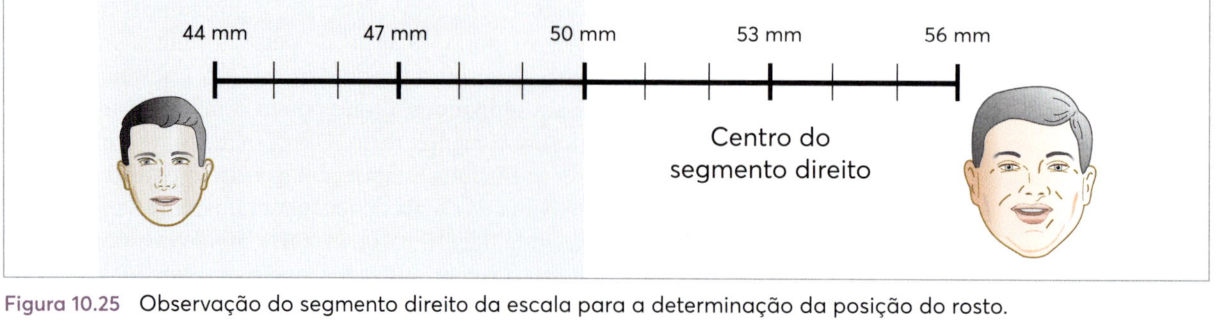

Figura 10.25 Observação do segmento direito da escala para a determinação da posição do rosto.

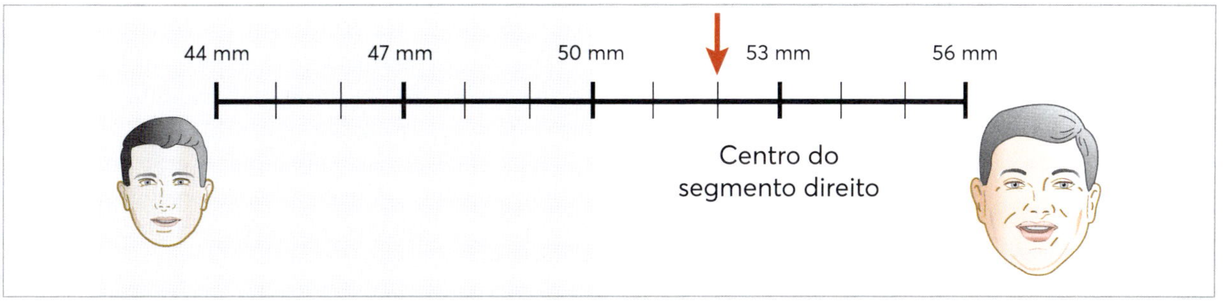

Figura 10.26 Exemplo no qual o rosto do paciente foi posicionado na marcação de 52 mm para a largura dos seis dentes anterossuperiores.

do método pode ser aplicado à carta molde de qualquer fabricante. Ainda, caso não exista um modelo na carta molde utilizada para o valor considerado, deve ser selecionado o modelo de valor mais próximo. Caso haja dois modelos em igual proximidade, o julgamento clínico do profissional deve decidir por um deles.

O valor da largura dos seis dentes anteriores determinado por um método convencional é, então, submetido à ponderação da percepção do profissional, para que as devidas alterações sejam realizadas, se necessário.

Largura do incisivo central superior

Largura bizigomática

Método que se baseia no chamado "índice de Berry", que preconiza que a largura do incisivo central superior corresponde a 1/16 da largura bizigomática. Assim, a largura do incisivo central de próteses totais poderia ser obtida dividindo-se por 16 o valor obtido para a largura da face de um dado indivíduo, mensurada entre os pontos mais largos dos ossos zigomáticos.

Na população brasileira, a relação entre a largura bizigomática e a largura do incisivo central é, de fato, representada pelo coeficiente 15,7, porém, a aplicação clínica desse coeficiente geraria 75% de erros de seleção situados entre 0,5 e 1 mm, valores que podem ser considerados clinicamente significativos em se tratando de um único dente. Portanto, o método da largura bizigomática deveria ser utilizado em associação a outros métodos para a seleção da largura do incisivo central superior.

Filtro labial

É uma referência anatômica conhecida para a análise facial na área de ortodontia, sugerida também para a seleção da largura dos dentes artificiais anteriores, pois considera que a largura combinada dos dois incisivos centrais (direito e esquerdo) corresponde à largura do filtro, mensurada na região do arco do cupido do lábio superior (Figura 10.27). As larguras médias do filtro labial na região do arco do cupido, relatadas em estudos antropológicos em diversas populações, indicam que o uso do método resultaria na seleção de incisivos centrais muito estreitos, principalmente em mulheres. Por outro lado, outros estudos apontam que a largura individual do incisivo central corresponde à largura do filtro, quando mensurada na região mediana, entre a base do nariz e o lábio superior.

Distância interpupilar

A distância interpupilar, ou seja, a distância entre o centro da pupila do olho direito e o centro da pupila do olho esquerdo, com o indivíduo olhando para a frente (Figura 10.28), está também proporcionalmente relacionada com a largura dos dentes anteriores. O método preconiza que, para a determinação da largura do incisivo central superior, o valor obtido para a distância interpupilar seja dividido por 6,5.

Altura do incisivo central superior

Linha alta do sorriso

A linha alta do sorriso é considerada uma referência apropriada para estabelecer a altura dos dentes anteriores de próteses totais. Existem dois tipos de sorriso: o social e o forçado. O sorriso social é involuntário, ocorre naturalmente no dia a dia e corresponde a estados emocionais específicos. Já o sorriso forçado é voluntário, exagerado e planejado para simular um estado emocional.

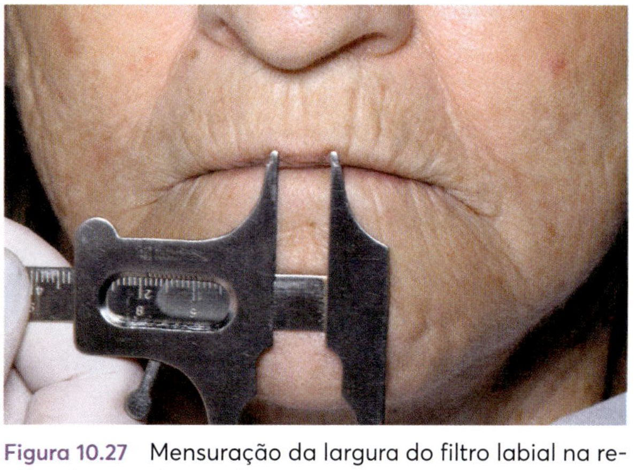

Figura 10.27 Mensuração da largura do filtro labial na região do arco do cupido.

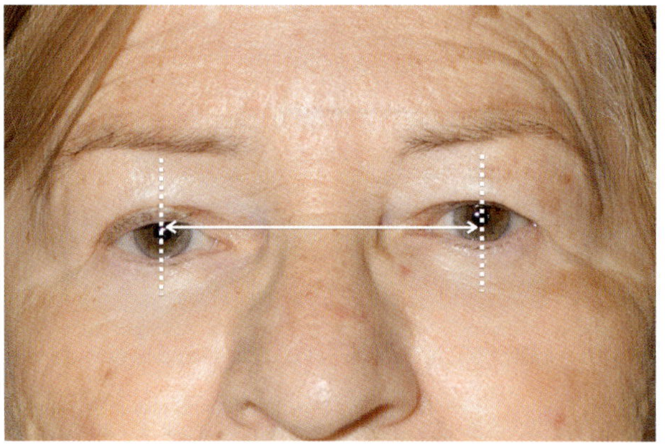

Figura 10.28 Distância interpupilar.

A linha alta do sorriso é estabelecida pelo sorriso forçado, a fim de utilizar ao máximo o espaço criado entre a borda inferior do lábio superior e o lábio inferior, o qual será ocupado pelos dentes anteriores da prótese.

Clinicamente, a linha alta do sorriso é marcada com um instrumento de ponta aguda no rolete de cera da base de registro já ajustada, perpendicular à linha mediana e na altura do tubérculo do lábio superior (Figura 10.29). A distância entre a linha do sorriso e o ângulo vestíbulo-oclusal do rolete corresponde à altura desejada para os incisivos centrais superiores.

O objetivo principal do método da linha alta do sorriso é que os dentes, que representam os elementos mais estéticos da prótese, apareçam mais do que a base. Entretanto, há situações em que fatores esqueléticos e musculares, como hiperatividade do músculo levantador do lábio superior, resultam em uma linha do sorriso anormal, conhecido como sorriso gengival. Nesses casos, a linha alta do sorriso não deve ser utilizada como referência na seleção dos dentes, pois resultaria em dentes anteriores demasiadamente longos. Caracterizações da base são recomendadas para atingir uma estética adequada nessas situações.

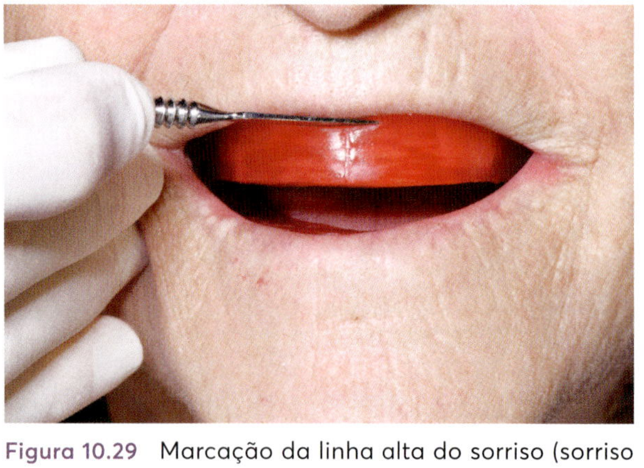

Figura 10.29 Marcação da linha alta do sorriso (sorriso forçado).

Altura da face

Método que preconiza que a altura do incisivo central corresponderia a 1/16 da altura da face. Assim, o valor obtido para a altura da face de um dado indivíduo (Figura 10.30), mensurada da linha capilar até a porção mais inferior do mento, deve ser dividido por 16 para obter a dimensão cervicoincisal (altura) do incisivo central.

Estudos realizados no Brasil demonstram que a altura da face é, em média, 17,7 vezes maior do que a altura do incisivo central. A maioria dos erros de seleção (75%), resultantes do uso do coeficiente 17,7, estaria entre 1 e 1,5 mm, valores que podem ser considerados clinicamente significativos em relação à altura dos dentes anteriores. Portanto, o método da altura da face deve ser utilizado com cautela e somente como uma orientação inicial no processo de seleção da dimensão cervicoincisal dos dentes anteriores.

FATORES INFLUENTES NA SELEÇÃO DOS DENTES ANTEROSSUPERIORES

O conhecimento e a experiência do cirurgião-dentista possibilitam a escolha de dentes artificiais anterossuperiores mais adequados para o caso clínico, porém, não se pode deixar de considerar o fato de que o paciente deve ser o responsável primário pela decisão

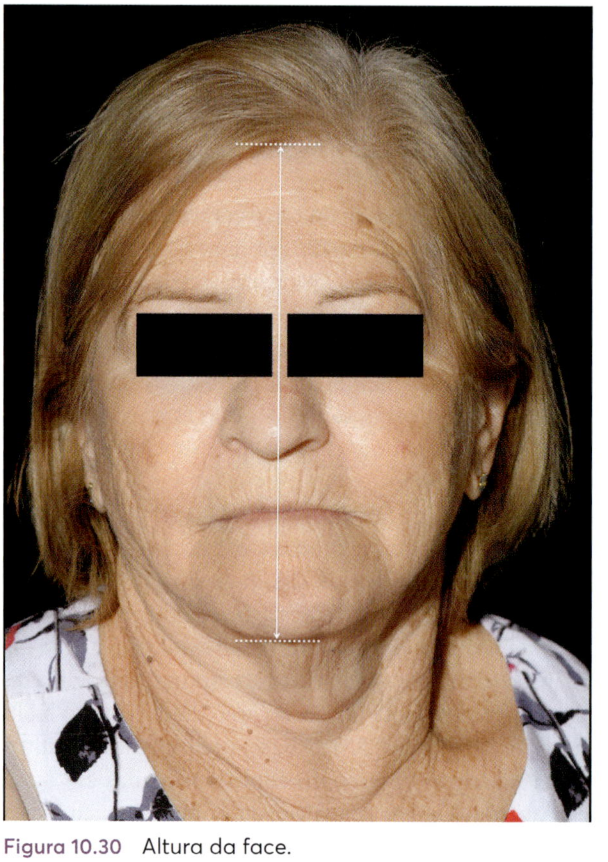

Figura 10.30 Altura da face.

final do dente a ser escolhido. Assim, na maioria dos casos, essa decisão será fortemente impactada por aspectos culturais e expectativas do paciente.

Aspectos culturais

O conceito de que aspectos culturais podem ter influência sobre a decisão do paciente não pode ser simplista, a ponto de se entender essa questão somente como referente à cultura de um povo. O conceito de cultura é mais amplo e envolve, entre outros sentidos, as particularidades que caracterizam um pequeno grupo de pessoas, uma família ou uma sociedade com seus regionalismos.

A própria segmentação social e a realidade em que a pessoa vive traz aspectos culturais que podem impactar a confecção das próteses totais. Enquanto, para um idoso de uma classe socioeconômica mais privilegiada, pode ser embaraçoso que interlocutores percebam suas próteses totais, o que fará com que ele valorize a naturalidade do aparelho protético, para outro, de uma classe socioeconômica mais desamparada, a questão da naturalidade pode não ser tão crítica, já que praticamente todos os idosos com quem convive são usuários de próteses totais.

Um aspecto de forte influência na decisão dos pacientes quanto à cor dos dentes de suas próteses diz respeito ao fato de que, culturalmente, na sociedade ocidental moderna, existe uma grande valorização da aparência jovial, associada à vitalidade. Por outro lado, a aparência do idoso é associada à decadência física do envelhecimento. Jovens têm dentes naturais mais claros, os quais tendem a escurecer com o passar dos anos. Hoje, é possível, em idosos com dentes naturais, bem como em pessoas de todas as faixas etárias, fazer clareamento. Esse desejo de ter dentes mais claros também é compartilhado pelos usuários de próteses totais.

Sendo membros de uma mesma sociedade, cirurgião-dentista e paciente podem ter culturas semelhantes, porém, o profissional não irá compartilhar as variáveis culturais de grupos específicos aos quais o paciente pertence. Seja qual for o impacto cultural sobre as solicitações do paciente, o cirurgião-dentista deve compreender que isso é fruto de seu contexto de vida e, portanto, está enraizado em sua maneira de ser.

Expectativas do paciente

A percepção de uma pessoa sobre a própria aparência influencia fortemente a sua autoestima e seus relacionamentos sociais e profissionais. Enquanto uma percepção positiva aumenta a autoestima e encoraja os relacionamentos, uma percepção negativa caminha em sentido oposto.

Os dentes ocupam papel de destaque na apresentação pessoal e, assim, qualquer alteração na aparência deles impacta, de maneira significativa, a autoimagem do indivíduo. Dessa maneira, a passagem da condição de dentado para usuário de próteses totais ou a troca das próteses totais em uso por próteses novas produz expectativas nos pacientes com relação à sua autoimagem, as quais estão intimamente ligadas a valores culturais e preferências pessoais, e exprimem como a pessoa se vê, deseja se ver ou quer ser vista.

Contemplar as expectativas do paciente em relação à aparência de suas próteses totais é um fator crítico para o sucesso da reabilitação, pois possibilita ao paciente uma percepção positiva de seus dentes na composição de sua autoimagem.

SELEÇÃO DOS DENTES POSTERIORES

Se, por um lado, o cirurgião-dentista atua mais como um orientador na seleção dos dentes artificiais anteriores, fornecendo ao paciente as melhores opções para uma reabilitação estética satisfatória, por outro, na seleção dos dentes posteriores, ele assume a condição de protagonista único, já que essa seleção é fundamentada em critérios técnicos e está sob seu conhecimento e responsabilidade, devendo ser relativa ao tamanho e à superfície oclusal a ser utilizada.

Seleção do tamanho

A seleção do tamanho dos dentes posteriores baseia-se em três parâmetros: espaço disponível para a montagem dos dentes; capacidade do rebordo alveolar mandibular em receber as forças oclusais; e harmonia com o tamanho dos dentes anteriores.

Espaço disponível para a montagem dos dentes

A carta molde, fornecida pelos fabricantes, indica, na tabela de articulações, o(s) modelo(s) dos dentes posteriores adequado(s) para cada um dos modelos dos dentes anterossuperiores da carta. Entretanto, nem sempre o espaço disponível para a montagem desses dentes é suficiente. Assim, deve-se verificar, na mandíbula, a dimensão do espaço anteroposterior correspondente à porção horizontalizada do rebordo após a distal de canino. Caso esse espaço não comporte as dimensões dos dentes inferiores do modelo indicado na carta molde, de mesial do primeiro pré-molar à distal do segundo molar, outro modelo, compatível com o espaço existente, deve ser selecionado. Atenção também deve ser dada ao fato de que, na maxila, não se deve montar dentes próximos de sua borda posterior, a fim de evitar mordidas na bochecha. Assim, o espaço para a montagem dos dentes superiores deve estar limitado entre a distal do canino e o início da tuberosidade.

Adicionalmente, dependendo da marca comercial, os dentes posteriores podem ser fornecidos com três opções de tamanho cérvico-oclusal: pequeno, médio e longo. Essa variação no tamanho torna-se muito útil em casos de pouco espaço intermaxilar para a montagem dos dentes. Quando essa opção estiver presente, a escolha deve ser feita com base na observação em articulador do espaço intermaxilar disponível para a montagem dos dentes ou pela observação da altura dos roletes de cera na região posterior da base de registro.

Capacidade do rebordo alveolar em receber as forças oclusais

Esse aspecto é observado em relação ao rebordo alveolar mandibular, com base em sua morfologia e grau de reabsorção. O tamanho dos dentes posteriores deve ser menor quando a capacidade do rebordo em receber as forças oclusais está prejudicada, como em casos de rebordos reabsorvidos, com pequena dimensão vestibulolingual e recobertos com fibromucosa pouco queratinizada.

Harmonia com o tamanho dos dentes anteriores

Quando dentes posteriores menores do que os indicados pela tabela de articulações da carta molde se fazem necessários, o tamanho dos dentes selecionados deve ser harmônico com o dos dentes anteriores, para uma aparência natural.

Embora os procedimentos descritos no primeiro parâmetro visem à adequação dos dentes posteriores ao espaço disponível, a manutenção do modelo posterior, indicado na carta molde, associada à montagem dos dentes sem os segundos molares, atende às necessidades de falta de espaço, favorecendo o primeiro e o segundo parâmetros.

Seleção da superfície oclusal

A seleção do tipo de superfície oclusal dos dentes posteriores tem como base critérios objetivos de características clínicas do paciente, relacionadas principalmente com os rebordos alveolares residuais, sobretudo o mandibular, e o controle neuromuscular. Ainda, de maneira subjetiva, baseia-se na filosofia de superfície/esquema oclusal adotada pelo profissional para o desenvolvimento da reabilitação.

Características do rebordo alveolar residual

O volume ósseo do rebordo alveolar residual e a qualidade de sua fibromucosa estão diretamente relacionados com a capacidade de uma prótese total em resistir, *in situ*, às forças de deslocamento a que está sujeita na cavidade bucal. Rebordos alveolares residuais pouco reabsorvidos, altos e com fibromucosa de resiliência normal apresentam condições mais favoráveis para a estabilização da prótese. Por outro lado, quanto mais reabsorvido e baixo for o rebordo, menor será a capacidade da prótese de resistir a essas forças. A presença de fibromucosa flácida compromete ainda mais essa condição desfavorável.

As forças de deslocamento, quando provenientes da oclusão, constituem-se em resultantes horizontais de forças geradas pelos contatos entre as superfícies inclinadas das cúspides, ocorridos principalmente em movimentos excursivos parafuncionais ou em movimentos de fechamento, seja em atividade funcional ou não. Quanto maior for a inclinação das cúspides, maior será a força de deslocamento, o que faz com que o ângulo das cúspides a ser indicado para os dentes posteriores das próteses totais seja dependente da capacidade do rebordo alveolar de resistir às forças horizontais de deslocamento provenientes da oclusão.

Dessa maneira, dentes anatômicos, por terem maior inclinação cuspídea (30 ou 33°) são indicados para casos clínicos em que os rebordos residuais são altos, não reabsorvidos (Figura 10.31A) e capazes de suportar as forças de deslocamento que tendem a causar instabilidade das próteses, principalmente da mandibular. Por vezes, os rebordos alveolares podem se apresentar com volume relativamente adequado, mas constituídos por fibromucosa flácida com pouco ou nenhum suporte ósseo, o que irá inviabilizar o uso dos dentes anatômicos. Adicionalmente, deve ser considerado o importante papel desempenhado pela saliva que, se não favorável, pode diminuir consideravelmente a capacidade de as próteses resistirem a quaisquer forças de deslocamento.

Sob o mesmo princípio de capacidade de resistência às forças de deslocamento horizontais, dentes semianatômicos (15 a 20°) são indicados para rebordos alveolares com reabsorção e altura moderados (Figura 10.31B). Já os dentes monoplanos (zero grau) são indicados para casos de rebordo alveolar severamente reabsorvidos (Figura 10.31C), assim como os dentes de Hardy. Dentes monoplanos também são indicados para pacientes com bruxismo e discrepâncias entre o tamanho dos arcos superior e inferior.

Características do sistema neuromuscular

Um sistema neuromuscular normal permite ao paciente a realização de movimentos mandibulares relativamente precisos, possibilitando a criação de uma memória proprioceptiva de fechamento na posição de oclusão em RC. Essa condição faz com que, repetidamente, sempre que o paciente ocluir, o contato entre os dentes ocorra de maneira simultânea e equilibrada.

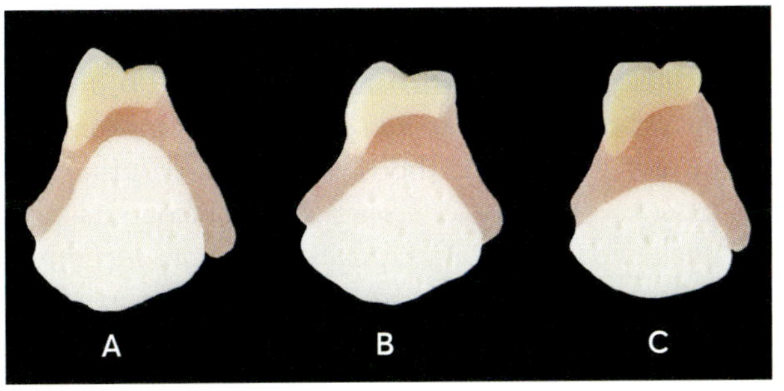

Figura 10.31 Diferentes angulações de cúspide indicadas para a reabsorção do rebordo alveolar: dente anatômico (**A**); dente semianatômico (**B**); e dente monoplano (**C**).

Entretanto, quando o sistema neuromuscular está comprometido, os movimentos musculares não são definidos ou consistentes, tornando a determinação da RC uma tarefa de complexa execução e fazendo com que, mais tarde, dificilmente o paciente consiga ocluir de maneira simultânea e equilibrada na posição de oclusão desenvolvida, gerando desconforto e traumas. Nessa situação, dentes monoplanos são indicados, pois a ausência de interferências laterais das cúspides traz liberdade oclusal e conforto para o paciente.

Filosofia de superfície/esquema oclusal adotada pelo cirurgião-dentista

Existem diferentes tipos de superfícies/esquemas oclusais propostos para o desenvolvimento da oclusão das próteses totais. O profissional, com base em ponderações sobre as características das possibilidades existentes, de acordo com a sua preferência, pode adotar, como filosofia de trabalho, a utilização de um tipo específico de superfície ou de esquema oclusal. Seja qual for a filosofia adotada, ela também irá orientar o tipo de dente a ser utilizado.

No que diz respeito à superfície oclusal, o cirurgião-dentista pode ser adepto do uso de uma das formas de superfície oclusal existentes para os dentes artificiais. Muitos profissionais, por exemplo, preferem desenvolver a oclusão com os dentes monoplanos, pela facilidade de montagem e pelo ajuste oclusal que esse tipo de dente proporciona.

Os esquemas oclusais usualmente utilizados na confecção das próteses totais (não equilibrado, equilibrado bilateral convencional e equilibrado bilateral lingualizado) são passíveis de serem desenvolvidos em praticamente todos os tipos de superfície oclusal existentes para os dentes artificiais. Entretanto, a oclusão com o esquema equilibrado bilateral lingualizado é mais bem desenvolvida com dentes fabricados especificamente para esse tipo de esquema, os quais, porém, não se aplicam ao esquema equilibrado bilateral convencional.

CONCEITO DENTOGÊNICO

Tem como objetivo desenvolver aspectos estéticos das próteses totais com base em características específicas preconizadas para três pilares: personalidade, sexo e idade. A técnica original indica que a personalidade é o ponto de partida para o desenvolvimento do conceito dentogênico, sendo responsável pela seleção do modelo de dentes a ser utilizado, o qual é, posteriormente, adequado quanto ao sexo e à idade. Adequações na escultura da base também são realizadas. Para cada um desses pilares, indica-se:

- Personalidade: para pacientes de personalidade delicada (5% da população), selecionam-se dentes mais delicados. Para pacientes de personalidade mais vigorosa (10% da população), selecionam-se dentes mais vigorosos. Para a imensa maioria dos pacientes (85% da população), dentes intermediários no espectro são selecionados. Montagens dos dentes artificiais mais agressivas, isto é, com dentes de ângulos mais vivos e montados em inclinações que sejam marcantes, são indicadas para pacientes de personalidade forte, enquanto as mais suaves, para personalidades mais delicadas.
- Sexo: para pacientes do sexo feminino, dentes artificiais de cores mais claras e formas mais curvilíneas e suaves são indicados, ao passo que, para o sexo masculino, são sugeridos dentes com formas mais retilíneas.
- Idade: todos os aspectos visuais dos dentes artificiais devem representar a aparência de envelhecimento fisiológico dos dentes naturais correspondentes à idade do paciente.

Ainda que, quando considerada a média da população dentada, alguns fatores, como cor, disposição, exposição, forma e tamanho dos dentes, possam apresentar diferenças quanto ao sexo e à idade, deve ser observado que essas diferenças não se constituem prerrogativas de gênero ou de faixa etária, não sendo possível determinar essas características pela simples observação de imagens dos dentes naturais de uma pessoa. O envelhecimento fisiológico dos dentes naturais, por exemplo, acarreta algumas alterações visuais, que também podem ocorrer em indivíduos mais jovens por diversos fatores e, em sentido inverso, indivíduos mais idosos podem preservar dentes mais íntegros. Ainda, indivíduos do sexo feminino podem apresentar dentes mais escuros e, do sexo masculino, mais claros. Já a determinação da personalidade de uma pessoa é uma questão subjetiva. Entretanto, eventualmente e por conveniência, alguns aspectos desse conceito podem ser de interesse na elaboração da estética, quando outros parâmetros não estão disponíveis.

PROCESSO CLÍNICO DE SELEÇÃO DOS DENTES ARTIFICIAIS

O processo clínico de seleção dos dentes artificiais não se resume a uma simples aplicação de métodos; embora rico em detalhes, é de execução relativamente simples para um profissional experiente, quando adequadamente esquematizado.

Na ausência de registros pré-extração, o processo clínico de seleção dos dentes artificiais pode ser estruturado na seguinte sequência de fases:

- coleta de informações básicas;
- tomada de decisões prévias;
- seleção da cor;
- determinação da forma dos dentes anterossuperiores;
- determinação do tamanho dos dentes anterossuperiores;
- seleção do modelo dos dentes anterossuperiores;
- seleção dos modelos dos dentes anteroinferiores, posterossuperiores e posteroinferiores.

As fases de coleta de informações básicas e de tomada de decisões prévias são realizadas na primeira sessão clínica do tratamento. Entretanto, nem sempre as aspirações dos pacientes são expostas claramente nos primeiros contatos com o profissional e, assim, atenção a essas expectativas deve ser uma constante no transcorrer dos atendimentos clínicos. Todas as demais etapas são desenvolvidas, conjuntamente, na fase de determinação da dimensão vertical e da relação central.

Coleta de informações básicas

Quanto maior o número de informações que possam impactar a seleção das características dos dentes artificiais a serem utilizados, mais adequada será a seleção. Assim, o profissional deve:

- Observar as próteses em uso pelo paciente, pois elas são um excelente meio de avaliar o tamanho, a forma e a cor dos dentes artificiais, oferecendo informações do que deve e do que não deve ser reproduzido.
- Questionar o paciente sobre o que ele pensa da estética das suas próteses em uso e o que espera da estética das novas próteses. A opinião do paciente pode divergir da do profissional e refletir aspirações relativas à sua autoimagem.
- Questionar o paciente se familiares ou amigos próximos já manifestaram alguma opinião sobre sua aparência em relação aos dentes da prótese em uso ou aos naturais perdidos. Em geral, a opinião de pessoas próximas é seriamente considerada pelo paciente. Comentários positivos podem incentivar o desejo de manutenção de uma estética existente ou, ainda, o retorno de uma perdida; comentários negativos incentivam o desejo de mudança.
- Caso haja aspiração por dentes semelhantes aos perdidos, fotografias em que o paciente apareça sorrindo, nas quais seja possível visualizar a sua boca em detalhes, podem ser requisitadas para a observação de características marcantes dos dentes naturais.
- Todas as informações coletadas devem ser armazenadas com a ficha do paciente para consulta no dia da seleção final.

Tomada de decisões prévias

Face à necessidade de apresentação do orçamento ao paciente, as seguintes decisões devem ser tomadas assim que possível:

- Material de confecção dos dentes artificiais: para essa decisão, devem ser considerados alguns aspectos, como a capacidade do rebordo alveolar receber os esforços da mastigação, as qualidades estéticas e mecânicas pretendidas para os dentes artificiais e a disponibilidade de produtos no mercado odontológico local. A aprovação do orçamento submetido ao paciente confirmará a decisão tomada.
- Marca comercial: as preferências do profissional e disponibilidade de produtos no mercado odontológicos local orientam essa decisão, que também é confirmada com a aprovação do orçamento pelo paciente. Essa decisão orientará também a escala de cores a ser utilizada, já que os fabricantes fornecem escalas próprias.

Seleção da cor

A decisão sobre a cor dos dentes artificiais é de responsabilidade primária do paciente. Com a finalidade de orientá-lo, o cirurgião-dentista deve identificar as melhores opções de cores para o caso clínico. Para tanto, os seguintes procedimentos são propostos para a aplicação dos métodos de seleção de cor:

- Dividir as cores dos dentes da escala em "claras", "médias" e "escuras". A seleção com base em grupos de cores facilita o processo e as características dos métodos a serem utilizados permitem esse artifício (Figura 10.32).

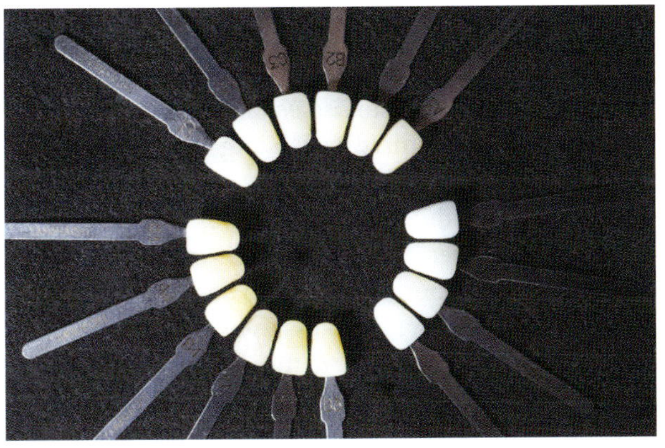

Figura 10.32 Dentes de uma escala de cores, divididas arbitrariamente em "claras", "médias" e "escuras".

- Dar preferência aos grupos de cores "claras" e "médias" para a seleção da cor. Na natureza, no transcorrer da sexta década de vida, mais de 50% das pessoas passam a ter os seus dentes naturais classificados como sendo de cores "médias", porém, somente cerca de 15% são classificados como de cores "escuras". Dentes de cores "escuras", se indicados, devem ser para pessoas bem mais idosas. Entretanto, é comum, nos dias de hoje, idosos realizarem o clareamento de seus dentes naturais. Dentes "escuros" não são desejados. Dentes artificiais com boa qualidade estética, corretamente posicionados e pertencentes ao grupo de cores "médias" são suficientes para uma reabilitação esteticamente agradável para o idoso, não associada à jovialidade de uma prótese com dentes claros.

Com as cores da escala assim agrupadas, o profissional realiza a seleção conforme a compatibilidade da cor do dente artificial com a idade do paciente ou pela harmonia da cor dos dentes com as cores predominantes no rosto do paciente.

O método da compatibilidade da cor do dente artificial com a idade do paciente tem por objetivo desenvolver uma reabilitação esteticamente natural. É um método bem indicado quando os dentes artificiais a serem utilizados têm boas características estéticas. Deve-se, para tanto:

- Utilizar o grupo de cores "claras" para pacientes até a sexta década de vida, exclusivamente.
- Avaliar a utilização de cores dos grupos de cores "claras" ou "médias" para pacientes que estejam na sexta década de vida.
- Utilizar o grupo de cores "médias" para pacientes a partir da sétima década de vida.

Dentro de qualquer faixa etária, os dentes mais claros do grupo de cores utilizado são indicados para os pacientes com menor idade, e os mais escuros, para os pacientes com maior idade.

O método da harmonia da cor dos dentes com as cores circundantes (cor da pele e intraoral) pode ser indicado em todos os casos, porém, é de particular interesse quando os dentes artificiais a serem utilizados são pobres esteticamente, já que a harmonia de cores não irá gerar destaque acentuado sobre os dentes. Para o desenvolvimento desse método, deve-se:

- Verificar qual grupo de cores, "claras" ou "médias", melhor se harmoniza com as cores predominantes no rosto do paciente.
- Utilizar as três cores do grupo, que melhor harmonizem com a cor predominante, para a aplicação do método utilizado.
- Aplicar o método para a seleção da cor final.

De posse da cor selecionada, seja pelo método da harmonia com a idade, seja pela harmonia com as cores predominantes no rosto do paciente, o profissional reavalia as informações básicas já coletadas relativas à cor dos dentes e pondera sobre o uso de mais duas ou três cores da escala, próximas à cor já selecionada e que busquem atender às expectativas do paciente.

Essas cores são, então, apresentadas ao paciente, que é instruído sobre qual cor foi inicialmente selecionada, quais foram as bases para essa seleção e como o profissional entende ser aquela cor e as demais apresentadas as mais adequadas para a reabilitação.

Esclarecidos esses aspectos, o paciente deve sentir-se livre para escolher entre as cores apresentadas. É importante que, em caso de uso de óculos, o paciente esteja com eles no momento da escolha.

Além disso, é importante compreender que muitos pacientes aspiram por cores mais claras e que, se nenhuma das oferecidas para sua escolha agradá-lo, ele não terá as suas aspirações realizadas. Nesse caso, deve-se dar a ele a possibilidade de optar por uma cor mais clara, embora seja recomendado que um parente próximo esteja presente no momento dessa escolha.

Esse desejo por cores claras reflete-se no fato de que grandes fabricantes de dentes artificiais estão acrescentando, em suas escalas de cores, algumas opções das denominadas *bleached colors* (ou cores clareadas), que são cores ainda mais claras do que as usualmente observadas nas escalas de cor.

Determinação da forma dos dentes anterossuperiores

Uma vez que, na natureza, não há uma forte correspondência entre as formas do rosto e dos dentes anteriores, sugere-se uma complementação ou, até mesmo, uma substituição do método da forma do rosto por um padrão de referência que busque harmonia entre as dimensões gerais do rosto e as dimensões gerais dos dentes artificiais, como descrito a seguir:

- Para indivíduos com biotipo dolicofacial (face alongada), dentes mais alongados e estreitos são indicados.
- Para indivíduos com biotipo braquifacial (face mais baixa e larga), dentes mais baixos e largos são indicados.
- Para indivíduos com biotipo mesofacial (face com dimensões equilibradas), dentes com dimensões mais equilibradas são indicados.

Como orientação geral, indica-se a utilização prioritária de dentes artificiais de formas combinadas, que são mais comuns na natureza e apresentam estética mais agradável do que os dentes de formas puras.

Determinação do tamanho dos dentes anterossuperiores

A determinação do tamanho dos dentes anterossuperiores é baseada na altura do incisivo central superior e na largura dos seis dentes anterossuperiores, seja em curva ou linha reta. Deve ser feita após a determinação da dimensão vertical de oclusão, com as bases de registro maxilar e mandibular na boca.

Altura do incisivo central superior

O método indicado para o estabelecimento da altura do incisivo central superior tem como base a determinação da linha alta do sorriso. Para tanto, o profissional deve:

- Certificar-se de que a vestibular da base de registro está convenientemente umedecida por saliva, que age como um lubrificante natural, permitindo que lábios e bochechas deslizem sobre a base durante o sorriso. A ausência de saliva na superfície vestibular da base impede esse movimento e interfere no posicionamento do lábio. Caso o paciente esteja com a boca seca, uma discreta camada de vaselina pastosa pode ser aplicada sobre a superfície vestibular da base.
- Solicitar que o paciente force um sorriso e, com um instrumento pontiagudo, demarcar, na face vestibular da base de registro maxilar, a altura do tubérculo do lábio superior. Embora essa marca possa ser utilizada como referência para a altura do incisivo central superior, a altura do tubérculo labial em um sorriso social é uma referência mais confiável e natural. Nesse momento, o cirurgião-dentista deve conversar com o paciente sobre uma situação que provoque um sorriso espontâneo, como solicitar o relato de uma situação engraçada, provocada por uma criança de sua família.
- Tomando como referência a posição do sorriso forçado já demarcada, o profissional observa a posição do tubérculo do lábio superior durante o sorriso social e registra essa posição com um instrumento pontiagudo, realizando uma nova marca na face vestibular da base de registro maxilar (Figura 10.33).
- A distância entre a nova marca e o ângulo vestíbulo-oclusal da base de registro, na região de linha média, é mensurada e anotada, pois representa a altura do incisivo central superior (Figura 10.34).
- Nesse momento, uma avaliação dessa medida deve ser feita. A altura de um incisivo central superior artificial varia, aproximadamente, entre 8 e 12 mm, podendo sua altura média ser considerada 10 mm.

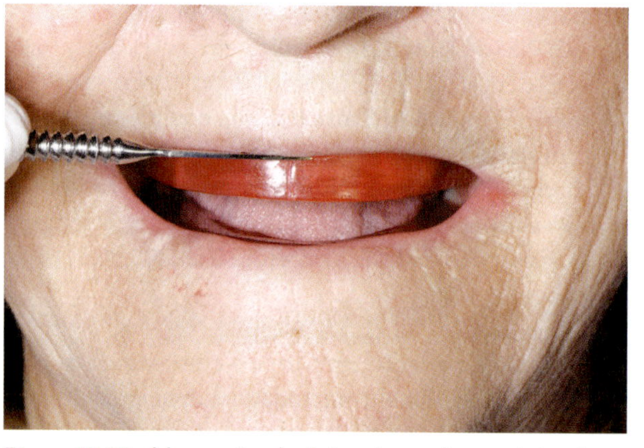

Figura 10.33 Marcação da linha do sorriso social, subsequente à marcação da linha do sorriso forçado.

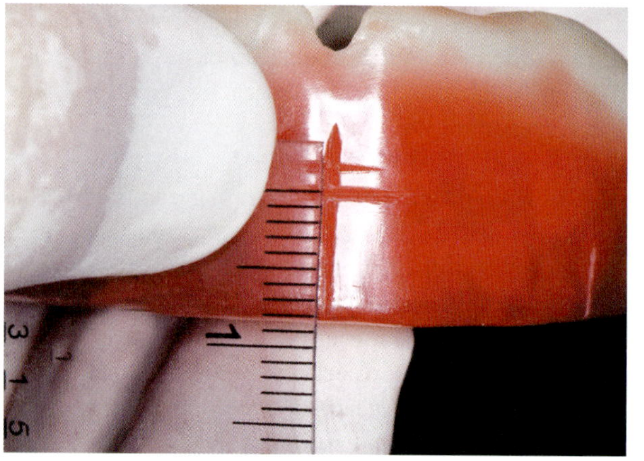

Figura 10.34 Mensuração da distância representativa da altura do incisivo central.

Valores obtidos muito acima de 10 mm devem ser observados com cautela, pois podem indicar a presença de um sorriso gengival, pela elevação acentuada do lábio superior, ou, eventualmente, um erro de posicionamento do plano de orientação, que está muito baixo. Se a presença de um sorriso gengival é diagnosticada, o profissional deve avaliar a possibilidade de discreta elevação do plano de orientação. Se o plano de orientação está baixo, deve ser corrigido.

Largura dos seis dentes anterossuperiores

Considerando não serem precisos os métodos de determinação da largura dos seis dentes anterossuperiores, a sequência de procedimentos descrita visa a minimizar erros significativos que possam ocorrer. Nessa sequência, o valor da largura dos seis dentes anterossuperiores, determinado pelo método da projeção das comissuras bucais, é submetido à ponderação do profissional, com o objetivo de verificar se é adequado ou não ao caso clínico. Se considerado adequado, o valor é mantido. Se considerado inadequado, pequenas modificações, baseadas na percepção do profissional, são realizadas. O sistema consiste em:

- Elaborar a percepção do profissional relativa à largura dos seis dentes anteriores necessários ao caso clínico. Para tanto, o método das proporções consideradas é utilizado. Esse método auxilia o profissional na construção de sua avaliação subjetiva da largura dos seis dentes anterossuperiores adequada ao paciente. O valor determinado deve ser anotado.
- Aplicar o método da projeção das comissuras bucais, que fornece uma avaliação objetiva do tamanho dos seis dentes anterossuperiores (Figura 10.35). Entretanto, outro método de preferência do profissional pode ser utilizado em substituição ao método das comissuras bucais.
- Com base na avaliação subjetiva da largura dos seis dentes anterossuperiores previamente elaborada, o profissional pondera sobre a conveniência do valor determinado pelo método das comissuras bucais (ou por outro método objetivo que possa ter sido utilizado), realizando, se necessário, a adequação que julgar apropriada para a harmonia desejada. O valor final para a largura dos seis dentes anterossuperiores deve ser anotado.
- Deve ser ressalvado que, quando o método clínico utilizado fornecer a largura dos dentes anterossuperiores em curva e a carta molde em linha reta, ou vice-versa, uma equação de regressão linear deve ser aplicada ao valor obtido pelo método clínico para harmonizá-lo com os valores da carta molde. Isso pode ser facilmente realizado através de uma equação de regressão linear, que pode ser encontrada nesse capítulo, no tópico relativo à apresentação comercial dos dentes artificiais.

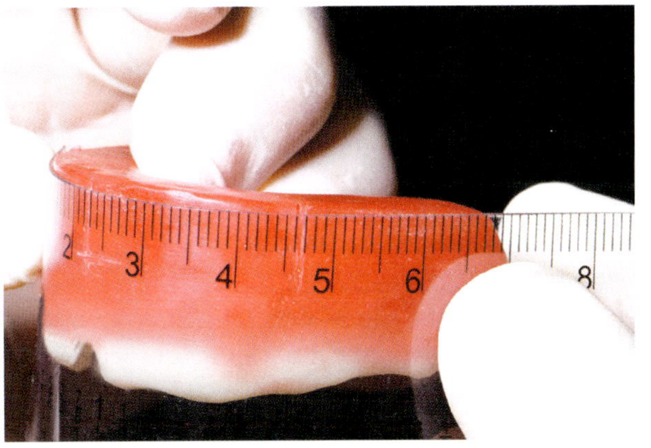

Figura 10.35 Mensuração da distância representativa da largura em curva dos seis dentes anteriores.

Seleção do modelo dos dentes anterossuperiores

De maneira semelhante à seleção da cor, o paciente deve ser o responsável primário pela seleção dos dentes anterossuperiores, cabendo ao cirurgião-dentista oferecer as melhores opções para a reabilitação.

Com base na forma e na altura determinadas para os incisivos centrais superiores e na largura dos seis dentes anterossuperiores, o profissional escolhe um modelo de dentes anterossuperiores na carta molde. Deve ser salientado que a altura dos incisivos centrais é um fator predominante, já que pequenas variações produzem um maior impacto na aparência dos dentes do que pequenas variações na largura dos seis dentes anteriores. Embora incisivos centrais discretamente mais altos possam ser avaliados, nunca deverão ser selecionados incisivos menores do que a altura indicada, sob pena de exposição indesejada da base da prótese.

É importante observar que, nesse processo, é comum não existir um modelo que tenha, de maneira exata, as medidas estabelecidas. Entretanto, isso não representa um problema, pois o que se busca é o modelo que melhor atenda aos padrões definidos.

Tendo sido identificado o modelo pretendido, o profissional reavalia as informações básicas relativas à forma e ao tamanho dos dentes e seleciona mais dois modelos da carta molde, com características próximas às do modelo já selecionado, mas que busquem atender às expectativas do paciente.

Os três modelos são, então, apresentados ao paciente, que deve ser devidamente instruído sobre qual modelo foi inicialmente selecionado, quais foram as bases dessa seleção e que o profissional entende ser aquele modelo e os demais apresentados os mais adequados para a sua reabilitação.

Esclarecidos esses aspectos, o paciente deve sentir-se livre para escolher entre os modelos a ele apresentados. Se tiver problemas de visão, é importante que o paciente esteja com seus óculos.

Caso o paciente não se sinta satisfeito com os modelos apresentados, novos modelos devem ser selecionados na carta molde, buscando-se atender à sua expectativa; porém, nesse caso, é aconselhável a presença de um parente próximo para a tomada de decisão.

Para uma seleção segura, é preciso que a apresentação dos modelos selecionados seja realizada com o uso de cartelas físicas de dentes, e não apenas das fotografias da carta molde. Entretanto, ao observar o dente real, deve ser esclarecido ao paciente que, da altura total do dente visualizada na cartela, somente a parte correspondente à coroa será visualizada na boca.

Seleção dos modelos dos dentes anteroinferiores, posterossuperiores e posteroinferiores

Anteroinferiores

Não existem maiores considerações a respeito da seleção do modelo dos dentes anteroinferiores, que é realizada seguindo-se a indicação da tabela de articulação da carta molde do modelo de dentes anteroinferiores a ser utilizado com o modelo escolhido para os dentes anterossuperiores.

Posterossuperiores e posteroinferiores

No que diz respeito aos dentes posteriores, considerações devem ser realizadas em relação ao tamanho dos dentes posteriores e ao tipo de superfície oclusal.

Tamanho dos dentes posteriores

A necessidade de adequar a seleção do modelo dos dentes posteriores ao espaço disponível existente, posterior aos caninos, tanto na mandíbula como na maxila, não é uma obrigatoriedade. É mais simples selecionar modelos que se harmonizem com os dentes anteriores e, caso sejam maiores do que o espaço disponível, não se deve realizar a montagem dos segundos molares. A eliminação dos segundos molares diminui a plataforma oclusal e favorece a distribuição de forças sobre o rebordo, sem prejuízos estéticos. Sem os segundos molares, dificilmente haverá problemas de espaço anteroposterior para a montagem dos dentes.

Quando o rebordo alveolar inferior for favorável, não reabsorvido, pode-se selecionar o modelo de dentes posteriores com maior dimensão anteroposterior, de mesial de primeiro pré-molar à distal de segundo molar, indicado para a harmonização com o modelo de dentes anteriores escolhido. Se o rebordo for desfavorável, reabsorvido, seleciona-se o modelo com menor dimensão, para diminuir ainda mais a plataforma oclusal. Caso a marca comercial escolhida forneça a opção de tamanho cérvico-oclusal para os dentes posteriores, dentes com dimensão cérvico-oclusal menor (S) são apropriados para casos de espaço intermaxilar reduzido, ao passo que dentes mais longos (L), para espaços intermaxilares maiores. Dentes de altura média (M) são adequados para espaços intermediários. Deve-se sempre considerar a harmonia com o modelo de dentes anterossuperiores escolhido.

Tipo de superfície oclusal

A decisão a respeito do tipo de superfície oclusal a ser utilizada deve ter como base: a capacidade de o rebordo alveolar inferior resistir às forças horizontais provenientes da oclusão (quanto mais reabsorvido o rebordo alveolar, menor deve ser a angulação de cúspide); as características do sistema neuromuscular do paciente (para aqueles sem controle neuromuscular, são indicados dentes monoplanos); e a filosofia de oclusão do profissional.

Uma vez decidido o tipo de superfície oclusal com base nesses quesitos, a tabela de articulações da carta molde indicará os modelos posteriores, superiores e inferiores que melhor harmonizam com o modelo dos dentes anterossuperiores selecionado.

CONSIDERAÇÕES FINAIS

Na seleção dos dentes artificiais, o paciente é o responsável primário pela escolha da cor, bem como da forma e do tamanho dos dentes anteriores. Esses fatores estão fundamentalmente ligados à estética da prótese e, assim, às expectativas do paciente em relação à sua autoimagem. O cirurgião-dentista coordena esse processo, oferecendo ao paciente as melhores opções estéticas para a sua reabilitação. Por outro lado, o profissional é o responsável primário pela seleção dos dentes posteriores, que é uma seleção eminentemente técnica.

Características dos dentes artificiais relativas ao material de confecção, à união com a base da prótese, à forma dos anteriores e da superfície oclusal dos posteriores devem ser conhecidas, pois impactam a seleção dos dentes e as técnicas laboratoriais de confecção das próteses totais, bem como o seu uso pelos pacientes. Embora seja grande a diversidade de técnicas existentes para a seleção de cor, tamanho e forma dos dentes artificiais, ressalta-se que nenhuma delas deixa de ter pelo menos uma das seguintes características associadas: subjetividade, falta de correspondência com o que ocorre na natureza ou imprecisão. Em que pesem essas técnicas estarem sujeitas a algum tipo de questionamento, elas são de imensa utilidade clínica, pois permitem que a seleção dos dentes artificiais ocorra dentro de padrões estabelecidos, fornecendo ao cirurgião-dentista informações mínimas que possam ser submetidas à sua ponderação e seleção final. O processo de seleção dos dentes artificiais é rico em detalhes, porém, quando adequadamente esquematizado, é de execução relativamente simples e rápida.

BIBLIOGRAFIA

1. Abdullah MA. Inner canthal distance and geometric progression as a predicator of maxillary central incisor width. J Prosthet Dent. 2002; 88(1):16-20.
2. Agrawal A, Pandey KK, Verma AK, Ali M, Katiyar P, Gaur A. Evaluation of co-relation between philtral width and maxillary central incisors width. JAMMR. 2018; 26(11):1-6.
3. Akin H, Tugut F, Guney U, Akar T. Shear bond strength of denture teeth to two chemically different denture base resins after various surface treatments. J Prosthodont. 2014; 23(20):152-156.
4. Al-El-Sheik HM, Al-Athel MS. The relationship of interalar width, interpupillary width and maxillary anterior teeth width in Saudi population. Odontostomatol Trop. 1998; 21(84):7-10.
5. Al Wazzan KA. The relationship between intercanthal dimension and the widths of maxillary anterior teeth. J Prosthet Dent. 2001; 86(6):608-612.
6. Arksornnukit M, Phunthikaphadr T, Takahashi H. Pressure transmission and distribution under denture bases using denture teeth with different materials and cuspal angulations. J Prosthet Dent. 2011; 105(2):127-136.
7. Barbosa WF, Iegami CM, Uehara PN, Furuyama RJ, Tamaki R. In vivo comparison of artificial teeth with two different cusp heights in complete dentures: A preliminary study. J Prosthod. 2017; 26(3):206-210.
8. Bragaglia LE, Prates LHM, Calvo MCM. The role of surface treatments on the bond between acrylic denture base and teeth. Braz Dent J. 2009; 20(2):156-164.
9. Cesario VA, Latta Jr GH. Relationship between the mesiodistal width of the maxillary central incisor and interpupillary distance. J Prosthet Dent. 1984; 52(5):641-643.
10. Choudhary S. Complete denture fracture – A proposed classification system and its incidence in National Capital Region population: A survey. J Indian Prosthodont Soc. 2019; 19(4):301-312.
11. Christensen FT. Cusp angulation for complete dentures. J Prosthet Dent. 1958; 8(6):910-923.
12. Clapp GW. Selecting teeth for full dentures. J Am Dent Assoc. 1930; 17:2216-2226.
13. Clapp GW. How the science of esthetic tooth-form selection was made easy. J Prosthet Dent. 1955; 5(5):596-608.
14. El-Sheik M, Powers J. Tensile bond strength of four denture resins to porcelain teeth with different surface treatment. J Adv Prosthodont. 2013; 5(4):423-427.
15. Engelmeier RL. The development of nonanatomic denture occlusion: Part II. J Prosthod. 2019; 28(1):e148-158.
16. Esquivel J, Lawson NC, Kee E, Bruggers K, Blatz MB. Wear of resin teeth opposing zirconia. J Prosthet. Dent. 2020; 124(4):488-493.
17. Freitas SLA, Brandt WC, Miranda ME, Vitti RP. Effect of thermocycling, teeth, and polymerization methods on bond strength of teeth-denture base. Int J Dent. 2018; 4:2374327.
18. Frush JP, Fisher RD. How dentogenics interprets the personality factor. J Prosthet Dent. 1956; 6(4):441-449.
19. Frush JP, Fisher RD. How dentogenics retorations interpret the sex factor. J Prosthet Dent. 1956; 6(2):160-172.
20. Frush JP, Fisher RD. The age factor in dentogenics. J Prosthet Dent. 1957;7(1):5-13.
21. George S, Bhat V. Inner canthal distance and Golden Proportion as predictors of maxillary central incisor width in South Indian population. Indian J Dental Research. 2010;21(4):491-495.
22. Ghazal M, Kern M. Wear of denture teeth and their enamel antagonists. Quintessence Int. 2010; 41(2):157-163.
23. Gomes VL, Gonçalves LC, Prado CJ, Lopes Jr I, Lucas BL. Correlation between facial measurements and the mesiodistal width of the maxillary anterior teeth. J Esthet Restor Dent 2006; 18(4):196-205.
24. Gross D, Gross K, Nitschke I. Alfred Gysi (1865-1957) – more than a pioneer of dental prosthetics and articulation. Swiss Dent J SSO. 2020; 131:125-132.
25. Grove HF, Christensen LV. Relationship of the maxillary canines to the incisive papilla. J Prosthet Dent. 1989; 61(1):51-53.
26. Hahnel S. Adhesion of Streptococcus mutans NCTC 10449 to artificial teeth: An in vitro study. J Prosthet Dent. 2008; 100(4):309-315.
27. Houlton TMR, Jooste N, Steyn M. Mouth width and Cupid's Bow estimation in a South African population. J Forensic Sci. 2020; 65(2):372-379.
28. Jain S, Dhanraj M, Jain AR. Evaluation and correlation between the upper lip length and philtrum length to size of of the upper incisors. Drug Invention Today. 2018; 10(4):562-565.
29. Kamonwanon P, Yodmongkol S, Chantarachindawong R, Thaweeboon S, Thaweeboon B, Srikhirin T, Wear resistance of a modified polymethyl methacrylate artificial tooth compared to five commercially available artificial tooth materials. J Prosthet Dent. 2015; 114(2):286-292.
30. Kawano F, Ohguri T, Ichikawa T, Mizuno I, Hasegawa A. Shock absorbability and hardness of commercially available denture teeth. Int J Prosthod. 2002; 15(3):243-247.
31. Kurt A, Isik Ozkol G. Conventional methods for selecting form, size, and color of maxillary anterior teeth: Review of the literature. Eur J Prosthodont. 2015; 3:57-63.
32. Lamb DJ. Problems and solutions in complete denture prosthodontics. London: Quintessence; 1993.
33. LangR, Kolbeck C, Bergmann R, Handel G, Rosentritt M. Bond of acrylic teeth to different denture base resins after various surface-conditioning methods. Clin Oral Invest. 2012; 16(1):319-323.
34. Latta Jr GH, Weaver JR, Conkin J. The relationship between the width of the mouth, bizygomatic width, and interpupillary distance in edentulous patients. J Prosthet Dent. 1991; 65:250-254.
35. La Vere AM, Marcroft KR, Smith RC, Sarka RJ. Denture tooth selection: Size matching of natural anterior tooth width with artificial denture teeth. J Prosthet Dent 1994;72(4):381-384.
36. LaVere AM, Marcroft KR, Smith RC, Sarka RJ. Denture tooth selection: An analysis of the natural maxillary central incisor compared to the length and width of the face. Part I. J Prosthet Dent 1992;67(5):661-663.
37. Liao P, Fan Y, Nathanson D. Evaluation of maxillary teeth width: A systematic review. J Prosthet Dent. 2019; 122(3):275-281.
38. Lucas BL, Bernardino Jr R, Gonçalves LC, Gomes VL. Distance between the medialis angles of the eyes as an anatomical parameter for tooth selection. J Oral Rehabil. 2009; 36(11):840-847.
39. Magalhães JB, Zavanelli AC, Zavanelli RA. Análise de proporções faciais e sua relação com o formato dentário e com a

dimensão vertical de repouso e de oclusão entre discentes institucionalizados. Rev Odontol UNESP. 2011; 40(5):215-221.

40. Mollo Jr FA, Nogueira SS, Ariolli Filho JN, Varjão FM, Zuim K. Análise da cor dos dentes naturais em pacientes idosos. RGO. 2001; 49(2):108-111.
41. Munshi N, Rosenblum M, Jiang S, Flinton R. In vitro wear resistance of nano-hybrid composite denture teeth. Int J Prosthodont 2017; 26(3):224-229.
42. Nelson AA. The Aesthetic Triangle in the arrangement of teeth: face form, tooth form, and alignment form, harmonious or grotesque. J National Dent Assoc. 1922; 9:392-401.
43. Nogueira SS, Mollo SHB, Mollo Jr FA. Relação cor da pele/cor dos dentes em pacientes dentados naturais. Rev APCD. 1996;50(2):127-130.
44. Park Y-S, Lee S-P, Paik K-S. The three-dimensional relationship on a virtual model between the maxillary anterior teeth and the incisive papila. J Prosthet Dent. 2007; 98(4):312-318.
45. Patil SB, Naveen BH, Patil NP. Bonding acrylic teeth to acrylic resin denture bases: A review. Gerodontology. 2006; 23(3):131-139.
46. Pillai JP, Patel RA, Banker AM, Rajarajeswari J. Correlation between maxillary central incisor crown form and maxillary dental arch form: A model based morphometric, cross sectional study. J Forensic Sci Med. 2018; 4:70-75.
47. Sears VH. An analysis of art factors in full denture construction. J Am Dent Assoc. 1938; 25:3-12.
48. Sellen PN, Jagger DC, Harisson A. Computer-generated study of the correlation between tooth, face, arch forms and palatal contour. J Prosthet Dent. 1998; 80:163-168.
49. Schiffman P. Relation of the maxillary canines to the incisive papilla. J Prosthet Dent. 1964; 14(3):469-472.
50. Scott JE. The Scott System of Precision Articulation in three-dimensional occlusion. J Prosthet Dent. 1952; 2(3):362-380.
51. Rahn AO, Heartwell Jr CM. Textbook of complete dentures. 5.ed. Baltimore: Williams & Wilkins; 1993.
52. Russi S, Galvão E. Correlação entre a distância bi-zigio, diâmetro transverso da face e distância inter-canina superior, pela radiografia cefalométrica. Rev Fac Farm Odontol. Araraquara 1970; 4:9-29.
53. Russi S, Lombardo JG, Compagnoni MA, Nogueira SS. Avaliação clínica de dois métodos de seleção de cor dos dentes artificiais em desdentados totais bi-maxilares. Rev APCD. 1990; 44(5):275-277.
54. SilvaFAP, Almeida NLF, Ferreira DF, Mesquita MF, Negreiros WA. Digitized study of the correlation between the face and tooth shapes in young adult individuals. Braz J Oral Sci. 2007; 6(22):1383-1386.
55. Stober T, Geiger A, Rues S, Dreyhaupt J, Rammelsberg P, Ohlmann B. Factors affecting wear of composite resin denture teeth – 24-month results from a clinical study. Clin Oral Invest. 2012; 16(2):420-423.
56. Stober T, Henninger M, Schmitter M, Pritsch M, Rammelsberg P. Three-body wear of resin denture teeth with and without nanofillers. J Prosthet Dent. 2010; 103(2):108-117.
57. Takahashi Y, Chai J, Takahashi T, Habu T. Bond strength of denture teeth to denture base resins. Int J Prosthodont. 2000;13(1):59-65.
58. Van der Poel NO. Mechanical retention of acrylic teeth onto a pure nylon base [thesis]. Cape Town, South Africa: Cape Peninsula University of Technology; 2014.
59. Varjão FM. Seleção da largura dos dentes ântero-superiores de próteses totais: estudo de quatro métodos fundamentados na posição dos caninos em três grupos raciais da população brasileira [tese]. Araraquara: Universidade Estadual Paulista; 2003.
60. Varjão FM. Seleção do tamanho e forma dos dentes anterossuperiores de próteses totais em quatro grupos raciais da população brasileira [dissertação]. Araraquara: Universidade Estadual Paulista; 2005.
61. Varjão FM, Nogueira SS. The intercomissural width as a guide for the selection of complete denture maxillary anterior teeth in four racial groups. Int J Prosthod. 2005; 18(6):513-515.
62. Varjão FM, Nogueira SS. Correlating the curve distance between the distal of the canines to the combined width of the six anterior teeth when selecting denture teeth for different ethnic groups. J Prosthet Dent. 2012; 107(6):400-404.
63. Varjão FM, Nogueira SS. Nasal width as a guide for the selection of complete denture maxillary anterior teeth in four racial groups. J Prosthod. 2006; 15(6):353-358.
64. Varjão FM, Nogueira SS, Arioli Filho JN. The center of the incisive papilla for the selection of complete denture maxillary anterior teeth in four racial groups. Quintessence Int. 2008; 39(10):841-845.
65. Varjão FM, Nogueira SS, Russi S, Arioli Filho JN. Correlation between maxillary central incisor form and face form in 4 racial groups. Quintessence Int. 2006; 37(10):767-771.
66. Vojdani M, Gitti R. Polyamide as a denture base material: A literature review. J Dent Shiraz Univ Med Sci. 2015; 16(1 suppl):1-9.
67. Waliszewski M. Restoring dentate appearance: A literature review for modern complete denture esthetics. J Prosthet Dent. 2005; 93(4):386-394.
68. Wehner PJ, Hickey JC, Boucher CO. Selection of artificial teeth. J Prosthet Dent 1967; 18(3):222-232.
69. Winkler S. Essentials of complete denture prosthodontics. 2.ed. St. Louis: Ishiyaku EuroAmerica; 1994.
70. Williams JL. A new classification of human tooth forms, with special reference to a new system of artificial teeth. Dental Cosmos. 1914; 56:627-628.
71. Young Jr L, Glaros AG, Moore DJ, Collins JF. Assessing shade differences in acrylic resin denture and natural teeth. J Prosthet Dent. 1994; 71(6):575-580.
72. Zaltsman N, Ionescu A, Weiss EI, Brambilla E, Beyth S. Surface-modified nanoparticles as anti-biofilm filler for dental polymer. PLoS ONE. 2017; 12(2):1-18.
73. Zarb GA, Bolender CL, Carlsson GE. Boucher's prosthodontic treatment for edentulous patients. 11.ed. St. Louis: Mosby; 1997.
74. Zarb GA, Eckert S, Hobrink J. Prosthodontic treatment for edentulous patients. Complete Dentures and implant-supported prostheses. 13.ed. St. Louis: Elsevier Mosby; 2013.

11

Primeira fase laboratorial da confecção das próteses totais

Sergio Sualdini Nogueira
Francisco de Assis Mollo Junior
João Neudenir Arioli Filho
Ana Carolina Pero

FLUXOGRAMA DO CAPÍTULO

INTRODUÇÃO

A confecção laboratorial das próteses totais constitui uma fase da construção desses aparelhos protéticos executada pelo técnico em prótese dentária. A capacitação desse profissional é plena para o desenvolvimento dessa fase, que é realizada em ambiente próprio – o laboratório de prótese –, dotado de adequada infraestrutura e equipamentos, usualmente não existentes no consultório odontológico. Em que pese a sua competência no desenvolvimento dessa atividade, entre os conhecimentos exigidos e necessários ao técnico, não se incluem aqueles relativos às complexas interações dos fatores fisiológicos envolvidos na confecção clínica das próteses totais. Essa é uma responsabilidade que compete ao cirurgião-dentista.

Assim, embora a execução dessa fase não seja uma atribuição do clínico, é primordial que ele compreenda e domine os seus fundamentos, tendo em vista a sua importância para o sucesso estético e funcional das próteses totais. Como profissional da saúde e coordenador das atividades relacionadas ao atendimento de seu paciente, são funções do cirurgião-dentista orientar o técnico quanto às características das próteses a serem confeccionadas, detectar e avaliar a significância de possíveis falhas e discutir soluções para dificuldades que possam se apresentar.

Didaticamente, a confecção laboratorial das próteses totais pode ser dividida em: primeira fase, que compreende a montagem dos dentes, bem como da escultura em cera das superfícies externas das próteses de prova; e segunda fase, na qual se realizam a acrilização, o ajuste oclusal em articulador, o acabamento e o polimento das próteses.

O objetivo deste capítulo consiste em apresentar os conhecimentos fundamentais necessários à boa execução da primeira fase, quando, com a execução da montagem dos dentes e a escultura das superfícies externas em cera da peça protética, as bases de registro abandonam a sua finalidade de determinar e registrar parâmetros para a confecção das próteses e transformam-se em próteses de prova, possibilitando que, na clínica, as provas funcionais confirmem os fundamentos estéticos e funcionais desenvolvidos. Neste capítulo, não existe a intenção de detalhar variações e possibilidades estéticas a serem criadas, por meio da montagem dos dentes, tampouco de explorar as muitas teorias de oclusão existentes ou detalhar as leis da articulação a elas relacionadas.

Nesse cenário, deve ser observado que, embora os dentes artificiais anteriores e posteriores exerçam grande destaque tanto na estética como na função, o papel desempenhado pelos anteriores impacta a estética de maneira mais significativa, enquanto os posteriores afetam mais a função.

ORIENTAÇÕES BÁSICAS PARA A ESTÉTICA DAS PRÓTESES TOTAIS

O primeiro conceito a ser assimilado no estudo da estética para as próteses totais é a própria estética, que pode ser definida como a ciência que estuda o que é belo ou a ciência da percepção sensorial da beleza. Quando se diz que alguma coisa é estética, entende-se que o que é observado é bonito e agradável de ser visto. Embora a percepção do que é belo na Odontologia possa ser influenciado por preferências pessoais dos pacientes, na construção da estética das próteses totais, orientações gerais devem ser seguidas para que se obtenha um resultado agradável.

Mais importante do que as orientações propriamente ditas são os princípios que as regem, que devem ser plenamente compreendidos. Dois são os princípios que fundamentam as orientações gerais:

- Princípio da realidade (ou da naturalidade): a reabilitação deve reproduzir o que ocorre na natureza ou criar essa ilusão. Assim, situações não condizentes com a realidade não devem ser criadas. Aquilo que não é natural é facilmente identificado, dando uma aparência de artificialidade ao aparelho protético.
- Princípio da percepção visual: demanda que o que foi criado, em sintonia com o que ocorre na natureza, seja agradável de ser visto. Embora a necessidade de que isso ocorra seja de fácil entendimento, a aplicação prática desse princípio é mais complexa, pois envolve, principalmente, o conceito de composição.

A composição pode ser definida como o relacionamento existente entre as diferentes partes de um todo, visíveis pelo contraste de suas cores, formas e texturas, determinando a ideia de uma nova unidade para o todo.

Entre as partes de uma composição, podem existir forças de união ou forças de desunião. A repetição de cores, formas e texturas nas partes são forças de união. Quatro quadrados idênticos inseridos de maneira equidistante em um quadrado maior formam uma composição extremamente forte, porém estática. Quando se desenvolve a composição de uma prótese total, busca-se uma composição dinâmica e, para tanto, forças de desunião devem ser inseridas no conjunto, sem que se perca a ideia de unidade.

Quando se fala em uma composição qualquer, para que a ideia de unidade não seja perdida, o requisito primário é que haja predominância de uma das partes da composição, ou seja, que uma das partes da composição predomine sobre as outras. No caso das próteses totais, o incisivo central superior, pelo seu tamanho e posição, desempenha esse papel. Entretanto, isso, por si só, não traz a ideia de que já exista unidade ou harmonia no todo, já que outras forças de união e desunião estarão presentes, devendo ser trabalhadas para que se alcance uma estética agradável.

Deve ser observado, ainda, que a prótese é apenas uma das partes da composição final pretendida. Sob esse aspecto, a boca é o fator dominante da face, em função de seu tamanho e movimentos de expressão facial. As próteses, portanto, devem compor, de maneira harmônica, o conjunto de estruturas da face.

A dimensão vertical de oclusão, os planos de orientação e o contorno da superfície vestibular anterior da base de registro maxilar constituem os alicerces da reconstrução da estética facial e preparam as condições para que uma reabilitação que reflita o que ocorre na natureza, associada a uma composição agradável, seja desenvolvida.

Enquanto a dimensão vertical restabelece a altura do rosto, os planos de orientação guiam a um posicionamento espacial equilibrado dos dentes artificiais, e o contorno vestibular da base de registro maxilar promove o adequado suporte labial.

Nesse posicionamento espacial, cada dente deve estar com o seu longo eixo em uma inclinação própria, individualizada. A harmonia alcançada com os dentes assim posicionados, associada à sua forma, ao seu tamanho e à sua cor, no contexto da dinâmica facial, define a composição alcançada e a estética final obtida.

Para que essa reconstrução seja harmônica e agradável, é preciso que orientações básicas, fundamentadas nos princípios de naturalidade e percepção visual, estejam presentes na montagem dos dentes artificiais, como:

- deve haver paralelismo dos dentes anterossuperiores com a linha bipupilar;
- a linha incisal dos dentes anterossuperiores deve estar harmônica com a curvatura do lábio inferior no sorriso;
- os dentes posterossuperiores devem apresentar-se discretamente ascendentes no sorriso;
- o corredor bucal deve estar presente no sorriso;
- a superfície vestibular dos incisivos centrais deve ser harmônica com o perfil do paciente;
- os longos eixos dos incisivos centrais superiores não devem estar inclinados para um mesmo lado;
- os longos eixos dos caninos superiores não devem estar inclinados para um mesmo lado;
- a linha média da prótese deve estar em harmonia com a linha média do rosto do paciente.

Observa-se que a maioria dessas orientações é fundamentada no princípio da naturalidade. Caso se deseje um aprofundamento no conhecimento da estética das próteses totais, estudos adicionais relativos à percepção visual, não presentes neste capítulo, são necessários.

Paralelismo dos dentes anterossuperiores com a linha bipupilar

O conjunto dos seis dentes anterossuperiores deve estar paralelo à linha bipupilar. Nessa condição, existe equilíbrio no posicionamento dos dentes (Figura 11.1A). A ausência de paralelismo gera desequilíbrio em relação à horizontal (Figura 11.1B).

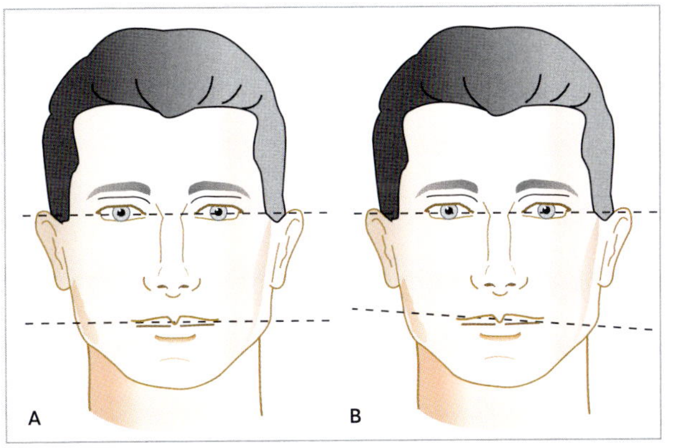

Figura 11.1 Presença de paralelismo entre os dentes anterossuperiores e a linha bipupilar (correto) (**A**); ausência de paralelismo entre os dentes anterossuperiores e a linha bipupilar (incorreto) (**B**).

Harmonia no sorriso entre a linha incisal dos dentes anterossuperiores e o lábio inferior

No sorriso, o vermelhão do lábio inferior forma uma curvatura com concavidade voltada para cima. Quanto mais jovem o paciente, mais acentuada será essa curvatura. As incisais dos dentes anterossuperiores devem estar dispostas de maneira que, ao ângulo de visão de um observador à frente do paciente, formem uma curvatura harmônica com o lábio inferior (Figura 11.2A). Caso as incisais dos dentes sejam dispostas de modo que a concavidade fique voltada para baixo, forma-se uma curva reversa de estética desagradável, promovendo uma aparência agressiva ao usuário da prótese (Figura 11.2B). A correta inclinação anteroposterior do plano de orientação, na região anterior, é responsável pela formação dessa curvatura.

Dentes posterossuperiores discretamente ascendentes no sorriso

A correta inclinação anteroposterior do plano de orientação, associada à curva de Spee, é responsável por esse posicionamento. No sorriso do paciente, os dentes superoposteriores devem apresentar-se discretamente ascendentes, com a cervical do último molar próxima do nível do canto da boca (Figura 11.3). Dentes superoposteriores, posicionados de maneira descendente progressiva para posterior, além de criarem uma estética desagradável, podem expor a base da prótese, chamando a atenção para a artificialidade da reabilitação.

Corredor bucal presente no sorriso

O corredor bucal confere profundidade e naturalidade ao sorriso. Constitui-se em uma pequena região

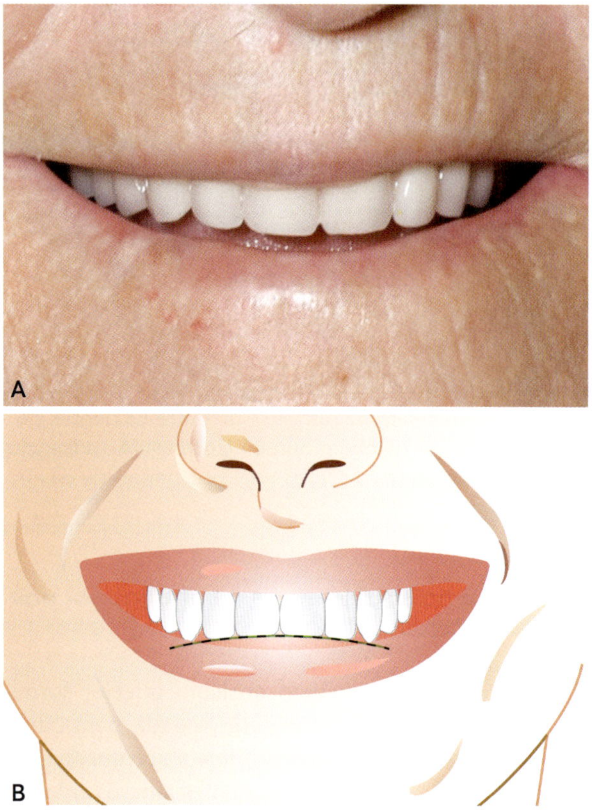

Figura 11.2 Curva harmônica entre a incisal dos dentes anteriores e o lábio inferior (correto) em usuário de próteses totais (**A**); curva reversa da incisal dos dentes anteriores, com concavidade voltada para baixo (incorreto; **B**).

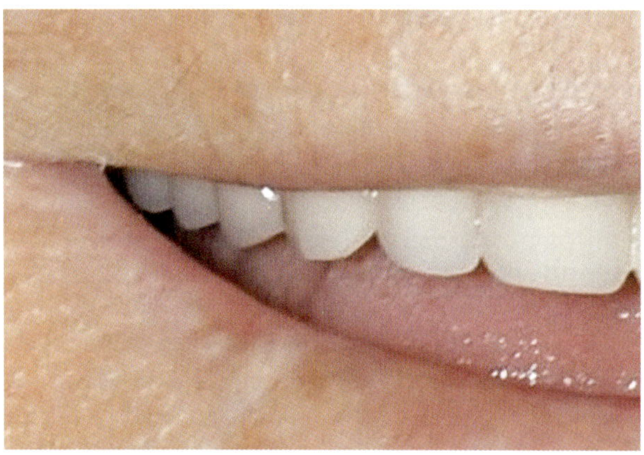

Figura 11.3 Dentes posterossuperiores discretamente ascendentes no sorriso.

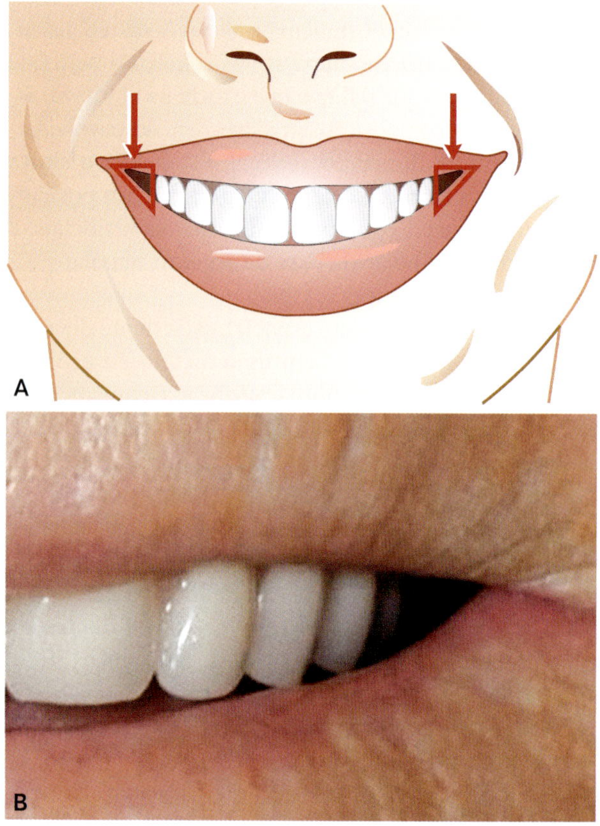

Figura 11.4 Esquema demonstrando o corredor bucal (**A**). Corredor bucal em usuário de próteses totais (**B**).

escura formada no sorriso, entre os dentes superoposteriores e o ângulo da boca (Figura 11.4). A sua formação é dependente do posicionamento vestibulolingual dos dentes posterossuperiores, sendo um erro muito comum que estes sejam posicionados muito para vestibular, acarretando a eliminação do corredor bucal. Quando os dentes são posicionados muito para lingual, o corredor bucal torna-se excessivo, prejudicando, da mesma maneira, a estética.

Superfície vestibular dos incisivos centrais harmônica com o perfil

Em uma vista lateral do paciente, durante o sorriso, a superfície vestibular dos incisivos centrais superiores deve estar em harmonia com o perfil do paciente em seu terço inferior, ou seja, aproximadamente paralela a ele (Figura 11.5). Para pacientes Classe II de Angle, os incisivos centrais superiores deverão ser posicionados com o longo eixo discretamente inclinado para lingual; para pacientes Classe III, com o longo eixo discretamente inclinado para vestibular.

Os longos eixos dos incisivos centrais superiores não devem estar inclinados para um mesmo lado

Entre os seis dentes anterossuperiores, por seu tamanho e sua posição, os incisivos centrais são os que desempenham o papel de domínio na composição. Caso o longo eixo desses dentes esteja inclinado para

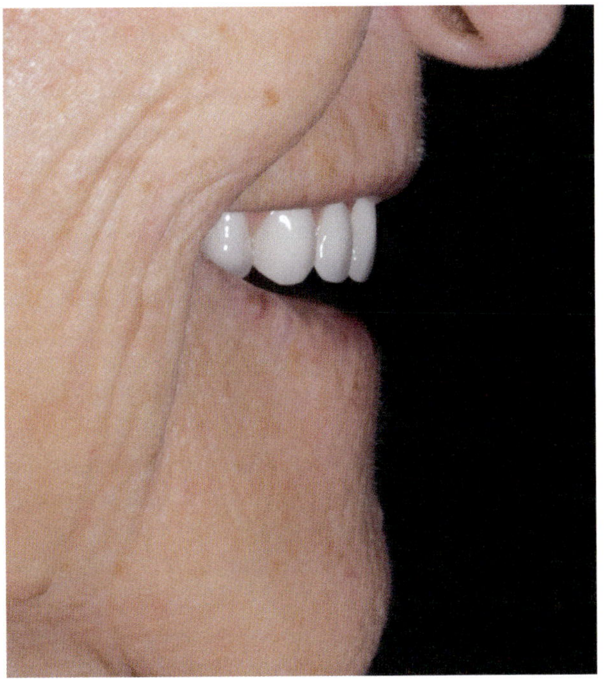

Figura 11.5 A superfície vestibular dos incisivos centrais superiores deve estar em harmonia com o perfil do paciente.

o mesmo lado, como são o centro da atenção, isso desequilibrará a composição, o que sugere que o plano anterior não está correto (Figura 11.6).

Os longos eixos dos caninos superiores não devem estar inclinados para um mesmo lado

Os incisivos centrais superiores são os dentes que desempenham papel de domínio na composição. Os caninos são os dentes, após os incisivos centrais, de maior importância na composição. Os seus longos eixos, inclinados para o mesmo lado, produzem o mesmo efeito prejudicial que os centrais (Figura 11.7).

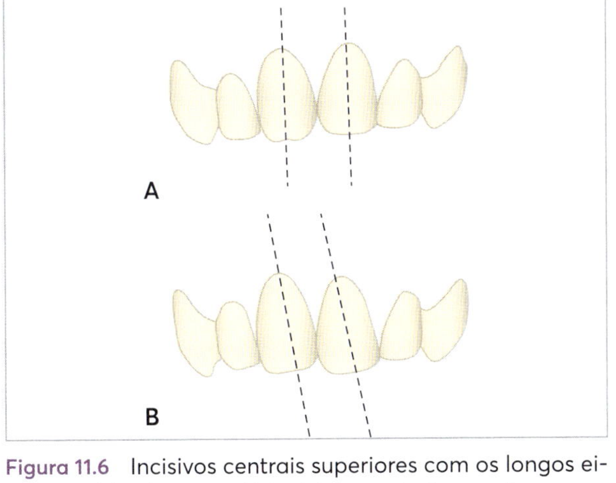

Figura 11.6 Incisivos centrais superiores com os longos eixos paralelos (correto; **A**); incisivos centrais superiores com os longos eixos inclinados para o mesmo lado (incorreto; **B**).

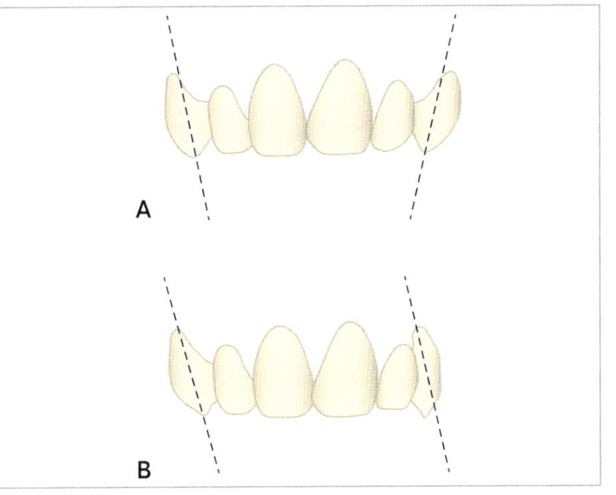

Figura 11.7 Caninos superiores com os longos eixos discretamente convergentes para incisal (correto; **A**); caninos superiores com os longos eixos inclinados para o mesmo lado (incorreto; **B**).

A linha média da prótese deve estar em harmonia com a linha média do rosto do paciente

A distribuição dos dentes nos lados direito e esquerdo da prótese deve estar em equilíbrio com a linha média do rosto do paciente, que deve ser dividido harmonicamente em duas partes, não devendo ser considerados especificamente o meio do nariz ou o meio do mento (Figura 11.8). É comum que, em razão da assimetria do rosto, essas estruturas estejam desviadas para um lado.

A OCLUSÃO DAS PRÓTESES TOTAIS

A oclusão bilateral equilibrada (OBB)

Vários são os esquemas oclusais preconizados para as próteses totais, sendo que cada um apresenta vantagens e desvantagens, não existindo comprovação científica de que algum seja efetivamente melhor do que os outros.

Dependendo de seus fundamentos, alguns obrigatoriamente deverão ser classificados como balanceados, outros como não balanceados e outros, ainda, poderão ser desenvolvidos de maneira balanceada ou não balanceada – nesse caso, o termo "balanceada" refere-se a uma oclusão com contatos equilibrados em posição cêntrica e excêntrica, enquanto o termo "não balanceada" refere-se a uma oclusão com contatos equilibrados somente em posição cêntrica.

Uma oclusão é definida como balanceada quando atinge os seguintes requisitos:

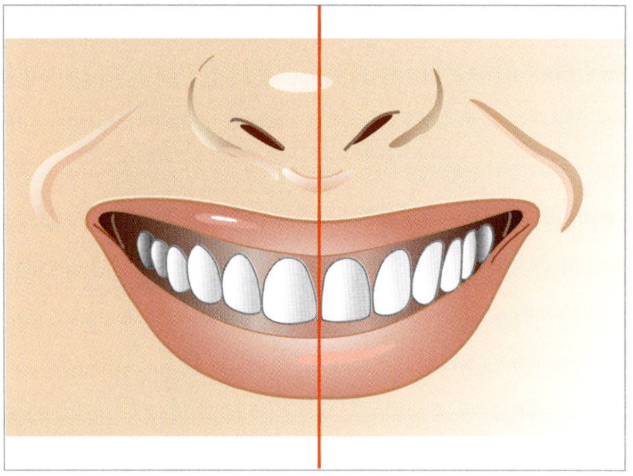

Figura 11.8 Linha média do rosto.

- apresenta equilíbrio oclusal nos contatos dentais entre os dentes posterossuperiores e posteroinferiores em cêntrica;
- não apresenta contato entre os dentes anterossuperiores e anteroinferiores em cêntrica;
- em protrusão, apresenta contatos simultâneos entre dentes superiores e inferiores nas regiões anterior e posterior, sendo esses pelo menos três: um na região anterior e um de cada lado da região posterior;
- em lateralidade, apresenta contatos simultâneos entre os dentes superiores e inferiores nos lados de trabalho e balanceio, sendo esses pelo menos três: dois no lado de trabalho e um no lado de balanceio;
- apresenta contatos deslizantes da posição cêntrica para as posições excêntricas de protrusão e lateralidade.

Desses requisitos, os quatro primeiros são obtidos durante a montagem dos dentes artificiais, enquanto o quinto é alcançado apenas com o refinamento com pasta abrasiva interposta entre os dentes e movimentos excursivos de lateralidade e protrusão no articulador, realizados após o ajuste oclusal quando da remontagem das próteses já prensadas e polimerizadas.

A oclusão balanceada visa a promover máxima estabilidade às próteses, produzida de maneira mecânica pelos contatos oclusais. Nesse tipo de oclusão, quando os dentes se tocam em qualquer relacionamento oclusal excursivo, ocorrem pelo menos três pontos de contato adequadamente distribuídos, que promovem a estabilidade dos aparelhos protéticos, auxiliando a distribuição de forças para a área de assentamento e preservando as estruturas de suporte.

Embora existam críticas relativas ao fato de que, durante a mastigação, o bolo alimentar impediria o contato entre os dentes superiores e inferiores, deve ser observado que, ao final do ciclo mastigatório, há um pequeno contato oclusal deslizante e, assim, o contato bilateral, que ocorre nos lados de trabalho e balanceio, auxilia as próteses a manterem uma posição estável na mastigação.

De qualquer maneira, a oclusão balanceada parece desempenhar um papel mais importante nos períodos em que os pacientes não estão se alimentando, já que o tempo de contato entre os dentes superiores e inferiores durante a mastigação é muito inferior ao tempo em que estão em contato nos outros períodos do dia. Os contatos que ocorrem nos períodos de não mastigação são decorrentes, por exemplo, da atividade funcional de deglutição de saliva, fechamentos para reassentamento das próteses e outras atividades parafuncionais, sendo que nem sempre esses contatos dentais ocorrem em cêntrica.

A oclusão balanceada bilateral convencional – aqui denominada simplesmente oclusão balanceada bilateral (OBB) (Figura 11.9) – obedece aos requisitos de uma oclusão balanceada, tendo como característica o fato de que é desenvolvida com dentes anatômicos ou semianatômicos.

Outros esquemas oclusais

Entre vários outros esquemas oclusais existentes, alguns dos mais conhecidos são a oclusão lingualiza-

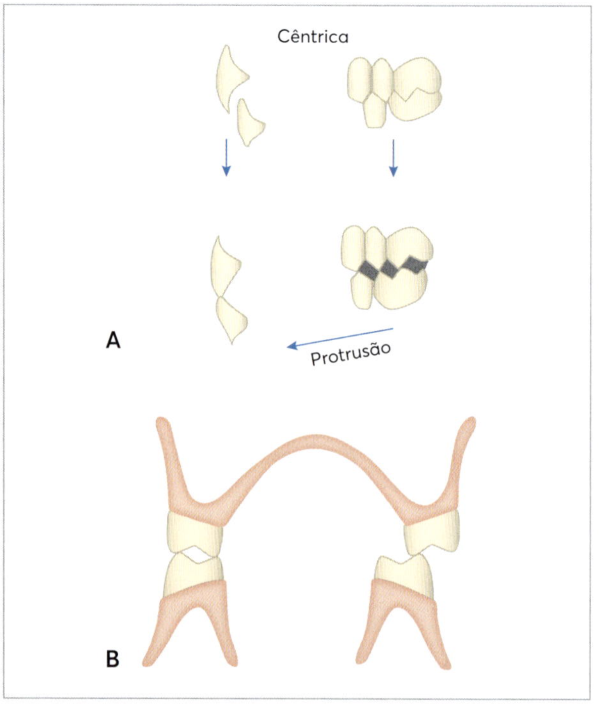

Figura 11.9 Balanceio em movimentos excursivos da OBB: movimento protrusivo (A) e lateralidade (B).

da, a oclusão monoplano, a oclusão neurocêntrica e a oclusão com guia pelos caninos.

A oclusão lingualizada e a oclusão monoplano podem ser desenvolvidas de maneira balanceada ou não balanceada. A característica principal da oclusão lingualizada é a de que a cúspide palatina dos dentes superiores é principal elemento funcional da oclusão, contatando a região do sulco central dos dentes inferiores, que podem ser monoplanos ou possuir suas cúspides com mínima inclinação. A oclusão lingualizada é largamente difundida, sendo um conceito importante em decorrência de sua versatilidade para várias situações clínicas, incorporando vantagens de diferentes esquemas oclusais. A oclusão monoplano é desenvolvida com dentes sem cúspides.

A oclusão neurocêntrica e a oclusão com guia pelos caninos são esquemas oclusais fundamentalmente não balanceados, sendo que a oclusão neurocêntrica utiliza dentes monoplanos montados em um plano oclusal reto, paralelo ao osso de suporte, enquanto a oclusão com guia pelos caninos faz uso de dentes anatômicos, montados de maneira semelhante à oclusão dos dentes naturais.

A oclusão neurocêntrica baseia-se fundamentalmente em princípios fisiológicos. Em função de a oclusão desenvolvida não fornecer estabilidade em posições excêntricas, face ao desconforto que ocorre nessas posições, o sistema muscular do paciente é condicionado a ocluir somente em relação cêntrica (RC). É provável que um mecanismo semelhante ao da oclusão neurocêntrica seja desenvolvido também na oclusão com guia pelos caninos, já que os contatos não equilibrados que ocorrem nessa oclusão tendem a deslocar as próteses de sua área de assentamento em movimentos excursivos. Adicionalmente, a interferência entre os dentes na região anterior, nos movimentos excursivos, apresenta potencial prejudicial às estruturas de suporte dessa região.

FATORES DETERMINANTES DA ARTICULAÇÃO NO DESENVOLVIMENTO DA OBB

Os termos oclusão e articulação têm significados diferentes, pois, enquanto oclusão refere-se ao relacionamento estático entre as superfícies incisais e/ou mastigatórias dos dentes, seja em posição cêntrica ou excêntrica, a articulação refere-se ao contato dinâmico e estático dessas superfícies quando em função.

Assim, o relacionamento entre as superfícies oclusais e incisais das próteses totais, realizado no articulador, corresponde ao desenvolvimento da oclusão, já que a função dos dentes irá ocorrer somente na cavidade bucal.

Cinco são os fatores determinantes da articulação, descritos na literatura, que fundamentam o desenvolvimento da OBB para as próteses totais:

- Guia condilar.
- Guia incisiva.
- Inclinação das cúspides.
- Plano de orientação.
- Curva de compensação.

Alguns desses fatores devem ser observados em seus aspectos anteroposterior e mediolateral. É obrigatório, para aquele que irá desenvolver a oclusão das próteses totais, o conhecimento desses cinco fatores, bem como o fato de que estão inter-relacionados.

A guia condilar, em seu aspecto anteroposterior, refere-se à inclinação da guia condilar sagital, que se constitui no ângulo formado pelo trajeto dos côndilos em relação ao plano horizontal quando o movimento de protrusão é realizado pela mandíbula (Figura 11.10). Em seu aspecto mediolateral, refere-se ao ângulo de Bennet.

A guia incisiva constitui-se no efeito que o contato dos dentes anterossuperiores e anteroinferiores, durante sua articulação, gera sobre os movimentos da mandíbula. No aspecto anteroposterior, recebe o nome de guia incisiva sagital e tem o seu valor expresso em graus, decorrente do ângulo definido no plano sagital entre a intersecção de uma linha que passa pelas incisais dos incisivos superiores e inferiores e uma linha horizontal (Figura 11.11), quando os dentes estão ocluídos em RC. No aspecto mediolateral, recebe o nome de guia incisiva lateral e não pode ser definida em graus, em razão da ausência de

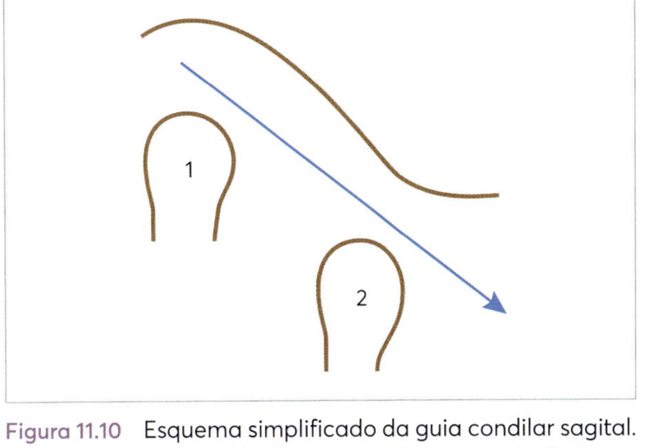

Figura 11.10 Esquema simplificado da guia condilar sagital. A trajetória do côndilo, representada pela seta, forma o ângulo da guia com a horizontal.

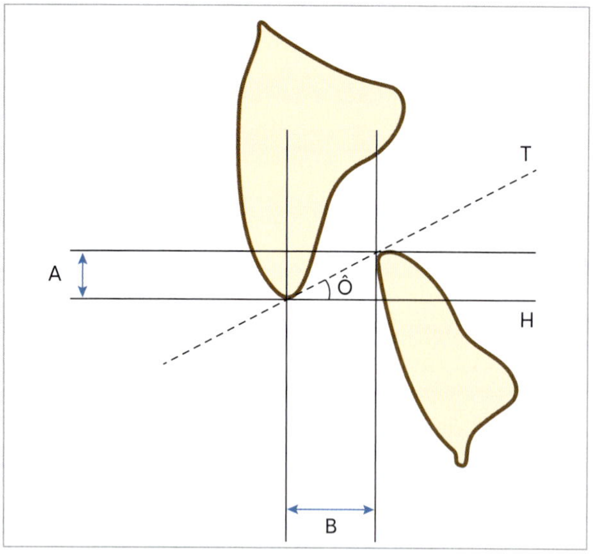

Figura 11.11 Guia incisiva sagital.

T: trajeto protrusivo/retrusivo da mandíbula; H: linha representativa da horizontal; Ô: ângulo formado entre o trajeto da mandíbula e a horizontal, que define o valor da guia incisiva sagital; A: sobremordida vertical, usualmente de 0,5 a 1 mm; B: sobremordida horizontal, usualmente de 1 a 2 mm.

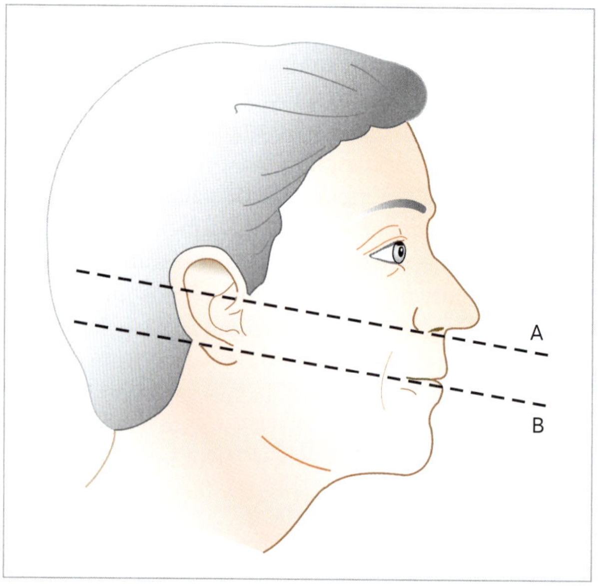

Figura 11.12 O plano protético (**A**), que consiste em uma projeção do plano de Camper sobre a pele, orienta, por paralelismo, as características do plano de orientação (**B**).

escala para essa finalidade nas mesas incisais metálicas. A quantificação de sua inclinação deve ser feita pela comparação da inclinação da aleta lateral com a inclinação sagital da mesa incisal.

A inclinação das cúspides dos dentes é expressa em graus pelo ângulo das cúspides. Constitui-se em um fator de grande importância no desenvolvimento da oclusão, interferindo diretamente no valor da guia incisiva e na proeminência da curva de compensação.

O plano de orientação é o plano criado na superfície oclusal das bases de registro, com o objetivo de orientar o posicionamento espacial dos dentes artificiais. Tem inclinação e altura estabelecidas mediante referências que visem a atender às necessidades estéticas e funcionais do paciente (Figura 11.12) e, por esse motivo, desde que corretas, muito pouco pode ser alterado sem que acarrete prejuízos estéticos e funcionais ao caso clínico.

A curva de compensação, em sentido anteroposterior, corresponde à curva de Spee, definida como uma curvatura imaginária que passa pela ponta de cúspide do canino inferior e pelas pontas de cúspides vestibulares dos dentes posteroinferiores. Na oclusão, desempenha um papel fundamental para o equilíbrio das próteses totais durante os movimentos protrusivos, pois gera harmonia entre suas superfícies oclusais, com o movimento mandibular guiado posteriormente pelas articulações temporomandibulares (ATM), promovendo os devidos contatos entre os dentes anteriores e posteriores (Figura 11.13A). Pode ser mais

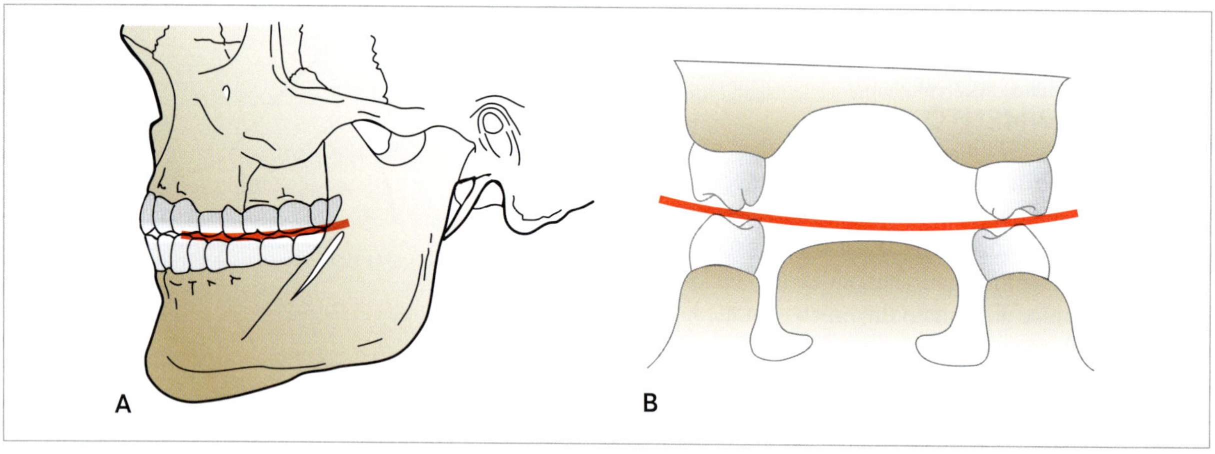

Figura 11.13 Curvas de compensação: curva de Spee (**A**) e curva de Wilson (**B**).

ou menos acentuada, dependendo das necessidades do caso clínico.

Em sentido mediolateral, a curva de compensação corresponde à curva de Wilson, definida como uma curvatura imaginária que passa pelas cúspides vestibulares e linguais dos dentes posteriores nos lados direito e esquerdo (Figura 11.13B). É importante para os movimentos de lateralidade, possibilitando contatos nos lados de trabalho e balanceio nos dentes posteriores.

APLICAÇÃO PRÁTICA DOS FATORES DETERMINANTES DA ARTICULAÇÃO

Embora a inter-relação entre os fatores determinantes da articulação seja complexa e, aparentemente, de difícil assimilação, a prática de sua aplicação no desenvolvimento da oclusão das próteses totais é de fácil entendimento, desde que convenientemente esquematizado.

Nesse contexto, é fundamental compreender que a guia condilar é o único fator que não pode ser modificado. Todos os outros quatro fatores estão sob o controle do cirurgião-dentista, que poderá defini-los, cada qual em um momento adequado, para obter a oclusão desejada. Assim, para o desenvolvimento da OBB, as seguintes informações relativas à aplicação de cada um dos fatores determinantes da articulação, ou seja, guia condilar, guia incisiva, inclinação das cúspides, plano de orientação e curva de compensação, devem ser assimiladas.

Guia condilar

Não pode ser alterada. O valor de suas angulações é estabelecido durante a programação do articulador, antes do início da montagem dos dentes artificiais.

Deve ser observado que, embora técnicas de determinação da angulação da guia condilar sagital possibilitem a sua individualização no articulador para um determinado paciente, a utilização de uma angulação média é mais usual. Isso provavelmente ocorre em função da constatação da existência de variações entre os valores obtidos por diferentes métodos para esse registro, bem como variações nos valores obtidos entre examinadores, além da observação de que as caixas condilares da maioria dos articuladores não representam, com fidelidade, a anatomia das ATM, já que estas, nos articuladores, é retilínea, enquanto, nas ATM, a superfície da eminência articular é curvilínea.

A inclinação média da guia sagital, usualmente utilizada para pacientes dentados, gira em torno de 40°. Entretanto, na confecção das próteses totais, o valor médio de 30° é indicado em decorrência da remodelação óssea que ocorre nas ATM após a perda dos dentes. Para o ângulo de Bennet, utiliza-se o valor médio de 15°.

A aplicação desses valores na programação dos articuladores para a confecção das próteses totais produz resultados clínicos adequados, não havendo evidência científica que contraindique a sua utilização.

Guia incisiva

A definição clínica do valor da guia incisiva sagital está relacionada fundamentalmente com o entendimento de que quanto mais essa guia se aproxima de 0°, mais estáveis as próteses serão, em virtude da redução das inclinações laterais. Esses são os mesmos motivos pelos quais, para rebordos reabsorvidos, devem ser utilizados dentes com inclinação de cúspide mais baixa. Desse modo, deve-se buscar a diminuição das forças laterais sobre os dentes, objetivando a estabilidade das próteses. Entretanto, é importante entender que não existe um valor predeterminado para a inclinação da guia incisiva sagital em função da inclinação de cúspide utilizada. Na realidade, em todos os casos de próteses totais, a guia incisiva deve ter um valor tão baixo quanto possível, sem que interfira na estética ou na fonética. Usualmente, 10° é considerado um valor razoável.

Diante da inclinação de cúspide, haverá maior facilidade em obter guias incisivas sagitais mais baixas quando dentes com cúspides de menor inclinação forem utilizados. Como orientação geral, para dentes com inclinação de cúspide ao redor de 20°, inclinações da guia incisiva de 10° ou menos são mais fáceis de serem obtidas. Em casos de rebordos alveolares inferiores mais volumosos, em que tenha sido indicado o uso de dentes com inclinação de cúspide de 33°, é de bom senso que um valor máximo de 20° seja considerado limite para a guia incisiva sagital, sendo desejável o uso de valores inferiores.

Adicionalmente, a inclinação da guia incisiva lateral não deve exceder visualmente àquela definida para a guia incisiva sagital.

Inclinação das cúspides

A inclinação das cúspides dos dentes artificiais é um fator de grande importância no desenvolvimento da oclusão, interferindo diretamente no valor da guia incisiva e na proeminência da curva de compensação. Entretanto, esse valor deve ser definido previamente à montagem dos dentes, para que eles sejam adquiridos. Assim, a inclinação de cúspide não pode ser alterada fisicamente na busca do equilíbrio oclusal durante a montagem dos dentes pelo simples fato de esse procedimento não ser possível sem que se mutile a anatomia dos dentes. Contudo, deve-se ter o conceito de que a inclinação que o dente assume na montagem, como a definida pelas curvas de compensação, modifica artificialmente a angulação da cúspide em relação ao trajeto do movimento definido no articulador.

Plano de orientação

Embora tenha influência no equilíbrio das próteses, deve ser considerado que o plano de orientação tem altura e inclinação definidas com base em referências que visam à função e à estética do paciente. Assim, muito pouco pode ser alterado, sob pena de produzir prejuízos estéticos e funcionais na reabilitação.

Na prática, a não ser que o plano de orientação tenha sido determinado de maneira errônea, nenhuma alteração é realizada.

Curva de compensação

As curvas de compensação anteroposterior e mediolateral têm grande importância na obtenção de uma oclusão equilibrada, podendo ser mais ou menos acentuadas, dependendo das necessidades do caso clínico.

No que diz respeito à curva anteroposterior, ou curva de Spee, um aumento em sua proeminência irá orientar para um aumento da guia incisiva sagital, enquanto uma diminuição em sua proeminência, para uma diminuição da guia.

Em relação à curva laterolateral, ou de Wilson, será necessário reavaliá-la, se houver falta de contato no movimento de lateralidade no lado de balanceio.

Esquema prático para a aplicação dos fatores da articulação no desenvolvimento da OBB

Diante das características dos fatores da articulação, o seguinte esquema prático de procedimentos para a sua aplicação no desenvolvimento da OBB pode ser elaborado:

- adoção, para todos os casos, de 30° para a guia condilar sagital e de 15° para o ângulo de Bennet;
- definição da inclinação de cúspide dos dentes artificiais, com base nas características do rebordo alveolar inferior;
- reavaliação do plano de orientação – estando correto, não deve ser alterado na montagem dos dentes;
- definição da guia incisiva, que deverá ter o menor valor possível;
- havendo necessidade, alteração da curva de compensação anteroposterior e/ou mediolateral durante a montagem dos dentes, visando ao equilíbrio das próteses.

Dessa maneira, na montagem dos dentes, após o estabelecimento da guia incisiva, entre os fatores determinantes da articulação, somente a proeminência da curva de compensação será alterada, se houver necessidade. No mais, na busca do equilíbrio da oclusão, realizam-se apenas pequenos desgastes seletivos de ajuste oclusal ou pequenas adequações no posicionamento dos dentes.

MONTAGEM DOS DENTES ARTIFICIAIS

A importância da mesa incisal metálica

A utilização da mesa incisal metálica é imprescindível para o controle da elaboração de uma oclusão equilibrada, em cêntrica e, principalmente, em movimentos excursivos. Várias são suas utilidades e benefícios durante a montagem dos dentes, como:

- Permite estabelecer, visualizar e manter o controle durante a montagem dos dentes da inclinação da guia incisiva sagital. Não é possível avaliar a angulação da guia incisiva sagital utilizada sem a mesa incisal metálica.
- Permite estabelecer, visualizar e manter o controle durante a montagem dos dentes da inclinação da guia incisiva lateral. Não é possível avaliar a angulação da guia incisiva lateral utilizada sem a mesa incisal metálica.
- A observação da manutenção do contato do pino incisal com a mesa, após a montagem de cada dente em RC, indica que o dente montado não está em contato prematuro, aumentando a dimensão vertical de oclusão (DVO).
- A observação da manutenção do contato do pino incisal com a rampa anteroposterior da mesa durante o movimento protrusivo, associada à observação do contato entre o dente montado e seu antagonista, indica que o dente montado está em posição adequada, obedecendo à guia incisiva sagital definida.
- A observação da manutenção do contato do pino incisal com a aleta lateral da mesa, durante o movimento de lateralidade, associada à observação do contato desejado entre o dente montado e seu antagonista, indica que o dente montado está em sua posição adequada, obedecendo à guia incisiva lateral definida.
- O contato entre o pino incisal e a mesa incisal e entre os elementos condilares e as caixas condilares, em movimentos excursivos, é fundamental para a

proteção da montagem dos dentes em cera, mantendo o seu posicionamento. A ausência de contato entre o pino e a mesa direciona as forças laterais geradas nos movimentos excursivos no articulador somente sobre os dentes, potencializando a possibilidade de movimentação deles.

- Orienta o ajuste oclusal na remontagem, após a prensagem e a polimerização das próteses.

Programação do articulador

Previamente à programação do articulador, os grampos utilizados para o registro da relação central e que ainda estão fixando as bases de registro devem ser removidos. Para tanto, utiliza-se uma pinça clínica, puxando-os a frio, sem necessidade de aquecê-los (Figura 11.14). É comum que as oclusais das bases de registro fiquem aderidas entre si. Caso isso aconteça, a melhor maneira de soltá-las é manter o contato entre elas e girar uma em sentido horário e a outra em anti-horário. Esse procedimento permite que se soltem sem deformar as superfícies oclusais.

A programação propriamente dita do articulador consiste em ajustar as guias condilares sagitais direita e esquerda em 30° (Figura 11.15A) e os ângulos de Bennet direito e esquerdo em 15° (Figura 11.15B). Nesse momento, a mesa incisal metálica é mantida zerada e em contato com o pino incisal, que também deve estar zerado.

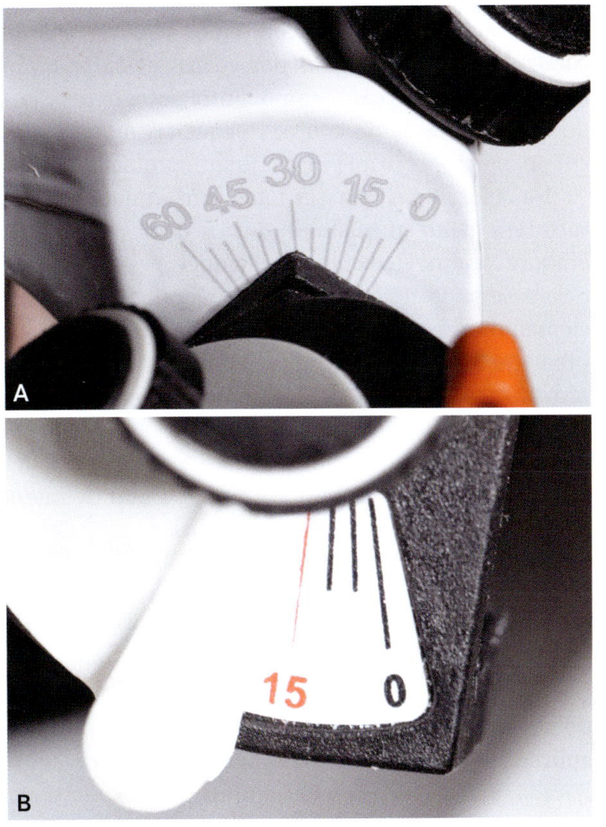

Figura 11.15 Programação das guias condilares para próteses totais: guia sagital em 30° (**A**) e ângulo de Bennet em 15° (**B**).

Interferência da técnica clínica de determinação do plano de orientação

A técnica clínica de determinação do plano de orientação irá conduzir a técnica de montagem dos dentes artificiais posterossuperiores.

Caso o plano de orientação tenha sido determinado de maneira a incorporar as curvas de compensação

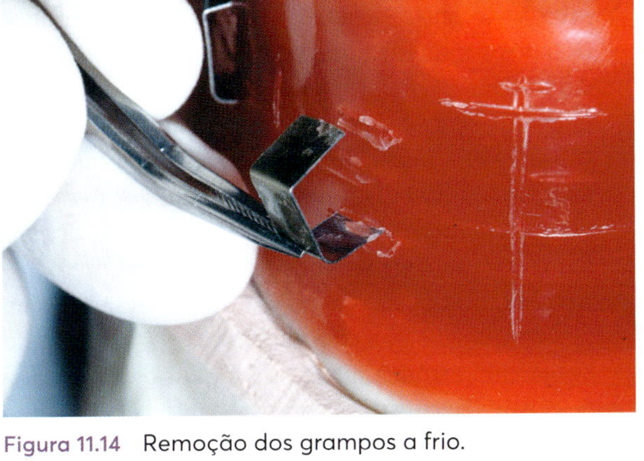

Figura 11.14 Remoção dos grampos a frio.

de Spee e Wilson, a montagem dos dentes posterossuperiores será realizada com estes tocando suas cúpides na oclusal da base de registro inferior.

Se o plano de orientação tiver sido determinado de maneira retilínea, sem a incorporação das curvas de Spee e Wilson, estas deverão ser criadas no momento da montagem dos dentes. A técnica clínica de confecção das próteses totais, descrita neste livro, adota a determinação clínica do plano de orientação sem a incorporação das curvas de compensação. Assim, a técnica de montagem dos dentes artificiais define os posicionamentos dos dentes posterossuperiores, de maneira a criar as curvas de compensação na oclusão desenvolvida.

Ajuste oclusal

Embora nem sempre seja necessário fazer algum ajuste oclusal na fase de montagem dos dentes artificiais, o conhecimento de suas particularidades nas próteses totais, assim como das regras e dos procedimentos para sua realização, é fundamental.

Em uma oclusão com dentes naturais, um contato prematuro em um dente é prejudicial, traz desconforto e desequilíbrio ao sistema e tem potencial de gerar sérias consequências ao dente e aos seus tecidos de suporte, sendo que alguns dos efeitos dessa situação acontecem ao longo do tempo. Entretanto, dependendo da intensidade do contato, pequenas movimentações dentárias acabam por eliminar o problema.

Na oclusão das próteses totais, um contato prematuro tem efeito imediato. Todos os dentes artificiais, embora sejam elementos individuais, estão unidos pela base da prótese, fazendo com que atuem como um elemento único. Assim, a presença de um só contato prematuro afeta todo o aparelho protético, gerando movimentação de sua base, traumas no tecido de suporte, instabilidade e falta de retenção.

Essa diferença fundamental nas consequências de um contato prematuro é decorrente do fato de que a oclusão com dentes naturais e a oclusão das próteses totais apresentam sistemas totalmente distintos de transmissão de forças aos tecidos de suporte.

Assim, apesar de as regras de ajuste oclusal para a eliminação de contatos prematuros serem fundamentalmente as mesmas para os dentes naturais e para os dentes artificiais das próteses totais, elas devem ser aplicadas no contexto da oclusão que está sendo equilibrada, ou seja, em dentes naturais, a busca deve ser por contatos que direcionem as forças ao longo eixo dos dentes. Em próteses totais, a busca deve ser por contatos que componham a estabilidade do aparelho protético, de maneira que a resultante das forças que incidem sobre eles seja transmitida verticalmente, pela base da prótese, aos tecidos de suporte.

Como consequência, visando à estabilidade das próteses totais, a análise dos contatos oclusais obtidos em um ajuste oclusal deve ser realizada em função do conjunto de contatos existentes em todos os dentes, e não para cada dente em particular.

Para um ajuste oclusal eficiente nas próteses totais, algumas orientações devem ser seguidas:

- A regra fundamental a ser observada no ajuste oclusal é o respeito às cúspides de contenção cêntrica. Cúspides de contenção cêntrica não devem ser desgastadas, a não ser, com muito critério, em situações específicas.
- Pontos de contato prematuro em cêntrica são identificados com papel carbono. Um papel carbono fino irá marcar os contatos com maior confiabilidade. Marcas em forma de anel (Figura 11.16) indicam contato prematuro.
- Após o ajuste dos contatos prematuros, as marcas de carbono presentes na superfície oclusal devem ser eliminadas com um algodão levemente embebido em álcool, previamente à próxima demarcação com carbono.

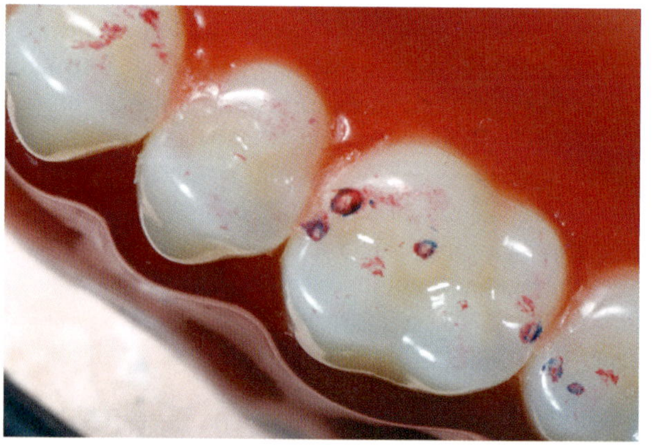

Figura 11.16 Marcas de papel carbono em forma de anel, indicando contatos prematuros.

- A efetividade de um contato oclusal em cêntrica é verificada com tiras de papel celofane. Se a oclusão dos dentes prender o papel celofane, o contato existente é efetivo.
- Em movimentos excursivos, o papel carbono apenas auxilia a identificação dos contatos existentes, sendo mais importante a observação visual do movimento e dos contatos que ocorrem quando esse procedimento é executado.
- Pontas diamantadas em peça de mão são melhores para o ajuste oclusal. Brocas laminadas não são adequadas.
- Quando necessário, o uso de papel carbono de duas cores auxilia a identificação entre pontos de contato cêntrico e pontos de contato excursivos. A cêntrica é marcada em um primeiro momento e então, o papel carbono é invertido e o movimento excursivo realizado, para ser marcado em outra cor.
- Quando houver necessidade de ajuste oclusal durante a montagem dos dentes, o papel carbono é interposto apenas entre os dentes de interesse. Quando houver a necessidade de ajuste oclusal após a montagem dos dentes, o papel carbono deve ser interposto entre as superfícies oclusais em ambos os lados simultaneamente.
- Ao utilizar o papel carbono para demarcar os contatos em cêntrica, as esferas condilares devem ser travadas em suas caixas nessa posição. Quando o articulador não dispuser desse recurso, uma mão deve permanecer sobre a região posterior do articulador durante a demarcação dos contatos prematuros, evitando que as caixas condilares desarticulem dos côndilos. Falha em realizar esse procedimento demarcará erroneamente os contatos oclusais.
- Se existir a necessidade de ajuste oclusal em um dente durante a montagem dos dentes, o ajuste deve ser

realizado até que a interferência existente seja eliminada e o dente possa ser posicionado adequadamente.

- Se existir a necessidade de ajuste oclusal após a montagem dos dentes, é porque o profissional não conseguiu manter o devido controle no desenvolvimento da oclusão. Nesse caso, o ajuste oclusal em cêntrica deve ser feito até que o pino incisal faça contato com a mesa incisal. O mesmo deve ocorrer no ajuste dos movimentos de protrusão e lateralidade, sendo que, nesse caso, o contato do pino deve ser, respectivamente, com a rampa anteroposterior e com as aletas laterais da mesa incisal metálica.
- Se o ajuste oclusal a ser realizado for o ajuste programado para o momento da remontagem no articulador das próteses já prensadas e polimerizadas, procedimentos semelhantes ao item anterior devem ser feitos.
- É aconselhável que, ao analisar os contatos oclusais em movimentos excursivos, seja realizada uma observação desses contatos também em um ângulo de visão pela parte posterior do articulador.

Regras de ajuste oclusal em cêntrica

O papel carbono é colocado entre os dentes e, abrindo e fechando o articulador, "bate-se" discretamente os dentes superiores contra os inferiores, para que os contatos sejam demarcados. Contatos prematuros existentes devem ser eliminados por meio dos seguintes procedimentos:

- cúspide × fossa – desgastar a fossa;
- cúspide × crista marginal – desgastar a crista marginal;
- cúspide × vertente – desgastar a vertente;
- vertente × vertente – desgastar a mais convexa; havendo igualdade, desgastar a mais inclinada.

As sobremordidas horizontal e vertical, que definem a guia incisiva, estabelecida para os dentes anteriores, usualmente são suficientes para evitar contatos entre os dentes anteriores. Caso, por algum motivo, ocorra contato entre a borda incisal dos anteroinferiores com a face palatina dos superiores, desgasta-se a face palatina.

Regras de ajuste oclusal em protrusão

Após a avaliação visual dos contatos existentes em protrusão, o papel carbono é colocado entre os dentes e, novamente, realiza-se o movimento de protrusão no articulador para que os contatos sejam demarcados. Os ajustes das áreas de interferência devem ser realizados por meio dos seguintes procedimentos:

- vertente distovestibular dos superiores × vertente mesiovestibular dos inferiores – desgastar vertente distovestibular dos superiores;
- vertente distopalatina dos superiores × vertente mesiolingual dos inferiores – desgastar vertente mesiolingual dos inferiores;
- incisal dos anteroinferiores × incisal dos anterossuperiores – desgastar a incisal dos superiores, de maneira discretamente inclinada para palatino, até que o desgaste atinja a face vestibular dos dentes anterossuperiores. A seguir, desgastar somente a incisal dos inferiores, de maneira discretamente inclinada para vestibular;
- distal do canino × vertente mesial do primeiro pré-molar inferior – desgastar distal do canino até que comece a haver prejuízo estético. Nesse momento, desgastar vertente mesial da cúspide vestibular do primeiro pré-molar inferior (esse caso, em que uma cúspide de contenção é desgastada, é uma exceção).

Regras de ajuste oclusal em lateralidade

Após a avaliação visual dos contatos existentes em lateralidade, o papel carbono é colocado entre os dentes e, novamente, realiza-se o movimento de lateralidade no articulador para que os contatos sejam demarcados. Os ajustes das áreas de interferência devem ser realizados por meio dos seguintes procedimentos:

- Lado de trabalho:
  - vertente triturante da cúspide vestibular superior × vertente lisa da cúspide vestibular inferior – desgastar vertente triturante da cúspide vestibular superior;
  - vertente lisa da cúspide palatina superior × vertente triturante da cúspide lingual inferior – desgastar vertente triturante da cúspide lingual inferior.
- Lado de balanceio: vertente triturante da cúspide palatina superior × vertente triturante da cúspide vestibular inferior – desgastar a vertente mais convexa. Havendo igualdade, desgastar a mais inclinada; se houver igualdade novamente, desgastar a superior (esse caso, em que uma cúspide de contenção é desgastada, é uma exceção).

Sequência de montagem dos dentes

Várias são as sequências de montagem dos dentes artificiais descritas na literatura e todas apresentam vantagens e desvantagens. Entretanto, nenhuma é considerada efetivamente melhor do que a outra, pois todas produzem resultados adequados, desde que criteriosamente executadas.

A sequência descrita a seguir, associada aos mecanismos de controle (principalmente à manutenção do contato do pino com a mesa incisal durante todo o processo, em cêntrica e excêntrica), quanto ao desenvolvimento da OBB, permite que, ao término da montagem dos dentes, nenhum ajuste oclusal necessite ser realizado. O lado no qual se inicia a montagem – direito ou esquerdo – não interfere no resultado, tendo sido adotado o lado esquerdo apenas para descrição didática. Assim, a sequência de montagem pode ser:

- dentes anterossuperiores;
- dentes posterossuperiores;
- dentes posteroinferiores (exceto primeiros pré-molares);
- dentes anteroinferiores;
- primeiros pré-molares inferiores.

No que diz respeito ao posicionamento dos dentes artificiais adotados, deve ser observado que os fabricantes podem emitir diferentes orientações que contemplem características específicas de seus produtos, principalmente em relação aos dentes posteriores. Pequenas variações na orientação do posicionamento dos dentes anteriores também podem ocorrer, como no caso do incisivo central superior, que, em função do perfil do paciente, pode ter o seu longo eixo visto por proximal inclinado para vestibular, perpendicular ou inclinado para lingual.

De qualquer maneira, as orientações presentes neste capítulo são clássicas, não entram em conflito com as orientações básicas para a estética das próteses totais e visam à obtenção de uma oclusão balanceada.

Desenvolvimento da montagem dos dentes

Montagem dos dentes anterossuperiores

As inclinações básicas dos longos eixos dos dentes anterossuperiores, bem como o seu relacionamento com o plano de orientação, podem ser visualizadas na Tabela 11.1. Observa-se que o sentido adotado para expressar a inclinação do longo eixo de todos os dentes é o cervicoincisal, o que significa que, quando se indica que um longo eixo é inclinado para vestibular, ele é mais para vestibular na região incisal do dente do que na região cervical.

Para o início da montagem dos dentes, a cera referente ao espaço do incisivo central, do incisivo lateral e do canino, no lado esquerdo, é removida com o auxílio de um buril de Lecron. A quantidade de cera a ser removida deve corresponder a 2/3 da altura do incisivo central a ser utilizado (Figura 11.17A). Para a sua remoção, inicialmente, ela é cortada em sentido ocluso-cervical, aproximadamente na região correspondente à distal do canino (Figura 11.17B), e, na sequência, a aproximadamente 3 mm antes da linha média, para que a espessura do instrumento utilizado no corte não desloque a linha média de sua posição (Figura 11.17C). Em seguida, a cera é cortada em fatias até atingir a linha média (Figura 11.17D). O espaço para montagem obtido pode ser observado na Figura 11.18.

> Durante todo o processo de montagem dos dentes artificiais, a cada dente montado, o pino incisal deve ser verificado quanto à manutenção de seu contato com a mesa incisal.

Incisivo central superior

A Figura 11.19A mostra o posicionamento do incisivo central, em função de seu longo eixo e de sua relação com o plano de orientação. Na Figura 11.19B, observa-se que, embora o longo eixo seja inclinado para vestibular, a superfície vestibular do incisivo central fica praticamente perpendicular em relação ao plano de orientação. Em casos clínicos reais, a superfície vestibular deve estar paralela ao perfil do paciente.

Uma observação importante é que, por vezes, o incisivo central é descrito na literatura como tendo o seu longo eixo levemente inclinado para mesial, quando visto por vestibular.

Em função de ser o primeiro dente a ser montado, o incisivo central superior tem importância fundamental na orientação da montagem de todos os dentes em relação à linha média do paciente.

TABELA 11.1 Inclinação do longo eixo e contato oclusal dos dentes anterossuperiores.

Dente anterossuperior	Inclinação do longo eixo e contato incisal		
	Visto por vestibular	Visto por proximal	Contato incisal
Incisivo central	Perpendicular	Inclinado para vestibular	Toca o plano de orientação
Incisivo lateral	Inclinado para mesial	Inclinado para vestibular	Não toca o plano de orientação (afastado aproximadamente 1 mm)
Canino	Inclinado para mesial, porém menos do que o incisivo lateral	Discretamente inclinado para lingual	Toca o plano de orientação

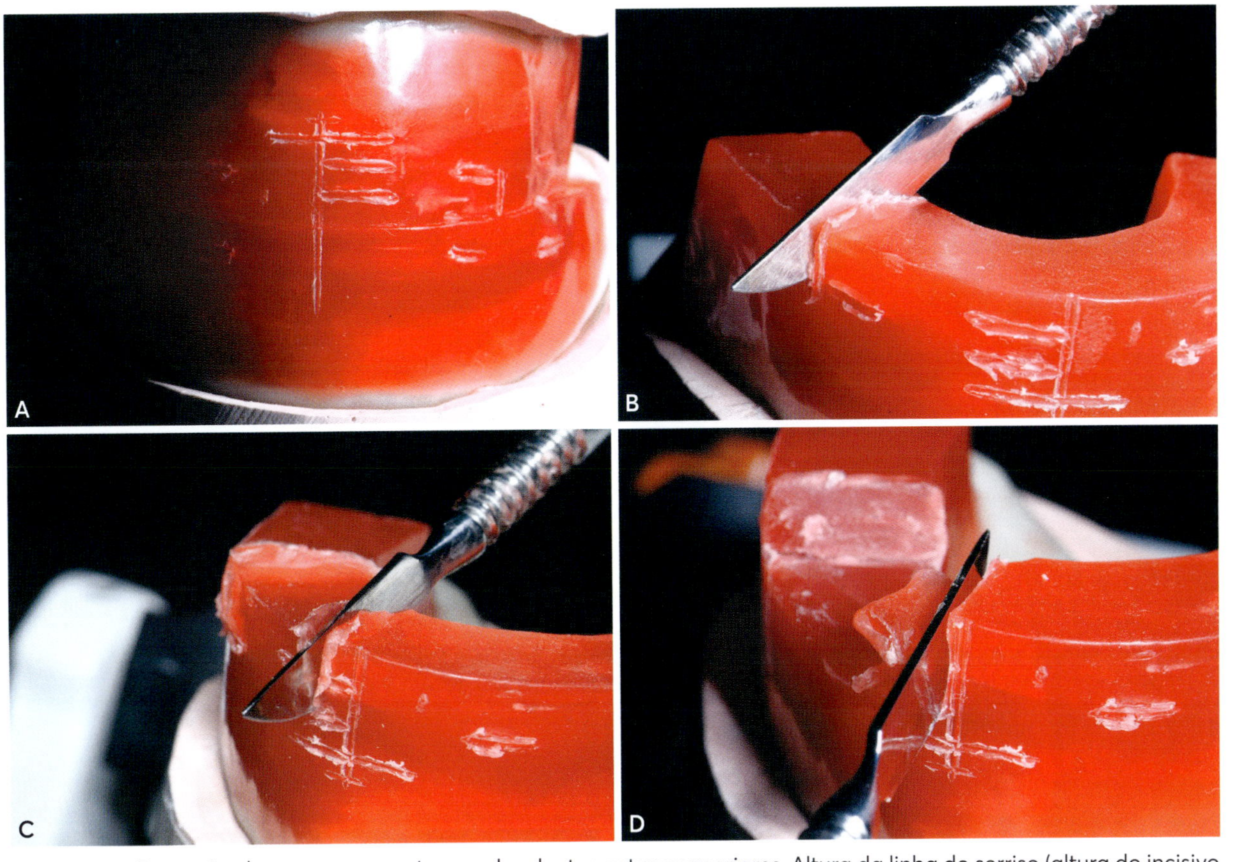

Figura 11.17 Remoção de cera para montagem dos dentes anterossuperiores. Altura da linha do sorriso (altura do incisivo central superior) dividida em terços (**A**); corte posterior na distal do canino (**B**); corte anterior antes da linha média (**C**); e corte em fatias até a linha média (**D**).

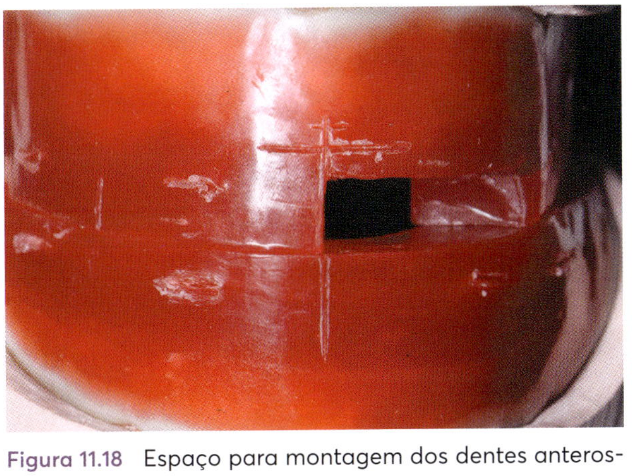

Figura 11.18 Espaço para montagem dos dentes anterossuperiores do lado esquerdo.

Assim, a sua superfície mesial deve ser cuidadosamente posicionada, faceando a linha média determinada (Figura 11.19C). Outro fator de grande importância é o posicionamento de sua face vestibular, já que a reprodução do suporte do lábio superior, previamente determinado pela superfície vestibular anterior da base de registro maxilar, deve ser assumida, principalmente, pelas faces vestibulares dos dentes anterossuperiores. Para tanto, a sua face vestibular deverá estar aproximadamente no nível da face vestibular do rolete de cera do lado direito, dando continuidade à sua curvatura anterior mediolateral (Figura 11.20).

Incisivo lateral superior

O posicionamento do incisivo lateral superior, em função de seu longo eixo e relação com o plano de orientação, pode ser observado na Figura 11. 21, sendo que a Figura 11.21C mostra o seu contato proximal efetivo com o incisivo central.

Após montado, deve manter uma relação de contato proximal efetiva com a face distal do incisivo central. A sua face vestibular deverá estar no nível da face vestibular do incisivo central, sendo que a porção mesial da face vestibular dá continuidade à curvatura anterior mediolateral, porém, a porção distal de sua face vestibular fica inclinada discretamente para palatino, preparando o posicionamento do canino para que realize a transição para os dentes posteriores (Figura 11.22).

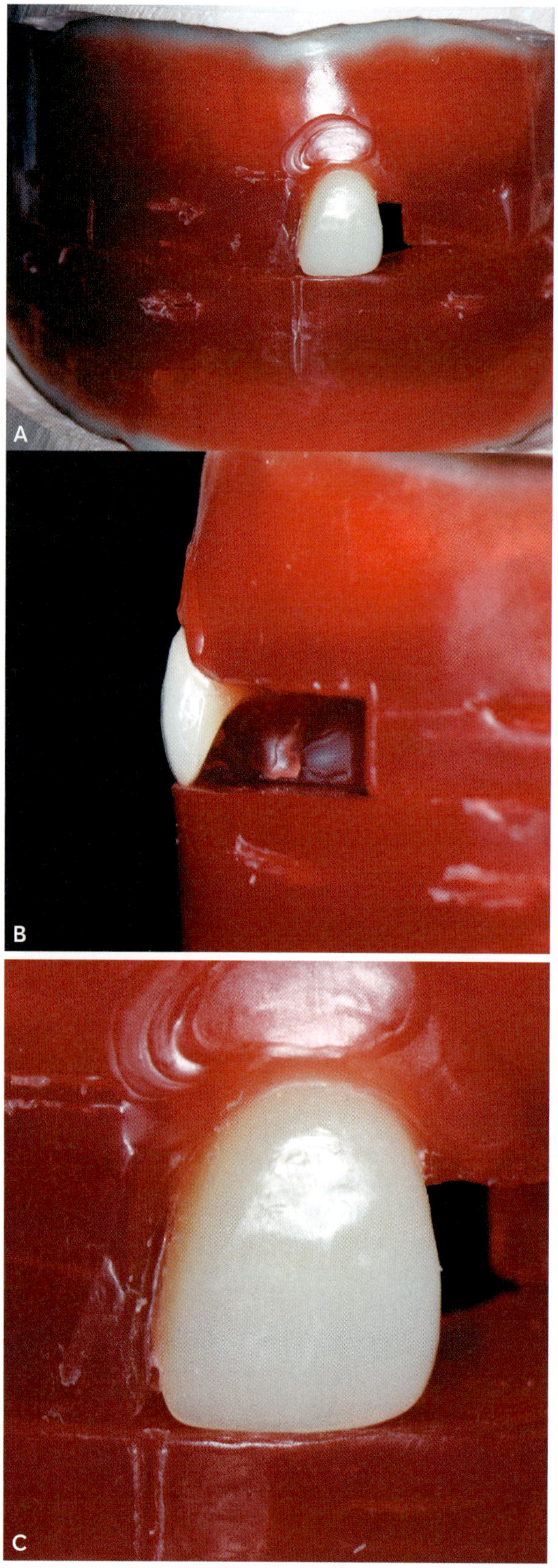

Figura 11.19 Posicionamento do incisivo central superior visto por vestibular (**A**) e visto por proximal (distal; **B**). Contato oclusal no plano de orientação (**C**).

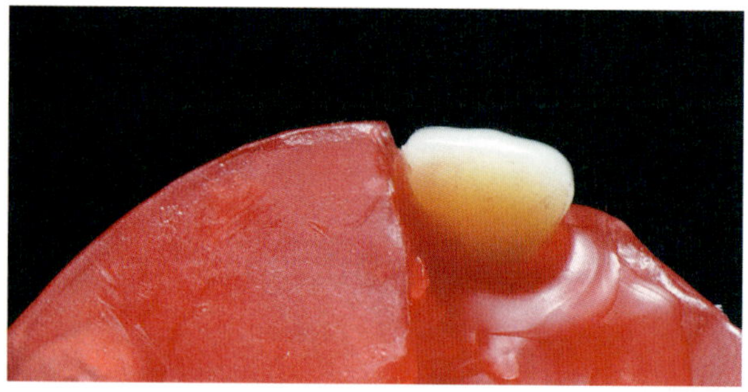

Figura 11.20 O incisivo central superior segue a curvatura do suporte labial definido no rolete.

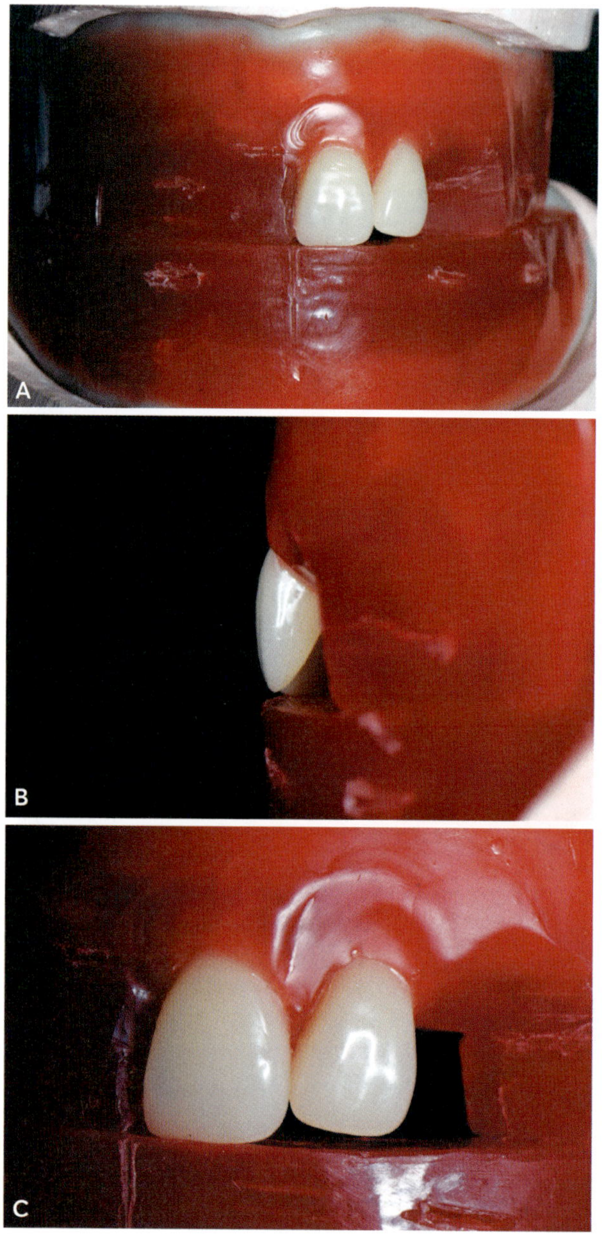

Figura 11.21 Posicionamento do incisivo lateral superior visto por vestibular (**A**) e visto por proximal (distal; **B**). Detalhe do afastamento do plano de orientação e contato proximal com o incisivo central (**C**).

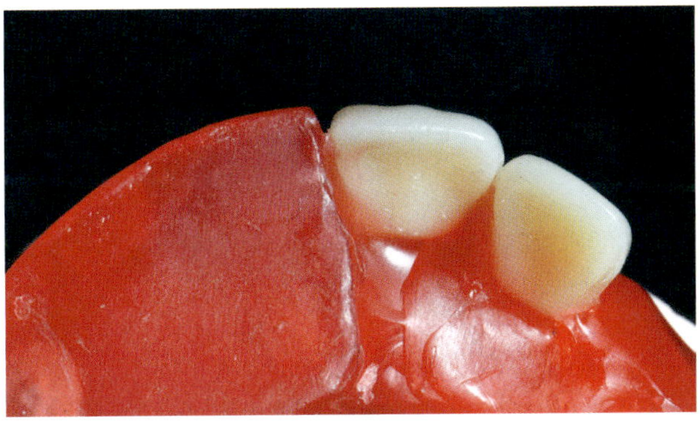

Figura 11.22 O incisivo central segue a curvatura do suporte labial definido para o paciente, porém, a sua porção distal volta-se levemente para palatino, preparando a posição do canino que irá orientar o posicionamento dos dentes posteriores.

Canino superior

O posicionamento do canino superior, em função de seu longo eixo e relação com o plano de orientação, pode ser observado na Figura 11.23.

O canino deve manter uma relação de contato proximal efetiva com a face distal do incisivo lateral. O canino é um dente muito importante na transição para a montagem dos dentes posteriores, sendo que o seu posicionamento de um ângulo de visão anterior deve permitir visualizar plenamente apenas a sua face mesial vestibular. Nesse ângulo de visão, a sua face distal vestibular é de difícil observação (Figura 11.24).

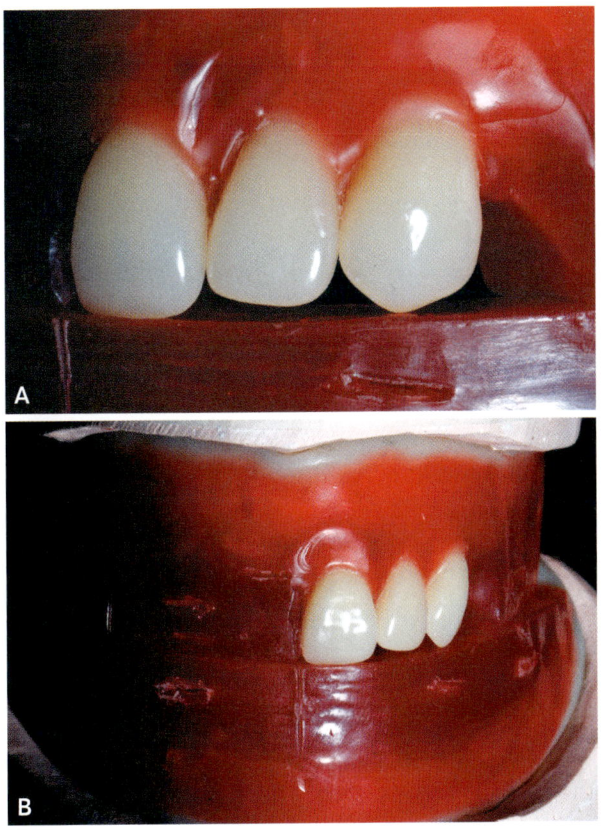

Figura 11.23 Posicionamento do canino superior. Inclinado para mesial, visto por vestibular (**A**) e inclinado para lingual, visto por mesial (**B**).

Complementação da montagem dos dentes anterossuperiores

Os dentes anterossuperiores do lado direito são, então, montados de maneira semelhante aos anterossuperiores do lado esquerdo (Figura 11.25). Em seguida, inicia-se a montagem dos dentes posterossuperiores.

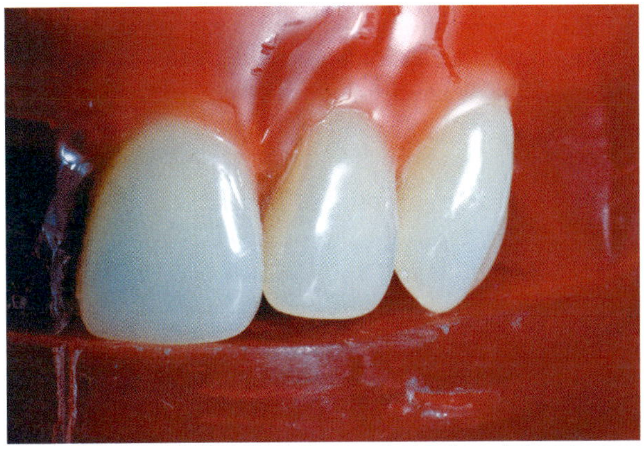

Figura 11.24 O canino superior tem um posicionamento que faz com que, em uma vista frontal, a sua face distal seja de difícil observação.

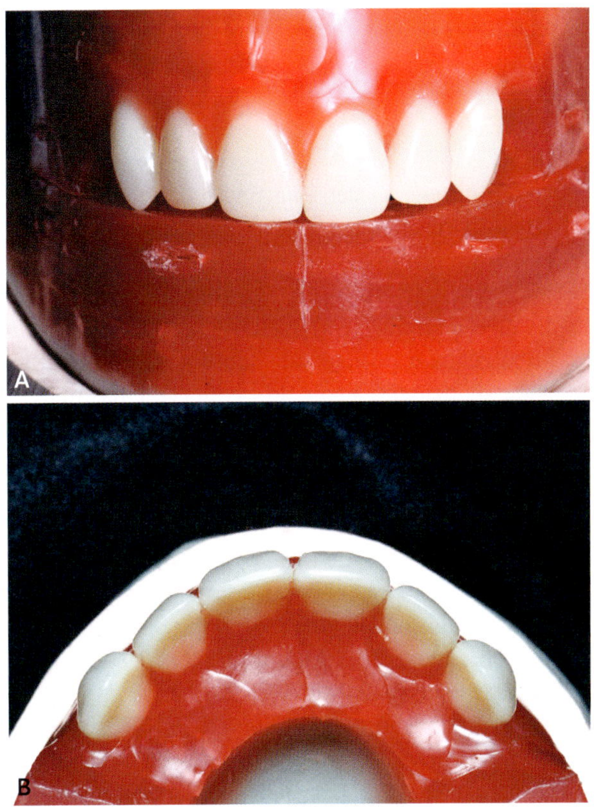

Figura 11.25 Posicionamento dos dentes anterossuperiores. Vista frontal (**A**) e vista oclusal (**B**).

Montagem dos dentes posterossuperiores

Um relacionamento mecanicamente favorável entre os dentes e os rebordos alveolares para a transmissão de forças que incidem principalmente sobre as superfícies oclusais das próteses totais, confeccionadas pela técnica convencional, é fundamental para a sua estabilização. Em próteses totais duplas, as características da área de suporte da prótese mandibular são muito mais pobres do que as características da área de suporte da prótese maxilar. Assim, quando próteses totais duplas são confeccionadas, a prótese total mandibular deve ser privilegiada em relação à prótese total maxilar no relacionamento mecânico entre os dentes artificiais e o rebordo alveolar, a fim de se alcançar uma melhor estabilização da prótese mandibular.

Dessa maneira, na montagem dos dentes artificiais, os dentes da prótese mandibular devem ser posicionados, tanto quanto possível, sobre o rebordo alveolar mandibular. Para que isso ocorra, os dentes posterossuperiores devem ser montados de tal modo que, quando os inferiores forem montados, estejam orientados para uma posição que satisfaça o necessário relacionamento com o rebordo, isto é, posicionando as cúspides palatinas dos dentes superiores sobre uma linha representativa da crista do rebordo alveolar mandibular, demarcada na superfície oclusal da base de registro mandibular. Para a demarcação dessa linha, os seguintes procedimentos são realizados:

- A base de registro mandibular é removida de seu modelo e, em seguida, identifica-se com lápis, no rebordo alveolar mandibular, a crista do rebordo da região apta a receber os dentes artificiais posteriores. Essa região corresponde à porção horizontalizada do rebordo alveolar mandibular, posterior à distal do canino. A distal do canino localiza-se, aproximadamente, no nível do freio lateral (Figura 11.26).
- Uma régua é posicionada sobre a região identificada, de maneira a coincidir com ela. Duas marcas são, então, traçadas na periferia do modelo (Figura 11.27A), como prolongamentos da crista de rebordo. A base de registro mandibular é recolocada no modelo. A régua é posicionada sobre a sua superfície oclusal, de forma a coincidir, no ângulo de observação do operador, com as duas marcas na periferia do modelo. Com o auxílio de um buril de Lecron, demarca-se (Figura 11.27B-C), sobre a superfície oclusal, um sulco representativo da posição da crista de rebordo mandibular.
- Na montagem dos dentes superoposteriores, a cúspide palatina deverá ser posicionada sobre a marca representativa da crista de rebordo inferior ou aproximar-se dela tanto quanto a estética do caso permita.

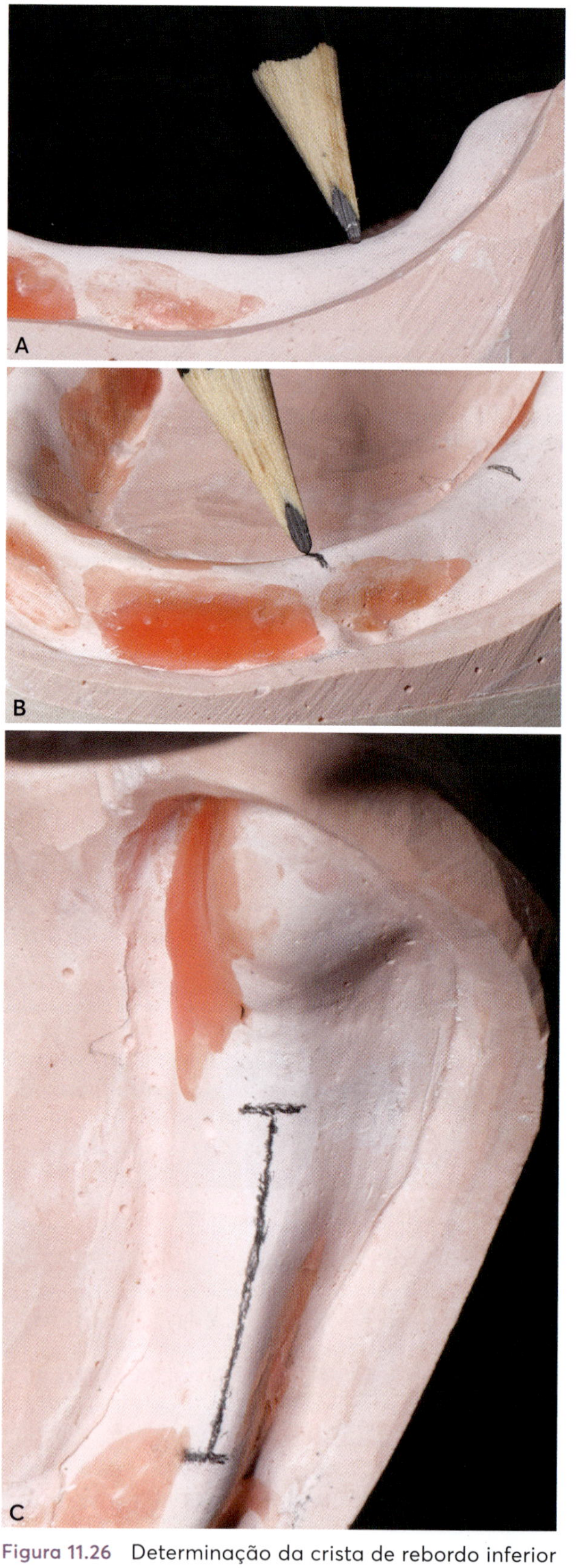

Figura 11.26 Determinação da crista de rebordo inferior para a montagem dos dentes posterosuperiores. Limite posterior da porção horizontalizada do rebordo alveolar (**A**); limite anterior no freio lateral – distal do canino (**B**); e crista do rebordo identificada (**C**).

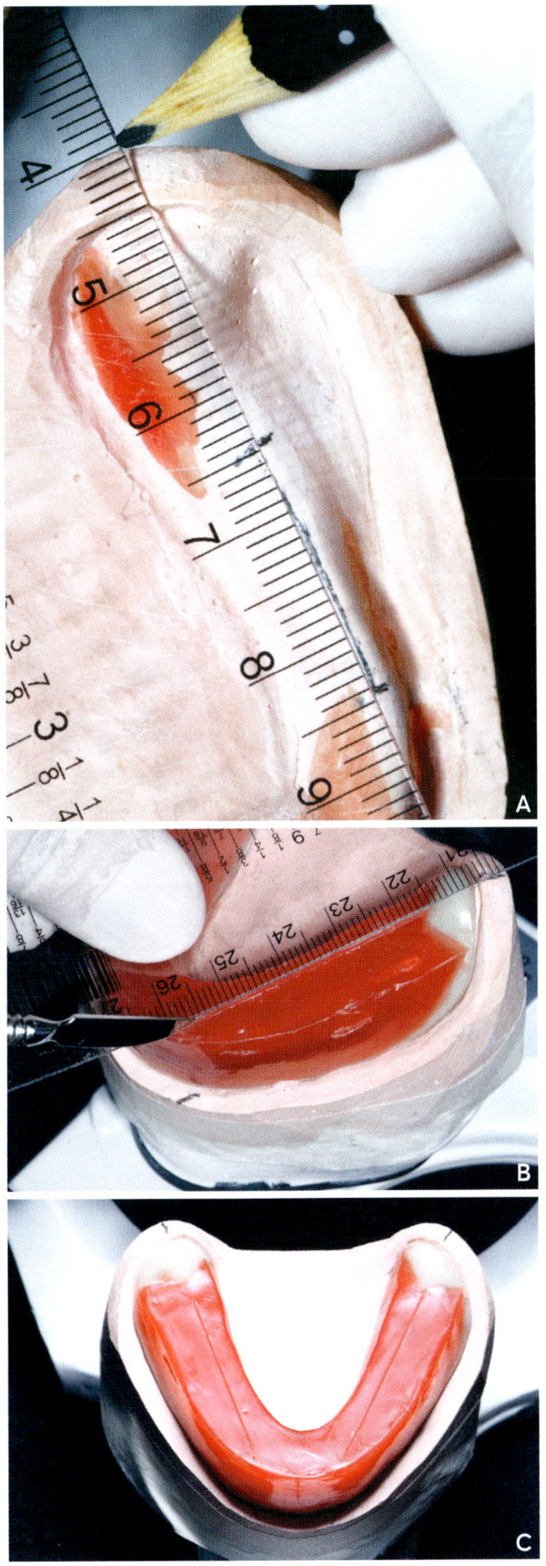

Figura 11.27 Transferência da posição da crista de rebordo mandibular para a superfície oclusal do plano de orientação. Prolongamento da linha que passa pela crista do rebordo para as margens do modelo (**A**); demarcação da crista de rebordo na oclusal do plano de orientação (**B**); linhas representativas da crista de rebordo traçadas na superfície oclusal da base de registro mandibular (**C**).

Isso fará com que os dentes inferoposteriores sejam, em seguida, posicionados sobre o rebordo alveolar inferior, como pode ser observado na Figura 11.28.

Tendo sido demarcada a linha de referência para o posicionamento das cúspides palatinas dos dentes posterossuperiores nos dois lados da base de registro mandibular, a cera da base de registro maxilar do lado esquerdo, na região posterior, é removida em 2/3 da altura dos dentes a serem ali montados (Figura 11.29).

As inclinações básicas dos longos eixos dos dentes posterossuperiores, bem como o seu relacionamento com o plano de orientação, podem ser visualizadas na Tabela 11.2.

Primeiro pré-molar superior

O posicionamento do primeiro pré-molar superior, em função de seu longo eixo, visto por vestibular, e a relação com o plano de orientação podem ser observados na Figura 11.30A. O primeiro pré-molar superior deve apresentar contato proximal efetivo com a distal

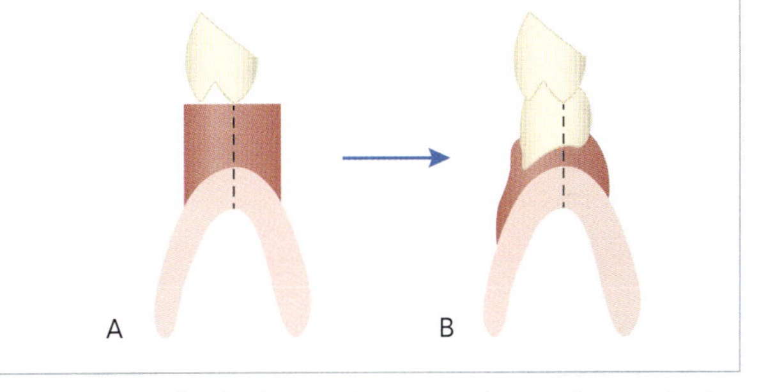

Figura 11.28 Os dentes posterossuperiores são montados com suas cúspides palatinas sobre a linha representativa da crista de rebordo mandibular (**A**). Ao serem montados, os inferiores, em virtude do seu relacionamento oclusal, ficam posicionados de maneira mecanicamente favorável sobre o rebordo mandibular, ou seja, sobre a sua crista (**B**).

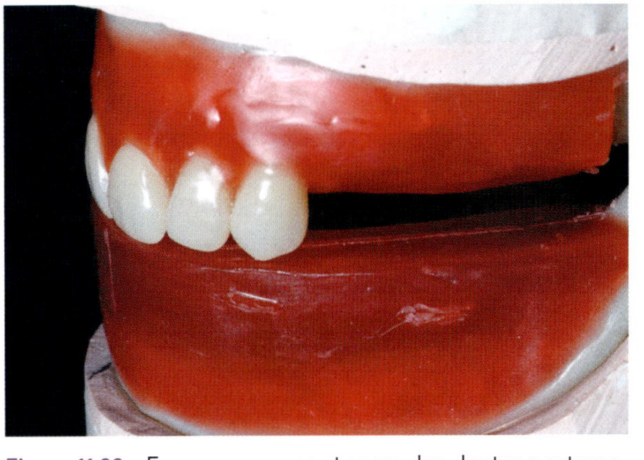

Figura 11.29 Espaço para montagem dos dentes posterossuperiores no lado esquerdo.

TABELA 11.2 Inclinação do longo eixo e contato oclusal dos dentes posterossuperiores.

Dente posterossuperior	Inclinação do longo eixo e contato oclusal		
	Visto por vestibular	Visto por proximal	Contato oclusal
Primeiro pré-molar	Perpendicular	Inclinado para palatino	Cúspide vestibular toca no plano de cera, mas a cúspide palatina não, ficando discretamente afastada sobre a linha da crista de rebordo inferior ou o mais próximo permitido pela estética
Segundo pré-molar	Perpendicular	Perpendicular	Cúspides vestibular e palatina tocam o plano de cera, com a palatina sobre a linha da crista de rebordo inferior, ou o mais próximo permitido pela estética
Primeiro molar	Inclinado para distal	Inclinado para vestibular	As cúspides palatinas ficam sobre a linha da crista de rebordo inferior ou o mais próximo permitido pela estética, sendo que a mesiopalatina toca o plano de cera, mas a distopalatina não. As cúspides vestibulares não tocam o plano de cera. A cúspide distovestibular é a mais afastada do plano
Segundo molar	Inclinado para distal	Inclinado para vestibular	As cúspides não tocam o plano de cera. A superfície oclusal assume a mesma inclinação em relação ao plano oclusal que o primeiro molar. As cúspides palatinas devem estar alinhadas sobre o sulco representativo da crista de rebordo inferior ou o mais próximo permitido pela estética

do canino superior. Esse contato ocorre na porção vestibular de sua face mesial (Figura 11.30B). Na Figura 11.30C, observa-se a sua cúspide palatina ocluindo próximo à linha representativa da crista de rebordo inferior.

Eventualmente, algumas orientações indicam que, visto por proximal, o posicionamento do primeiro pré-molar deve ser perpendicular, com as suas duas cúspides tocando o plano de cera, sendo esse o

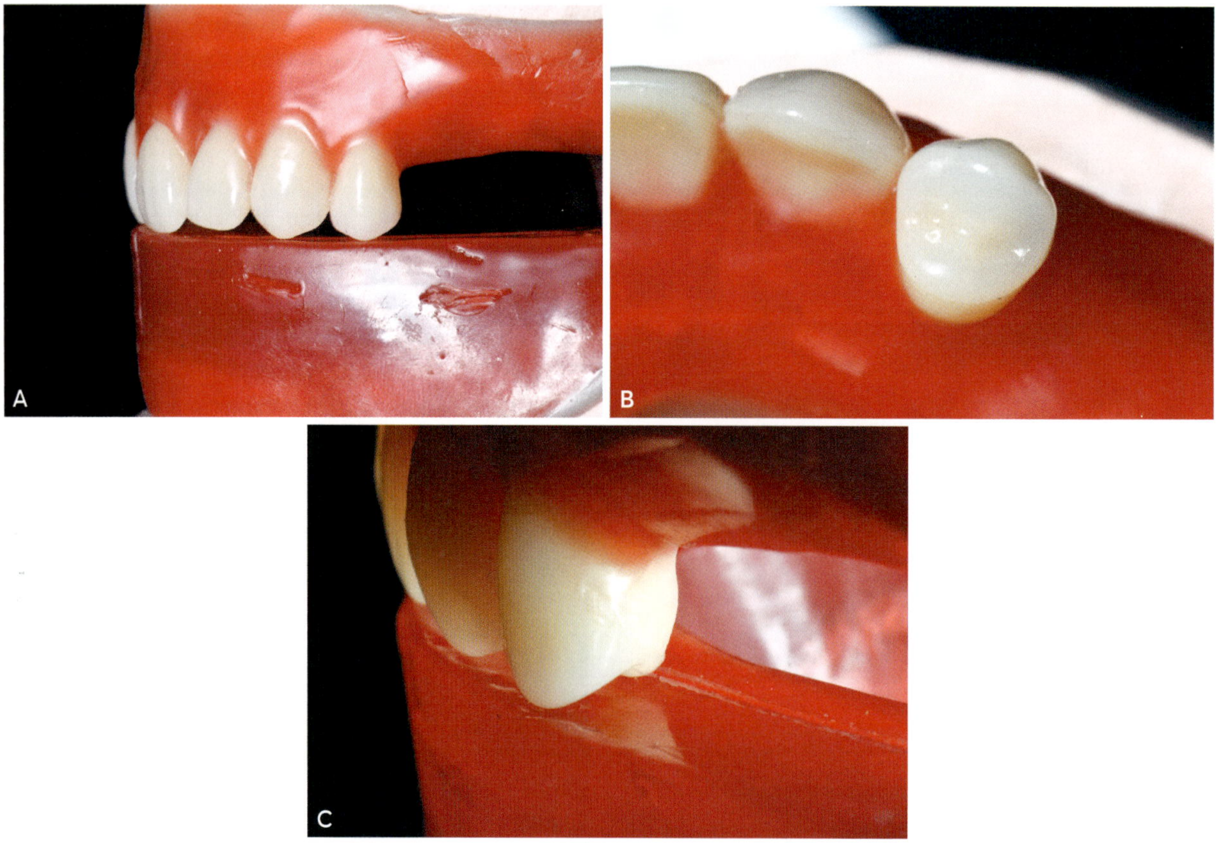

Figura 11.30 Posicionamento do primeiro pré-molar superior. Vista por vestibular (**A**); contato proximal com o canino (**B**); e posicionamento da cúspide palatina orientada pela linha representativa da crista de rebordo mandibular (**C**).

posicionamento mais favorável para o equilíbrio da oclusão em movimentos de lateralidade. Entretanto, o primeiro pré-molar é um dente que, embora seja posterior, tem papel de destaque na estética da prótese total maxilar. Para que esteticamente fique harmônico com o canino, visto por proximal, a sua superfície vestibular deve ficar discretamente inclinada para lingual. Mesmo que o fabricante não tenha fornecido informações detalhadas sobre a montagem do produto, esse posicionamento não impede que o desejado equilíbrio da prótese em movimentos laterais seja alcançado por meio das curvas de compensação definidas nos dentes mais posteriores. Havendo informação, o profissional deve considerar, principalmente, o modelo de dente que está sendo utilizado, já que diferentes orientações podem ser dadas a diferentes produtos, de acordo com a anatomia desenvolvida pela indústria.

Segundo pré-molar superior

O posicionamento do segundo pré-molar superior, em função de seu longo eixo, visto por vestibular, e de sua relação com o plano de orientação, pode ser observado na Figura 11.31A. Após montado, apresenta contato proximal efetivo com o primeiro pré-molar, e seus sulcos mesiodistais ficam alinhados (Figura 11.31B). Na Figura 11.31C, observa-se a sua cúspide palatina orientada para o sulco representativo da crista de rebordo inferior.

Primeiro molar superior

O posicionamento do primeiro molar superior, em função de seu longo eixo e de sua relação com o plano de orientação, pode ser observado na Figura 11.32A e B. Um maior afastamento da cúspide distovestibular define curvas de Spee e de Wilson mais proeminentes; um menor afastamento, curvas menos proeminentes. A Figura 11.32C demonstra as cúspides palatinas sobre a linha representativa da crista do rebordo inferior.

Uma orientação comum para a montagem do primeiro molar e dos pré-molares é que a sua cúspide mesiovestibular e as cúspides vestibulares dos pré-molares sejam tangenciadas por uma reta (Figura 11.33).

Segundo molar superior

O posicionamento do segundo molar superior, em função de seu longo eixo e de sua relação com o plano de orientação, pode ser observado na Figura 11.34. Uma orientação comum para a montagem desse dente, em complementação à orientação da reta que tangencia a vestibular dos pré-molares e a cúspide mesiovestibular do primeiro molar, é que suas cúspides e as cúspides do primeiro molar também sejam tangenciadas por uma reta (Figura 11.35). Na Figura 11.36, observa-se o

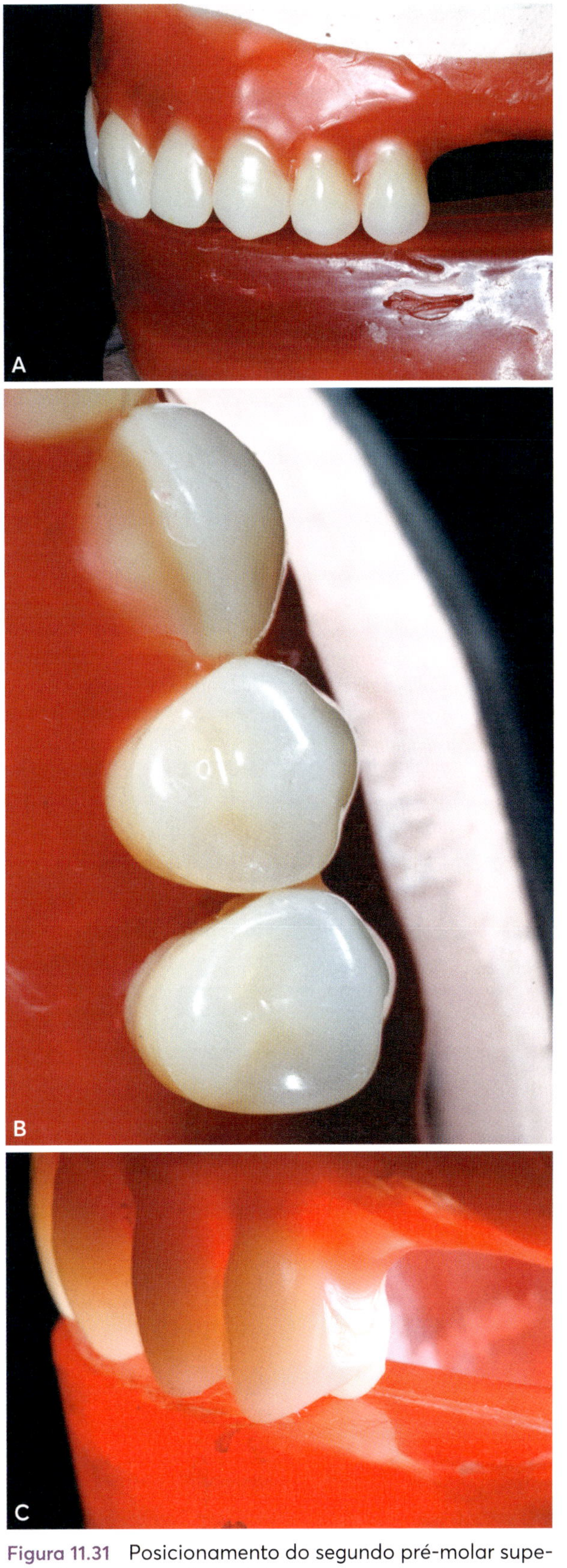

Figura 11.31 Posicionamento do segundo pré-molar superior. Vista por vestibular (**A**); contato proximal com o primeiro pré-molar (**B**); e cúspide palatina orientada pela linha representativa da crista de rebordo mandibular (**C**).

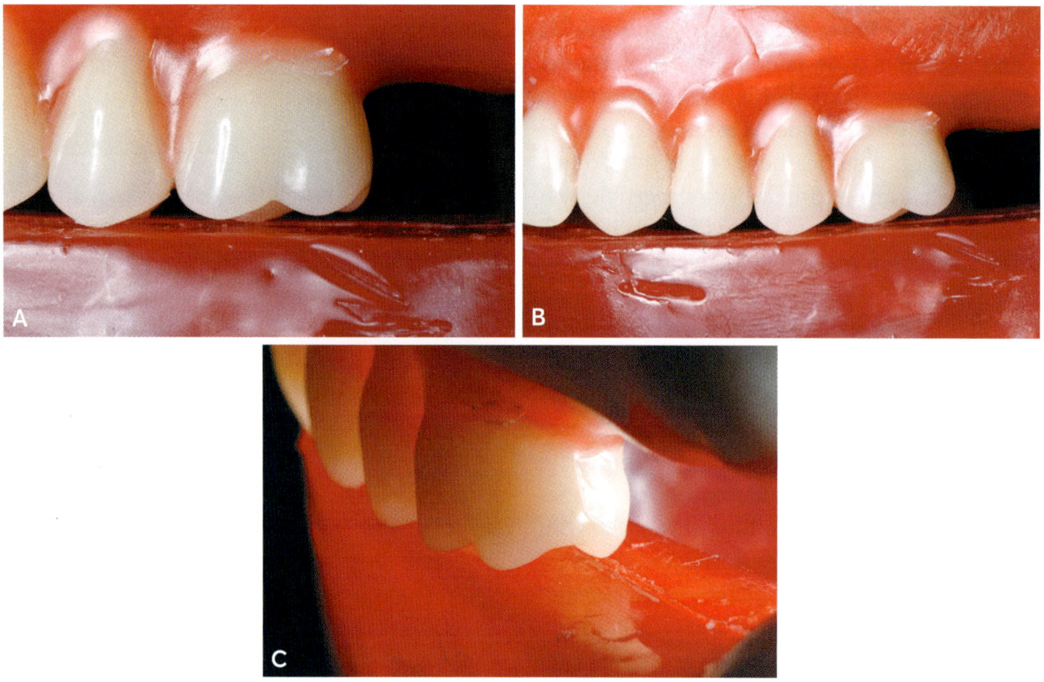

Figura 11.32 Posicionamento do primeiro molar superior. Cúspide mesiopalatina tocando o plano de orientação (**A**); vista vestibular das inclinações de seu longo eixo, formando as curvas de Spee e Wilson (**B**); e posicionamento das cúspides palatinas orientadas pela linha representativa da crista de rebordo mandibular (**C**).

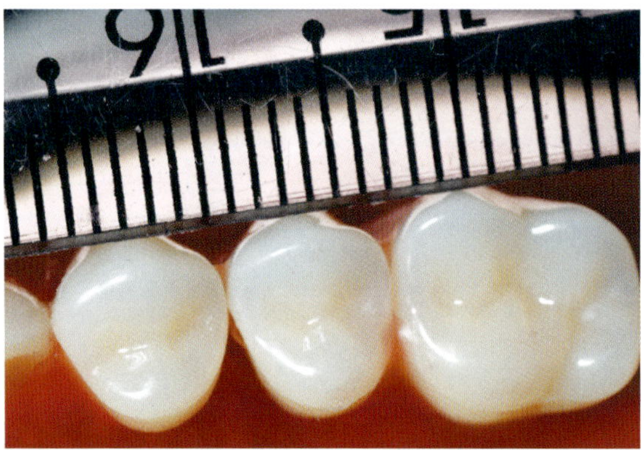

Figura 11.33 As cúspides vestibulares dos pré-molares e a cúspide mesiovestibular do primeiro molar tangenciam uma reta.

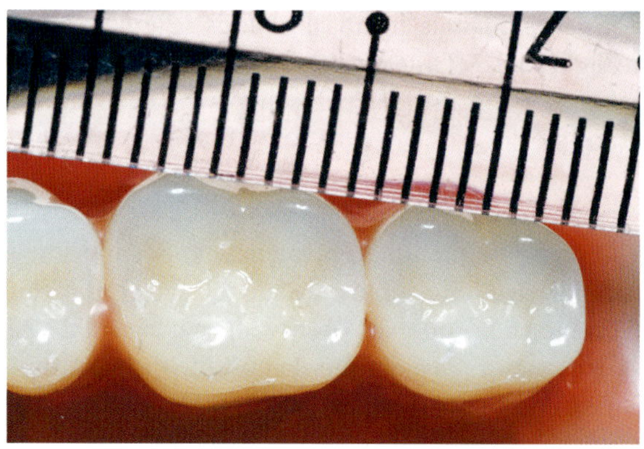

Figura 11.35 As cúspides vestibulares dos molares também podem ser tangenciadas por uma reta.

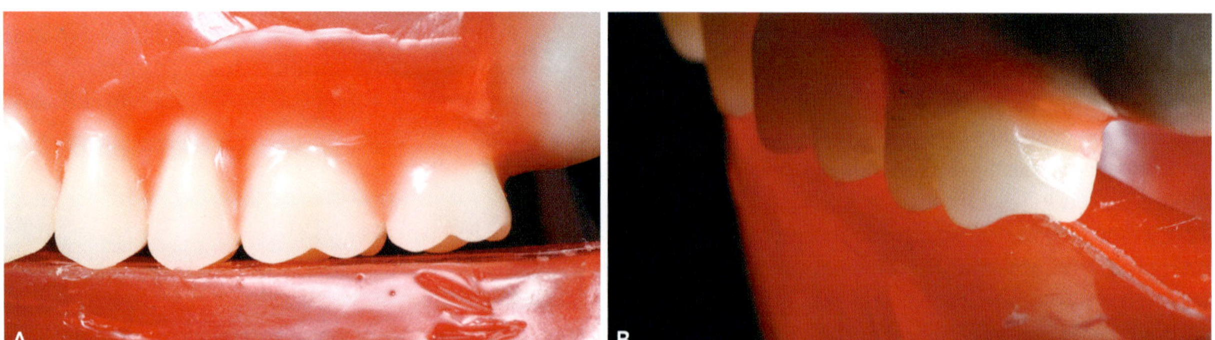

Figura 11.34 Posicionamento do segundo molar superior. Vista por vestibular das inclinações de seus longos eixos, formando as curvas de compensação (**A**); posicionamento das cúspides palatinas, orientado pela linha representativa da crista de rebordo mandibular (**B**).

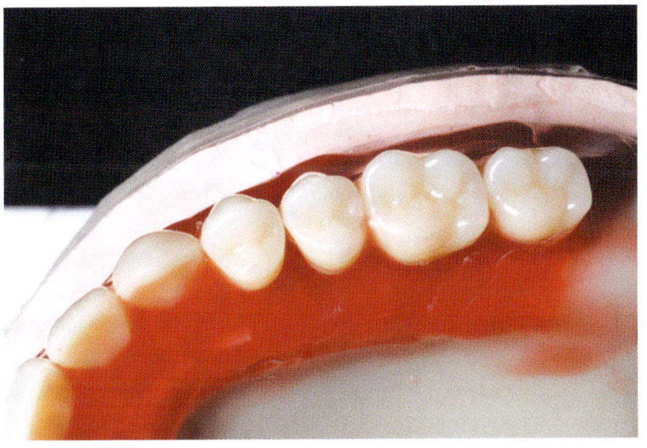

Figura 11.36 Na montagem dos dentes superoposteriores, os sulcos mesiodistais devem ficar alinhados.

alinhamento dos dentes posteriores por vestibular, bem como a orientação contínua anteroposterior de seus sulcos mesiodistais.

Havendo falta de espaço anteroposterior, o segundo molar superior não deve ser montado. Isso não trará problemas estéticos ou funcionais, já que a sua posição é muito posterior para afetar a estética e que a força de mastigação nas próteses totais concentra-se na região de segundos pré-molares e primeiros molares. O espaço para a montagem dos dentes posteriores deve ser avaliado principalmente em função do rebordo alveolar inferior, já que os dentes não devem ser montados na porção ascendente do rebordo inferior. A montagem dos segundos molares muito a posterior gera problemas de "mordidas" na bochecha nas regiões correspondentes, além da resultante das forças incidentes na porção inclinada do rebordo inferior ser em direção à anterior, promovendo a instabilidade dessa prótese.

Após a montagem dos dentes posteriores do lado esquerdo, os dentes posteriores do lado direito são montados sob as mesmas orientações (Figura 11.37). Cuidados devem ser tomados quanto à verificação do

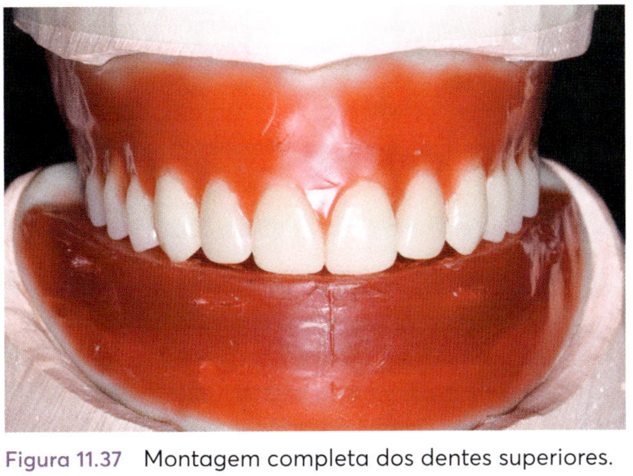

Figura 11.37 Montagem completa dos dentes superiores.

travamento do pino incisal em sua posição "zero", para evitar a perda da dimensão vertical de oclusão em virtude da penetração dos dentes já montados na cera da base de registro mandibular.

Montagem dos dentes inferoposteriores (exceto os primeiros pré-molares)

Tendo sido montados todos os dentes superiores. remove-se a cera correspondente ao espaço para a montagem do primeiro molar inferior esquerdo, em 2/3 da altura do dente a ser montado. A cera é removida somente do espaço correspondente ao primeiro molar por três motivos:

- a cera que permanece por mesial e distal do espaço permite melhor orientação do posicionamento do primeiro molar inferior para a oclusão com os dentes superiores;
- caso se deseje verificar clinicamente a RC antes da continuidade da montagem dos dentes, a porção do plano oclusal, ainda presente na base de registro mandibular, protege a montagem do primeiro molar na boca do paciente, evitando o seu deslocamento;
- caso a RC esteja errada, a porção do plano oclusal, ainda presente na base de registro mandibular, em contato com a oclusal dos dentes superiores, mantém a DVO na boca do paciente, de forma que um novo registro da RC possa ser realizado.

Para que a cera seja removida somente do lugar em que o primeiro molar inferior será montado, identifica-se, na oclusal da base de registro inferior, o espaço entre a cúspide do segundo pré-molar superior e a cúspide distal do primeiro molar superior (Figura 11.38A), removendo-se a cera desse espaço posteriormente (Figura 11.38B).

As inclinações básicas dos longos eixos dos dentes posteroinferiores, bem como o seu relacionamento de oclusão com os dentes superiores, podem ser conferidas na Tabela 11.3.

Primeiro molar inferior

O posicionamento do primeiro molar inferior, em função de sua relação de oclusão com os dentes superiores e direcionamento de seu longo eixo, pode ser visualizado na Figura 11.39.

Após o primeiro molar inferior ter sido montado, a mesa incisal é ajustada em relação à guia sagital. Para tanto, solta-se o parafuso que fixa a rampa anteroposterior da mesa incisal (Figura 11.40A) e realiza-se protrusão em um trajeto de meia cúspide (Figura 11.40B), ou seja, até que o primeiro molar inferior fique com as

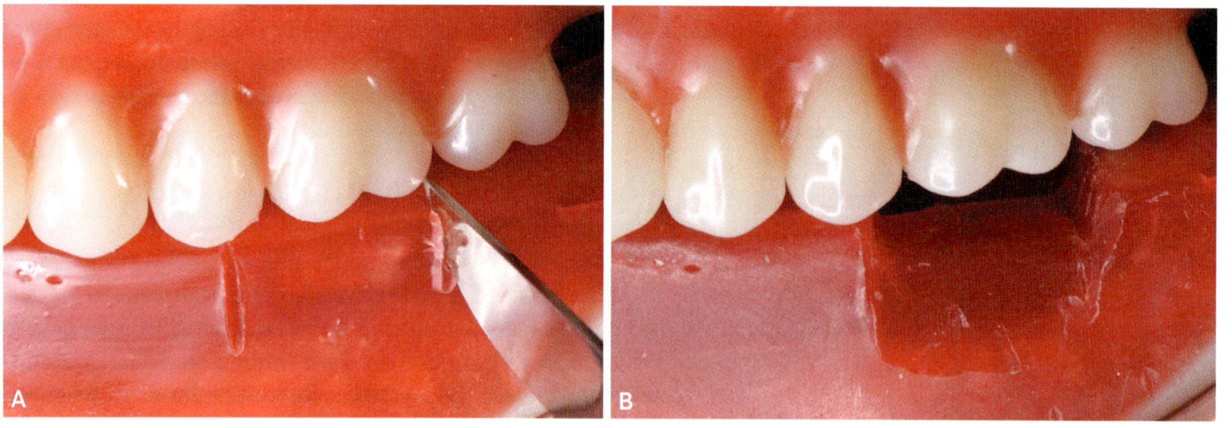

Figura 11.38 Remoção de cera para montagem do primeiro molar inferior. Demarcação da posição que o primeiro molar inferior ocupa (**A**); espaço definido para a montagem com a remoção da cera (**B**).

TABELA 11.3 Inclinação do longo eixo e contato oclusal dos dentes inferoposteriores.

Dentes inferoposteriores	Inclinação do longo eixo e contato oclusal		
	Visto por vestibular	Visto por proximal	Contato oclusal
Primeiro pré-molar	Perpendicular	Inclinado para lingual	Oclui com o primeiro pré-molar superior e com a vertente distal do canino superior
Segundo pré-molar	Perpendicular	Inclinado para lingual	Oclui com o primeiro e o segundo pré-molares superiores
Primeiro molar	Inclinado para mesial	Inclinado para lingual	Oclui com o segundo pré-molar e o primeiro molar superiores. Por vestibular, a chave de fechamento em cêntrica é visualizada pela cúspide mesiovestibular do primeiro molar superior ocluindo no sulco vestibulomesial do primeiro molar inferior
Segundo molar	Inclinado para mesial	Inclinado para lingual	Oclui com o primeiro e o segundo molares superiores. Por vestibular, visualiza-se a cúspide mesiovestibular do segundo molar superior ocluindo no sulco vestibulomesial do segundo molar inferior

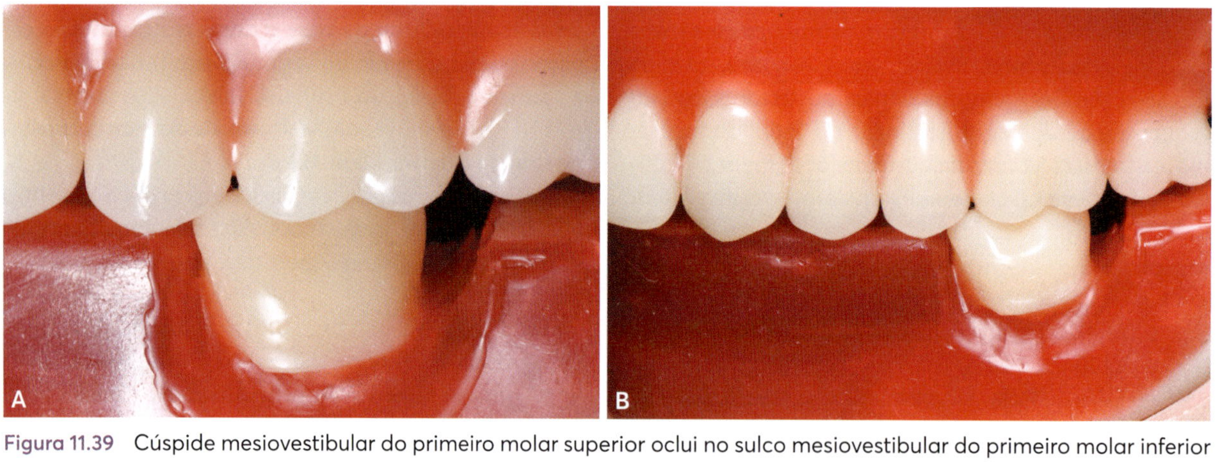

Figura 11.39 Cúspide mesiovestibular do primeiro molar superior oclui no sulco mesiovestibular do primeiro molar inferior (**A**); o primeiro molar inferior fica com seu longo eixo inclinado para mesial, em uma vista vestibular (**B**).

suas pontas de cúspide coincidentes com as pontas de cúspide dos dentes superiores (Figura 11.40C). Nessa posição, a rampa anteroposterior da mesa incisal é erguida até que toque no pino incisal (Figura 11.40D), quando, então, o parafuso que fixa a rampa é apertado, registrando, assim, a inclinação da guia incisiva sagital (Figura 11.41).

Definida a guia incisiva sagital, solta-se o parafuso que prende a aleta lateral do lado direito da mesa incisal e realiza-se o movimento de lateralidade esquerda, até que

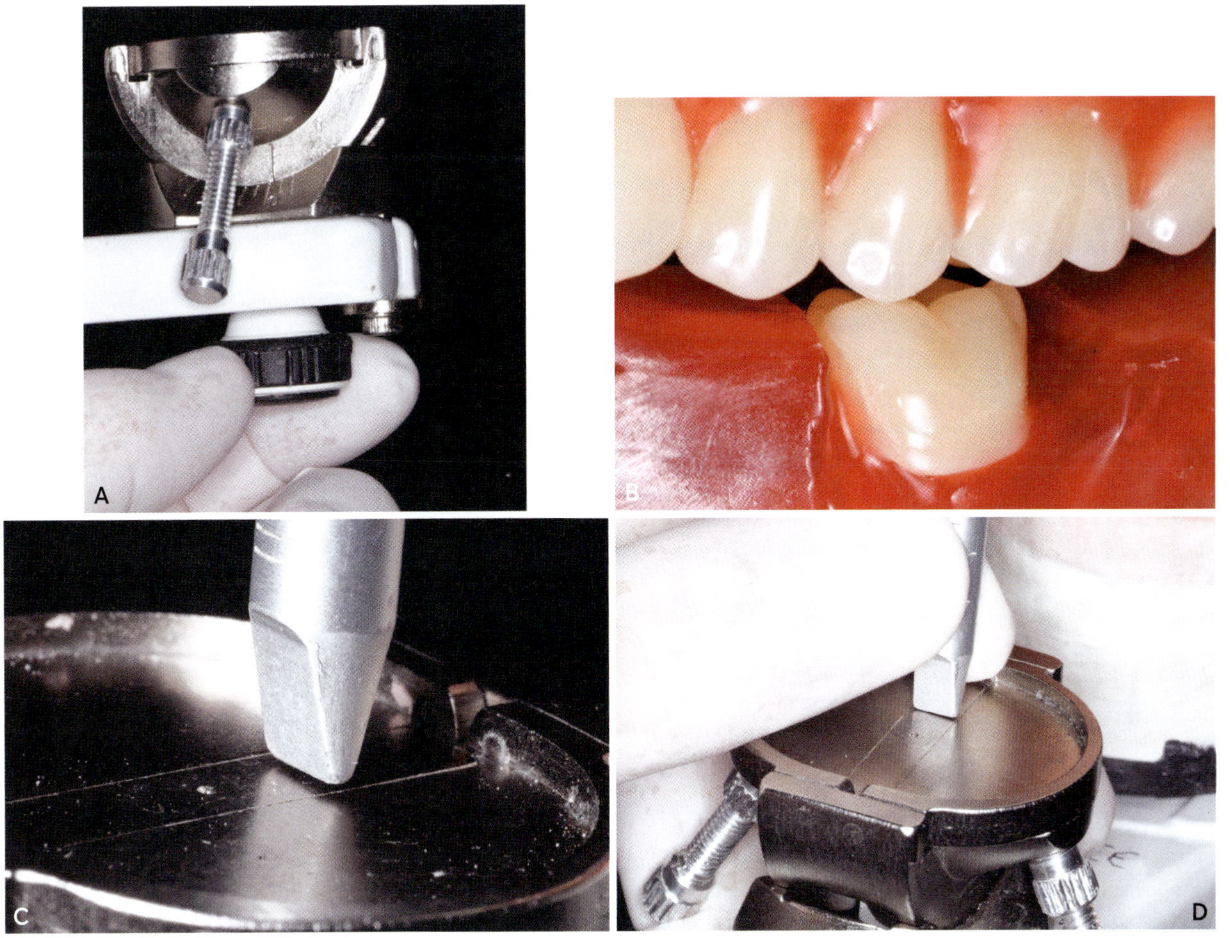

Figura 11.40 Programação da guia incisiva sagital. Soltando o parafuso que fixa a inclinação da mesa incisal metálica (**A**); cúspides dos dentes superiores e inferiores em topo a topo no movimento de protrusão (**B**); com o movimento protrusivo, o pino incisal afasta-se da mesa (**C**); a mesa é inclinada até tocar o pino incisal, determinando o valor da guia incisiva (**D**).

as cúspides vestibulares dos dentes superiores e inferiores fiquem no mesmo nível (Figura 11.42A). Nessa posição, o pino estará afastado da mesa no lado de balanceio (Figura 11.42B). Por meio de parafuso próprio, ergue-se a aleta lateral desse lado até que toque o pino incisal (Figura 11.42C), quando, então, o parafuso que prende a aleta lateral é apertado, registrando, assim, a guia incisiva lateral necessária para esse lado (Figura 11.43).

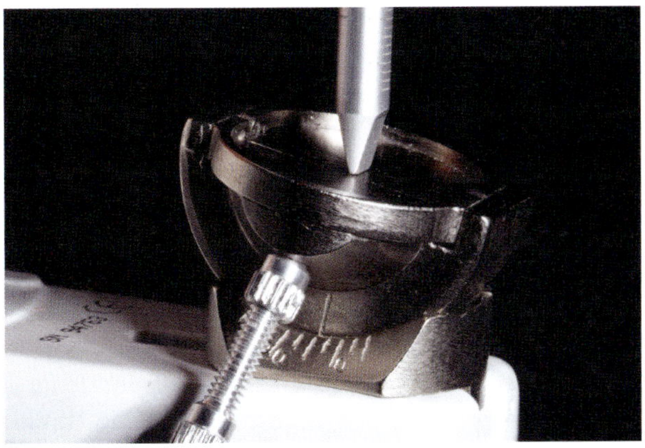

Figura 11.41 Mesa incisal metálica com angulação da guia incisiva registrada.

A determinação da inclinação das guias incisivas sagital e lateral somente com o primeiro molar montado agiliza a sua determinação, já que, usualmente, são obtidas inclinações adequadas ao desenvolvimento da oclusão, evitando a definição dessas guias por tentativa. Deve ser salientado que, com essa técnica, a guia incisiva não é determinada em função do primeiro molar, como pode inicialmente parecer, mas, sim, em função de todos os outros quatro fatores da articulação já incorporados ao articulador: inclinação das guias condilares sagital e mediolateral, inclinação do plano de orientação, inclinação de cúspide e proeminência da curva de compensação anteroposterior e mediolateral.

Em outras palavras, quando se realizam os movimentos protrusivo e lateral sem a presença dos incisivos inferiores, a movimentação que ocorre no articulador se dá em função dos quatro fatores da articulação já presentes e previamente estabelecidos; assim, o valor da inclinação das guias incisais sagital e lateral,

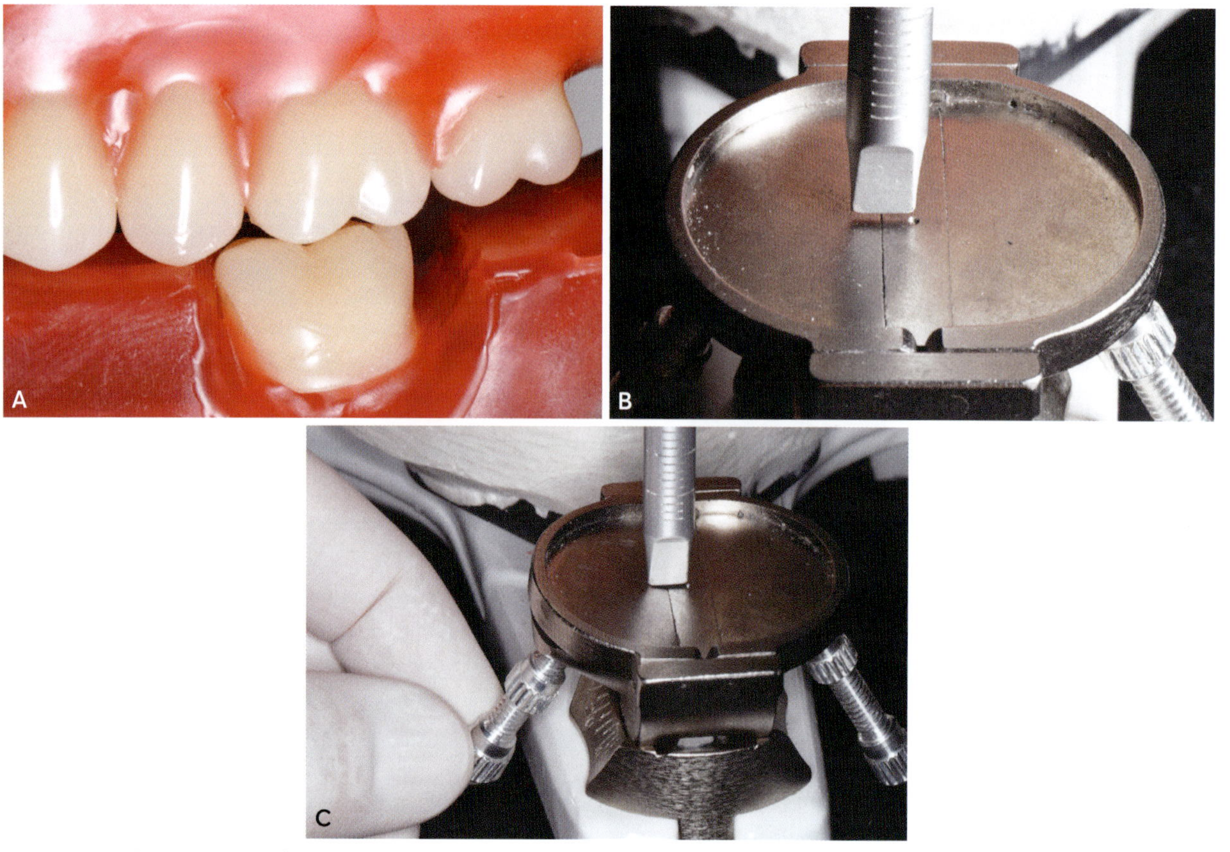

Figura 11.42 Programação da guia incisiva lateral. Dentes posteriores em relacionamento de lateralidade esquerda (**A**); o pino incisal afasta-se da mesa no lado de balanceio (**B**); por meio de parafuso próprio, a aleta lateral da mesa é elevada até tocar o pino, registrando a guia incisiva lateral nesse momento (**C**).

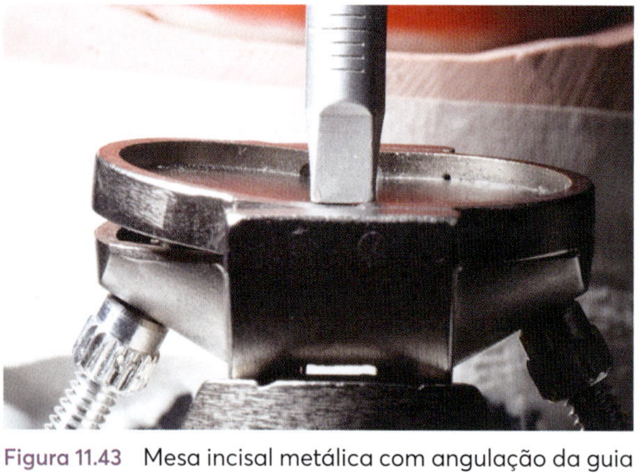

Figura 11.43 Mesa incisal metálica com angulação da guia lateral registrada.

observadas na mesa incisal metálica, representa o valor da inclinação das guias incisivas que se harmonizam com o trajeto executado pelo articulador, em função dos fatores já definidos. Registradas essas inclinações na mesa, durante a montagem dos incisivos, estes devem ser posicionados de maneira a entrar em harmonia com os outros fatores da articulação, respeitando as inclinações registradas na mesa incisal metálica.

Em virtude da inclinação de cúspides utilizada, caso as inclinações incisais observadas sejam maiores do que o esperado, algum procedimento deve ser feito na busca por inclinações mais baixas para as guias incisivas.

Como demonstrado previamente, o fator da articulação a ser alterado deverá ser a proeminência das curvas de compensação. Entretanto, antes disso, pode-se observar a posição em que o primeiro molar inferior está ocluindo e, se possível, uma posição de oclusão discretamente para lingual pode ser tentada. Esse procedimento afasta o trajeto das cúspides inferiores das cúspides superiores, diminuindo artificialmente a inclinação das guias incisivas sagital e lateral. Não sendo possível, diminui-se a inclinação da proeminência das curvas de compensação. Também é viável a realização de um discreto ajuste oclusal para eliminar alguma pequena interferência que possa ter sido identificada, devendo esse procedimento ser feito apenas após tentativas de mudanças no posicionamento dos dentes.

Após a montagem do primeiro molar inferior do lado esquerdo, remove-se a cera correspondente à posição do primeiro molar inferior do lado direito e realiza-se a sua montagem (Figura 11.44). A guia incisiva sagital é testada quanto à sua adequação para

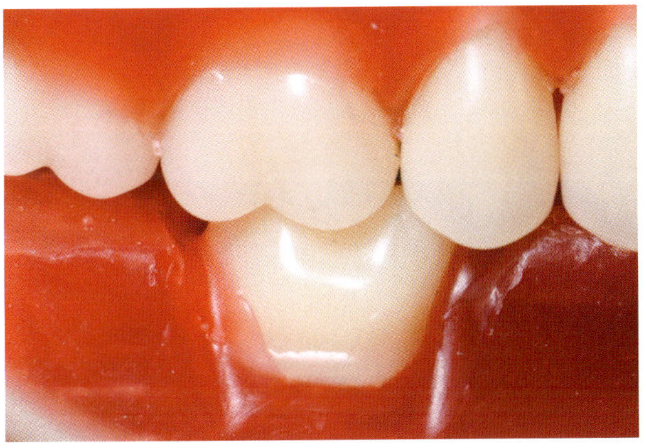

Figura 11.44 Primeiro molar inferior direito montado.

esse lado, e a guia incisiva lateral para a lateralidade direita é definida. Desde que haja equilíbrio entre os lados direito e esquerdo na determinação do plano de orientação e das curvas de compensação, não haverá problemas com a guia incisiva sagital, e a inclinação anteroposterior presente na mesa metálica será adequada também para esse lado. Caso surjam problemas, procedimentos semelhantes aos descritos para o primeiro molar inferior esquerdo deverão ser realizados para a adequação das guias.

Deve-se ressaltar ainda que a inclinação das guias incisivas laterais não deve ser maior do que a da guia incisiva sagital (Figura 11.45).

A partir desse momento, passa-se a observar a presença de contatos oclusais também no lado de balanceio, que deve ocorrer sempre que um movimento de lateralidade for realizado. O bom senso deve imperar nesse momento, já que pelo menos três pontos de contato, convenientemente distribuídos nos movimentos excursivos, garantem os requisitos mínimos para uma OBB. Entretanto, um maior número de pontos de contato será sempre o objetivo a ser alcançado.

Assim, deve ser salientado que:

> Estabelecidas as inclinações das guias incisivas na mesa incisal metálica, sagital e laterais direita e esquerda, os mecanismos de controle do desenvolvimento da oclusão tornam-se mais críticos, devendo ser verificados a cada dente montado. Como mecanismos de controle, deve-se entender a observação da manutenção do contato entre o pino incisal e a mesa incisal metálica, em cêntrica e movimentos de protrusão e lateralidades esquerda e direita, bem como a observação visual dos contatos dentais esperados nos movimentos excursivos. No fechamento em cêntrica, um papel celofane interposto entre os dentes confirma a efetividade dos contatos, se não puder ser removido quando solicitado.

Definidas as guias incisivas, remove-se a cera posterior do lado esquerdo da base de registro mandibular em 2/3 da altura dos dentes a serem montados, para a montagem do segundo molar e do segundo pré-molar.

Segundo molar inferior

O segundo molar inferior é o próximo dente a ser montado. O seu posicionamento, em função de seu longo eixo e de sua relação de oclusão com os dentes superiores, pode ser visualizado na Figura 11.46. Nos movimentos excursivos de protrusão e lateralidades direita e esquerda, deverá apresentar contatos simultâneos com os outros dentes já montados, mantendo o contato com a mesa incisal. Em cêntrica, a mesa incisal deverá manter contato com o pino incisal.

Na ausência de espaço para a montagem dos segundos molares superior e inferior, uma opção interessante é que apenas os inferiores sejam montados. Com a ausência dos segundos molares superiores, não existe oclusão com o segundo molar inferior nem efeitos nocivos das forças direcionadas à porção inclinada do rebordo alveolar mandibular, que poderiam ocorrer

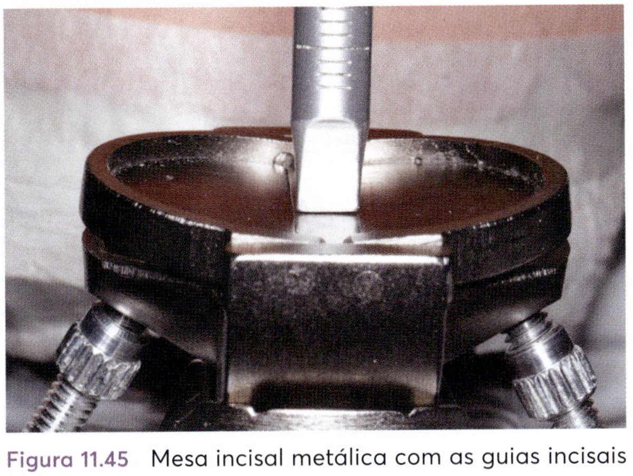

Figura 11.45 Mesa incisal metálica com as guias incisais laterais direita e esquerda determinadas.

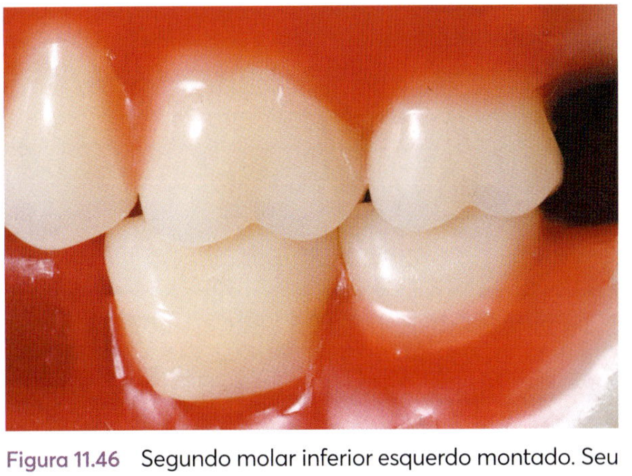

Figura 11.46 Segundo molar inferior esquerdo montado. Seu longo eixo, visto por vestibular, fica inclinado para anterior.

sobre esse dente, ou a possibilidade de que a bochecha seja "mordida" nessa região.

A montagem dos segundos molares inferiores sem os segundos superiores apresenta algumas vantagens:

- O segundo molar inferior age como rampa de equilíbrio em movimentos protrusivos, estabilizando as próteses nesse movimento excursivo. As forças direcionadas à porção inclinada do rebordo inferior, durante a protrusão, não têm direcionamento vertical, não produzindo resultante para anterior.
- A presença dos segundos molares na região evita o acúmulo de alimentos durante a mastigação por trás do segundo molar, sobre a base da prótese inferior, entre a bochecha e a língua.
- A presença dos segundos molares na região diminui a quantidade de resina da base da prótese, contribuindo para uma menor distorção da prótese, decorrente da contração de polimerização.

Segundo pré-molar inferior

O posicionamento do segundo pré-molar inferior, em função de seu longo eixo e de sua relação de oclusão com os dentes superiores, pode ser visualizado na Figura 11.47. Nos movimentos excursivos de protrusão e lateralidades direita e esquerda, deve apresentar contatos simultâneos com os outros dentes já montados, mantendo o contato com a mesa incisal. Em cêntrica, a mesa incisal deve manter contato com o pino incisal.

Após o segundo pré-molar inferior esquerdo, realiza-se a montagem do segundo molar e do segundo pré-molar inferior do lado direito (Figura 11.48), com procedimentos semelhantes aos realizados para esses dentes no lado esquerdo. Em seguida, cera da região anterior da base de registro inferior é removida em 2/3 da altura dos dentes anteroinferiores a serem montados.

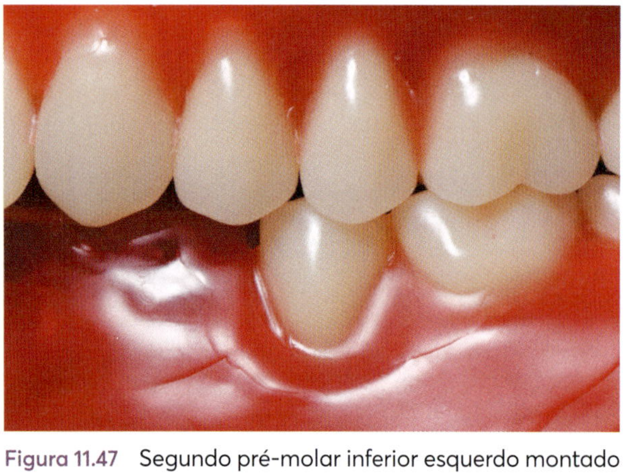

Figura 11.47 Segundo pré-molar inferior esquerdo montado em sua posição. O seu longo eixo, visto por vestibular, fica verticalizado.

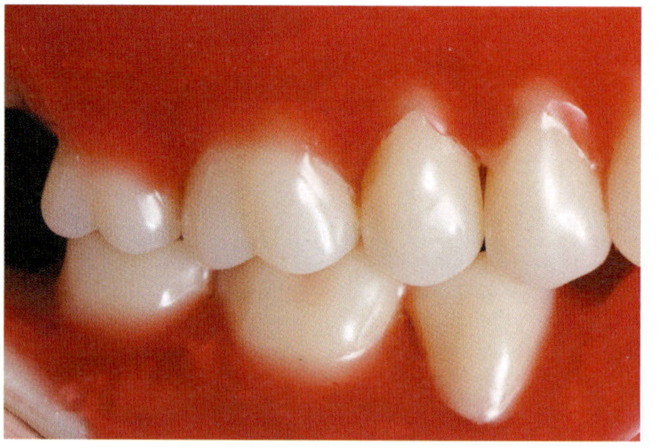

Figura 11.48 Segundo pré-molar e primeiro e segundo molares montados no lado direito.

Montagem dos dentes anteroinferiores

Tendo já sido determinada a inclinação da guia incisiva anterior, em função dos fatores da articulação incorporados, os dentes inferiores devem ser posicionados em harmonia com os movimentos excursivos do articulador, de maneira que, em protrusão com extensão de meia cúspide, as incisais dos superiores contatem as incisais dos inferiores.

Geralmente, esse posicionamento é alcançado com uma sobremordida vertical entre 0,5 e 1,0 mm e uma sobremordida horizontal entre 1 e 2 mm (Figura 11.49).

Em lateralidade de trabalho, estando os dentes posterossuperiores e posteroinferiores com suas cúspides vestibulares contatando topo a topo, os caninos superior e inferior do mesmo lado também deverão contatar ao mesmo tempo.

As inclinações básicas dos longos eixos dos dentes anterossuperiores e o seu relacionamento com o plano de orientação podem ser visualizados na Tabela 11.4.

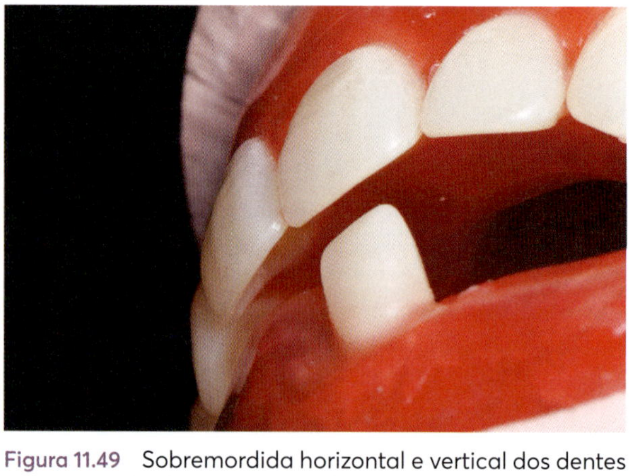

Figura 11.49 Sobremordida horizontal e vertical dos dentes anteriores. Os dentes anteroinferiores não tocam os anterossuperiores em cêntrica.

TABELA 11.4 Inclinação do longo eixo e contato oclusal dos dentes anteroinferiores.

Dentes anteroinferiores	Inclinação do longo eixo e contato incisal		
	Visto por vestibular	Visto por proximal	Contato com os anterossuperiores
Incisivo central	Perpendicular	Inclinado para vestibular	Não toca. Apresenta sobremordida horizontal e vertical
Incisivo lateral	Perpendicular	Perpendicular	Não toca. Apresenta sobremordida horizontal e vertical
Canino	Inclinado para mesial	Inclinado para lingual	Não toca. Apresenta sobremordida horizontal e vertical

Incisivo central inferior

O posicionamento do incisivo central inferior, em função de seu longo eixo, pode ser observado na Figura 11.50A-B. O incisivo central inferior deve estar posicionado com a sua face mesial no nível da linha média. Em protrusão, articula com o incisivo central superior (Figura 11.51).

Incisivo lateral inferior

O posicionamento do incisivo lateral inferior, em função de seu longo eixo, pode ser observado na Figura 11.52. O incisivo lateral inferior deve acompanhar a sobremordida horizontal e vertical, definida para o

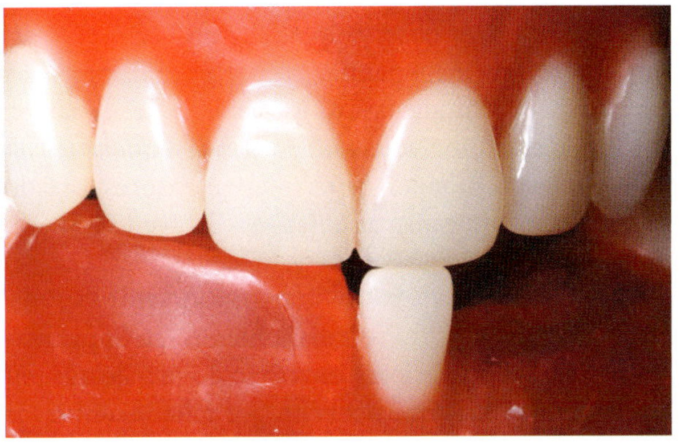

Figura 11.51 No movimento protrusivo, o incisivo central inferior se articula com o incisivo central superior.

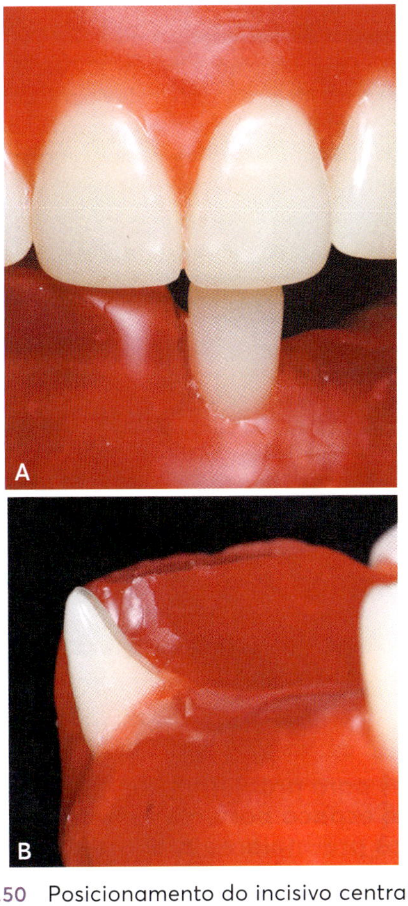

Figura 11.50 Posicionamento do incisivo central inferior. Visto por vestibular, o seu longo eixo é vertical e a sua superfície mesial faceia a linha média (**A**); visto por proximal, seu longo eixo fica inclinado para vestibular (**B**).

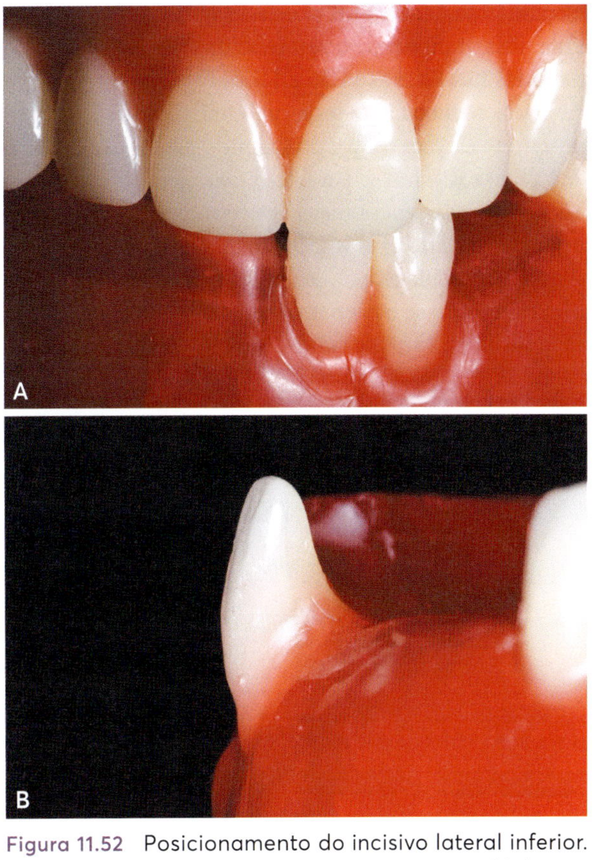

Figura 11.52 Posicionamento do incisivo lateral inferior. Quando visto por vestibular, tem seu eixo vertical (**A**); visto por proximal, seu longo eixo também é vertical (**B**).

incisivo central inferior, e, em protrusão, articular com a borda incisal distal do incisivo central superior. Pode também articular com o incisivo lateral superior, dependendo da posição de montagem dele, bem como do desgaste do incisivo central superior (Figura 11.53).

Canino inferior

O posicionamento do canino inferior, em função de seu longo eixo e relacionamento com os anterossuperiores, pode ser observado na Figura 11.54. O canino inferior deve acompanhar a sobremordida horizontal e vertical, definida para os incisivos central e lateral.

Tendo sido montados os dentes anteroinferiores do lado esquerdo, montam-se os inferoanteriores do lado direito com as mesmas orientações (Figura 11.55).

Montagem dos primeiros pré-molares inferiores

Os últimos dentes a serem montados são os primeiros pré-molares inferiores, em razão do fato de que pequenos problemas que ocorrem por falta ou sobra de espaço para sua montagem podem ser solucionados de maneira relativamente adequada, sem trazer prejuízos para a oclusão ou para a estética das próteses.

As inclinações básicas de seu longo eixo e o seu relacionamento oclusal com os dentes superiores estão informados na Tabela 11.3, podendo ser a sua posição, em uma vista vestibular, e o seu relacionamento oclusal observados nas Figuras 11.56 e 11.57. O primeiro pré-molar inferior tem contato proximal efetivo com a face distal do canino e a face mesial do segundo pré-molar inferior, se o espaço disponível para sua montagem for adequado à sua dimensão mesiodistal. Deve manter contato com os dentes superiores nos movimentos excursivos.

Após a montagem do primeiro pré-molar inferior esquerdo, monta-se o primeiro pré-molar inferior direito.

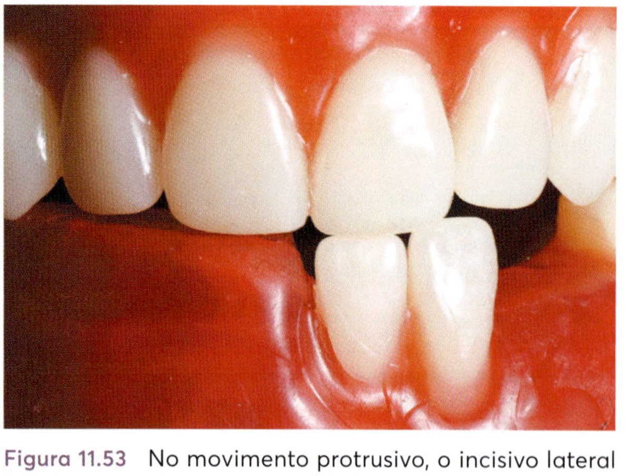

Figura 11.53 No movimento protrusivo, o incisivo lateral inferior articula com a incisal distal do incisivo central superior, podendo articular-se também com o incisivo lateral superior.

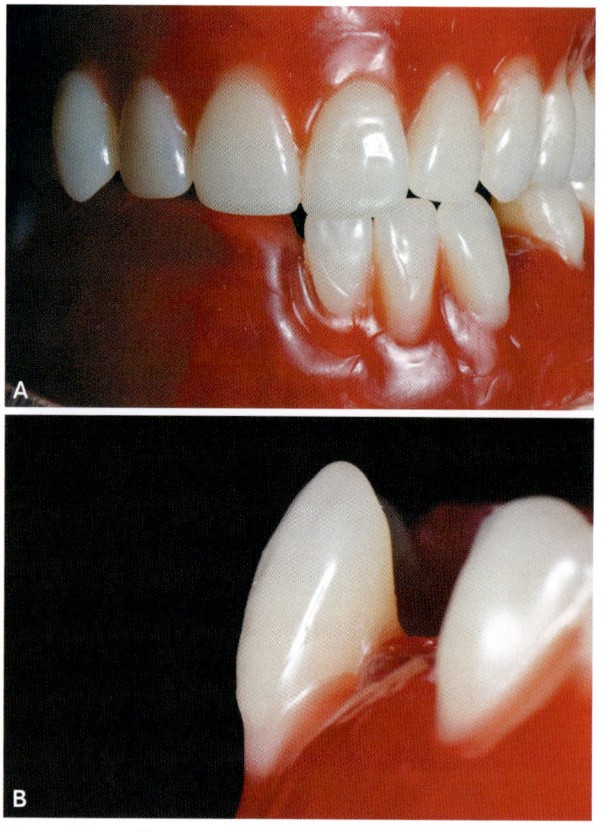

Figura 11.54 Posicionamento do canino inferior. O canino inferior tem o seu longo eixo inclinado para lingual, quando visto por proximal (**A**); após a montagem do canino, define-se o espaço para a montagem do primeiro pré-molar inferior (**B**).

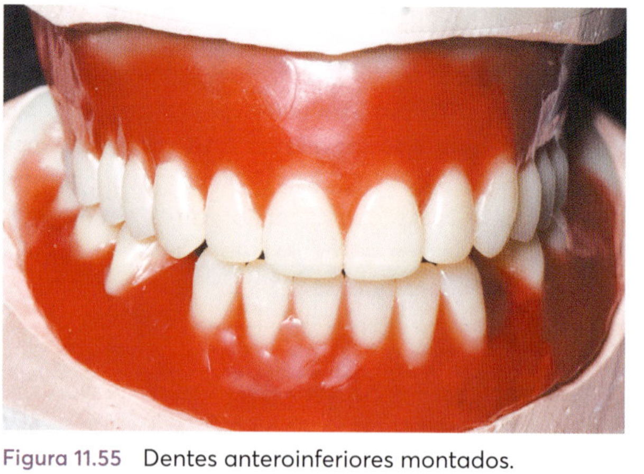

Figura 11.55 Dentes anteroinferiores montados.

Soluções para problemas de falta ou sobra de espaço para a montagem dos primeiros pré-molares inferiores

As incontáveis nuances existentes no relacionamento entre os maxilares, bem como nas suas características e de seus rebordos alveolares, impedem que se

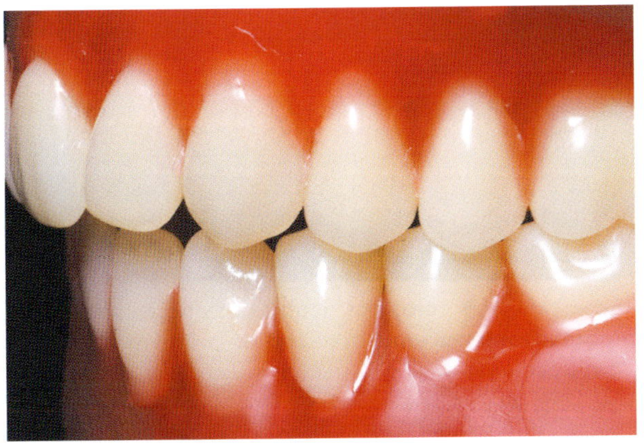

Figura 11.56 Montagem do primeiro pré-molar inferior esquerdo. Visto por vestibular, o seu eixo é perpendicular.

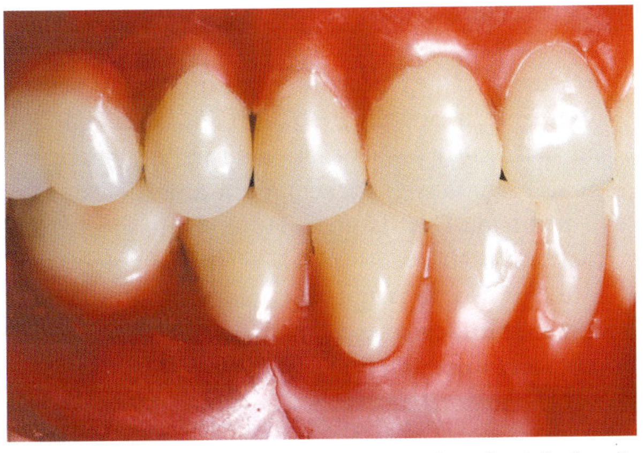

Figura 11.57 Montagem do primeiro pré-molar inferior direito. Visto por vestibular, o seu eixo é perpendicular.

tenha controle absoluto sobre o espaço disponível para a montagem dos dentes, o que se manifesta no momento da montagem dos últimos a serem posicionados.

No momento da montagem do primeiro pré-molar inferior, três situações podem ocorrer em relação ao espaço existente para a montagem do dente: o espaço disponível é adequado, o espaço é insuficiente ou o espaço existente é maior que o necessário.

Quando existe falta ou sobra de espaço, face à variabilidade no tamanho do espaço disponível, nem sempre soluções pré-concebidas resolvem o problema, havendo, nesses casos, a necessidade de soluções individualizadas. Algumas soluções pré-concebidas para problemas de falta ou sobra de espaço são:

- Falta de espaço:
  - desgaste da face mesial do primeiro pré-molar;
  - desgaste da face distal do canino;
  - desgaste da face mesial do primeiro pré-molar e distal do canino;
  - não montar o primeiro pré-molar, preenchendo o espaço com cera, de maneira a apresentar-se como uma "papila" na escultura (quando o espaço disponível for de, no máximo, 3 mm);
  - avaliar a possibilidade de diminuição das sobremordidas horizontal e vertical.
- Sobra de espaço:
  - preencher o espaço com cera, de modo a apresentar-se como uma "papila" na escultura (quando o espaço disponível for de, no máximo, 3 mm);
  - deslocar o primeiro pré-molar para anterior, distribuindo o espaço existente em sua mesial e distal. Nesse caso, um rearranjo de sua oclusão deve ser realizado;
  - aumentar as sobremordidas horizontal e vertical.

Seja qual for a solução utilizada, o paciente deve estar ciente dela, para que, posteriormente, não entenda que suas próteses ficaram "erradas".

ESCULTURA DA PORÇÃO GENGIVAL

A artificialidade da base das próteses totais é mais fácil de ser identificada do que a artificialidade dos dentes. Assim, uma escultura adequada da porção gengival em sua porção vestibular é fundamental para fornecer naturalidade ao aparelho protético.

Entretanto, a escultura da porção gengival não tem somente o objetivo da estética. Na região palatina da prótese maxilar, ela colabora com a fonética, harmonizando-se com as áreas de adaptação da língua na pronúncia de diversos sons. Ainda, o correto contorno das bases das próteses maxilar e mandibular colabora com a estabilização das próteses.

A escultura gengival também deve fornecer às próteses características de auto-higiene. As papilas devem preencher os espaços interdentários, não permitindo nichos que acumulem alimentos, e, ao mesmo tempo, facilitando a sua remoção, pelo atrito com as bochechas e os lábios. Embora esculturas com recessões gengivais produzam uma estética mais natural, devem ser utilizadas somente em casos muito específicos, em que o paciente tenha uma higiene exemplar.

De maneira geral, uma escultura adequada deve:

- ter anatomia com contornos semelhantes aos contornos de um tecido gengival natural;
- fornecer à prótese a característica de que, em um corte frontal, a sua base apresenta-se em uma secção triangular, com a base do triângulo voltada para a mucosa de assentamento (com esse *design*, a língua e a bochecha atuam na estabilização da prótese);

- estar em harmonia com as áreas de adaptação da língua na pronúncia dos sons sibilantes;
- ter ausência de reentrâncias que retenham alimentos;
- preencher, com as papilas, os espaços interdentários.

A técnica de escultura gengival vestibular de uma prótese total maxilar consiste basicamente em:

- Delimitação dos colos: os colos dos dentes devem ser delimitados com um instrumento pontiagudo (espátula 7) posicionado a 45° em relação à superfície do dente (Figura 11.58). A altura dos colos varia de um dente para outro: o colo do incisivo central é alto, decrescendo para o incisivo lateral e voltando a elevar-se para o canino (Figura 11.59); a partir do canino, decresce progressivamente para posterior (Figura 11.60). Na delimitação dos colos, delimitam-se também as papilas interdentárias.

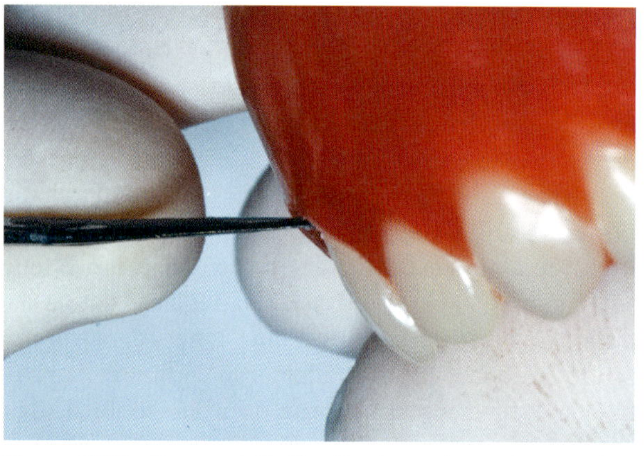

Figura 11.58 Para a delimitação dos colos e das papilas, o instrumento é posicionado a 45°, para que a superfície de corte fique expulsiva, não retendo restos alimentares e tendo aparência mais natural.

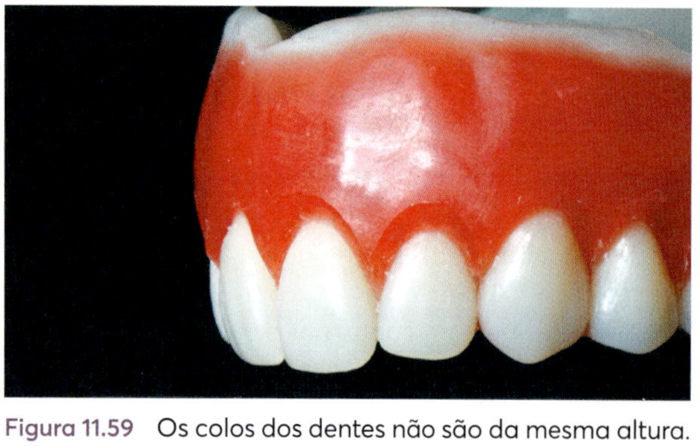

Figura 11.59 Os colos dos dentes não são da mesma altura. Os colos dos incisivos centrais são mais altos, enquanto os dos incisivos laterais são mais baixos, voltando a ficar altos nos caninos. Ao mesmo tempo que se define a altura dos colos, esculpem-se as papilas interdentais.

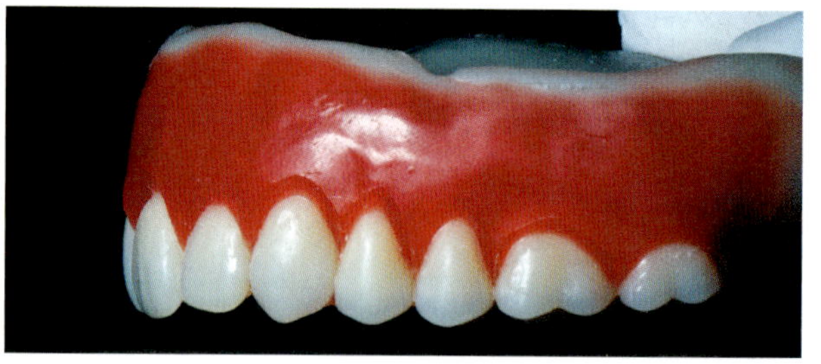

Figura 11.60 Os colos dos dentes posteriores decrescem progressivamente em sua altura, do primeiro pré-molar para o segundo molar.

- Demarcação da linha de referência para identificação das posições das raízes dos dentes (Figuras 11.61 e 11.62).
- Remoção da cera da região superior à linha demarcada (Figura 11.63).
- Regularização e acabamento da escultura: para a regularização e o acabamento, utilizam-se, principalmente, a espátula 7 e o buril de Lecron, que são instrumentos para deixar a superfície da cera a mais lisa possível. Em seguida, a superfície da cera é flambada com lamparina de chama horizontal para o acabamento final. É muito importante que, no uso da lamparina, não se aqueça demais a cera, pois, caso isso aconteça, a escultura estará

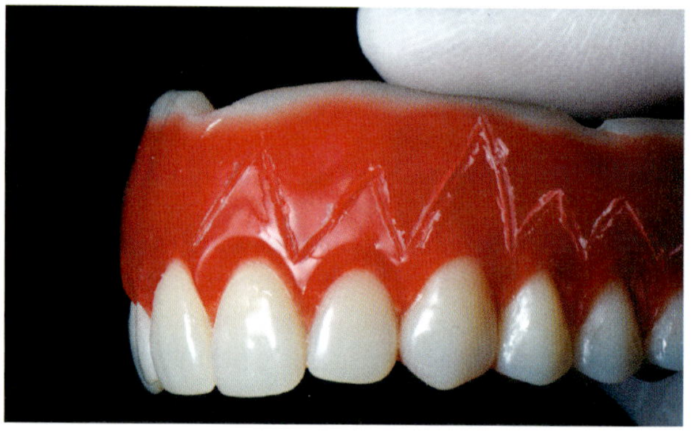

Figura 11.61 Para a escultura, delimita-se uma linha representativa das elevações ósseas das raízes dos dentes.

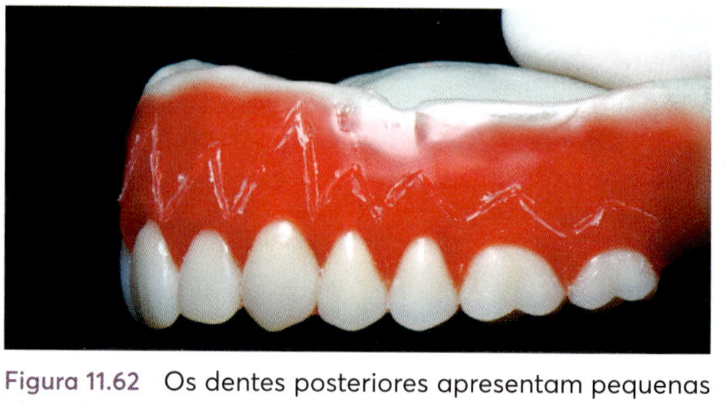

Figura 11.62 Os dentes posteriores apresentam pequenas elevações nas regiões das raízes mais próximas das coroas.

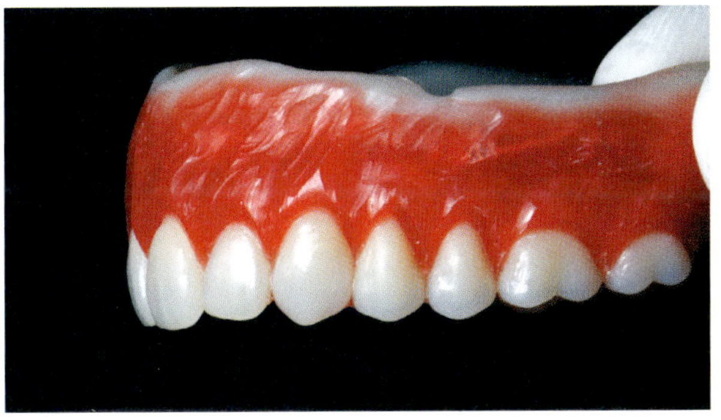

Figura 11.63 A técnica de escultura consiste, basicamente, em remover a cera acima da linha de referência das raízes. Definidas as áreas mais elevadas, regulariza-se a superfície da cera.

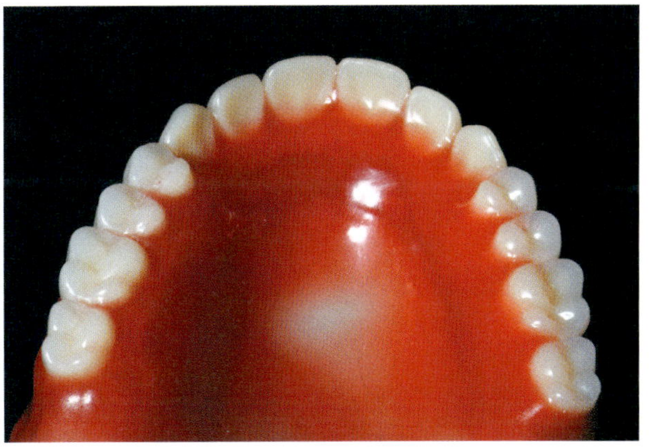

Figura 11.65 A escultura da porção palatina deve apresentar-se lisa e sem reentrâncias.

perdida. Se possível e necessário, deve-se esfriar a cera sob água corrente. A escultura final deve apresentar seus contornos adequados, com superfície lisa e sem irregularidades (Figura 11.64).

A escultura vestibular da prótese mandibular obedece às mesmas orientações da prótese maxilar.

Na escultura palatina da prótese maxilar e da lingual da mandibular, os colos apresentam-se praticamente com a mesma altura, com a escultura das superfícies palatina e lingual lisas, sem reentrâncias e sem nenhum detalhe (Figura 11.65).

CONSIDERAÇÕES FINAIS

Para a estética das próteses, os conhecimentos de princípios de naturalidade e de princípios de percepção visual permitem a confecção de uma prótese de aparência natural e equilibrada. Já para o desenvolvimento da oclusão, a compreensão dos fatores da articulação permite que a OBB, para as próteses totais, seja construída de maneira competente, quando os fatores de controle dos procedimentos são utilizados. Assim, observa-se que a fase de montagem dos dentes artificiais não se constitui de procedimentos simples e técnicos, mas, sim, de procedimentos que exigem um alto nível de conhecimentos complexos, bem como um certo grau de percepção artística.

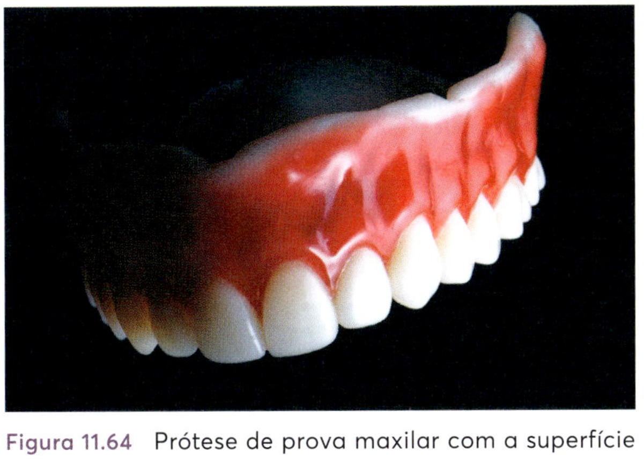

Figura 11.64 Prótese de prova maxilar com a superfície vestibular esculpida e regularizada.

BIBLIOGRAFIA

1. Appelbaum M. Plans of occlusion. Dent Clin North Am. 1984; 28(2):273-285.
2. Basso MFM, Nogueira SS, Arioli Filho JN. Comparison of the occlusal vertical dimension after processing complete dentures made with lingualized balanced occclusion and convencional occlusion. J Prosthet Dent. 2006; 46(3):200-204.
3. Carlsson GE. Critical review of some dogmas in prosthodontics. Journal of Prosthodontic Research. 2009; 53(1):3-10.
4. Engelmeier RL. Complete denture esthetics. Dent Clin North Am. 1996; 40(1):71-84.
5. Ghodsi S, Rasaeipour S. Revising average condylar inclinations using eletronic pantograph assessment: A cross-sectional study. Dent Hypotheses. 2018; 9(4):84-89.
6. Hanau RL. Articulation defined, analysed an formulated. J Amer dent Ass. 1926; 13(12):1694-1709.
7. Jorge JH, Varjão FM, Nogueira SS. Oclusão lingualizada para próteses totais. RGO. 2003; 51(2):105-111.
8. Lamb DJ. Problems and solutions in complete denture prosthodontics. London: Quintessence; 1993. 167 p.
9. Lang BR. Complete denture occlusion. Dent Clin North Am. 1996; 40(1):85-101.
10. Lombardi RE. The principles of visual perception and their clinical application to denture esthetics. J Prosthet Dent 1973; 29(4):358-382.
11. Medhat S, Kabeel MS, Ghany MM, Aboelfadl AK. Comparison of condylar inclination attained by interocclusal records, graphic tracer and ARCUS digmall and their effect on ballanced occlusion. J Oral Dent Health Res. 2021; 3(2).
12. Pound E. Applying harmony in selecting and arranging teeth. Dent Clin North Am. 1962; 6(3):241-258.
13. Rahn AO, Heartwell Jr CM. Textbook of complete dentures. 5.ed. Williams & Wilkins; 1993. 528 p.

14. Russi S, Lombardo JG, Compagnoni MA, Longhi O, Almeida Davi J. Fatores determinantes da oclusão – Método simplificado para seu estudo. Rev Fac Farm Odont. 1976;10(1):45-52.
15. The glossary of prosthodontic terms: Ninth edition. J Prosthet Dent. 2017; 117(5S):e1-105.
16. Winkler S. Essentials of complete denture prosthodontics. 2.ed. St Louis: Ishiyaku EuroAmerica; 1994. 464 p.
17. Zamacona JM, Otaduy E, Aranda E. Study of the sagittal condylar path in edentulous patient. J Prosthet Dent. 1992; 68(2):314-317.
18. Zarb GA, Bolender CL, Carlsson GE. Boucher's prosthodontic treatment for edentulous patients. 11.ed. St Louis: Mosby; 1997. 558 p.

12

Provas funcionais

Ana Carolina Pero
Sergio Sualdini Nogueira
Francisco de Assis Mollo Junior
João Neudenir Arioli Filho

FLUXOGRAMA DO CAPÍTULO

INTRODUÇÃO

A sessão clínica de provas funcionais (ou provas clínicas) é constituída por uma série de passos importantes para garantir o sucesso do tratamento com próteses totais. Nela, o cirurgião-dentista tem a oportunidade de avaliar todas as etapas do tratamento realizadas até a ocasião e, se necessário, pode realizar alguma correção nas peças protéticas – agora, chamadas de próteses de prova – antes de liberá-las ao técnico para as etapas laboratoriais subsequentes.

Em resumo, a realização da sessão de provas funcionais é fundamental para a previsibilidade do tratamento e tem como principal objetivo a verificação, a confirmação ou a adequação de possíveis ajustes que ainda podem ser realizados antes que as próteses sejam acrilizadas.

IMPORTÂNCIA E PRÉ-REQUISITOS

Para a realização da sessão de provas funcionais, os seguintes pré-requisitos devem ser observados:

- as próteses de prova devem estar esculpidas e prontas para inclusão em mufla;
- os contatos oclusais devem ter sido verificados após a escultura;
- as próteses de prova devem apresentar retenção e estabilidade, ainda que, nessa fase, essas características sejam obtidas por meio de fixadores;
- o paciente deve estar calmo, relaxado e instruído quanto ao fato de que os dentes artificiais ainda estão fixados em cera e que nenhuma força de mordida deve ser realizada.

Esses requisitos garantem que as provas funcionais sejam bem realizadas.

A escultura das próteses de prova tem influência direta sobre a estética, a função, a retenção e a estabilidade das futuras próteses totais. Portanto, durante a sessão, o cirurgião-dentista deve estar atento à morfologia da escultura, que deve apresentar boa estética e estar adequada em relação ao contato com lábios, bochechas e língua, de forma que a musculatura orofacial contribua para a retenção e a estabilidade das futuras próteses totais. Em outras palavras, as próteses totais devem apresentar adequados contornos de borda (obtidos na moldagem funcional) e escultura, de modo a não interferir com a musculatura paraprotética e, ao mesmo tempo, direcionar as forças geradas por esses músculos para as superfícies de assentamento das próteses, consequentemente contribuindo para a sua estabilização nas funções de mastigação, fala e deglutição.

Durante a escultura, em razão do aquecimento da cera, podem ocorrer pequenas movimentações dos dentes artificiais, por isso é importante checar os contatos oclusais das próteses de prova logo após o procedimento, garantindo o controle da oclusão predeterminada de maneira minuciosa durante a montagem dos dentes, conforme detalhado em capítulo anterior.

As próteses de prova também devem apresentar retenção e estabilidade satisfatórias para que as etapas da sessão de provas funcionais possam ser conduzidas adequadamente. Em decorrência da realização de alívios em cera no modelo funcional, previamente à confecção das bases de registro, e ao fato de a técnica de confecção promover uma adaptação inferior à que será obtida nas próteses totais, as quais serão prensadas e polimerizadas em mufla, é comum ser necessário utilizar algum tipo de fixador em forma de pó ou creme na superfície interna da prótese de prova, a fim de garantir sua retenção durante os testes.

A participação do paciente para a aprovação da estética das próteses de prova deve ser considerada, por isso é necessário que ele esteja calmo, relaxado e ciente de seu importante papel nessa etapa do tratamento.

MATERIAIS NECESSÁRIOS

Os materiais utilizados na sessão de provas funcionais são:

- Próteses de prova superior e inferior.
- Agente adesivo (creme ou pó).
- Talco neutro ou amido de milho.
- Buril de Lecron.
- Lamparina a álcool.
- Papel celofane.
- Papel carbono (espessura).
- Pinça para carbono tipo Miller.

SEQUÊNCIA CLÍNICA

Os fatores a serem observados durante a sessão de provas funcionais devem obedecer à seguinte sequência:

- Lavagem e desinfecção das próteses de prova.
- Avaliação inicial das próteses de prova fora da boca.
- Avaliação das relações intermaxilares.
- Avaliação de sons de interesse protético.
- Avaliação estética.

Lavagem e desinfecção das prótesesde prova

Inicialmente, mesmo considerando que as próteses de prova cheguem desinfetadas do laboratório, é um bom procedimento executar a lavagem e a desinfecção das peças. Em seguida, realiza-se a inspeção visual das próteses de prova.

Avaliação inicial das próteses de prova fora da boca

Previamente aos testes propriamente ditos (avaliação das relações intermaxilares, fonética e estética), o cirurgião-dentista deve realizar uma inspeção visual das próteses de prova (Figura 12.1), avaliando o posicionamento de dentes artificiais, os contornos da escultura, a espessura de cera e a altura de colos, ou seja, uma avaliação do aspecto geral das peças esculpidas.

Caso seja constatada alguma pequena discrepância no posicionamento dos dentes artificiais ou na escultura, o cirurgião-dentista poderá devolver as peças ao laboratório ou ele mesmo proceder com a respectiva correção prévia, antes de iniciar os testes, havendo a necessidade da recolocação das próteses no articula-

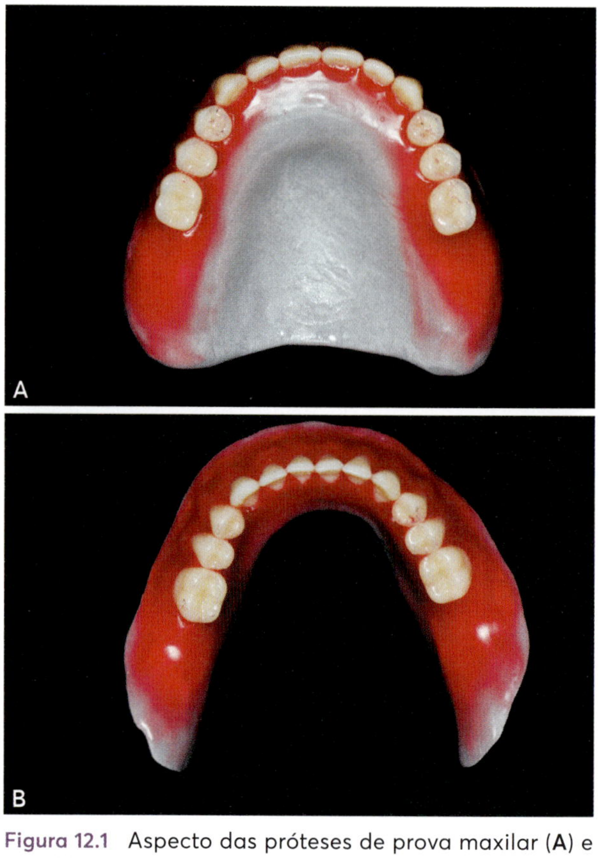

Figura 12.1 Aspecto das próteses de prova maxilar (**A**) e mandibular (**B**).

dor semiajustável quando o problema envolver o posicionamento dos dentes. Em caso de discrepâncias grosseiras, as peças devem, preferencialmente, ser devolvidas ao protético para as devidas correções.

Avaliação das relações intermaxilares

A precisão das relações intermaxilares é fundamental para assegurar a eficiência funcional do tratamento para o paciente. O desempenho das funções do sistema mastigatório, assim como a estética, o conforto, a oclusão e a saúde dos tecidos de suporte, está diretamente relacionado com a precisão dos registros intermaxilares realizados previamente.

Relação cêntrica (RC)

Inicialmente, com as próteses de prova posicionadas no articulador semiajustável (ASA), o cirurgião-dentista deve verificar a montagem e a relação entre os primeiros molares superiores e inferiores, a chamada chave de oclusão.

Em seguida, estando o paciente devidamente esclarecido sobre o procedimento, de forma que esteja calmo, relaxado e alertado para o fato de que os dentes estão fixados em cera, as próteses de prova são cuidadosamente instaladas na cavidade bucal. O cirurgião-dentista, então, deve aplicar o método que foi utilizado para a determinação e o registro da relação central na fase clínica de relações intermaxilares, solicitando ao paciente que oclua ou "encoste" suavemente os dentes, sem realizar força de mordida, quando, então, será verificado se a chave de oclusão é coincidente com aquela observada no ASA (Figura 12.2). Estando a chave coincidente e o paciente sem desconforto, este permanecerá com os dentes ocluídos nessa posição por aproximadamente 3 a 5 minutos, sem realizar força de mordida, para que seu sistema proprioceptivo reconheça a posição espacial mandibular estabelecida. Após esse período, será solicitado ao paciente que realize movimentos de abertura e fechamento bucal com oclusão, sempre sem força de mordida, de modo que a amplitude dos movimentos seja gradual e progressiva. A chave de oclusão deverá sempre ser coincidente com a definida no ASA.

É de extrema importância que, durante todos esses procedimentos, o cirurgião-dentista não se atenha a verificar simplesmente a posição dos dentes após a oclusão, mas, sim, todo o movimento do arco de fechamento bucal até o contato dos dentes. A observação simples do contato dental é falha, pois, durante o fechamento bucal, podem ocorrer contatos prematuros, que deslocam as próteses de suas bases de assentamento para que a oclusão dos dentes ocorra. Dessa forma, observar somente os dentes após o paciente ter ocluído pode induzir o cirurgião-dentista a aceitar uma relação central incorreta.

Entre os fatores que podem gerar dificuldades na verificação da RC estão aqueles relacionados ao paciente. Nos pacientes que não utilizam próteses totais, nunca utilizaram ou mesmo nos que já utilizam próteses com relações intermaxilares incorretas, há uma tendência de a mandíbula assumir posições viciosas, protrusivas ou lateroprotrusivas. Além disso, deve ser considerado que muitos pacientes detêm pobre controle neuromuscular e, nesse caso, o fato de que estejam devidamente esclarecidos sobre o procedimento, de maneira a estarem calmos e relaxados, evitando que sua eventual tensão atrapalhe a verificação da RC, assume ainda maior importância.

Entretanto, embora cientes e calmos, muitas vezes, em decorrência de limitações intrínsecas aos pacientes, torna-se impossível a verificação do registro da RC conforme preconizado e esperado. Diante dessas limitações, a verificação do registro da RC fica

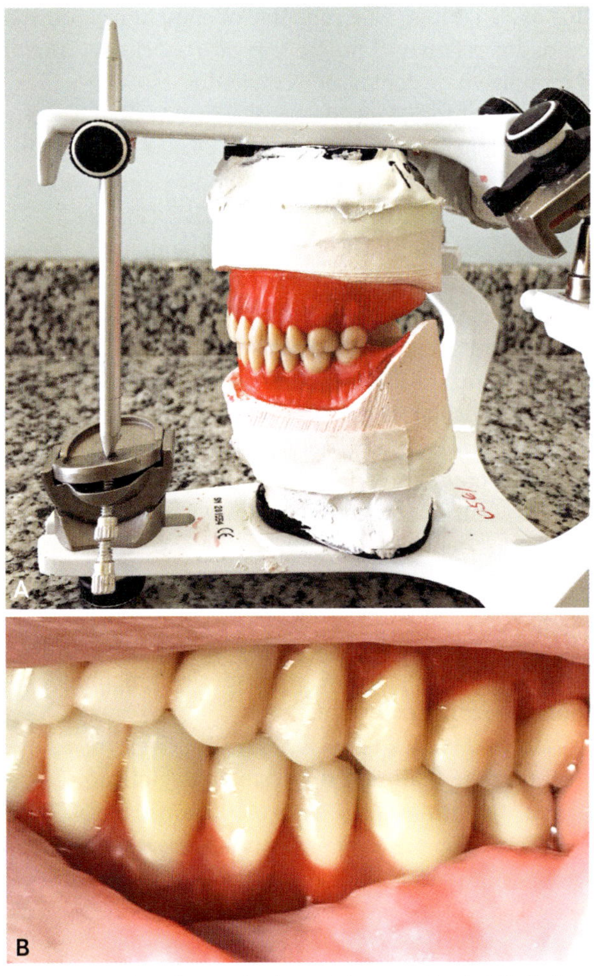

Figura 12.2 Confirmação de registro correto da RC. Próteses de prova em ASA (**A**) e próteses de prova na boca do paciente (**B**).

restrito somente à verificação da capacidade de o paciente ocluir na chave de oclusão sem desconforto, ou seja, sem sentir que a sua mandíbula esteja em uma posição forçada. A verificação do registro da RC realizada dessa maneira oferece um nível inferior de confiabilidade, porém, torna a verificação possível para os casos clínicos em que os pacientes apresentam limitações relativas ao posicionamento mandibular.

É importante que, ao reavaliar o registro da RC, o cirurgião-dentista tenha conhecimento para discernir se, de fato, ocorreu o registro errôneo da RC ou se o registro foi corretamente realizado, mas outras falhas no processo de verificação apontam para um registro incorreto, como a movimentação das próteses de prova durante a reavaliação em boca. Para evitar essa movimentação, principalmente da base mandibular, pode ser indicado o uso de fixadores. Assim, é necessária atenção quanto ao correto posicionamento da base mandibular sobre o rebordo no momento da reavaliação da RC.

Portanto, ao reavaliar o posicionamento mandibular obtido, o cirurgião-dentista deve considerar todos esses fatores. Vale salientar que, quando todos os cuidados relativos à montagem do modelo no ASA e à montagem de dentes são respeitados, esses fatores estão descartados, já que não podem ser avaliados nesse momento pelo cirurgião-dentista.

Ainda assim, não havendo coincidência, aceita-se ter havido erro no registro da RC (Figura 12.3), e, nesse caso, o modelo funcional mandibular deverá ser remontado no ASA. Para isso, os dentes artificiais posteriores da prótese de prova mandibular devem ser desmontados e um novo rolete de cera é confeccionado nessa região. Em seguida, os registros intermaxilares (confirmação da dimensão vertical de oclusão [DVO] e novo registro da RC) são realizados e registrados sobre a cera, possibilitando a remontagem do modelo funcional mandibular em ASA e a nova montagem dos dentes (Figura 12.4).

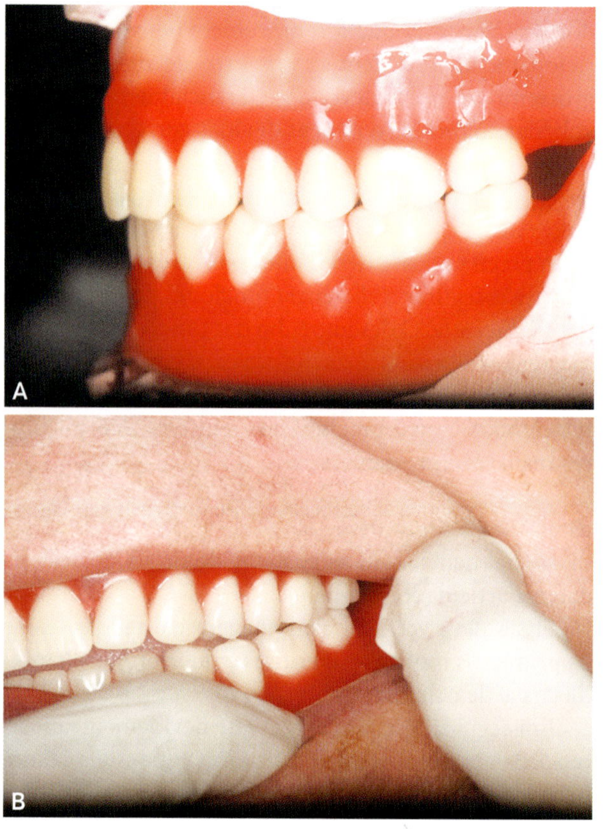

Figura 12.3 Verificação de registro errôneo da RC. Próteses de prova em ASA (**A**). Próteses de prova na boca do paciente (**B**).

Dimensão vertical (DV)

Caso seja constatada a correta RC, o cirurgião-dentista deve verificar a DVO nos aspectos funcional (deglutição e fonético) e estético.

Para a avaliação funcional da DVO em relação à deglutição, é realizado um teste de deglutição. Dessa forma, verifica-se se o espaço funcional livre (EFL) existente é suficiente para essa função. Caso esteja inadequado, o paciente terá dificuldades para deglutir.

A avaliação funcional da DV também pode ser feita por meio do teste fonético com a pronúncia do som /s/ ou sons sibilantes para avaliação do EFL, ao longo do qual não devem ser observados toques entre os dentes artificiais maxilares e mandibulares durante a pronúncia desses sons. Alterações na DV observadas ao longo da sessão de provas funcionais podem ter as seguintes causas: falha técnica na determinação da DVO ou alteração da altura do pino incisal durante a montagem dos dentes. Caso seja detectada a falha técnica na determinação da DVO, os dentes devem ser desmontados e novos roletes de cera, confeccionados, assim como um novo registro deve ser feito. Caso tenha sido constatado erro na altura do pino incisal, este deve ser reposicionado em "zero" e a montagem dos dentes deve ser refeita.

A avaliação estética da DV deve ser realizada observando-se a harmonia entre os terços da face e também em relação ao suporte labial e facial (Figura 12.5). Avaliam-se as possíveis alterações estéticas faciais decorrentes de DV aumentada ou diminuída, como: proeminência de rugas, posicionamento do mento e do nariz, sulco nasogeniano, aparência de sorriso permanente etc.

Avaliação de sons de interesse protético

A avaliação dos sons de interesse protético é feita para verificar a adequação da escultura e a disposição

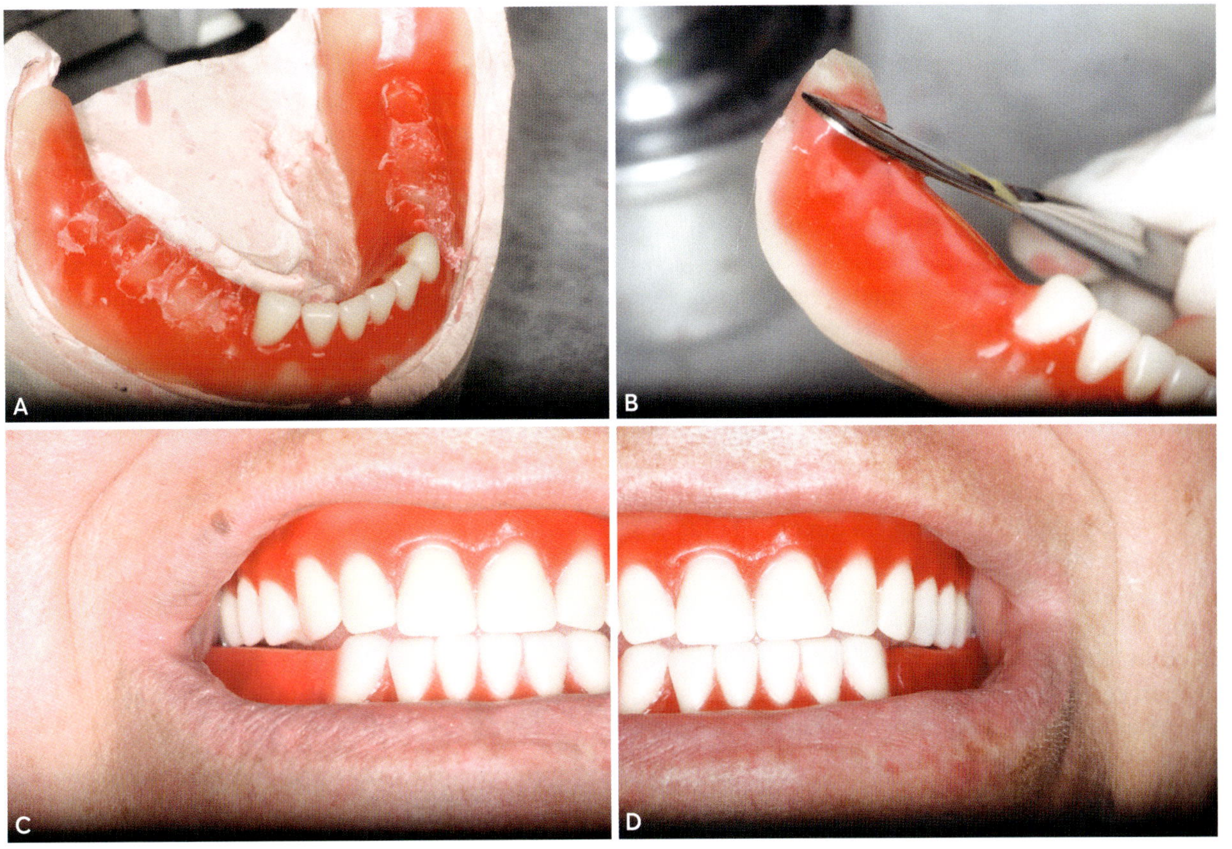

Figura 12.4 Sequência de novo registro para remontagem do modelo funcional mandibular após verificação de registro errôneo da RC.

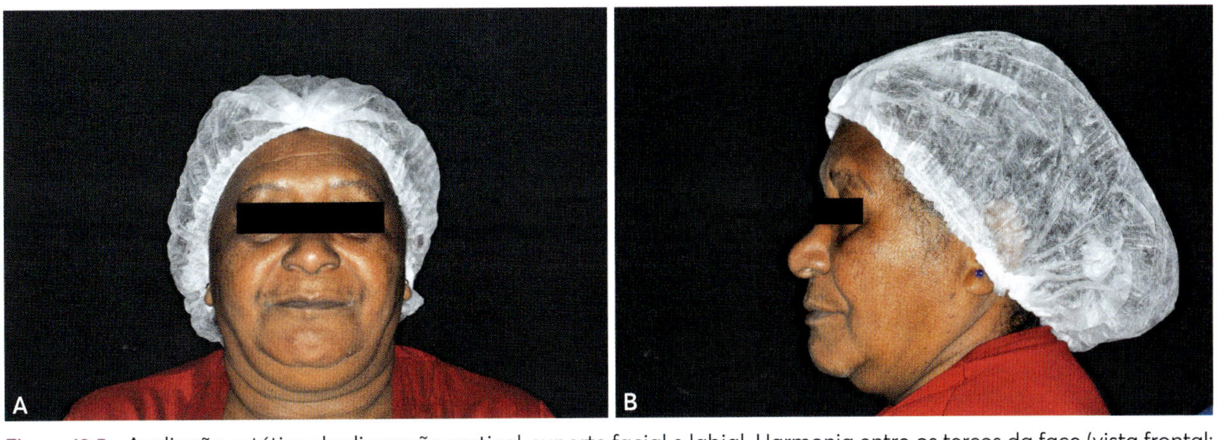

Figura 12.5 Avaliação estética da dimensão vertical, suporte facial e labial. Harmonia entre os terços da face (vista frontal; **A**) e harmonia entre os terços da face (vista lateral; **B**).

dos dentes artificiais das próteses de prova quando da pronúncia desses sons.

Sons bilabiais ou explosivos

Os sons bilabiais ou explosivos ("P", "B" e "M") são produzidos pela interrupção de um toque entre os lábios. Com as próteses de prova em posição na cavidade bucal, o paciente deve pronunciar palavras como "pão" e "mão". O cirurgião-dentista deve observar se não há interferência na pronúncia e no toque entre os lábios para que esses sons sejam produzidos.

Causas das falhas ou dificuldades na pronúncia dos sons de "P", "B" e "M" podem ser decorrentes de:

- DVO alterada;
- falta de suporte dos lábios;

- inclinação/posicionamento indevido dos dentes (para vestibular ou lingual);
- espessura da base protética vestibular anterior;
- trespasses extremos (Classes II e III);

Nos casos clínicos de problemas esqueléticos de relacionamento intermaxilar Classes II e III, as dificuldades encontradas na pronúncia são consideradas inerentes ao paciente e, muitas vezes, podem ser compensadas racionalmente pelo posicionamento dos dentes artificiais. Nesses casos, é preciso bom senso do cirurgião-dentista, pois pode haver prejuízo estético.

Sons dentolabiais

Os sons dentolabiais ("F" e "V") são produzidos pela elevação do lábio inferior em direção à borda dos incisivos centrais e laterais superiores. Para essa avaliação, com as próteses de prova na cavidade bucal, o paciente deve pronunciar palavras como "faca" e "vovó". O cirurgião-dentista deve avaliar se os lábios se posicionam corretamente durante a emissão desses sons, observando a elevação do lábio inferior em direção à borda incisal dos dentes artificiais superiores.

Causas das falhas na pronúncia dos sons de "F" e "V" podem ser decorrentes de:

- plano oclusal alterado (para cima ou para baixo);
- inclinação indevida dos incisivos superiores (para vestibular ou lingual);
- DVO aumentada ou diminuída;
- inclinação exagerada dos dentes inferiores;
- trespasses horizontais desfavoráveis (Classes II e III).

Em relação aos trespasses horizontais desfavoráveis, um novo posicionamento dos dentes artificiais pode ser considerado para favorecer a pronúncia desses sons, com equilíbrio entre função e estética.

PALATOGRAFIA

A palatografia é uma técnica utilizada para verificar a adaptação da língua na superfície palatina externa da prótese de prova. A partir dessa técnica, obtém-se o palatograma, que é o desenho obtido nessa superfície, característico para cada som.

Durante a realização dessa técnica, algumas dificuldades de adaptação da língua podem ser esperadas de usuários de próteses antigas, em virtude do posicionamento vicioso da língua, o que pode dificultar a obtenção do palatograma desejado.

Em prótese total, a palatografia é utilizada principalmente para avaliar a adaptação da língua durante a emissão dos sons de "S" e "CH", os chamados sons palatolinguais anteriores. A emissão dos sons "S" e "CH" permite avaliar a adaptação da língua nas laterais do palato, vedando essa região e formando um canal de ar posteroanterior na região dorsal da língua. Durante essa técnica, o paciente deve ser solicitado a pronunciar palavras como "sessenta", "seis" e "sessão", para o som de "S", e "chá", "chave" e "chama" para o som de "CH". As Figuras 12.6 e 12.7 mostram, respectivamente, os palatogramas esperados após a pronúncia dos sons "S" e "CH".

Deve ser observado que, geralmente, a amplitude do canal de escape de ar no palatograma do som de "S" se limita anteriormente de um incisivo lateral a outro, enquanto o palatograma do som de "CH" geralmente apresenta os limites anteriores nos caninos. A emissão do som "CH" requer áreas livres de não contato da língua maiores que para o som de "S".

Caso seja observado que o palatograma obtido é diferente do esperado, o cirurgião-dentista deve realizar as correções necessárias por meio de desgastes ou acréscimos de cera, até que o palatograma se torne adequado.

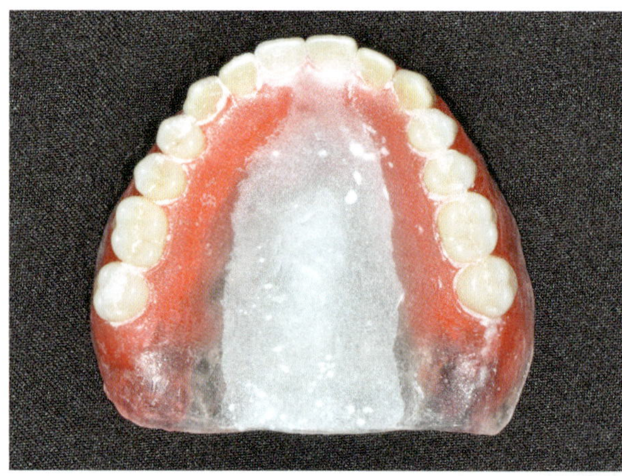

Figura 12.6 Palatograma do som de "S".

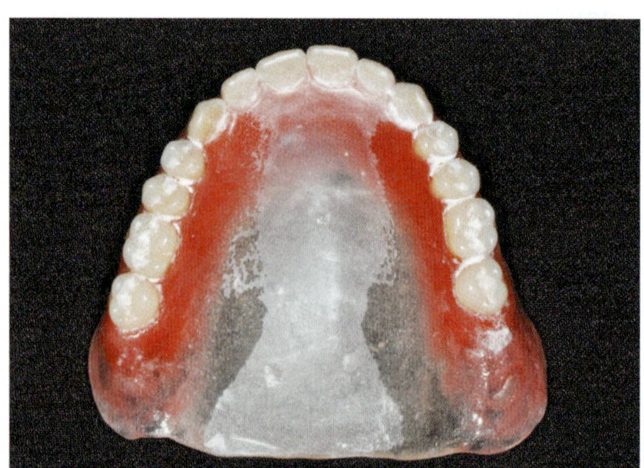

Figura 12.7 Palatograma do som de "CH".

As alterações nos palatogramas dos sons "S" e "CH", decorrentes da escultura inadequada do palato, devem ser corrigidas pelo cirurgião-dentista para possibilitar a pronúncia adequada desses sons.

Palatografia – Sequência técnica

- Usar adesivo, se necessário.
- Secar a região palatina externa da prótese de prova.
- Aplicar talco neutro ou amido sobre a região palatina.
- Levar a prótese de prova maxilar em posição, com cuidado para não tocar a superfície coberta por talco.
- Solicitar que o paciente pronuncie palavras somente com o fonema desejado.
- Retirar cuidadosamente a prótese de prova e avaliar o palatograma obtido.

A Figura 12.8 ilustra a técnica da palatografia. Durante essa técnica, a prótese de prova mandibular não deve estar na boca do paciente para não gerar interferências.

AVALIAÇÃO ESTÉTICA (PACIENTE/PROFISSIONAL)

Na etapa de avaliação estética, deve ser observado o arranjo dos dentes, o tamanho, a forma, a cor, a disposição, o alinhamento, a coincidência da linha média dos dentes com a linha média facial, a curva do sorriso e o corredor bucal, visando à naturalidade e à harmonia estética, sendo possíveis individualizações de algumas características, como giroversões, apinhamentos ou diastemas. Nesses casos, o profissional deve avaliar cuidadosamente as opções, para que não haja prejuízo funcional do tratamento.

O cirurgião-dentista deve, ainda, analisar a escultura quanto a possíveis caracterizações, altura de colos, papilas, bossas radiculares e todos os outros fatores que possam interferir na estética no sorriso (Figura 12.9) e em relação à face (Figura 12.10).

Ainda, por meio de escalas específicas, é possível selecionar a cor da resina mais adequada para representar a cor da gengiva, possibilitando uma mimetização da cor dos lábios (Figura 12.11).

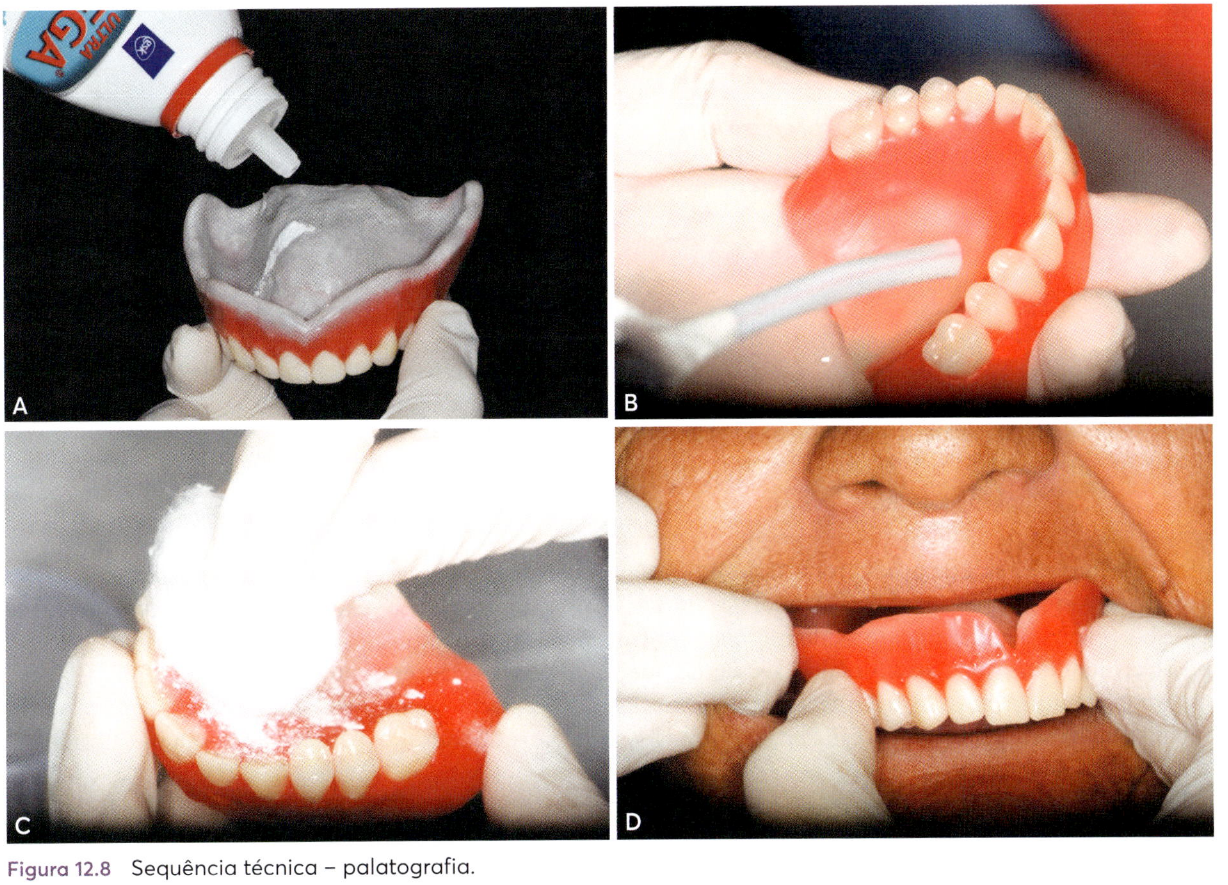

Figura 12.8 Sequência técnica – palatografia.

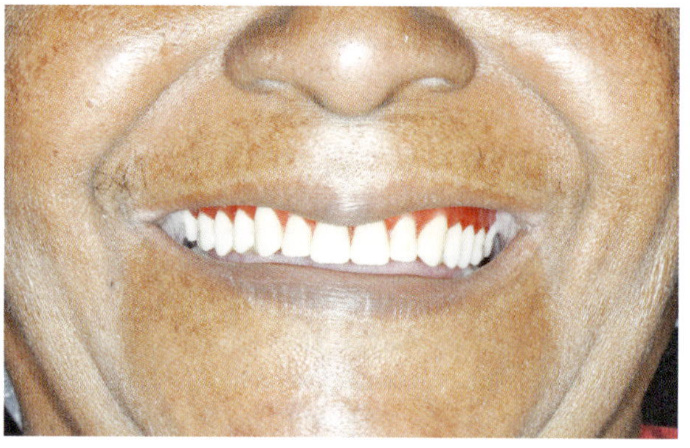

Figura 12.9 Avaliação estética do sorriso.

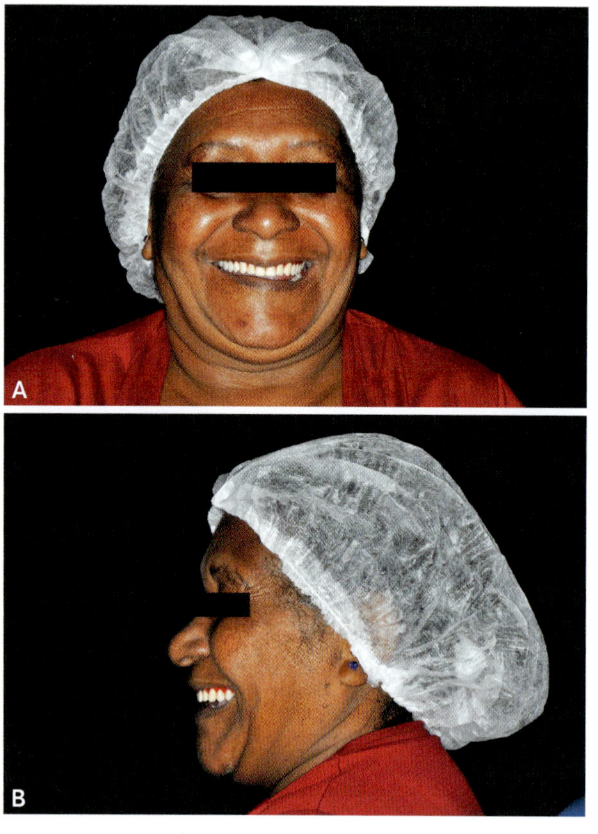

Figura 12.10 Avaliação estética do sorriso em relação à face. Vista frontal (**A**); vista lateral (**B**).

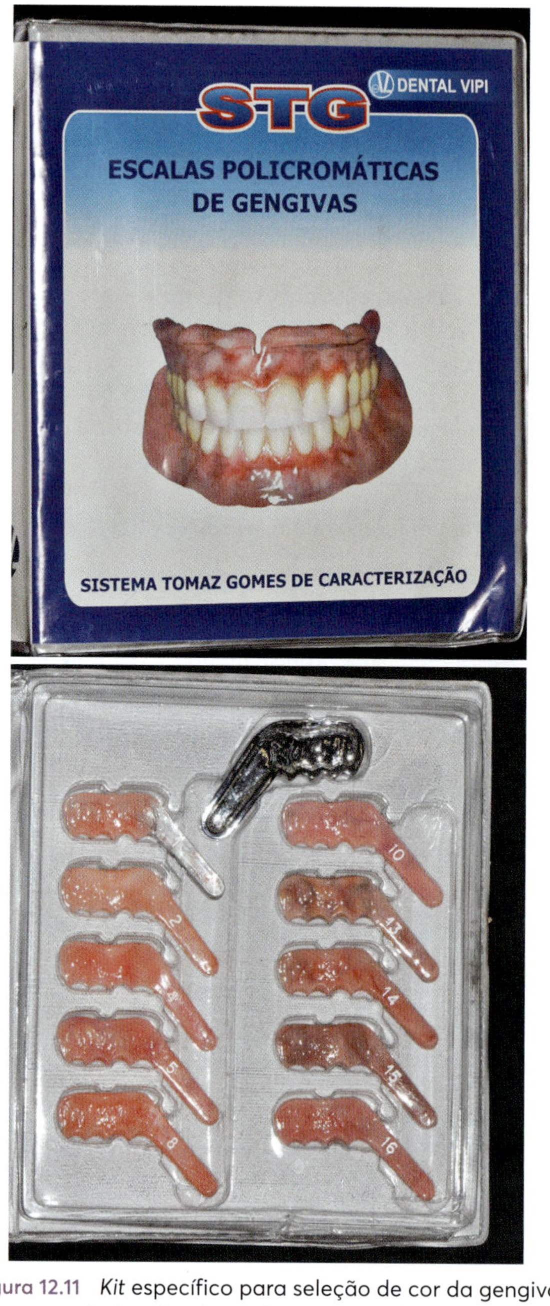

Figura 12.11 *Kit* específico para seleção de cor da gengiva para caracterização das próteses totais (sistema Tomaz Gomes).

Após todas essas avaliações, com as próteses de prova em posição, o paciente deverá se olhar em um espelho (Figura 12.12), quando poderá opinar sobre possíveis modificações a serem realizadas, desde que os princípios funcionais do tratamento com próteses totais não sejam prejudicados, a critério do cirurgião-dentista. Nesse momento, quando possível, opiniões de parentes próximos ou acompanhantes do paciente podem ser relevantes.

A avaliação e a aprovação das próteses de prova pelo paciente são fundamentais para que os procedimentos laboratoriais subsequentes sejam realizados.

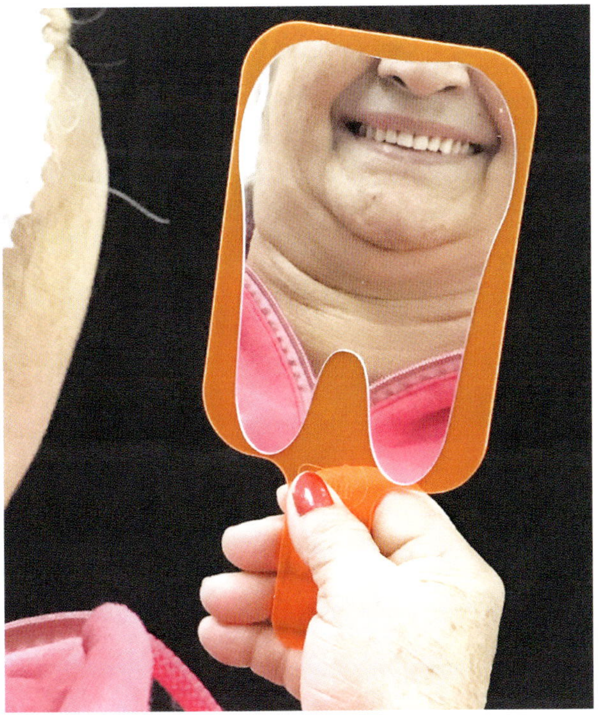

Figura 12.12 Avaliação visual das próteses de prova realizada pelo paciente.

CONSIDERAÇÕES FINAIS

A sessão clínica de provas funcionais consiste basicamente na análise das próteses de prova quanto às necessidades funcionais e estéticas do paciente, com a finalidade de aprovar o trabalho desenvolvido ou de corrigi-lo antes que as próteses sejam definitivamente acrilizadas. São realizadas as avaliações fonética, estética e funcional da DVO, a verificação e a confirmação do correto registro da RC, a avaliação da conveniência da escultura e do posicionamento dos dentes para a emissão de sons de interesse protético e, por fim, a avaliação global da estética das peças em harmonia com o paciente, que deve, nesse momento, emitir sua aprovação para a sequência do trabalho.

BIBLIOGRAFIA

1. Castro Jr OV, Hvanov ZV, Frigerio MLMA. Avaliação estética da montagem dos seis dentes superiores anteriores em prótese total. Pesq Odont Bras. 2000; 14(2):177-182.
2. Nagle RJ, Sears VH. Denture prosthetics. 2.ed. St. Louis: Mosby; 1962. p. 398-405.
3. Russi S, Lombardo JG, Compagnoni MA, Nogueira SS. Prótese total clínica. 1982. p. 158-68.
4. Russi S, Lombardo JG, Compagnoni MA. Fonética em prótese total. Estudo palatográfico do som D. Rev. Ars. Curandi Odontologia. 1981; 7(10):473-476.
5. Russi S, Lombardo JG, Compagnoni MA. Fonética em prótese total. Parte I – Estudo palatográfico dos sons S e CH. Rev Fac Farm Odont Araraquara. 1976; 10(1):73-80.
6. Russi S, Lombardo JG, Compagnoni MA. Fonética em prótese total. Parte II – Considerações palatográficas sobre a área anterior e canal dorsal da língua nos sons sibilantes. Rev Fac Farm Odont Araraquara. 1976; 10(2):191-199.
7. Russi S, Lombardo JG, Compagnoni MA. Fonética em prótese total. Parte III – Estudo palatográfico do som palato-lingual posterior Q. Rev Fac Farm Odont Araraquara. 1978; 1(2):231-236.
8. Russi S, Lombardo JG. A fonética – Esta grande esquecida em prótese total. Rev Fac Farm Odont Araraquara. 1974; 8(1):89-100.
9. Saizar P. Prostodoncia total. Buenos Aires: Mundi; 1972. p. 370.
10. Silverman MM. The wistle and swish in denture patients. J Prosthet Dent. 1967; 17(2):144-148.
11. Souza RF, Compagnoni MA, Leles CR, Sadalla KB. Association between the speaking space of /s/ sound and incisal overlaps in dentate and edentate subjects. J Appl Oral Sci. 2005; 13(4):413-417.
12. Travaglini EA. Verification appointment in complete denture therapy. Removable prosthodontics. 1980; 44(5):478-483.
13. Zarb GA, Bolender CL. Prosthodontic treatment for edentulous patients. Complete Dentures and implant-supported prostheses, 20.ed. St. Louis: Mosby; 2004.

13

Segunda fase laboratorial da confecção das próteses totais

João Neudenir Arioli Filho
Camila Luiz Jabr
Sergio Sualdini Nogueira
Francisco de Assis Mollo Junior
Ana Carolina Pero

FLUXOGRAMA DO CAPÍTULO

INTRODUÇÃO

A confecção de próteses totais convencionais necessita de etapas clínicas e laboratoriais que exigem a interação entre cirurgiões-dentistas e técnicos em prótese dentária.

Uma execução incorreta das etapas laboratoriais é capaz de levar ao insucesso todo o trabalho clínico executado pelo cirurgião-dentista até dado momento, podendo acarretar alterações significativas e interferindo de maneira negativa na prótese.

Dessa forma, faz-se necessário o entendimento e a execução cautelosa dessa fase para minimizar as distorções dimensionais da resina acrílica e obter o resultado desejado.

OBJETIVO E SEQUÊNCIA LABORATORIAL

A etapa de processamento laboratorial para confecção das próteses totais tem como objetivo a substituição das estruturas temporárias (cera e base de resina) das próteses de prova por resina acrílica ativada termicamente (RAAT), que será o material definitivo da base das próteses totais. Para tanto, o conjunto prótese de prova/modelo é incluído em uma massa de gesso e, com a eliminação das estruturas temporárias, uma matriz é criada internamente no gesso, o que possibilita que o material definitivo da base seja inserido nessa matriz e substitua o espaço anteriormente ocupado pelas estruturas temporárias. Embora existam métodos mais sofisticados para essa finalidade, como as técnicas de injeção da resina, a técnica de prensagem é a mais difundida e comumente utilizada, produzindo resultados satisfatórios.

A sequência de passos laboratoriais na confecção das próteses totais pela técnica de prensagem compreende sete fases:

- Inclusão.
- Eliminação de cera e isolamento.
- Prensagem.

- Polimerização.
- Demuflagem.
- Remontagem.
- Acabamento e polimento.

Inclusão

Compreende a fase laboratorial em que o conjunto (modelo e prótese de prova) é incluído em gessos odontológicos em um recipiente denominado mufla.

A mufla pode ser metálica ou de fibra, dependendo da técnica selecionada para a polimerização da RAAT. A mufla metálica (Figura 13.1) é empregada quando a técnica de polimerização utiliza água aquecida, enquanto a polimerização em micro-ondas requer muflas de fibra (Figura 13.2).

Na técnica de prensagem, tanto a mufla metálica como a de fibra são constituídas por três partes (Figura 13.3): base da mufla (parte inferior), contramufla (parte intermediária) e tampa (parte superior).

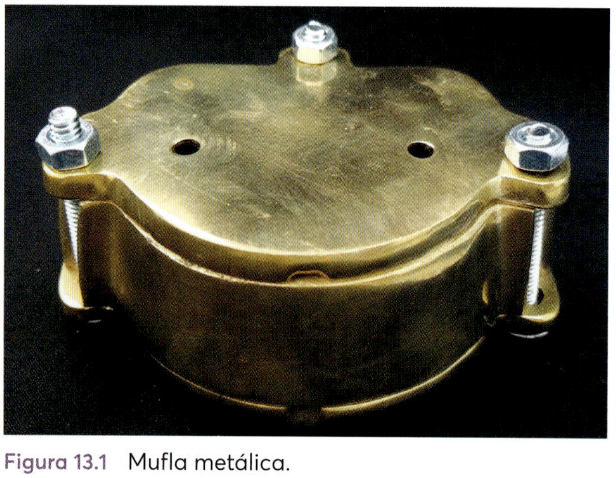

Figura 13.1 Mufla metálica.

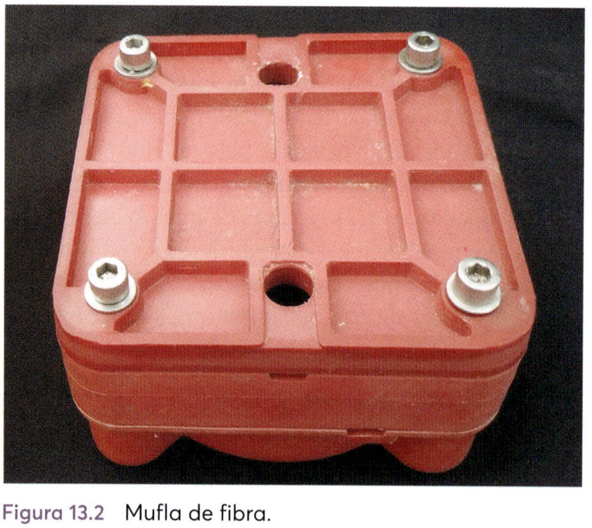

Figura 13.2 Mufla de fibra.

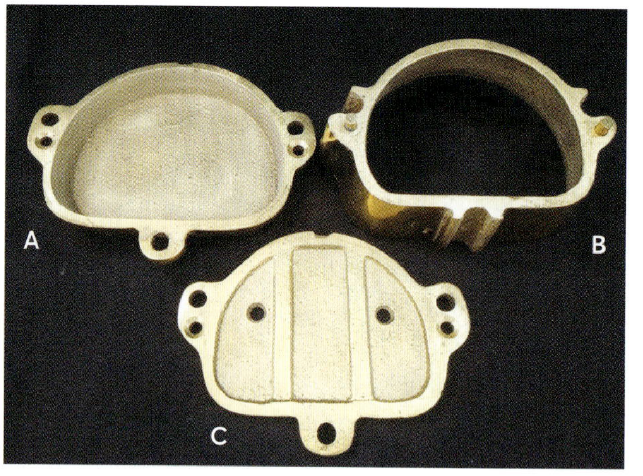

Figura 13.3 Partes da uma mufla: base da mufla (**A**); contramufla (**B**); e tampa (**C**).

Procedimentos para a inclusão da prótese de prova

- Fixação e selamento das bordas da prótese de prova ao modelo de gesso com cera fluida, tendo como objetivo promover um vedamento periférico, evitando, assim, a entrada de gesso entre o modelo e a prótese de prova durante sua inclusão em mufla. É imprescindível, para a execução dessa etapa, que prótese de prova esteja em oclusão com o antagonista no articulador semiajustável (ASA), para evitar que sua fixação ocorra em um posicionamento incorreto sobre o modelo, o que ocasionaria erros na oclusão (Figura 13.4).
- Previamente à inclusão propriamente dita, deve-se verificar se a mufla selecionada tem tamanho adequado, posicionando o conjunto modelo/prótese de prova dentro dela, de forma a haver um espaço de segurança mínimo entre o conjunto e suas paredes (Figura 13.5). Na verificação da altura, a porção oclusal e incisal dos dentes artificiais também deve estar aquém da parte superior da contramufla (Figura 13.6). Caso contrário, uma mufla de maior tamanho deve ser selecionada ou, então, devem ser realizados desgastes seletivos no modelo de gesso, preservando as guias de remontagem.
- Isolar a parte interna da mufla e toda a superfície em gesso do conjunto modelo/prótese de prova com fina camada de vaselina sólida (Figura 13.7).
- Verter gesso comum (tipo II) devidamente manipulado na mufla (sem preenchê-la totalmente) e inserir, sobre ele, o conjunto modelo/prótese de prova, aprofundando-o de modo que suas bordas fiquem no mesmo nível da borda da mufla (Figura 13.8). Após seu assentamento final, a superfície oclusal da prótese de prova deverá estar necessariamente paralela à base metálica da mufla, para evitar

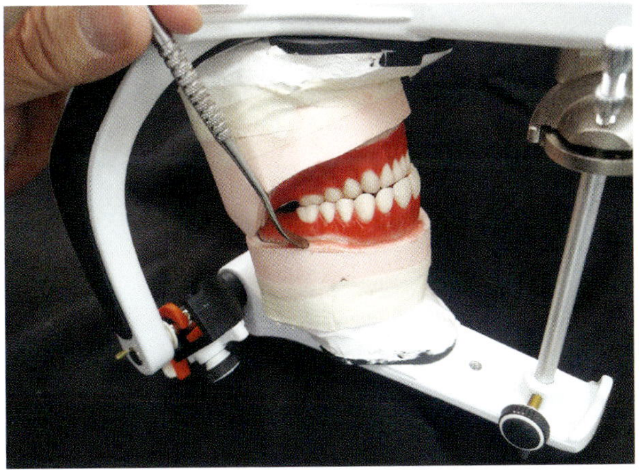

Figura 13.4 Fixação e selamento das bordas da prótese de prova ao modelo de gesso com cera fluida e prótese articulada.

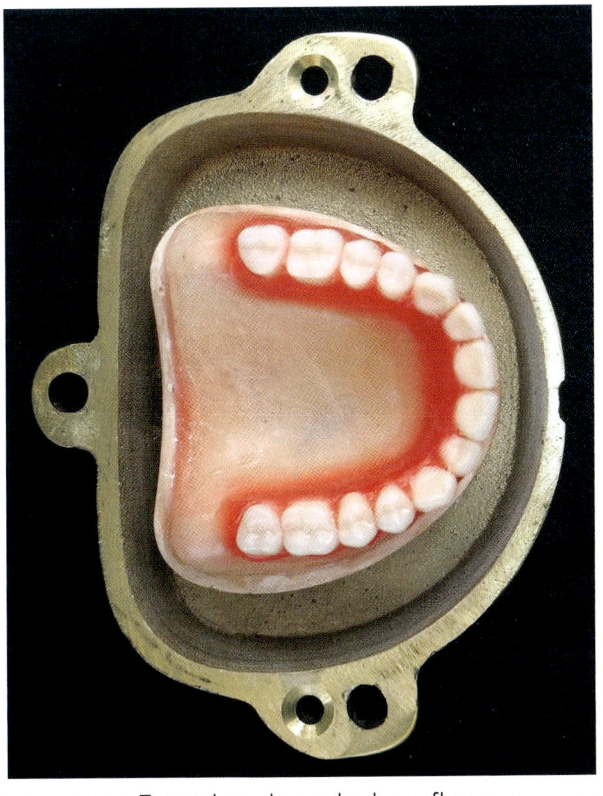

Figura 13.5 Tamanho adequado de mufla com espaço lateral de segurança entre o conjunto (modelo de gesso/prótese de prova) e suas paredes metálicas.

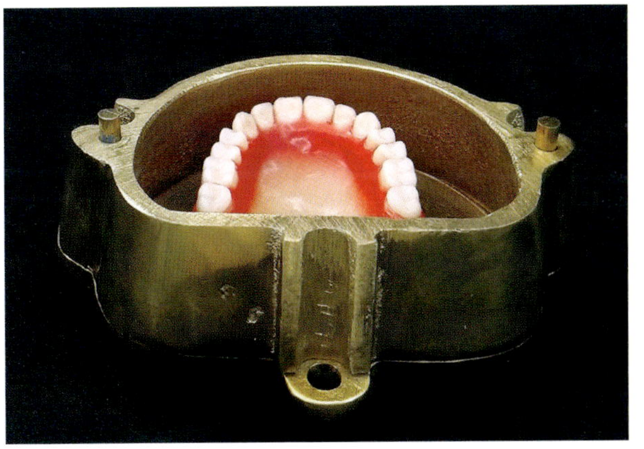

Figura 13.6 Altura adequada da contramufla.

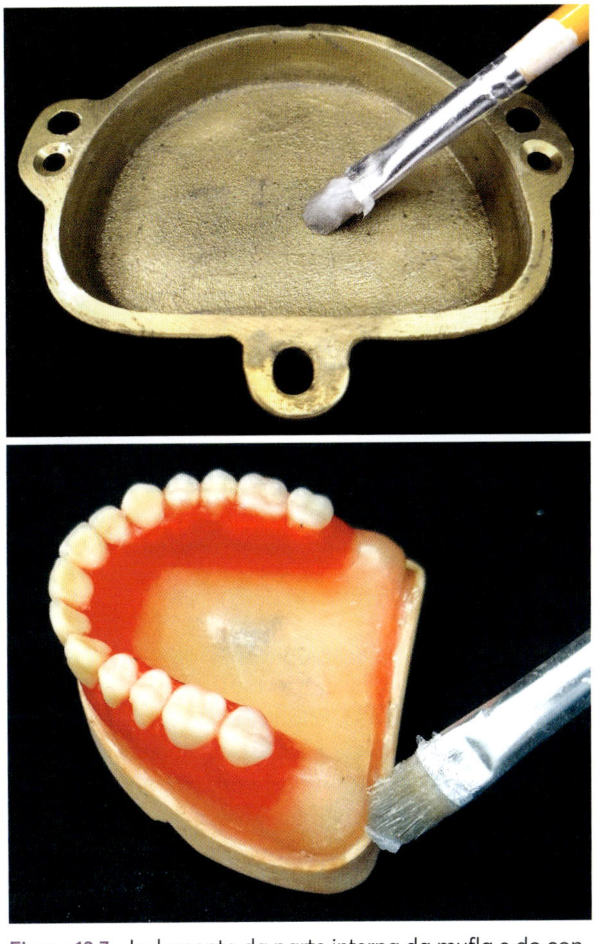

Figura 13.7 Isolamento da parte interna da mufla e do conjunto modelo/prótese de prova com auxílio de um pincel e vaselina sólida.

deslocamentos indesejáveis dos dentes artificiais durante o procedimento de prensagem.

- Remover o excesso de gesso que ultrapassar a altura da margem de segurança ao redor do modelo, deixando-o liso e no nível da borda da mufla. No caso da inclusão do conjunto modelo/prótese de prova mandibular, inevitavelmente, após seu completo assentamento, a porção posterior do modelo ficará mais alta que a borda da mufla. Assim, torna-se necessário acrescentar uma pequena quantidade de gesso nessa região, deixando-a completamente expulsiva (Figura 13.9), para evitar possíveis fraturas do modelo durante a abertura da mufla.

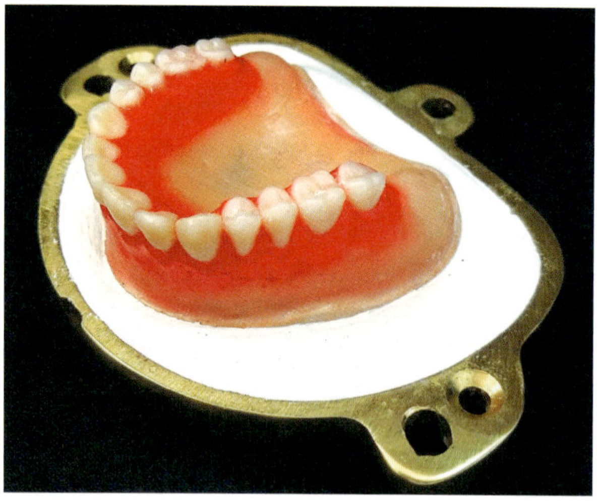

Figura 13.8 Conjunto modelo/prótese de prova incluído na mufla.

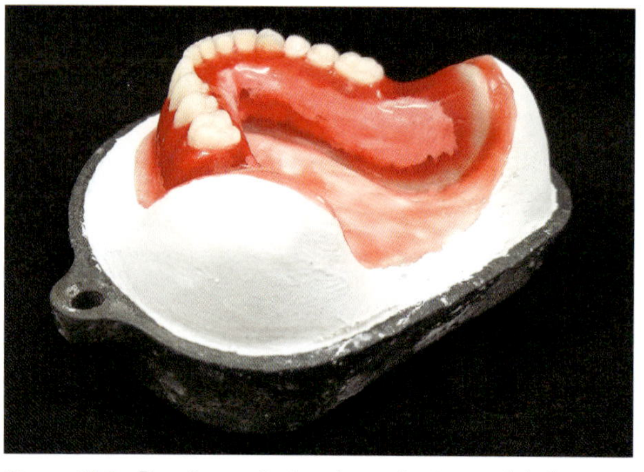

Figura 13.9 Porção posterior do conjunto modelo/prótese de prova mandibular expulsiva.

- Após o término do processo de cristalização do gesso, toda a sua superfície deverá ser isolada com cera derretida (Figura 13.10) ou isolante à base de alginato (recomenda-se cera por permitir a formação de uma película mais grossa de isolamento, a qual, posteriormente, é capaz de criar um espaço que auxilia o escoamento do excesso de resina na fase final da prensagem).
- Confecção de três a quatro condutos de escape, para facilitar o escoamento do excesso da resina acrílica durante a prensagem e o adequado fechamento da mufla. Esses condutos deverão estar localizados estrategicamente — dois na região posterior e um ou dois na região anterior —, interligando a superfície da prótese de prova com a borda da mufla e tendo um formato triangular expulsivo de aproximadamente 0,5 cm de cada lado (Figura 13.11).

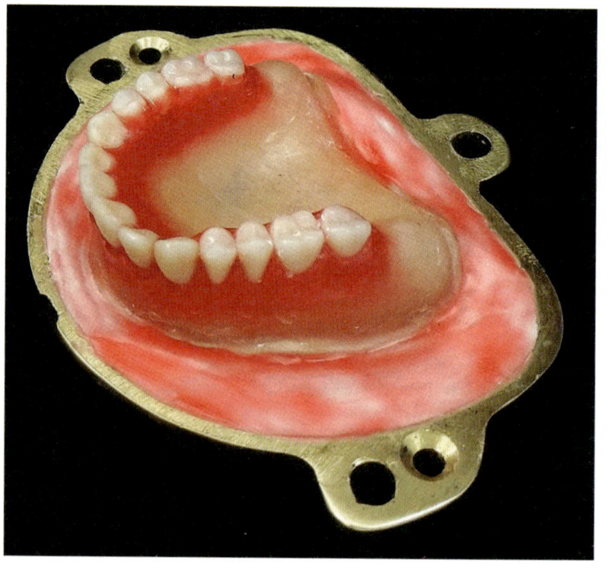

Figura 13.10 Isolamento da superfície de gesso com cera derretida.

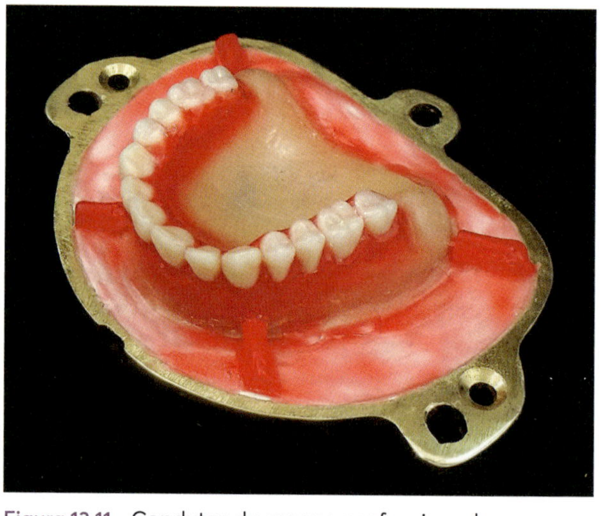

Figura 13.11 Condutos de escape confeccionados em cera.

- Isolar a contramufla e a tampa, internamente, com uma fina camada vaselina sólida e encaixar a contramufla na mufla.
- A etapa laboratorial de preenchimento da contramufla e fechamento final da mufla pode ser executada de várias maneiras. Cada uma das quatro variações técnicas (muralha de gesso, muralha de silicone, oclusal exposta e preenchimento da contramufla em única etapa) apresenta vantagens e desvantagens, que serão descritas a seguir.

Técnica da muralha de gesso

O objetivo consiste em aplicar uma camada relativamente fina e resistente de gesso pedra tipo III, formando uma muralha ao redor de toda a superfície da prótese de prova (Figura 13.12). Esse procedimento proporciona uma menor distorção dimensional da prótese de prova em decorrência da menor quantidade de expansão de presa, resultado da menor quantidade de gesso utilizada. Após a reação de presa, uma nova porção de gesso comum será introduzida sob vibração até o completo preenchimento da contramufla e fechamento da tampa.

Técnica da muralha de silicone

Utilizando silicone específico para esse procedimento de inclusão, manipulam-se as pastas base e catalisadora, adapta-se uma camada de 0,5 cm de espessura sobre os dentes e gengivas esculpidas (Figura 13.13A) e, posteriormente, criam-se retenções mecânicas no silicone por meio do acréscimo de porções irregulares (Figura 13.13B). As demais regiões em gesso não cobertas pelo silicone devem ser isoladas com uma fina camada de vaselina sólida. Posteriormente, a contramufla será completamente preenchida com gesso pedra tipo III. Pelo fato de o silicone não aderir à resina acrílica, esse procedimento facilita a demuflagem (retirada da prótese da mufla) e a limpeza, pois evita que o gesso de inclusão fique preso nas superfícies retentivas, principalmente nas regiões proximais dos dentes artificiais, ou aderido em locais em que possa haver alguma falha no isolamento do gesso. Assim, facilita e proporciona melhor acabamento final.

Técnica da oclusal exposta

A contramufla é parcialmente preenchida com uma generosa porção de gesso pedra tipo III, sob vibração, até a cobertura quase total das superfícies oclusais e incisais dos dentes artificiais (Figura 13.14).

Após a completa cristalização, toda a superfície em gesso é isolada com fina camada de vaselina sólida para receber uma nova porção de gesso tipo III, preenchendo o restante da contramufla para o seu fechamento. A principal vantagem dessa técnica é proporcionar uma melhor orientação da localização da prótese dentro da massa de gesso na demuflagem, pois, tendo sido isolada, quando removida do interior da mufla, a última camada de gesso desprende-se do bloco, expondo a oclusal dos dentes, o que facilita a

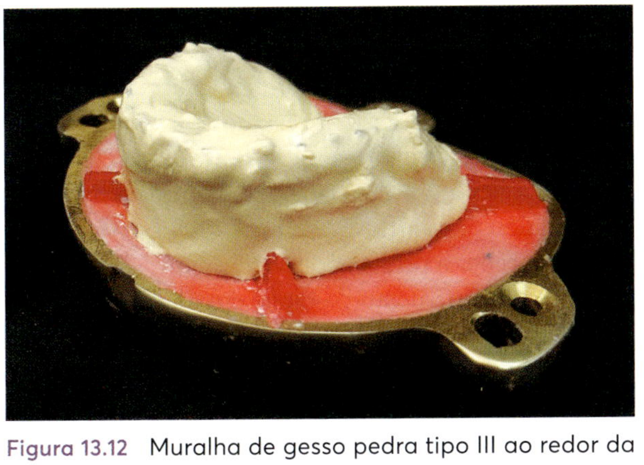

Figura 13.12 Muralha de gesso pedra tipo III ao redor da superfície da prótese de prova.

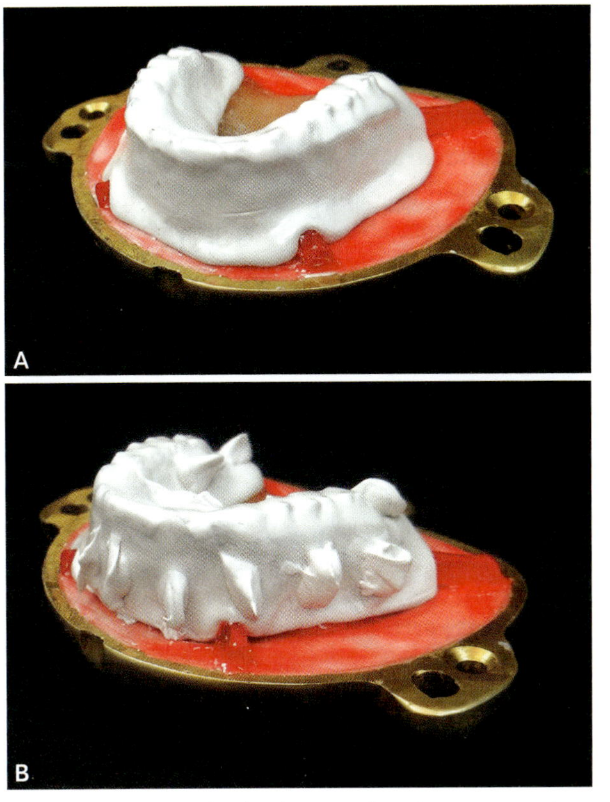

Figura 13.13 Camada de silicone sobre dentes e gengivas esculpidas da prótese de prova (**A**) e retenções mecânicas (**B**).

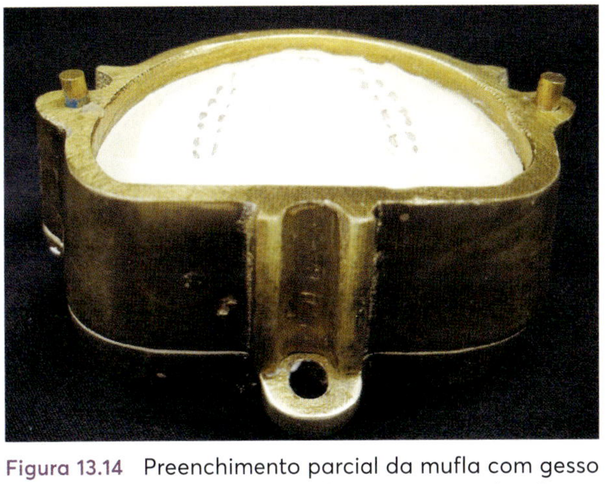

Figura 13.14 Preenchimento parcial da mufla com gesso pedra tipo III até superfícies oclusais e incisais dos dentes artificiais da prótese de prova.

demuflagem da prótese e minimiza a possibilidade de fraturas dos dentes artificiais.

Técnica de preenchimento da contramufla em única etapa

Uma quantidade suficiente de gesso pedra tipo III é inserida sob vibração na contramufla de maneira a obter seu completo preenchimento e posterior fechamento (Figura 13.15). Esse procedimento tem como principal vantagem a sua facilidade e rapidez. Entretanto, em razão do maior volume de gesso utilizado de uma única vez, bem como pelo fato de esse gesso ficar confinado na mufla, há uma maior possibilidade de distorções na prótese de prova, por conta da expansão de presa.

- Depois de completada a fase inclusão, a mufla deverá ser mantida sob pressão em prensa ou aparafusada (Figura 13.16), evitando desadaptações entre suas partes, oriundas da expansão de cristalização do gesso.
- Posteriormente, com o término da reação de presa, a pressão sobre a mufla é removida e inicia-se a fase de eliminação da cera.

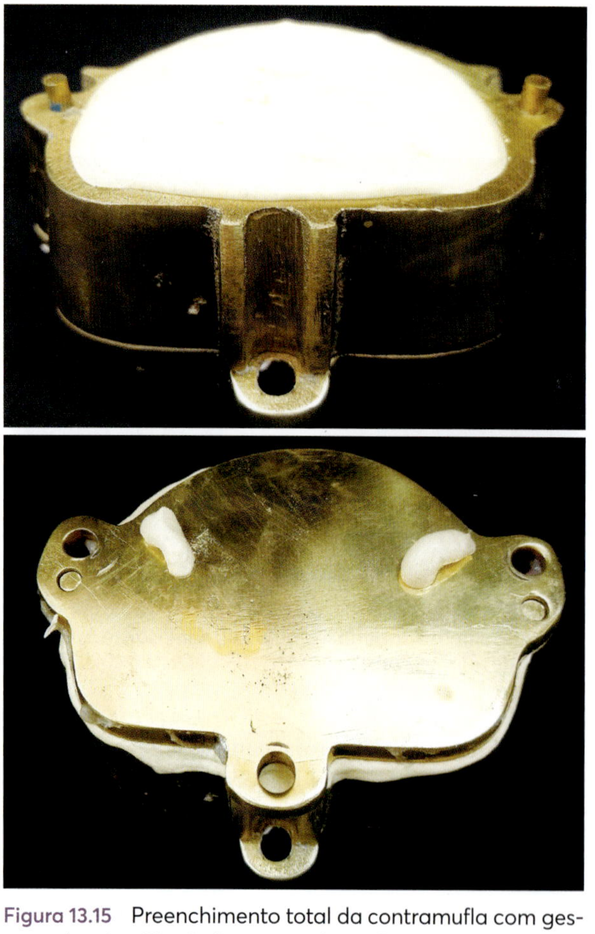

Figura 13.15 Preenchimento total da contramufla com gesso pedra tipo III e fechamento da mufla.

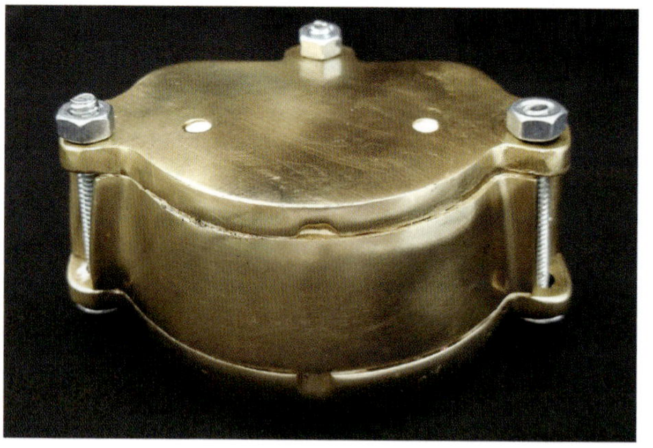

Figura 13.16 Mufla preenchida com gesso tipo III e aparafusada.

Eliminação da cera e isolamento

Nessa etapa, a mufla será aquecida, o que irá promover o amolecimento da cera da prótese de prova e, consequentemente, possibilitar a abertura da mufla.

Procedimentos para a eliminação da cera e isolamento

- Inserir a mufla em um recipiente com água em ebulição durante um período de 3 a 4 minutos (mufla metálica) (Figura 13.17) ou em aparelho por micro-ondas durante 1 minuto em potência máxima (mufla de fibra). Esse procedimento visa apenas a plastificar, e não liquefazer, a cera, para evitar que seus resíduos penetrem na massa do gesso e não possam ser eliminados (Figura 13.18), prejudicando a polimerização e a aparência final da resina acrílica da prótese.
- Separar a mufla da contramufla com auxílio de um instrumento rígido (Figura 13.19) e fino (podendo ser uma faca de gesso) e, posteriormente, remover a base de resina acrílica com a cera plastificada cuidadosamente, para não quebrar o modelo em gesso (Figura 13.20). É importante observar que todos os dentes artificiais deverão permanecer fixados no gesso (ou silicone) localizado na contramufla.
- Realizar a limpeza dos resíduos de cera situados nas partes internas da mufla/contramufla com água em ebulição e utilizar um detergente com escova para desengordurar os dentes e as superfícies que irão receber a resina acrílica (Figura 13.21).
- Após o resfriamento da mufla em temperatura ambiente, realiza-se o isolamento do gesso com solução à base de alginato. Com o auxílio de um pincel de tamanho compatível, uma fina camada desse isolante é aplicada sobre todas as superfícies expostas de gesso (Figura 13.22), com movimentos lentos e sutis,

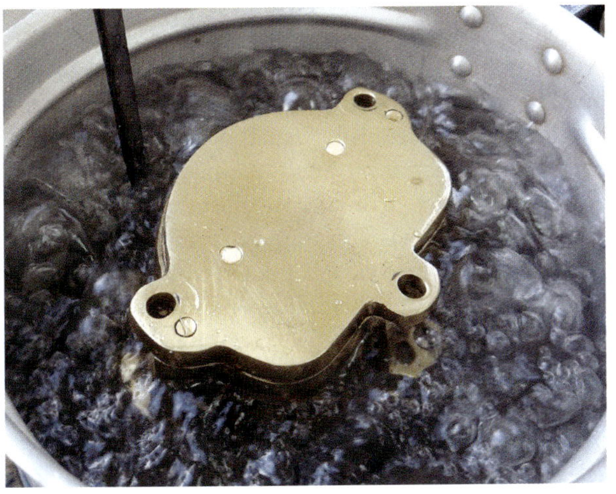

Figura 13.17 Inserção da mufla metálica em água em ebulição.

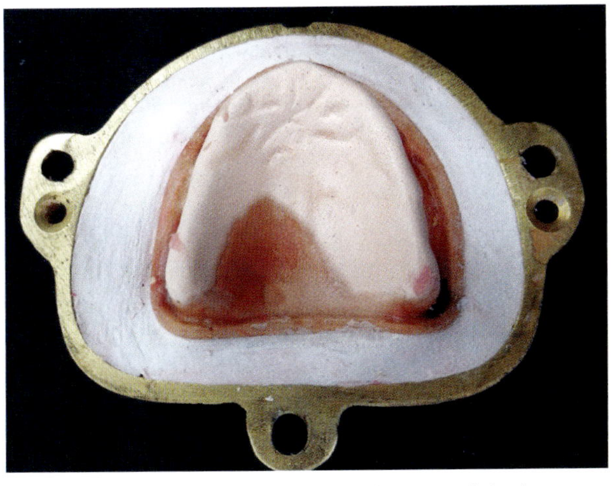

Figura 13.18 Cera liquefeita infiltrada no modelo de gesso.

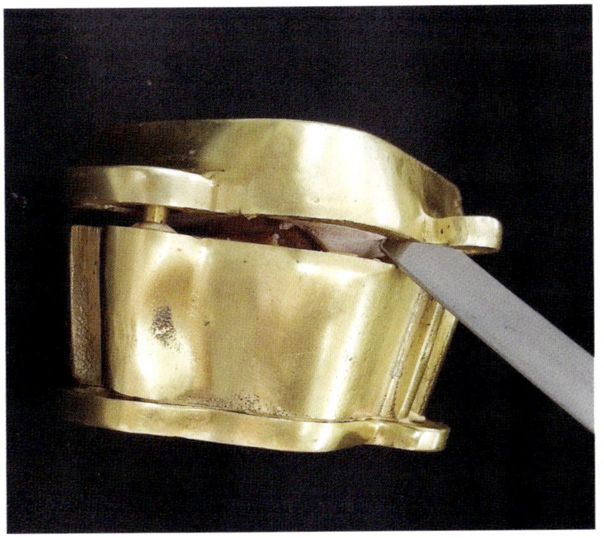

Figura 13.19 Separação da mufla da contramufla com faca de gesso.

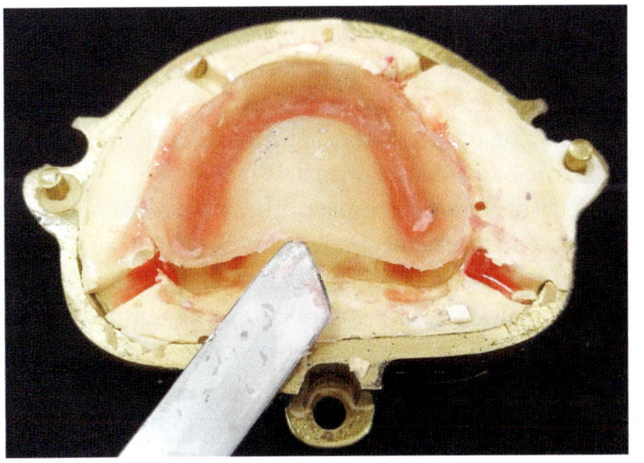

Figura 13.20 Remoção da base de resina acrílica da contramufla.

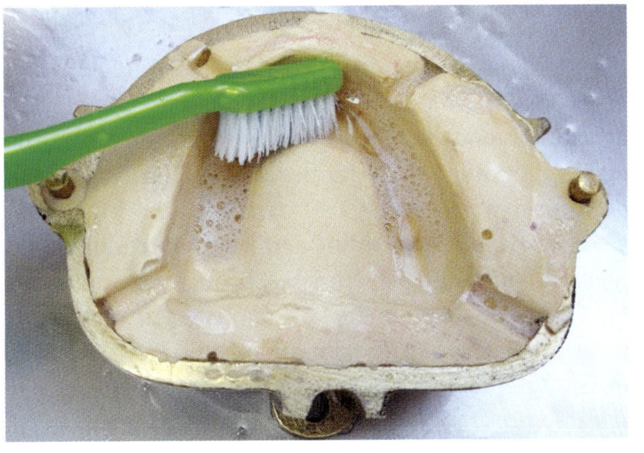

Figura 13.21 Limpeza superficial dos resíduos de cera com detergente, água em ebulição e escova.

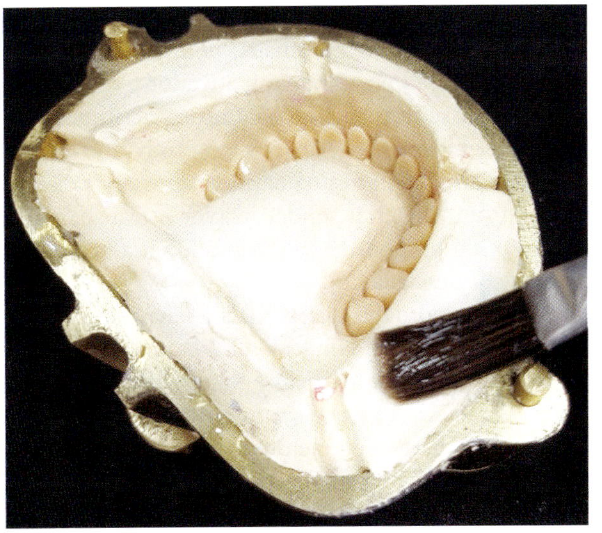

Figura 13.22 Isolamento da superfície de gesso com auxílio de um pincel e solução à base de alginato.

com o intuito de evitar o surgimento de bolhas ou espuma que prejudicam a formação de uma camada final eficiente no isolamento do gesso. Nesse procedimento, nunca se deve aplicar o isolante sobre a superfície dos dentes artificiais, pois isso irá produzir seu isolamento da resina acrílica da base da prótese e consequentemente, prejudicará sua retenção, fazendo com que os dentes possam se soltar da base, além de possibilitar, a longo prazo, o surgimento de manchas marginais no contorno gengival.

É importante ressaltar que a porção radicular dos dentes artificiais recebeu previamente a montagem, tratamentos superficiais específicos, de acordo com sua composição química, para aumentar sua retenção à resina acrílica da base da prótese – conforme descrito detalhadamente no Capítulo 10, intitulado "Seleção de dentes artificiais".

Prensagem

Compreende o preparo da resina acrílica, sua inserção no interior da mufla e, posteriormente, sua prensagem.

Historicamente, a resina acrílica foi introduzida no mercado odontológico em 1937, na forma de pó-líquido. O líquido (monômero) é composto por metacrilato de metila, associado ao inibidor hidroquinona para possibilitar sua estabilidade química durante o armazenamento. O pó (polímero) é constituído por esferas/pérolas pré-polimerizadas de resina de poli (metacrilato de metila), associadas ao peróxido de benzoíla, que é o iniciador da reação química de polimerização.

A partir da mistura monômero/polímero, inicia-se uma série de reações químicas exotérmicas que unem múltiplas moléculas de metacrilato de metila, formando macromoléculas denominadas polímeros. A reação de polimerização precisa de um ativador térmico (calor) e, por isso, classifica-se essa resina acrílica como ativada termicamente.

Originalmente, a resina acrílica, após ser polimerizada, é um material sólido, incolor e transparente, porém o seu pó pode ser pigmentado para promover alguma cor desejada.

A confecção de próteses totais apenas com resina acrílica da cor rosa foi muito utilizada no passado, em razão da escassez de técnicas e materiais apropriados para a caracterização mais natural da parte gengival. Atualmente, existem pigmentos e procedimentos laboratoriais que dissimulam a artificialidade da resina de base, mimetizando os tecidos orais, sendo sempre um procedimento indicado, sobretudo em casos em que o paciente apresenta um sorriso mais alto.

Outro fator a ser considerado durante a caracterização é a pouca coordenação motora para a escovação, o que é recorrente em muitos pacientes idosos, bem como a deficiência na acuidade visual, no sentido de serem incapazes de identificar áreas que não foram bem higienizadas. Assim, aconselha-se que essa caracterização seja feita apenas nas áreas expostas durante o sorriso, já que as variações de cores podem trazer dificuldades para que o paciente identifique se a prótese foi convenientemente higienizada. Dessa forma, recomenda-se que o restante da base da prótese seja confeccionado em resina acrílica incolor, para facilitar a visualização por transparência do nível de higienização (Figura 13.23).

A fase de prensagem da resina acrílica deverá obedecer às seguintes etapas sequenciais:

- Caracterização gengival.
- Aplicação da resina de corpo.
- Prensagem.

Caso a caracterização gengival não seja realizada, inicia-se a aplicação da resina acrílica de corpo.

Caracterização gengival

A partir da seleção prévia da cor da gengiva pelo cirurgião-dentista, inicia-se a aplicação de uma sequência de diversas resinas acrílicas pigmentadas nas regiões do gesso correspondentes às superfícies gengival e vestibular da prótese (Figura 13.24).

O método mais utilizado para esse procedimento é a técnica de saturação, que consiste tanto em inserir o polímero quanto em gotejar monômero sobre o gesso (Figura 13.25), proporcionando ao técnico em prótese dentária maior controle na quantidade e no escoamento da resina acrílica pigmentada.

A intensidade das cores e a quantidade de resina acrílica pigmentada podem resultar em grande variação

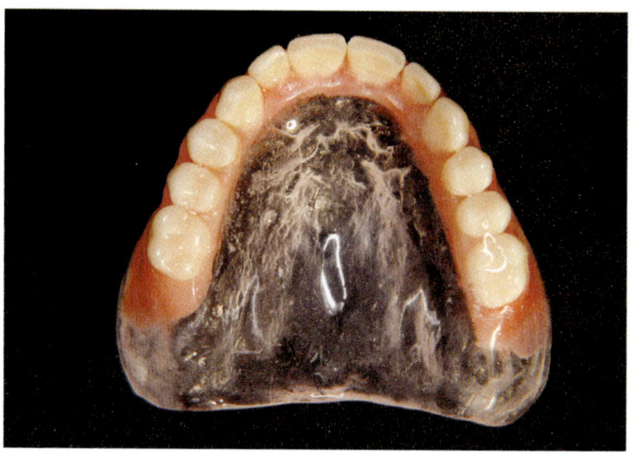

Figura 13.23 Prótese com a maior parte da superfície em resina acrílica incolor.

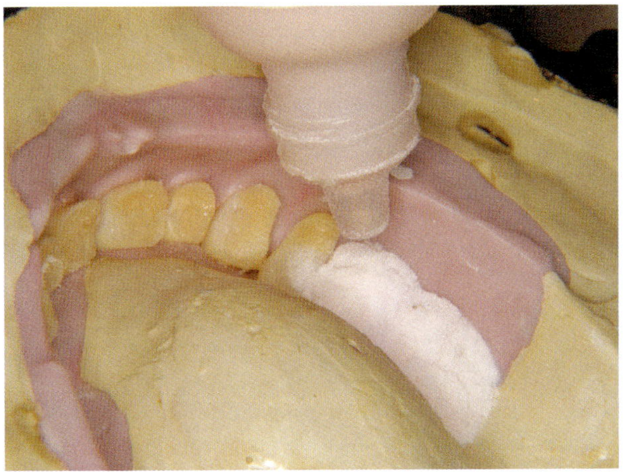

Figura 13.24 Aplicação de resinas acrílicas pigmentadas.

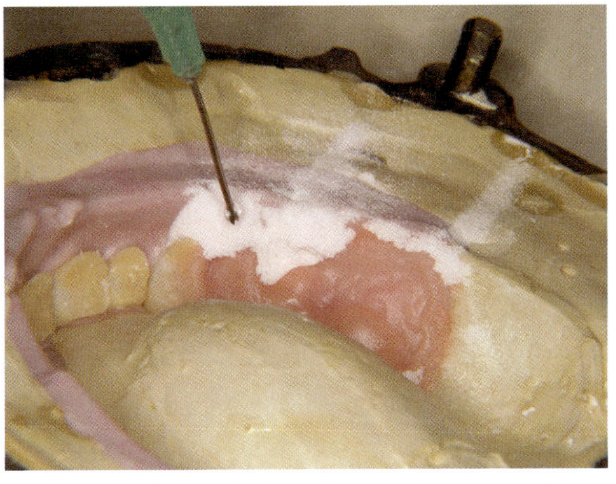

Figura 13.25 Saturação do polímero por gotejamento.

no resultado estético final. Assim, é necessário que o técnico em prótese dentária ofereça ao cirurgião-dentista uma escala de amostras dos tipos de pigmentação gengival, preferencialmente confeccionada por ele (Figura 13.26).

É válido ressaltar que, nesse procedimento, a técnica de saturação da resina pigmentada proporciona uma maior quantidade de monômero. Dessa forma, cuidados adicionais deverão ser adotados, como retardar o preparo da resina de corpo e o início da prensagem, para possibilitar que o excesso de monômero residual evapore. Também é importante escolher ciclos de polimerização mais longos, complementados com a temperatura final em ebulição.

Preparo e aplicação da resina acrílica de corpo

No preparo da resina acrílica, a sua proporção pó-líquido, normalmente, é 3:1 em volume ou 2:1 em peso. Contudo, sugere-se ler a bula do fabricante, pois a granulometria do pó está diretamente relacionada com a quantidade do monômero, ou seja, quanto maior o grau de compactação (*mix* de esferas de diferentes tamanhos), menor quantidade de líquido será necessária.

A mistura pó/líquido deverá ser feita em pote de vidro para resina, com o uso de espátula metálica rígida n. 36, sempre adicionando pó ao líquido para evitar a formação de bolhas e proporcionar melhor umedecimento (Figura 13.27). Completada a mistura, o pote de vidro deverá ser fechado para evitar a evaporação do monômero.

Nesse momento, a mistura passa pelas fases descritas na Figura 13.28.

A inserção da massa de resina acrílica na contramufla deverá ser efetuada na fase plástica, pois, durante a prensagem, apresentará melhor escoamento e compactação. Caso a prensagem seja realizada na fase fibrilar, ocorrerá um maior grau de escoamento da resina e, consequentemente, falta de compactação, resultando, após a polimerização, em porosidades externas, o que levará à perda de todo o trabalho.

Prensagem

O procedimento de prensagem tem como objetivo a acomodação e a compactação da massa de resina acrílica em todos os espaços internos da mufla. Deve ser efetuado em duas etapas, de maneira lenta e gradativa, para que todo o excesso de resina seja removido, proporcionando máxima adaptação das partes da mufla e minimizando alterações dimensionais da futura peça protética.

Após a inserção da resina acrílica na contramufla, realiza-se o fechamento da mufla e inicia-se a primeira etapa, que é a prensagem propriamente dita em prensa hidráulica de bancada com carga 500 kg, para o escoamento do maior excesso de resina acrílica.

A duração dependerá da quantidade de resina acrílica inserida dentro da mufla, ou seja, quanto maior o excesso inserido, mais longa é essa etapa. A aplicação da carga de 500 kg sobre a mufla deverá ser sempre gradual e compensada durante o escoamento dos excessos de resina acrílica entre a mufla e contramufla (Figura 13.29), até que se obtenha uma estabilidade.

Na segunda etapa, eleva-se gradualmente a carga até 1.250 kg sobre a mufla metálica ou 1.000 kg sobre a de fibra, com o objetivo de promover uma compactação final da resina acrílica nas dimensões da base previamente estabelecidas pela prótese de prova. Após a estabilidade da carga na prensa hidráulica, realiza-se o ajuste dos parafusos de fixação das partes da mufla para a manutenção da força de compactação durante o processo de polimerização (Figura 13.30).

Em seguida, a mufla é retirada da prensa e está pronta para ser submetida ao ciclo de polimerização.

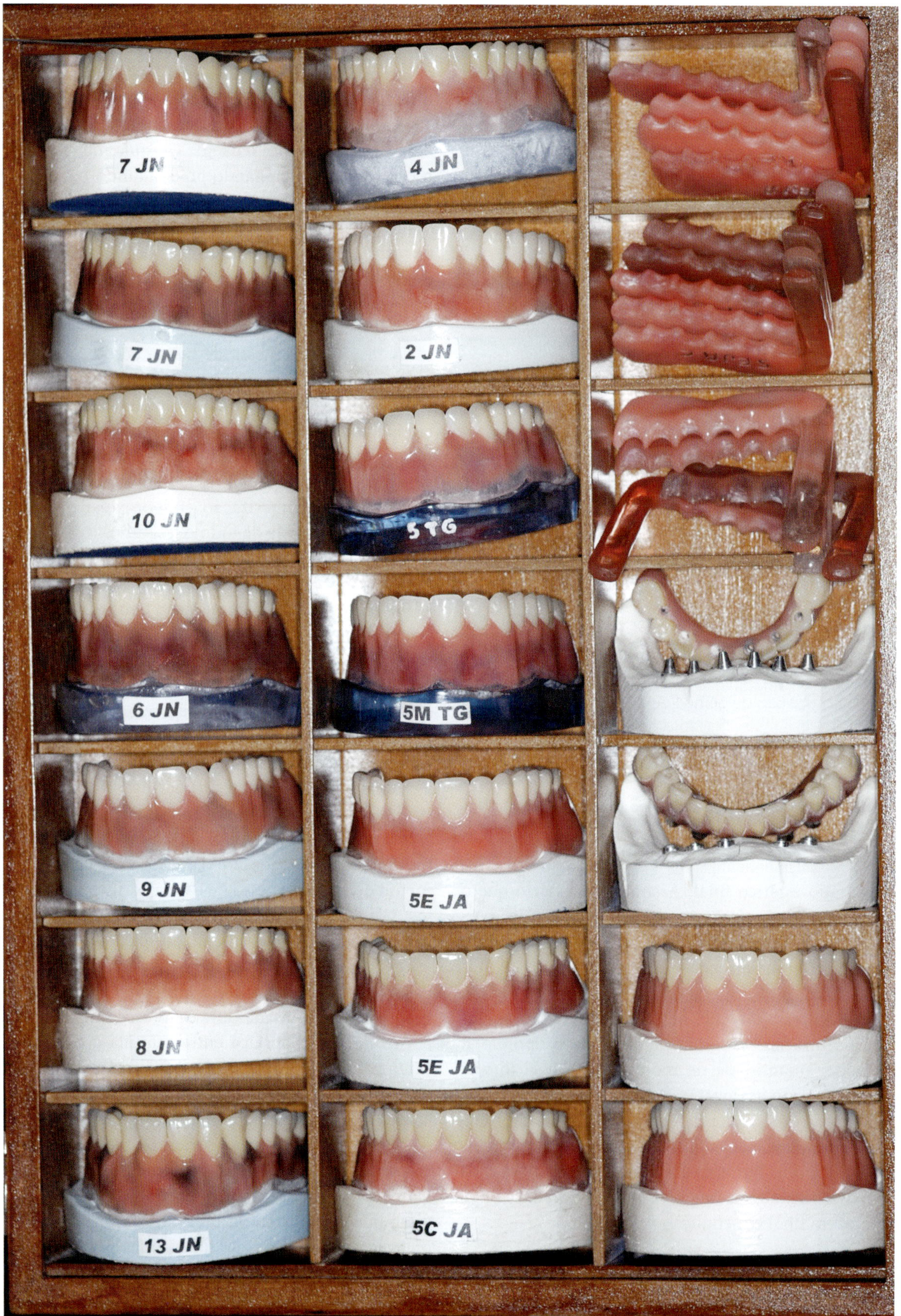

Figura 13.26 Escala de pigmentação gengival.

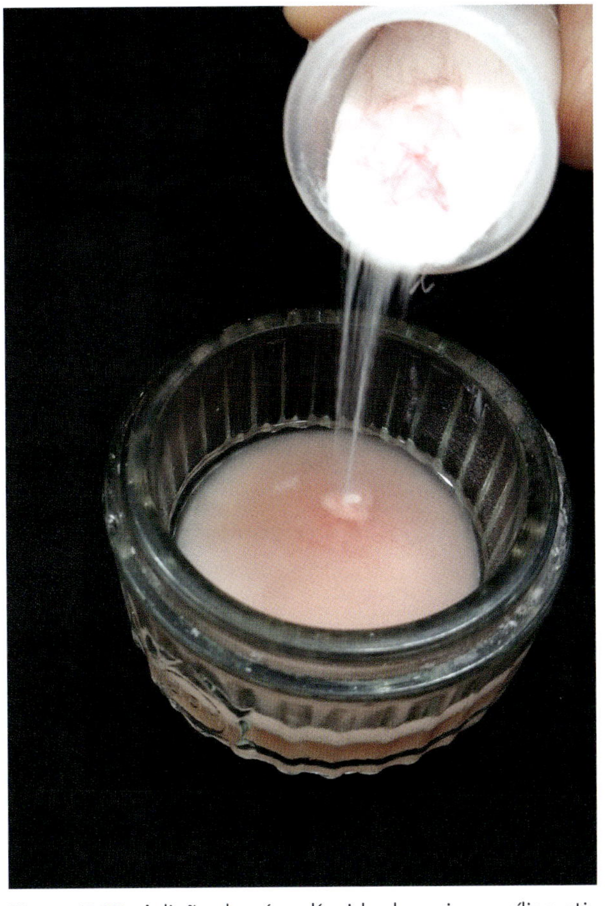

Figura 13.27 Adição de pó no líquido da resina acrílica ativada termicamente.

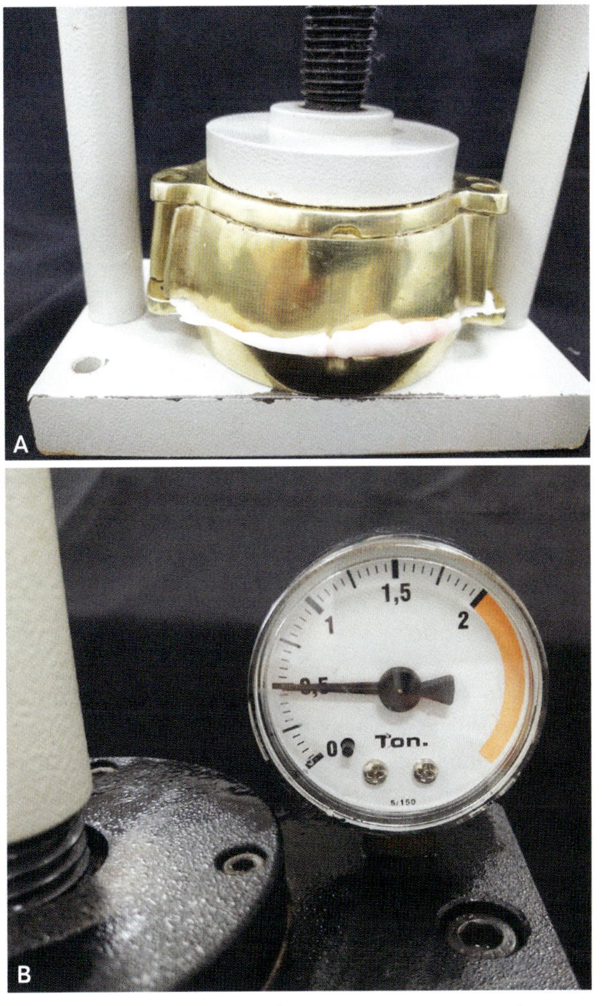

Figura 13.29 Escoamento dos excessos entre as partes mufla (**A**) e contramufla com pressão de 500 kg (**B**).

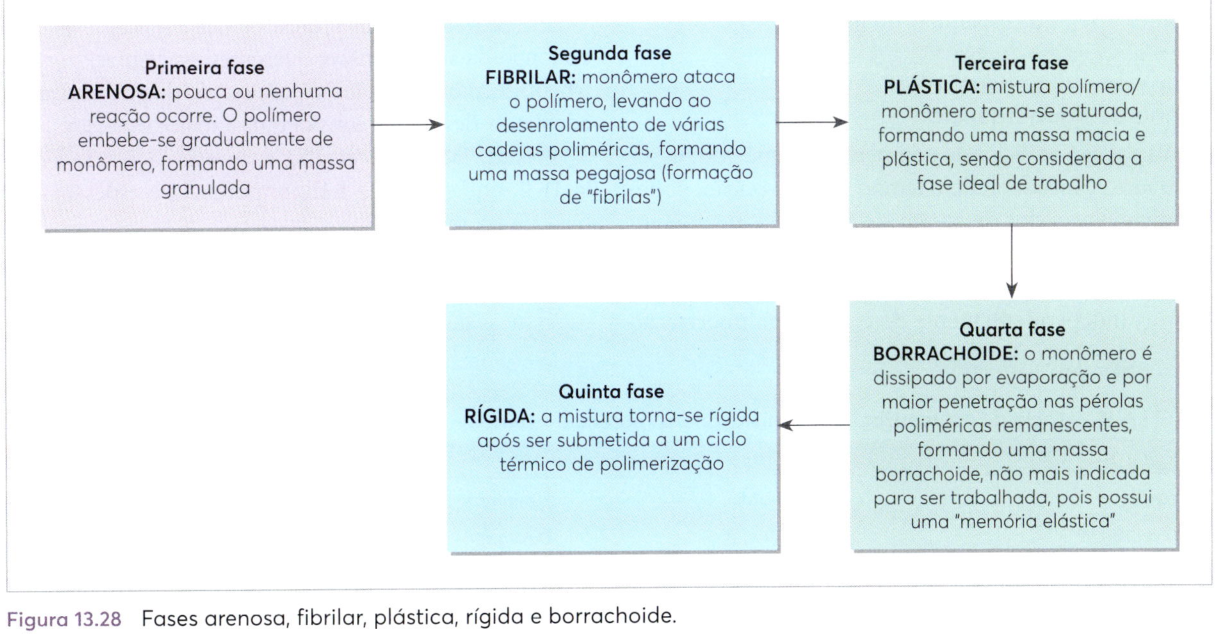

Figura 13.28 Fases arenosa, fibrilar, plástica, rígida e borrachoide.

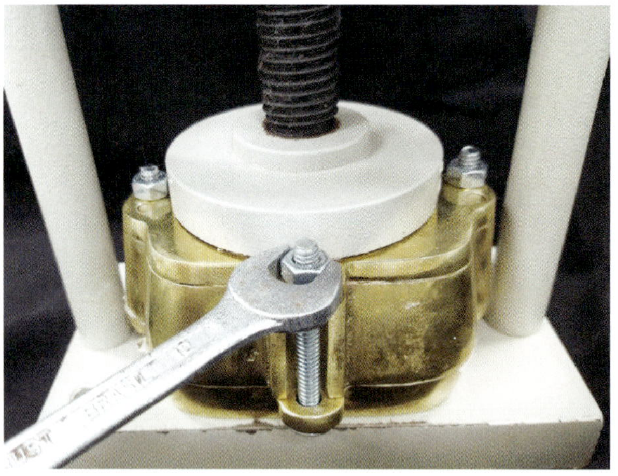

Figura 13.30 Aperto dos parafusos de fixação das partes da mufla.

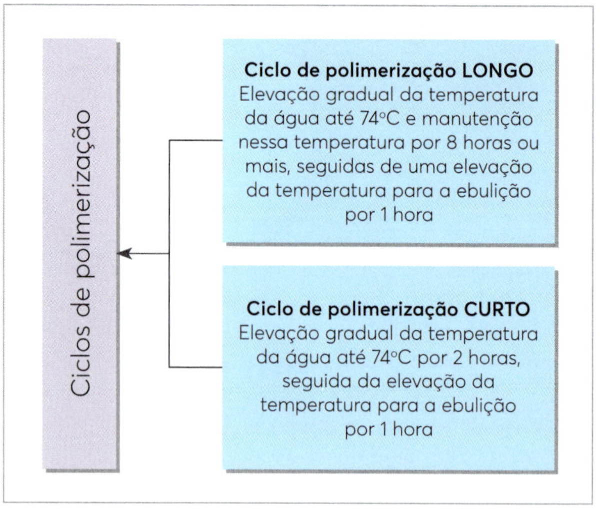

Figura 13.31 Ciclos de polimerização em banho de água.

Polimerização

Para a confecção das próteses totais, utilizam-se resinas acrílicas ativadas termicamente, que contêm, em sua composição, peróxido de benzoíla, o qual se decompõe em temperatura acima de 60°C, liberando radicais livres que ativam as moléculas do monômero, de forma a iniciar e propagar a reação de polimerização até o seu final. Por isso, no ciclo de polimerização, fatores como velocidade na elevação do calor, temperatura final e tempo necessário para a polimerização são de vital importância.

Assim, deve-se seguir rigorosamente as recomendações de cada fabricante para prover as qualidades química e mecânica desejáveis da resina acrílica, evitando que ocorram distorções dimensionais que sejam maiores do que as esperadas no processo.

Ciclos de polimerização em banho de água aquecida

Vários são os ciclos de polimerização que podem ser utilizados. Considerando o tempo polimerização, pode-se dividir os ciclos de banho de água basicamente em dois tipos: ciclos longos e ciclos curtos (Figura 13.31).

Pode-se observar, nos exemplos de ciclos da tabela, que, independentemente do ciclo de polimerização em banho de água utilizado, é adotado um período de uma hora em temperatura de ebulição para a redução da quantidade de monômero residual na massa da resina acrílica.

Ciclos de polimerização por micro-ondas

Nesse processo, a energia térmica necessária para a polimerização é induzida pelo aparelho por micro-ondas, havendo, na literatura, ciclos relacionados ao tempo e à potência (Tabelas 13.1 e 13.2).

Torna-se necessário esclarecer que a espessura da base da prótese influencia diretamente o ciclo de polimerização, principalmente em se tratando do micro-ondas, ou seja, quanto mais espessa a peça protética, maior o tempo necessário para o ciclo ser completado e menor a potência a ser empregada.

Em se tratando das próteses totais, estas apresentam, ao longo da sua extensão, diferentes espessuras, portanto, como critério de seleção para o ciclo de polimerização adequado, deverá ser considerada a maior espessura.

Assim, faz-se necessária a apresentação da Tabela 13.2, que relaciona tempo, potência e espessura da base da prótese.

Em adição, é válido ressaltar que o ciclo de polimerização mais adotado, na maioria dos casos, é para espessuras de 5 a 10 mm das próteses.

TABELA 13.1 Ciclo de polimerização por micro-ondas (potência × tempo).

Potência máxima em Watts (W)	Primeira fase	Segunda fase	Terceira fase
Duração	20 minutos	5 minutos	5 minutos
800 a 1.100 W	Potência 20%	Desligado	Potência 60%
1.200 a 1.400 W	Potência 10%	Desligado	Potência 40%

Fonte: Ribeiro, 2007.[1]

TABELA 13.2 Ciclo de polimerização por micro-ondas (espessura da prótese × tempo/potência)

	Espessura da prótese		
	Até 3 mm	De 3 a 5 mm	De 5 a 10 mm
Tempo/potência	4 minutos a 50% de potência	6 minutos a 40% de potência	10 minutos a 30% de potência
	Desligar por 5 minutos	Desligar por 5 minutos	Desligar por 5 minutos
	3 minutos a 100% de potência	3 minutos a 80% de potência	10 minutos a 40% de potência
Tempo total do ciclo	12 minutos	14 minutos	25 minutos

Fonte: Galati, 2019.[2]

O uso dessa técnica opcional de polimerização tem como principal vantagem a rapidez. Contudo, em razão da potência do aparelho de micro-ondas, sua principal desvantagem é a facilidade em produzir "superaquecimento" na massa da resina acrílica, propiciando o surgimento de porosidades, provocadas pela ebulição e pela evaporação do monômero.

É importante lembrar que, independentemente do ciclo de polimerização adotado ou da fonte de calor utilizada, o resfriamento da mufla deverá ser lento e de maneira natural sobre a bancada (média de 40 minutos), até que atinja a temperatura ambiente. Caso contrário, há uma maior susceptibilidade dos efeitos da contração térmica, geração de tensões e aparecimento de distorções na base da prótese.

Demuflagem (desinclusão)

Etapa que consiste na remoção da prótese acrilizada do interior da mufla. Assim, removem-se os parafusos de fixação e, em seguida, a tampa da mufla. Com o auxílio de um martelo de borracha, segurando a mufla em uma das mãos, aplicam-se impactos moderados na superfície do gesso e nas paredes da mufla, até sua separação do bloco em gesso.

Posteriormente, com o uso de marteletes pneumáticos (Figura 13.32), remove-se cuidadosamente todo o gesso que envolve o conjunto modelo/prótese, para posterior remontagem em articulador.

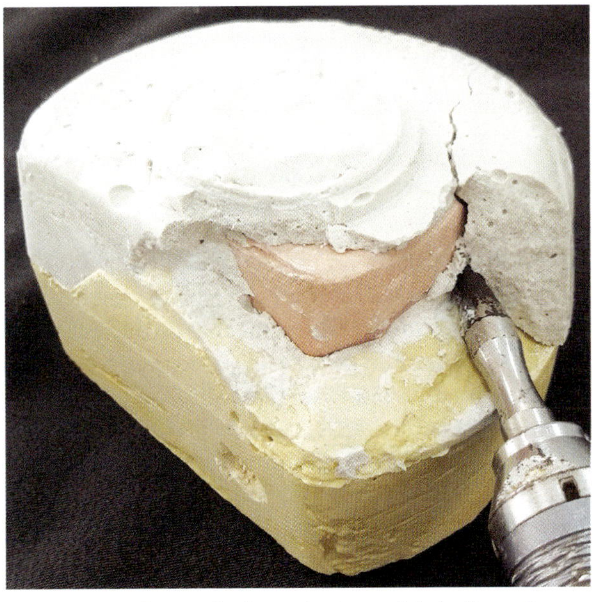

Figura 13.32 Remoção do conjunto modelo/prótese da mufla com martelete pneumático.

Remontagem

A etapa de remontagem é definida pelo ato da recolocação do conjunto modelo/prótese total acrilizada em articulador, com a finalidade de reinstaurar o balanceamento oclusal e corrigir a elevação do pino incisal, restabelecendo a dimensão vertical alterada, em decorrência das variações dimensionais dos diferentes materiais utilizados no processo e de suas características intrínsecas. O afastamento médio esperado do pino incisal na remontagem simultânea de duas próteses totais é em torno de 0,8 a 1 mm, porém, elevações de até 2 mm podem ser corrigidas. Entretanto, quanto maior esse afastamento, maiores serão o tempo de ajuste e os desgastes da superfície oclusal e incisal dos dentes artificiais.

Nessa etapa, o conjunto modelo/prótese total retorna ao articulador semiajustável (Figura 13.33), tendo como guias os entalhes realizados no gesso da base do modelo, como descrito na técnica do modelo dividido. Essa nova união é preferencialmente realizada com a aplicação de cola de cianoacrilato na linha de união entre os gessos do modelo e da placa de montagem, podendo ser executada opcionalmente com cera pegajosa ou godiva de baixa fusão.

Atenção especial deve ser dada à limpeza das superfícies e à sua correta adaptação, já que a presença de qualquer resíduo pode resultar em falhas de adaptação, resultando em falsos erros oclusais.

Nas situações clínicas em que todos os entalhes confeccionados na base do modelo em gesso foram

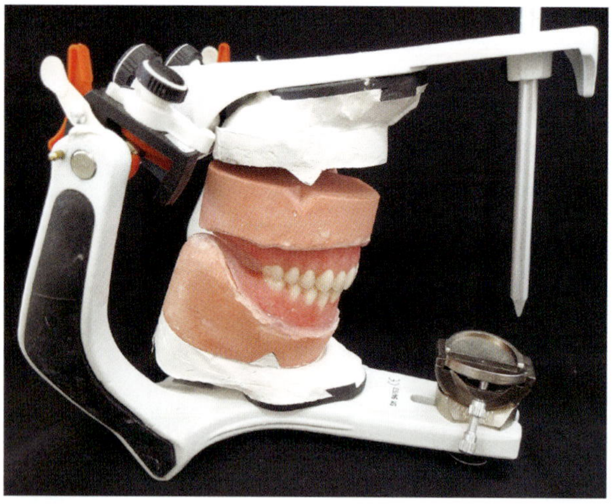

Figura 13.33 Conjunto modelo de gesso e prótese acrilizada superior e inferior sendo reposicionado no articulador semiajustável.

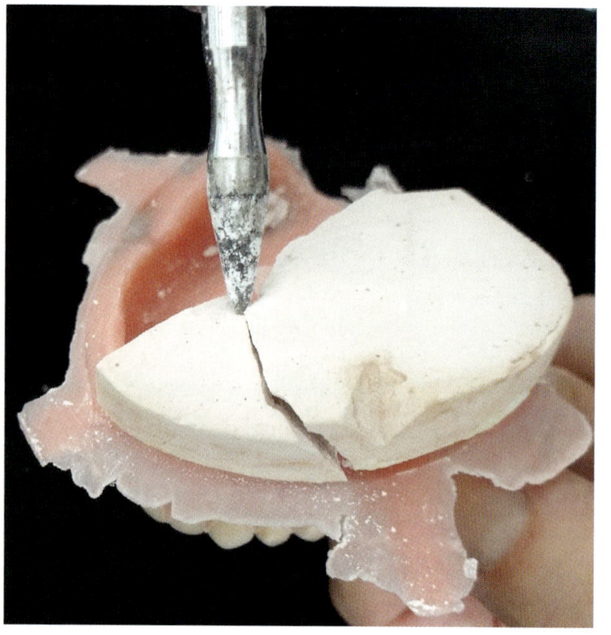

Figura 13.34 Remoção do modelo em gesso da prótese com martelete pneumático.

perdidos por fratura no momento da desinclusão ou, então, desgastados excessivamente, torna-se necessário que as próteses totais sejam instaladas no paciente para novo registro, com o arco facial e a nova confecção de registros interoclusais em cera ou silicone, permitindo sua remontagem em articulador.

O ajuste oclusal, realizado nessa etapa, tem como objetivo executar desgastes seletivos nos dentes artificiais que priorizem a distribuição de contatos oclusais, com o intuito de restabelecer a oclusão (oclusão bilateral equilibrada) e a dimensão vertical de oclusão (DVO) original do paciente.

Após o ajuste oclusal, é efetuado um refinamento das trajetórias de contatos dentais nos movimentos excursivos, com o auxílio de uma pasta de pedra-pomes e água interposta entre os dentes artificiais mandibulares e maxilares. Em seguida, executam-se movimentos excursivos repetidamente sob leve pressão manual, com o pino incisal erguido 10 mm durante um período médio de 3 minutos.

A remoção da prótese total do seu respectivo modelo de gesso deve ser efetuada, de maneira criteriosa, com o auxílio de martelete pneumático e outros instrumentais, evitando possíveis fraturas na base acrílica da prótese (Figura 13.34).

Acabamento e polimento

O acabamento é realizado após a liberação da prótese do modelo funcional e consiste na remoção dos excessos de resina acrílica e em uma breve regularização superficial da parte externa da base da prótese, com o auxílio de fresas e discos/tiras de lixa. Esse procedimento deve ser iniciado com brocas do tipo maxicut e minicut, que removem os excessos grosseiros (Figura 13.35), seguido do uso de tiras de lixa com granulação fina, para melhor acabamento superficial.

Nessa etapa de acabamento, é necessário remover possíveis excessos de resina acrílica de bordas, superfícies cortantes, partes de gesso aderidas e nódulos de resina.

Nenhum acabamento deve ser realizado na superfície interna da prótese, sob pena de promover a desadaptação do aparelho protético na boca do paciente. Contudo, algum desgaste pontual pode ser necessário no momento da instalação das peças, em razão da presença de nódulos ou arestas cortantes, decorrentes de alterações anatômicas na cavidade oral, como espículas ósseas e/ou bolhas no modelo em gesso.

O polimento das peças protéticas tem como objetivo abrasionar a superfície da resina acrílica, tornando-a mais lisa e com brilho, sem interferir no contorno da prótese.

De maneira geral, o polimento final é realizado em torno com baixa rotação, com o auxílio de rodas de flanela, pedra-pomes e água, seguido da aplicação de branco de Espanha (em alta rotação) ou pastas polidoras, com o uso de escova e discos de feltro, a fim de garantir o brilho final da peça.

O ideal seria que a prótese, depois de retirada da mufla, não necessitasse de qualquer acabamento ou polimento, uma vez que, durante a fase de polimento, principalmente com a utilização de pedra-

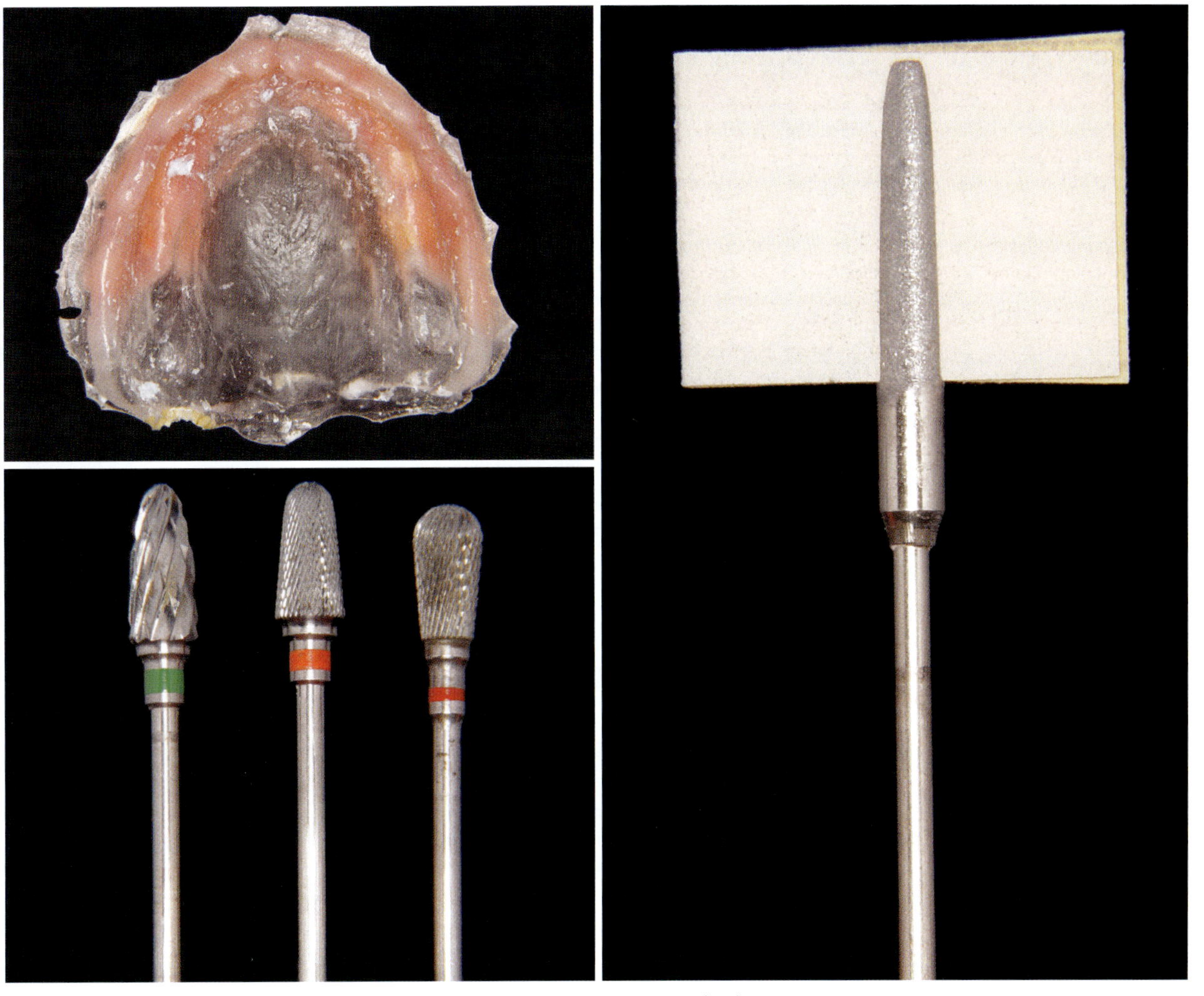

Figura 13.35 Prótese total superior com excessos grosseiros e pontas de desgaste.

-pomes, podem ocorrer desgastes acentuados na superfície da resina acrílica e dos dentes artificiais, resultando em prejuízos estéticos e funcionais. Portanto, essa etapa exige muita cautela do profissional, de modo que seja preservada a configuração geométrica da peça.

Em seguida, a prótese é lavada com sabão neutro e escovas, para a remoção de resíduos superficiais, e armazenada em água por um período 24 horas, possibilitando a eliminação de monômero residual. Esse armazenamento também tem como objetivo permitir uma melhor estabilidade dimensional da prótese, por promover uma embebição aquosa da massa de resina acrílica, o que compensa parcialmente a distorção dimensional produzida pelo processo de polimerização.

FALHAS x POSSÍVEIS CAUSAS x IMPLICAÇÕES CLÍNICAS

Na Tabela 13.3, são descritas possíveis falhas decorrentes do processamento laboratorial, podendo ocorrer de imediato ou a médio e longo prazos.

TABELA 13.3 Representativo das falhas na confecção de próteses totais convencionais e suas possíveis causas e implicações clínicas.

Tipo de falha	Possíveis causas	Implicações clínicas
Alteração de cor na superfície do dente após acrilização (Figura 13.36)	Perfurações nas bases dos dentes artificiais muito volumosas e/ou deslocadas para vestibular, promovendo visualização por transparência da cor da resina utilizada na base da prótese	Problemas estéticos e insatisfação por parte do paciente
Porosidade interna (visível na resina incolor) (Figura 13.37)	Formação de bolhas internas decorrentes da ebulição do monômero, provocada pela incorreta proporção pó/líquido, com excesso de monômero no preparo da resina acrílica e/ou ciclo de polimerização com tempo e temperatura incorretos	Maior susceptibilidade à fratura da peça protética, com maior possibilidade de odor e gosto desagradáveis com o tempo
Porosidade externa (Figura 13.38)	Manipulação inadequada da resina acrílica (falta de homogeneidade da mistura); falta de compactação adequada da massa resinosa dentro da mufla, em decorrência do incorreto procedimento na prensagem	Rugosidade superficial, dificuldade de higienização e prejuízos estéticos da peça (alteração da cor)
Soltura do dente da base da prótese (Figura 13.39)	Deficiência na retenção dos dentes artificiais à base da prótese; isolamento de sua base com isolante para gesso	Retenção prejudicada dos dentes artificiais na base da prótese, causando acentuados prejuízos estéticos e funcionais Necessidade de reparo da prótese com recolocação do dente
Fratura do dente artificial (Figura 13.40)	Falta de cuidado na execução da etapa de desinclusão	Prejuízos estéticos e funcionais da peça protética Necessidade de substituição do dente, acarretando um período mais longo para a entrega da peça protética
Resina transparente opaca (Figura 13.41)	Contaminação da resina no processo de manipulação durante o processamento (mão engordurada, resíduo de cera no modelo funcional de gesso); problemas com escoamento da resina utilizada na caracterização da base	Prejuízo estético
Deslocamento dos dentes artificiais da posição original (Figura 13.42)	Falha na retenção do dente artificial ao material utilizado da contramufla (gesso ou silicone) durante a prensagem	Desajuste oclusal Prejuízo funcional e necessidade de correção prévia à instalação, acarretando períodos mais longos para a entrega da peça protética
Percolação marginal (escurecimento dos "sulcos gengivais") (Figura 13.43)	Aplicação do isolante de resina acrílica sobre a base dos dentes artificiais previamente à prensagem	Prejuízos estéticos decorrentes do aparecimento de manchas marginais no contorno gengival
Afastamento exagerado do pino incisal da mesa oclusal do articulador após acrilização (Figura 13.44)	Método de processamento laboratorial inadequado (alteração no posicionamento dos dentes artificiais e/ou não adaptação das partes da mufla com a contramufla)	Desgaste acentuado dos dentes artificiais, ocasionando prejuízos anatômicos; possível aumento indesejável da DVO do paciente; aumento da espessura da base
Fratura do modelo de gesso funcional observada após demuflagem (Figura 13.45)	Excesso de pressão interna em virtude de prensagem muito rápida ou de resina acrílica com pouco escoamento (borrachoide), modelo funcional confeccionado com gesso inadequado e/ou procedimento de demuflagem inadequado	Fratura da prótese, dificuldade na remontagem no ASA, distorções da base acrílica da prótese

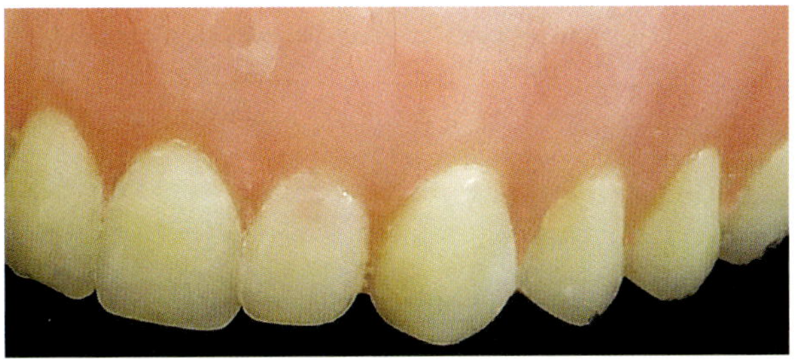

Figura 13.36 Alteração de cor na superfície vestibular do dente artificial após acrilização.

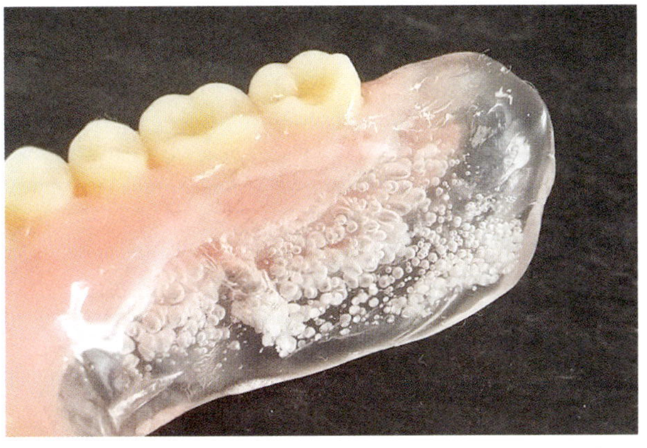

Figura 13.37 Porosidade interna na base de resina acrílica.

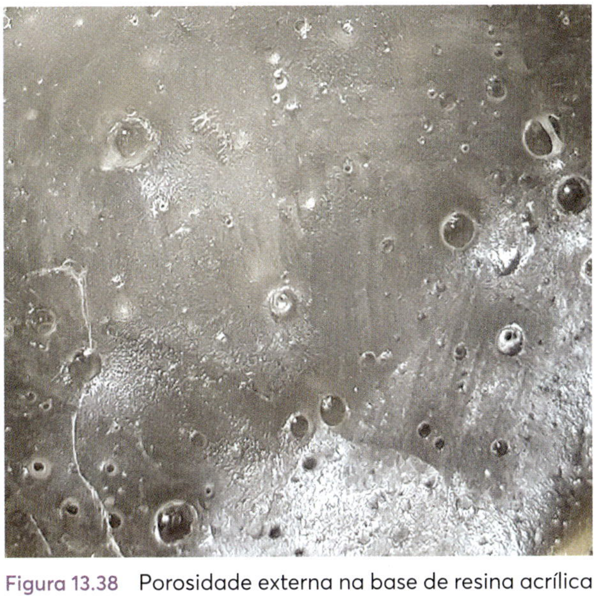

Figura 13.38 Porosidade externa na base de resina acrílica com acúmulo de restos alimentares.

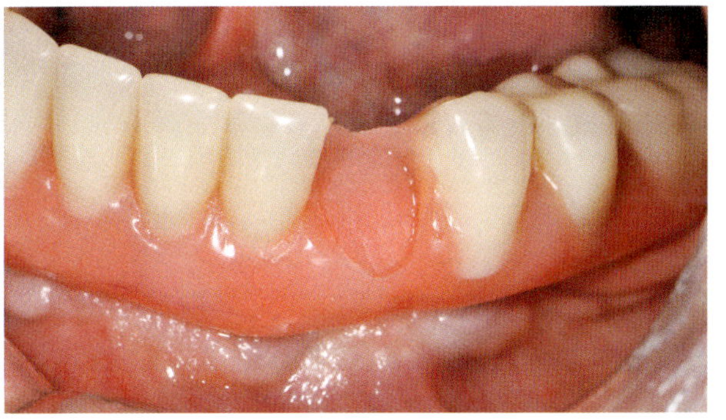

Figura 13.39 Soltura do dente da base de resina acrílica da prótese.

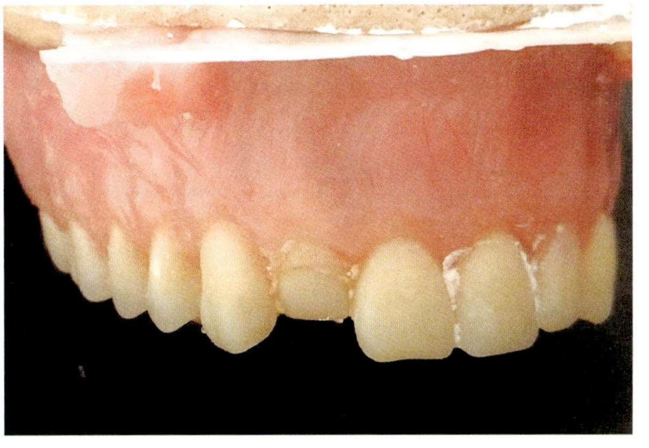

Figura 13.40 Fratura do dente artificial.

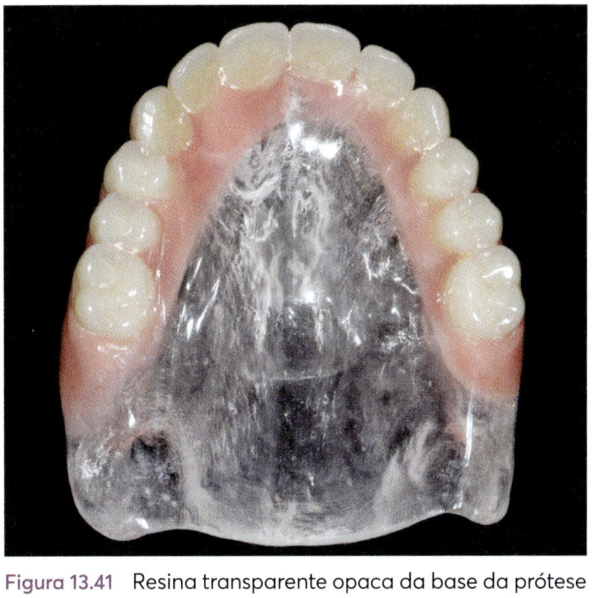

Figura 13.41 Resina transparente opaca da base da prótese total superior.

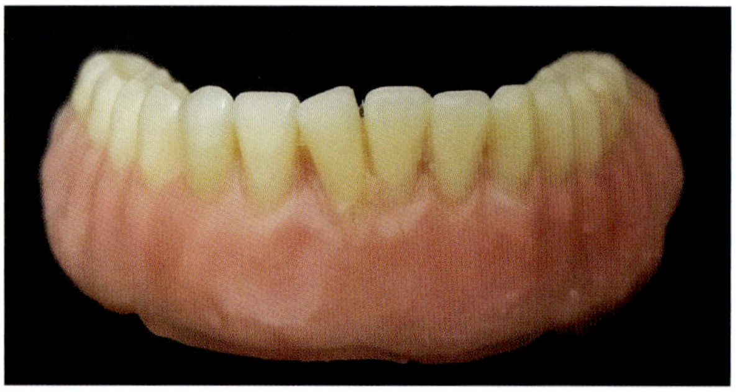

Figura 13.42 Deslocamento dos dentes artificiais da posição original.

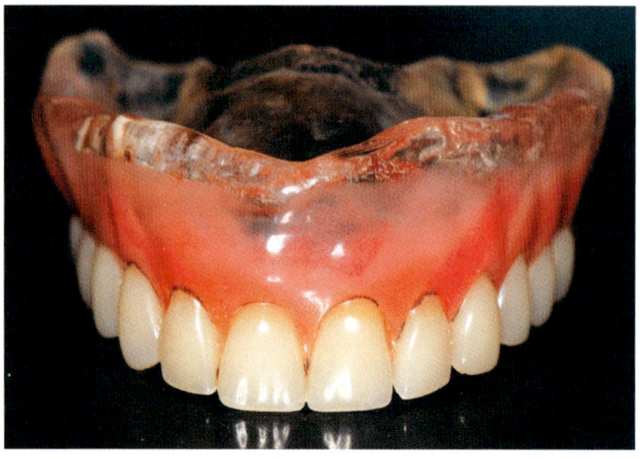

Figura 13.43 Percolação marginal (escurecimento dos "sulcos gengivais") nos dentes artificiais.

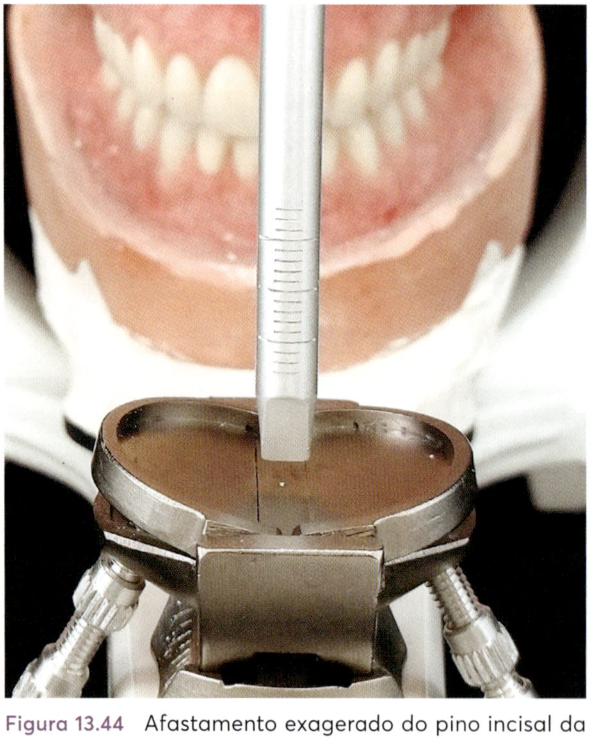

Figura 13.44 Afastamento exagerado do pino incisal da mesa oclusal do articulador semiajustável, após acrilização.

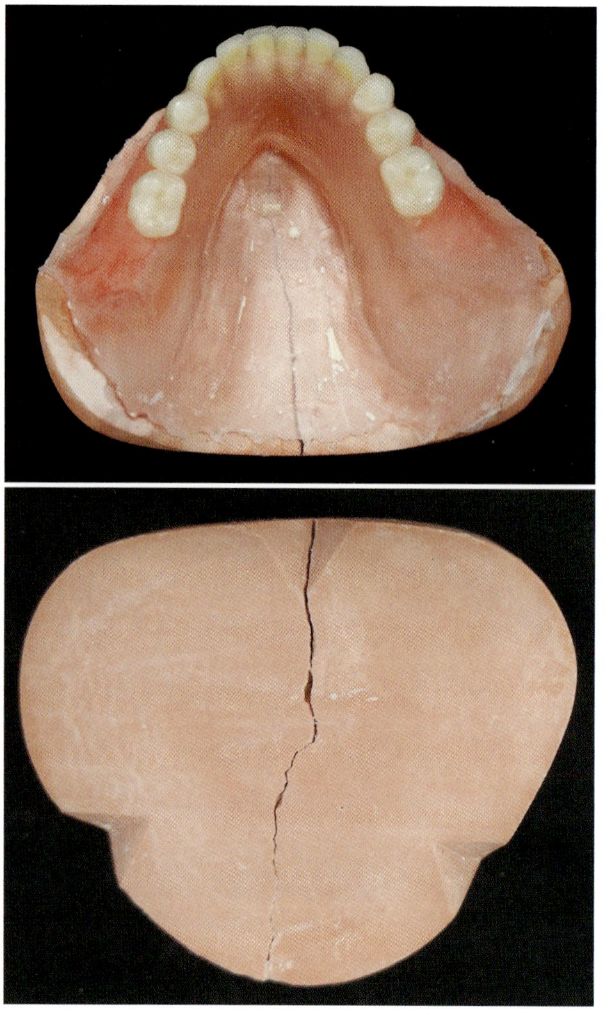

Figura 13.45 Fratura do modelo funcional inferior observada após demuflagem.

CONSIDERAÇÕES FINAIS

O conhecimento das etapas laboratoriais de confecção das próteses totais é de fundamental importância ao cirurgião-dentista, pois permite a identificação de possíveis falhas no seu processamento, que podem acarretar peças protéticas com problemas dimensionais e estruturais, prejudicando seu desempenho funcional e estético.

REFERÊNCIAS BIBLIOGRÁFICAS

1. Ribeiro MS. Manual de prótese total removível. Rio de Janeiro: Santos; 2007.
2. Galati A. Prótese total: manual de fases clínicas e laboratoriais. 4.ed. São Paulo: Senac; 2019.

BIBLIOGRAFIA

1. Anusavice KJ, Shen C, Rawls HR. Phillips – Materiais dentários. 12.ed. Rio de Janeiro: Elsevier; 2005.
2. Carvalho JCM. Alterações dimensionais sofridas pela resina acrílica da base de aparelhos protéticos totais. Rev Fac Odontol São Paulo. 1972; 10(1):127-132.
3. Gomes T, Adolfi D, Mori M, Corrêa GA, Braunwarth J. Caracterizacion gingival de protesis completas mediante la escala cromatica de resina segun tomaz gomes. Quintessence Tecnica. 1995; 6(2):63-73.
4. Lam RV. Disorientation of the tooth to cast relationship as a result of flasking procedures. J Prosthet Dent. 1965; 15:651-661.
5. Silva MH. Diferenças entre cozimento convencional e em microondas nas próteses totais. [Monografia]. São José do Rio Preto: ETEC Philadelpho Gouvêa Netto; 2009.
6. Skinner EW. Acrylic denture base materials: their physical properties and manipulation. J Prosthet Dent. 1951; 1(1/2):161-167.
7. Woelfel JB. Processing complete dentures. Dent Clin North Am. 1977; 21(2):329-338.

14

Instalação e controles posteriores

Ana Carolina Pero
André Gustavo Paleari
Sergio Sualdini Nogueira
Francisco de Assis Mollo Junior
João Neudenir Arioli Filho

FLUXOGRAMA DO CAPÍTULO

INTRODUÇÃO

O processo de instalação refere-se tanto à instalação propriamente dita das novas próteses totais na cavidade oral do paciente e demais procedimentos relacionados como também às sessões de controle posterior, durante as quais são realizados todos os ajustes necessários nas próteses ao longo do período de adaptação do paciente, quando também são reforçadas todas as orientações relativas ao uso das novas próteses totais.

Diversos procedimentos clínicos e etapas laboratoriais são necessários durante a confecção das próteses totais, sendo que a instalação das próteses pode ser considerada o ápice da reabilitação. Nessa fase, a resposta difere de um paciente para outro, para alguns, pode ser uma fase rápida, enquanto, para outros pode durar várias semanas. Diversos fatores podem influenciar a adaptação dos pacientes às suas novas próteses, entre os quais se destacam as características anatomofisiológicas dos tecidos orais, as condições gerais de saúde do paciente, a exatidão das fases clínicas e laboratoriais, a experiência prévia do paciente com próteses, a atitude do paciente diante do tratamento e o relacionamento dentista-paciente.

Independentemente das condições gerais de saúde e das características psicológicas do paciente, a qualidade das novas próteses e outros aspectos locais favoráveis são bons preditores de sucesso do tratamento. No entanto, a adaptação funcional às próteses tem aspectos multidimensionais e consequências que influenciam a satisfação dos pacientes, que, por sua vez, devem estar cientes de que, após a instalação das próteses, um novo comportamento muscular deve ser desenvolvido para controlar as atividades funcionais.

Deve-se recomendar que o paciente remova suas próteses antigas na noite anterior e que não as recoloque até o momento da consulta de instalação, uma vez que esse procedimento possibilita que as novas próteses sejam assentadas sobre os tecidos de suporte não comprimidos.

A instalação deve ser feita de forma criteriosa e seguir uma série de etapas para que as novas próteses possam apresentar estabilidade e conforto ao paciente. É sempre válido reforçar que a instalação das próteses não deve ser o encontro final entre o paciente e o dentista. Os ajustes das próteses, realizados nas sessões seguintes à instalação, são essenciais no atendimento ao paciente, influenciando positivamente sua aceitação e adaptação às novas próteses.

AVALIAÇÃO PRÉVIA DAS PRÓTESES TOTAIS E DESINFECÇÃO

Previamente à instalação, as próteses devem ser averiguadas minuciosamente, por meio de inspeção tátil e visual. Nesse momento, verifica-se a presença de eventuais nódulos de acrílico, resíduos de gesso, arestas ou cristas agudas nas superfícies internas e externas das próteses que possam ter passado despercebidos após a confecção laboratorial (Figuras 14.1 e 14.2).

Quando presentes, essas irregularidades podem provocar lesões na fibromucosa do paciente já no momento de inserção. A remoção de irregularidades deve ser realizada com fresas maxicut, seguidas de polimento das asperezas, por meio de pastas de óxido de alumínio de granulação extrafina e pontas de feltro.

Em seguida, é necessário promover uma desinfecção da prótese previamente à sua inserção na cavidade oral do paciente. Recomenda-se a imersão das próteses totais em solução de hipoclorito de sódio a 0,5% ou de digluconato de clorexidina a 2% por 20 minutos. Deve-se, então, realizar a escovação da prótese com uma escova macia, destinada somente para essa utilidade, e sabão neutro, seguida de enxágue abundante, para a remoção completa da solução desinfetante e dos odores desagradáveis.

INSTALAÇÃO E AJUSTES INICIAIS

As próteses deverão ser inseridas na boca de forma cuidadosa, de acordo com a melhor trajetória de inserção, de modo a evitar lesões no rebordo alveolar. Elas

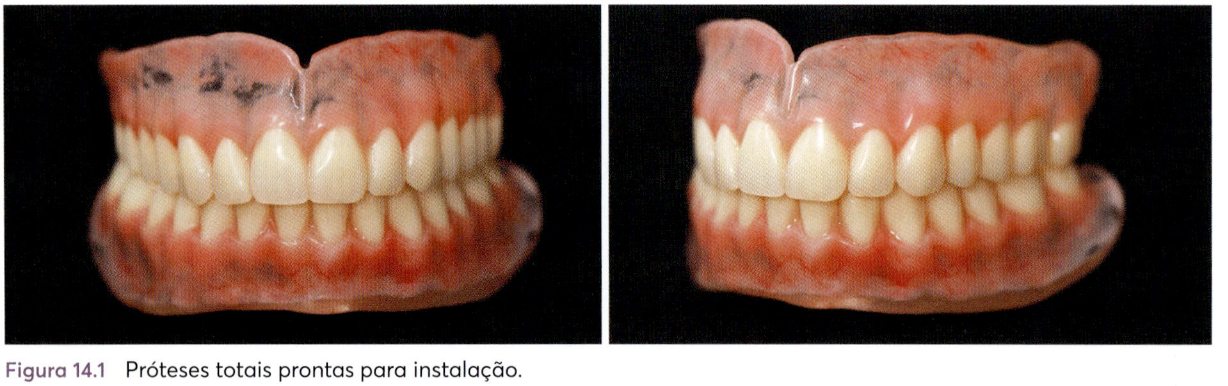

Figura 14.1 Próteses totais prontas para instalação.

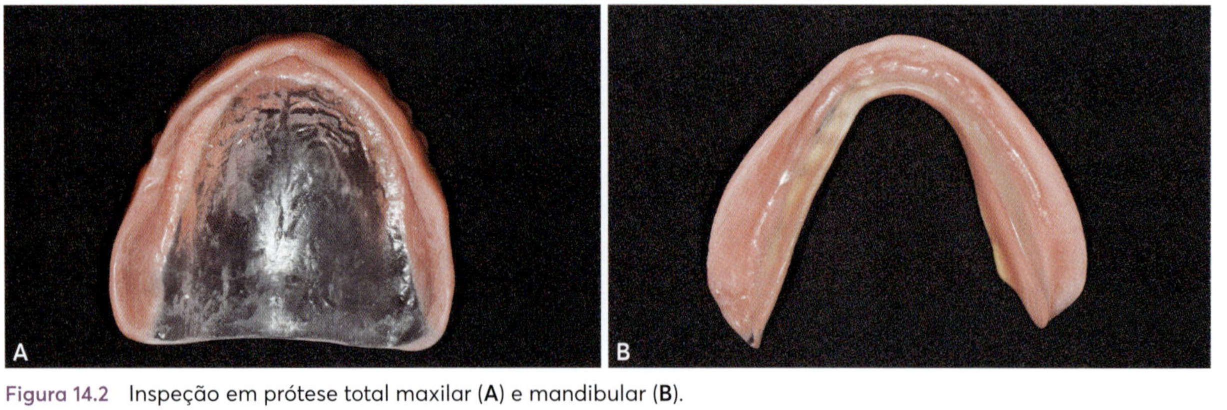

Figura 14.2 Inspeção em prótese total maxilar (A) e mandibular (B).

devem estar molhadas e ser assentadas bilateralmente, até que seja encontrada uma discreta resistência.

Nesse momento, verifica-se o correto assentamento da prótese e a ausência de possíveis interferências em freios, inserções musculares e bridas. Deve-se apoiar a prótese com os dedos de uma das mãos e, com a outra, simulam-se os movimentos funcionais da musculatura paraprotética. É muito comum que haja algumas interferências na região de freios (Figuras 14.3 e 14.4).

Deve-se observar com atenção os limites da área chapeável. A espessura e a extensão das flanges da prótese devem ser avaliadas após a inserção, e essas bordas devem guardar a espessura determinada na moldagem funcional. Flanges excessivamente estendidas podem interferir na retenção e traumatizar o paciente. Em muitas ocasiões, as áreas com excesso de extensão são detectadas apenas durante o período de controle posterior. Flanges pouco estendidas também podem comprometer a retenção da prótese e são identificadas pela análise visual.

Em qualquer uma das situações, ao identificar excessos de resina acrílica, devem ser realizados ajustes para permitir a adaptação adequada da prótese nos tecidos de suporte. Os ajustes podem ser feitos com fresas maxicut ou minicut ou discos de carburundum (alívio de freios e bridas), seguidas de polimento das asperezas por meio de pastas de polimento e pontas de feltro (Figuras 14.5 e 14.6). É válido ressaltar que, se o procedimento de moldagem funcional foi realizado de forma adequada, os ajustes poderão ser mínimos ou, até mesmo, inexistentes nessa etapa. Próteses mandibulares, de maneira geral, apresentam uma maior necessidade de ajustes.

VERIFICAÇÃO DE ÁREAS DE SOBRECOMPRESSÃO

Entende-se por áreas de sobrecompressão as regiões de contatos prematuros entre a superfície interna da base da prótese e a fibromucosa. Uma das principais causas associadas a esses desajustes é a contração de polimerização da resina acrílica da base da prótese durante o processamento laboratorial, que pode gerar distorções nas bases protéticas. Pequenas áreas

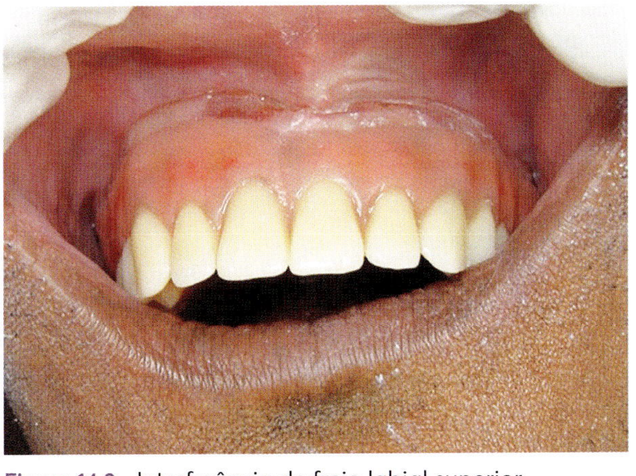

Figura 14.3 Interferência de freio labial superior.

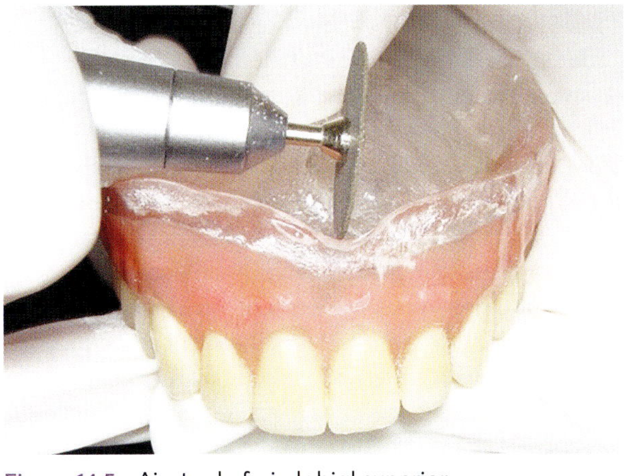

Figura 14.5 Ajuste de freio labial superior.

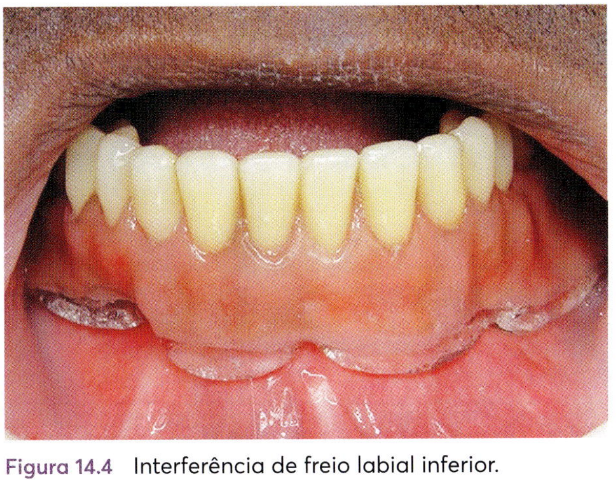

Figura 14.4 Interferência de freio labial inferior.

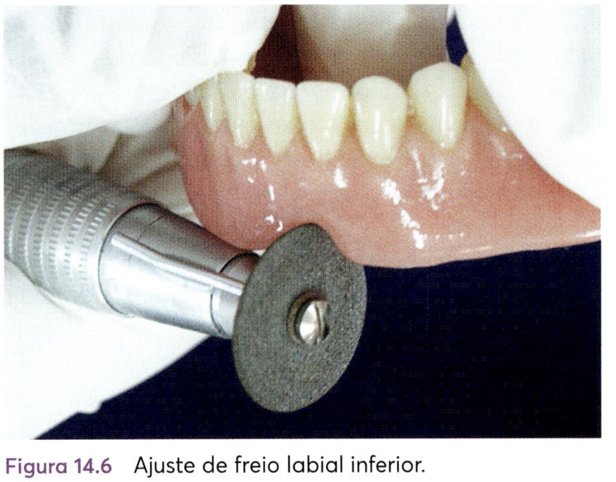

Figura 14.6 Ajuste de freio labial inferior.

compressivas nas moldeiras individuais, decorrentes de falhas no alívio em cera sobre o modelo preliminar, da contração de polimerização da resina da moldeira ou, até mesmo, de áreas distorcidas do modelo preliminar, resultantes da moldagem inicial, também podem ser causas desses contatos prematuros. Outro fator que tem relação direta com as áreas de sobrecompressão é a realização de uma pressão excessiva sobre a moldeira durante o procedimento de moldagem funcional, que pode gerar deformações na fibromucosa e um modelo funcional levemente alterado nas regiões comprimidas.

Além disso, áreas retentivas do rebordo podem ser a causa de compressões momentâneas, que dificultam o trajeto de inserção, traumatizando a fibromucosa ou, até mesmo, impedindo o assentamento das próteses.

Dessa forma, esses desajustes podem ocasionar dor, desconforto, reabsorção óssea e lesões na mucosa. Assim, sua detecção e seu alívio são necessários para que a boa adaptação das próteses aos tecidos orais promova o conforto físico e psicológico e a eficiência funcional necessária.

As áreas de sobrecompressão podem ser detectadas por meio da utilização de agentes ou pastas evidenciadoras (Figura 14.7). O catalisador da pasta zincoenólica pode ser utilizado de forma eficiente para esse fim. Deve-se realizar, inicialmente, a lavagem e a secagem da prótese. Em seguida, uma fina camada da pasta catalisadora é aplicada na superfície interna da prótese, com auxílio de gaze ou bolinha de algodão. A prótese deve, então, ser posicionada na cavidade oral do paciente com leve pressão manual, bilateralmente, sobre a região de segundo pré-molar/primeiro molar (Figura 14.8).

A prótese deve ser removida logo em seguida, para a visualização das interferências (Figura 14.9), que são detectadas pela remoção da pasta e pela exposição da base protética onde ocorrem.

As áreas de sobrecompressão detectadas deverão ser desgastadas com o auxílio de fresas maxicut ou pontas diamantadas (Figura 14.10). Desgasta-se uma fina camada da resina da superfície exposta e repete-se todo o procedimento, até que ocorra o alívio completo das áreas de sobrecompressão. Em seguida, a pasta deve ser removida com o auxílio de uma gaze umedecida com álcool, enquanto os resíduos remanescentes são eliminados pelo paciente na escovação.

É válido ressaltar que a avaliação dessas áreas de sobrecompressão deve ser realizada por meio de pressão manual, já que, no dia da instalação, o paciente ainda não tem o controle neuromuscular totalmente definido com as novas próteses. A partir das consultas de retorno, a avaliação das áreas de sobrecompressão pode ser feita com a pressão oclusal, caso o paciente já tenha desenvolvido um melhor controle neuromuscular.

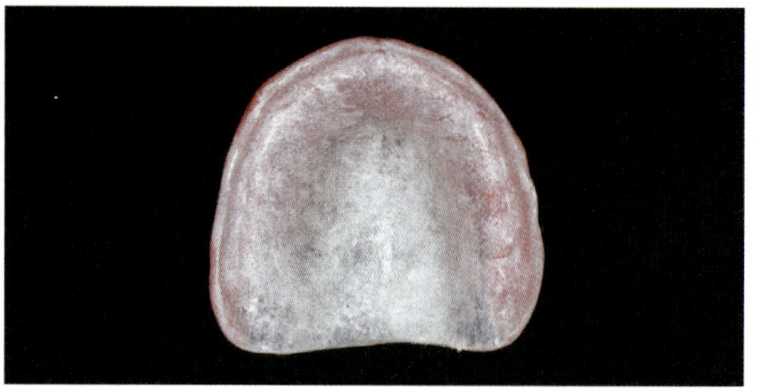

Figura 14.7 Pasta aplicada na superfície interna da prótese.

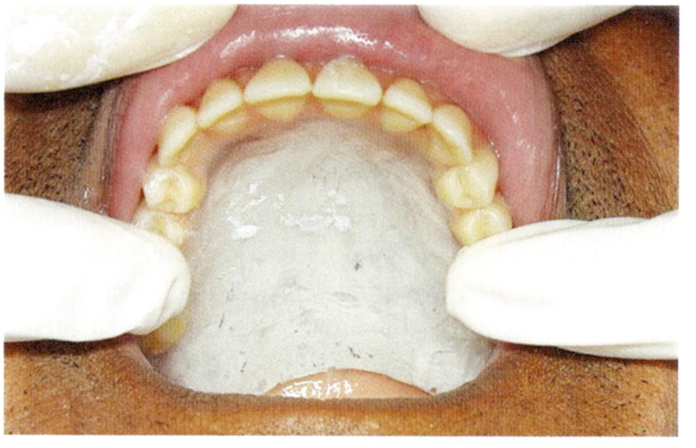

Figura 14.8 Posicionamento da prótese para verificação das áreas de sobrecompressão.

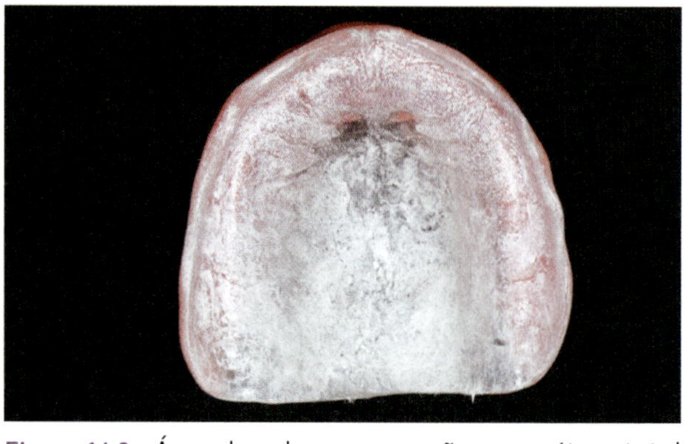

Figura 14.9 Área de sobrecompressão em prótese total maxilar.

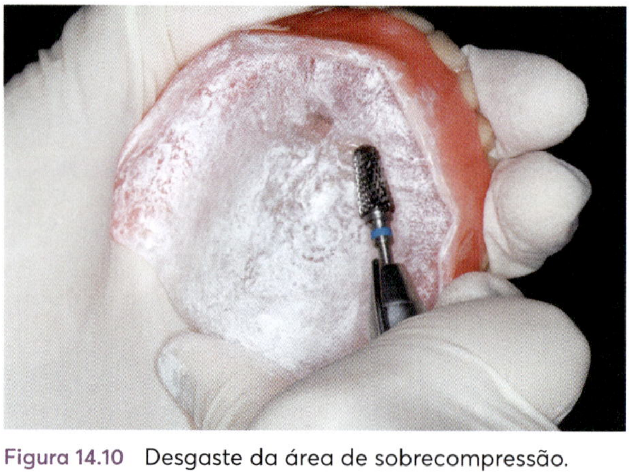

Figura 14.10 Desgaste da área de sobrecompressão.

TESTES: RETENÇÃO, ESTABILIDADE, SUPORTE

Após a inserção da prótese na cavidade oral do paciente, testes visando a avaliar retenção, estabilidade e suporte devem ser realizados de forma individualizada para cada uma das próteses (superior e inferior). É importante que, antes dos testes, o paciente permaneça com a prótese em posição por alguns minutos, a fim de que a saliva permeie toda a interface base da prótese/área de assentamento.

Retenção

- Teste de retenção: segura-se a prótese na região dos incisivos maxilares ou mandibulares, que são tracionados verticalmente (Figura 14.11). Caso haja deslocamento da prótese, pode ser um indicativo de que a retenção está deficiente.
- Teste de selado posterior: realizam-se suaves toques na face palatina ou lingual dos incisivos maxilares ou mandibulares com o dedo indicador no sentido posteroanterior (Figura 14.12). Espera-se que a prótese não se desloque facilmente na região posterior. Caso contrário, é um indicativo de deficiência no selado posterior.
- Teste de selado lateral: realizam-se toques com o dedo indicador na região dos pré-molares maxilares ou mandibulares, de palatino ou lingual para vestibular (Figura 14.13). Espera-se que a prótese não se desloque no lado oposto. Caso contrário, é um indicativo de deficiência no selado periférico do lado em que a prótese se deslocou.

Estabilidade

Para a avaliação da estabilidade, segurando a prótese bilateralmente na região de pré-molares, uma força horizontal é aplicada no sentido lateral e anteroposterior (Figuras 14.14 e 14.15). Havendo movimentação da prótese, ela pode ser considerada instável.

Suporte

Para o teste de suporte, aplica-se uma força compressiva com o dedo indicador sobre a superfície oclusal dos

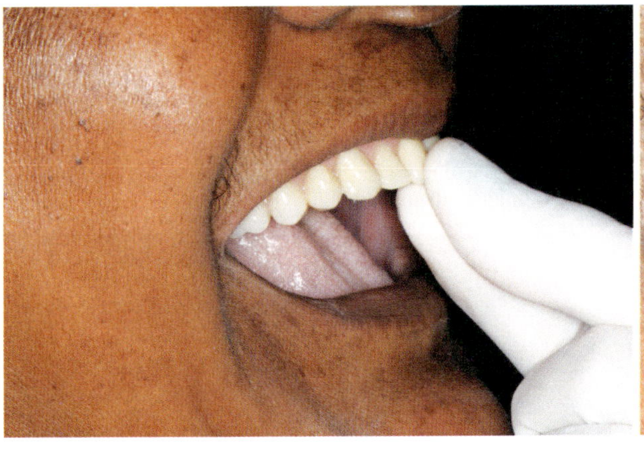

Figura 14.11 Teste de retenção.

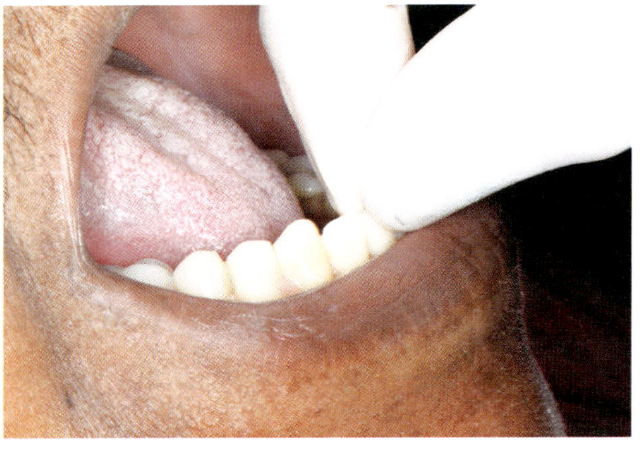

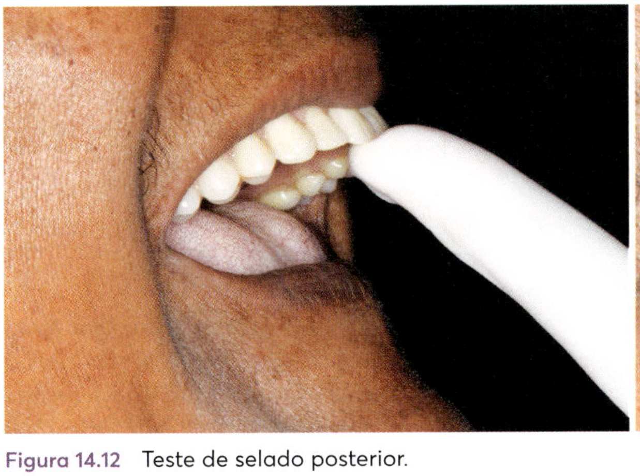

Figura 14.12 Teste de selado posterior.

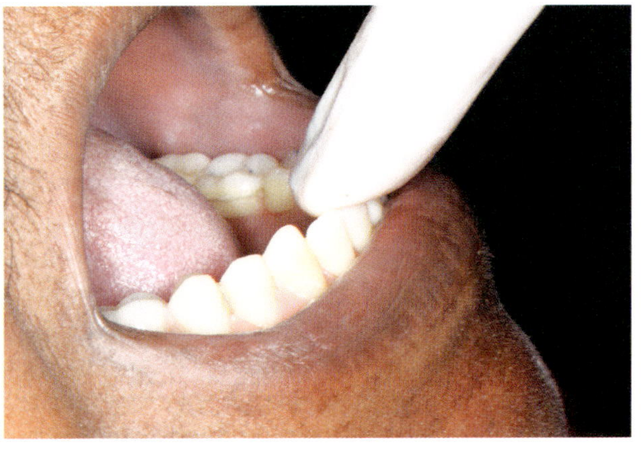

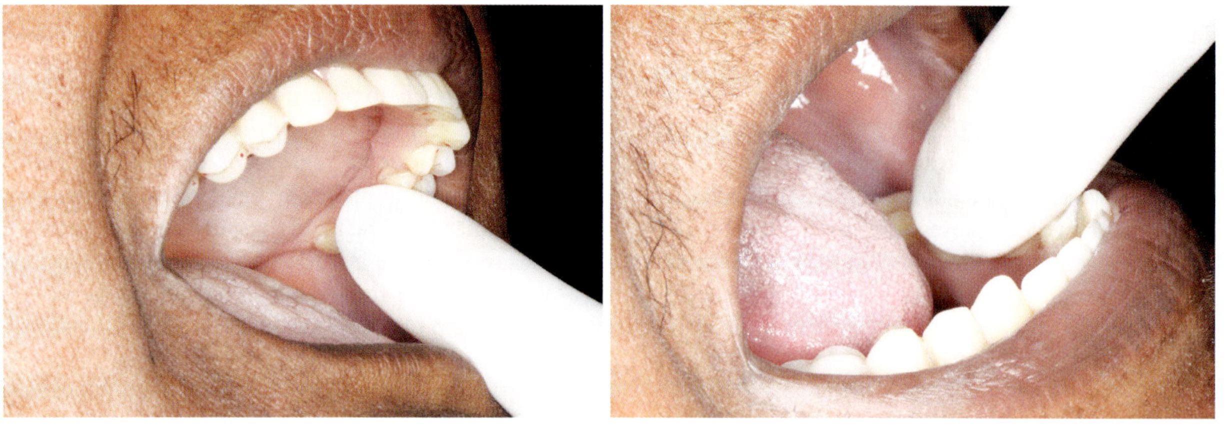

Figura 14.13 Teste de selado lateral.

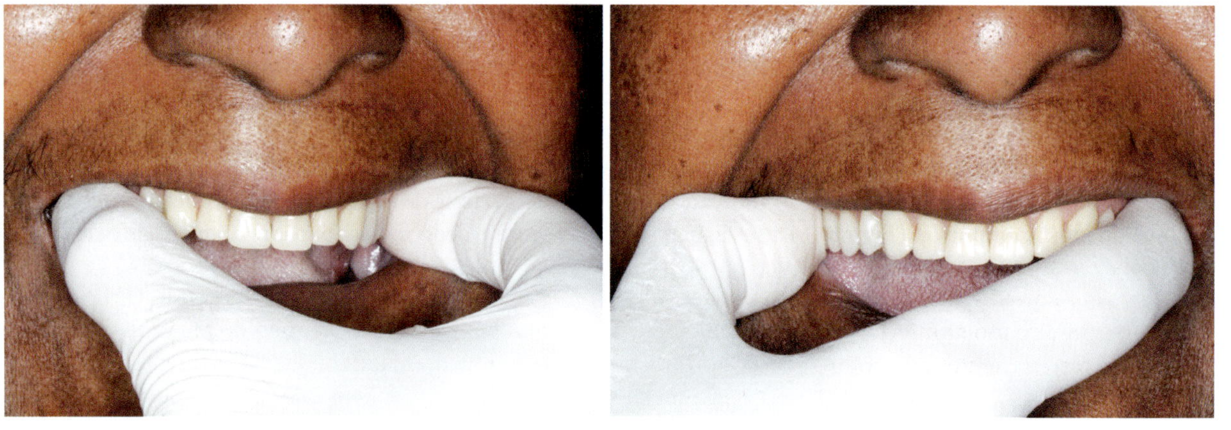

Figura 14.14 Teste de estabilidade em prótese total maxilar.

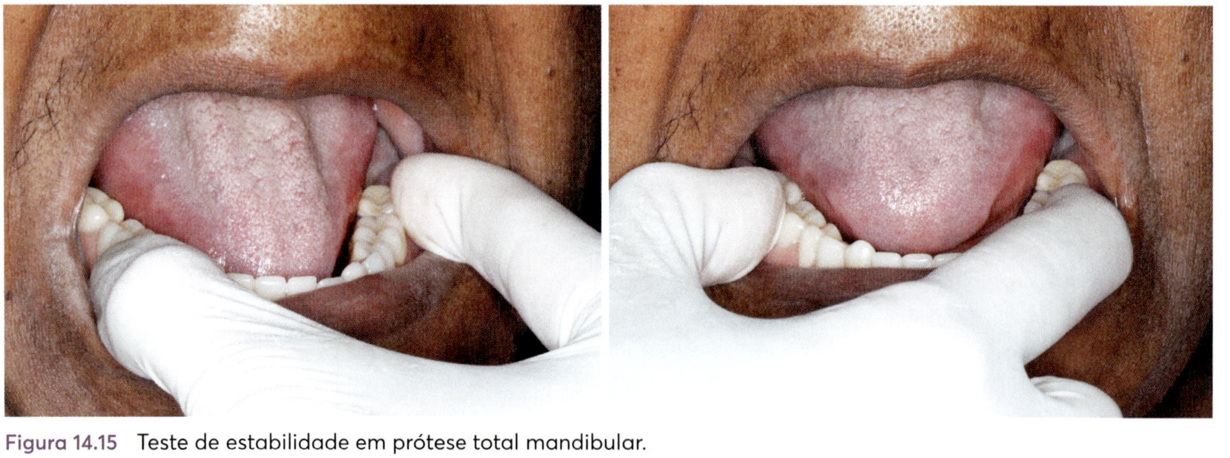

Figura 14.15 Teste de estabilidade em prótese total mandibular.

pré-molares, de um lado e do outro, alternadamente, em direção à área basal (Figura 14.16). Nesse momento, deve-se observar se a prótese se desloca no lado oposto, o que indica falha de suporte, podendo estar relacionada com as características de flacidez da fibromucosa e, consequentemente, prejudicar a retenção da prótese.

Após a realização dos testes, caso constatada alguma deficiência, o cirurgião-dentista deve avaliar a necessidade de ajustes, reembasamento ou orientação ao paciente, já que algumas falhas nesses testes podem ser esperadas em casos de características anatômicas ou fisiológicas desfavoráveis.

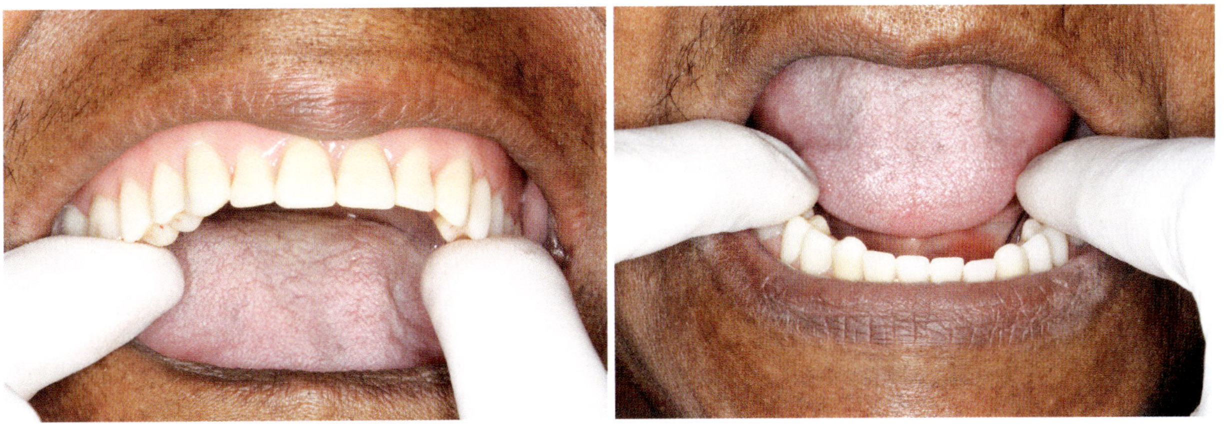

Figura 14.16 Teste de suporte.

VERIFICAÇÃO DA RELAÇÃO CÊNTRICA (RC) E OCLUSÃO

Deve-se solicitar que o paciente oclua e assim permaneça por alguns minutos, para que haja uma reorganização da memória neuromuscular. Em seguida, verifica-se clinicamente a intercuspidação da cúspide mesiovestibular do primeiro molar superior sobre o sulco situado entre as cúspides mesiovestibular e mediana do primeiro molar inferior (engrenamento oclusal). Não é raro pacientes não conseguirem reproduzir a posição de fechamento mandibular na consulta de instalação, pois a adaptação do sistema neuromuscular à nova posição de oclusão pode demandar tempo. Em algumas situações, o paciente tende a protruir a mandíbula, dando uma falsa sensação de erro na RC. O cirurgião-dentista deverá, então, reaplicar o método de RC utilizado para sua determinação e revisto na sessão de provas funcionais e aguardar mais alguns minutos, até que o paciente consiga repetir um padrão de fechamento mandibular.

Ainda no ato da instalação, pode-se verificar a oclusão ao pedir que o paciente execute movimentos de lateralidade e protrusão, questionando-o se os seus dentes se tocam simultaneamente durante os movimentos excursivos, caracterizando os princípios da oclusão balanceada bilateral.

Vale salientar que, considerando todos os cuidados laboratoriais durante a confecção das próteses, a execução adequada da remontagem e o ajuste oclusal em articulador semiajustável (ASA), o ajuste oclusal no dia da instalação não é esperado, pois as alterações oclusais, decorrentes da liberação da prótese do modelo, são praticamente imperceptíveis por conta da resiliência da fibromucosa. A observação de um arco de fechamento, com engrenamento direto dos dentes, sem contatos deflectivos que gerem movimentações laterais nas próteses, para acomodá-las em oclusão, é um indicativo dessa situação.

Assim, deve ser reforçado o conceito de que, em virtude do ajuste oclusal realizado na remontagem das próteses no ASA após a prensagem, erros oclusais podem ocorrer somente em função de duas situações:

- erro no registro da RC, seja decorrente de determinação incorreta da RC ou de pressão vertical desequilibrada, com uma região do plano de orientação ocluindo prematuramente no momento do registro;
- distorção após liberação dos modelos, decorrente de tensões nas próteses, sejam estas resultantes de erros no processo de acrilização – resfriamento muito rápido da mufla após a polimerização, por exemplo – ou de certas características das próteses que possam gerar tensões além do usual, como espessura volumosa de resina acrílica da base da prótese total, para compensar um processo de acentuada reabsorção óssea.

Principalmente nos casos em que houve erro de registro da RC, um ajuste oclusal pode ser impossível sem que a anatomia dos dentes seja comprometida. Nesses casos, é indicado remover os dentes da prótese mandibular, confeccionar um rolete de cera e tomar novas relações intermaxilares. Novos dentes são, então, montados na cera, na correta RC, sobre a base da prótese mandibular, a qual recebe, posteriormente, a acrilização da parte removida.

Por outro lado, ao observar contatos deflectivos passíveis de correção, estes devem ser eliminados, sendo a montagem das próteses em ASA o melhor cenário para a execução de um ajuste oclusal. Entretanto, montar as próteses em articulador da maneira convencional é um procedimento que demanda tempo e precisa ser realizado em uma sessão clínica programada.

Assim, considerando a expectativa e a ansiedade do paciente de receber as suas próteses, a remoção de contatos prematuros mais evidentes, em busca de uma melhoria na instabilidade oclusal dos aparelhos protéticos, principalmente em cêntrica, pode ser tentada na boca no dia da instalação. Deve ser salientado que ajustes oclusais na boca em próteses totais são limitados, em função da movimentação inerente a elas em seu *situ*, em razão de a área de suporte ser constituída por tecidos moles e pelo fato de as próteses serem aparelhos removíveis.

Embora agentes adesivos possam ser utilizados para uma melhor retenção, condições ideais para um ajuste oclusal preciso e efetivo não estarão presentes, já que movimentações desequilibradas em direção à área de suporte, ainda que discretas, mas significativas para a demarcação de contatos prematuros, sempre existirão quando alguma carga for aplicada em uma oclusão instável de próteses totais. Além disso, quanto mais pobre for a situação da área de suporte, piores serão as condições para o ajuste oclusa – e soma-se a isso o estado neuromuscular do paciente. Em algum momento – a depender da qualidade das condições da área de suporte e neuromusculares –, o papel carbono deixará de refletir a realidade de possíveis contatos oclusais prematuros existentes e, assim, insistir no refinamento da oclusão com um ajuste oclusal na boca, em condições desfavoráveis, poderá acarretar a introdução de erros iatrogênicos.

Isso significa dizer que o profissional deve avaliar, de maneira criteriosa, mediante as condições existentes, a possibilidade de o ajuste oclusal ser realizado na boca do paciente e executado a quatro mãos, ou seja, para a demarcação dos contatos prematuros, um auxiliar deverá ser responsável por interpor o papel carbono entre as oclusais das próteses maxilar e mandibular, e o cirurgião-dentista, adotando a apreensão mandibular bilateral, com os polegares abaixo do ramo e os indicadores nas laterais da prótese mandibular, de maneira a pinçá-la contra a sua superfície de assentamento, aplica o método de determinação da RC utilizado para a confecção das próteses. O ajuste oclusal deve seguir o seu curso até que o profissional julgue haver obtido o equilíbrio oclusal possível para as condições clínicas existentes. Eventualmente, uma oclusão sem contatos deflectivos visíveis pode ser obtida, mas essa condição não pode ser considerada um objetivo obrigatório a ser atingido nesse momento.

De qualquer maneira, o cirurgião-dentista deve orientar o paciente sobre a possível necessidade de ajuste oclusal em articulador em uma sessão clínica posterior ao dia da instalação das próteses. Havendo a necessidade de ajuste oclusal em articulador, este é planejado para a primeira sessão de retorno, que deverá acontecer no dia seguinte. É importante salientar que o paciente deve ser alertado sobre essa necessidade.

Uma maneira de evitar o ajuste oclusal na boca ou uma remontagem convencional em articulador em uma sessão de retorno, que se trata de procedimento mais demorado, é realizar uma remontagem clínica programada. Nesse tipo de remontagem, a prótese maxilar já finalizada pode retornar ao articulador em uma base de montagem em gesso, confeccionada no laboratório, na mesma posição espacial que ocupava no articulador antes de ser liberada de seu modelo. Isso economiza o tempo clínico de uma nova tomada de arco facial e também o de montagem da prótese maxilar, tornando a remontagem das próteses maxilar e mandibular em articulador mais rápida e possível de ser realizada em uma sessão de instalação um pouco mais longa.

Embora possam ser visualizadas algumas características de volume, tamanho e forma das bases de resina, favoráveis a uma maior distorção das próteses após a liberação de seus modelos, não é possível determinar quando essas características efetivamente irão gerar alterações significativas na oclusão ou quando ocorrerá um erro de RC ou um erro laboratorial que afete a oclusão. Assim, não é possível adotar essa técnica somente em casos em que ocorram contatos deflectivos no final do arco de fechamento, porque a decisão da utilização da técnica de remontagem clínica programada deve ser tomada antes da observação da ocorrência do erro oclusal.

Apesar de a solicitação de remontagem clínica programada ao laboratório ser uma boa conduta a ser adotada, na maioria dos casos, ocorrendo o esperado arco de fechamento sem contatos deflectivos, a base de montagem da prótese maxilar não será utilizada – a não ser que o cirurgião-dentista tenha, como filosofia, a remontagem clínica para ajuste e refinamento oclusal em todos os casos, independentemente de haver ou não contato deflectivo no final do arco de fechamento.

REMONTAGEM CLÍNICA PROGRAMADA NO ASA E AJUSTE OCLUSAL

A remontagem clínica programada é realizada em duas etapas: uma laboratorial e uma clínica.

Etapa laboratorial

- Ainda em laboratório, após a remontagem das próteses acrilizadas no ASA e a realização do ajuste oclusal, somente o conjunto prótese/modelo funcional/gesso de montagem/placa mandibular é retirado do articulador. A programação do articulador não é alterada.

- Uma faca para gesso é posicionada na linha de união entre o modelo funcional mandibular e o gesso de montagem e, com um pequeno golpe sobre ela, procede-se à separação da prótese/modelo funcional de seu gesso de montagem/placa (Figura 14.17).
- A prótese mandibular, ainda no modelo funcional, é reservada para posterior liberação e acabamento.
- O gesso de montagem, em sua placa, é imerso em água para hidratação por 5 minutos. Em seguida, com o auxílio de um instrumento pontiagudo, ranhuras para retenção são confeccionadas na superfície que estava em contato com a base do modelo funcional.
- O conjunto gesso de montagem/placa mandibular, com o gesso hidratado, retorna ao ramo inferior do articulador (Figura 14.18), e uma porção suficiente de gesso comum tipo II é espatulada.
- Inicialmente, uma pequena porção de gesso é colocada nas ranhuras de retenção criadas, preenchendo-as. Na sequência, o restante do gesso é colocado sobre a primeira porção, de maneira que, ao fechar o articulador, as incisais e as pontas de cúspides dos dentes da prótese maxilar a toquem discretamente (Figura 14.19). Esse procedimento cria, após a presa do gesso, um guia de reposicionamento da prótese maxilar no articulador (Figura 14.20), com

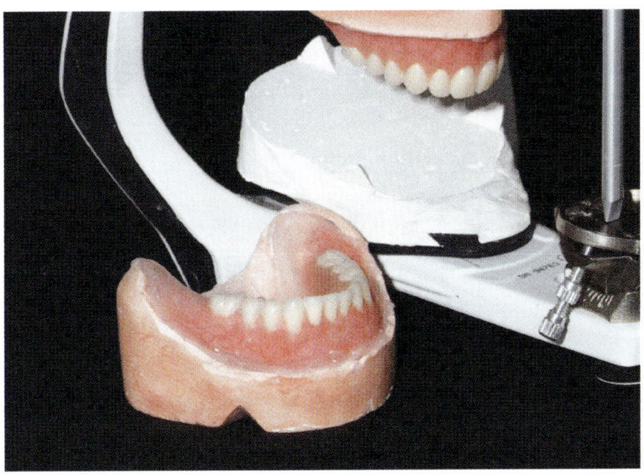

Figura 14.17 Conjunto prótese mandibular/modelo funcional separado de seu gesso de montagem/placa.

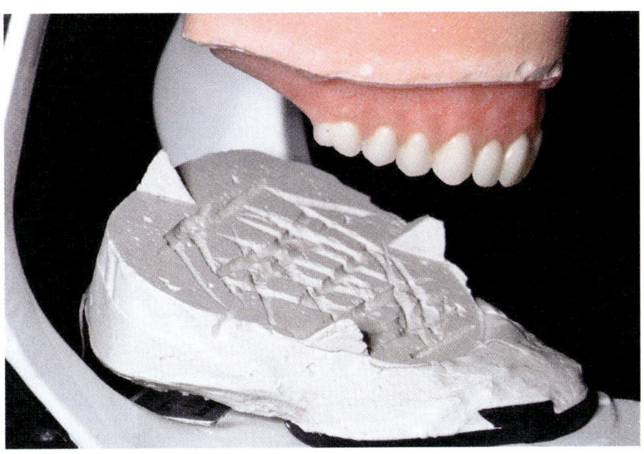

Figura 14.18 Ranhuras confeccionadas no conjunto gesso de montagem/placa mandibular já posicionado no articulador.

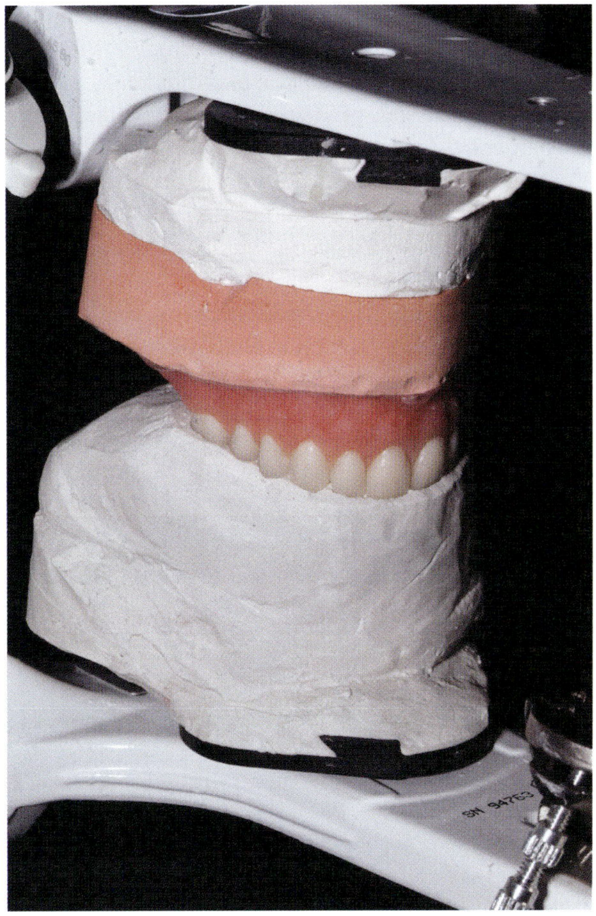

Figura 14.19 Confecção da guia de reposicionamento da prótese maxilar com gesso comum.

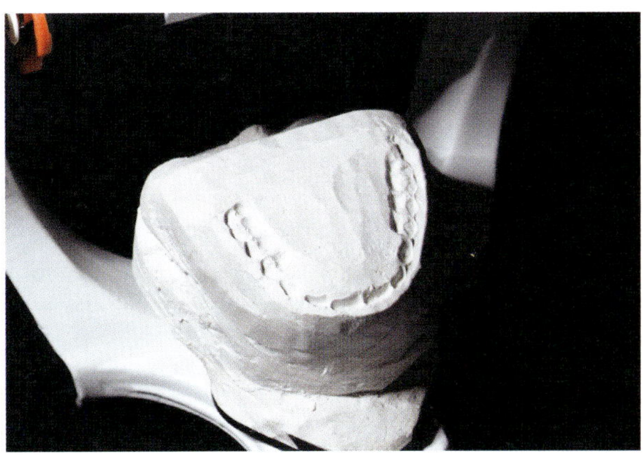

Figura 14.20 Guia de reposicionamento da prótese maxilar confeccionada.

a finalidade de que, após a liberação do modelo e do acabamento, ela possa ser remontada na mesma posição espacial anteriormente ocupada, sem a necessidade de uma nova tomada do arco facial.

- Assim, após a presa do gesso, o conjunto prótese/modelo funcional/gesso de montagem/placa maxilar é retirado do articulador e separa-se a prótese maxilar/modelo funcional de seu gesso de montagem/placa maxilar com uma faca de gesso, como descrito para o conjunto mandibular.
- As próteses totais maxilar e mandibular são, então, liberadas de seus modelos e recebem o devido acabamento.
- As retenções internas da prótese maxilar são bloqueadas, podendo ser utilizado, para tanto, cera utilidade, papel toalha ou algodão molhados ou silicone (Figura 14.21).
- Já o gesso de montagem maxilar, em sua placa, é imerso em água para hidratação por 5 minutos. Ranhuras para retenção são, então, confeccionadas de maneira semelhante ao realizado para o gesso de montagem mandibular (Figura 14.22).
- O conjunto gesso de montagem/placa maxilar retorna ao ramo superior do articulador e uma porção suficiente de gesso comum tipo II é espatulada.
- A prótese maxilar é colocada sobre a guia de reposicionamento, de maneira que as incisais e as pontas de cúspide de seus dentes se encaixem nas depressões por elas criadas quando da confecção da guia (Figura 14.23). As ranhuras de retenção são, então, preenchidas com gesso, bem como a região interna da prótese maxilar, que está com as suas retenções bloqueadas. Na sequência, o restante do gesso é colocado sobre o gesso interno da prótese, de modo que, ao fechar o articulador, este entre em contato com o gesso da placa de montagem (Figura 14.24). Um peso de 150 g é colocado sobre o ramo superior do articulador.
- Após a presa do gesso, a prótese maxilar é removida e o material utilizado para o bloqueio das retenções é retirado e descartado (Figura 14.25). Assim, a prótese poderá ser reposicionada sobre sua base de montagem quantas vezes for necessário, pois não existem áreas retentivas que impeçam

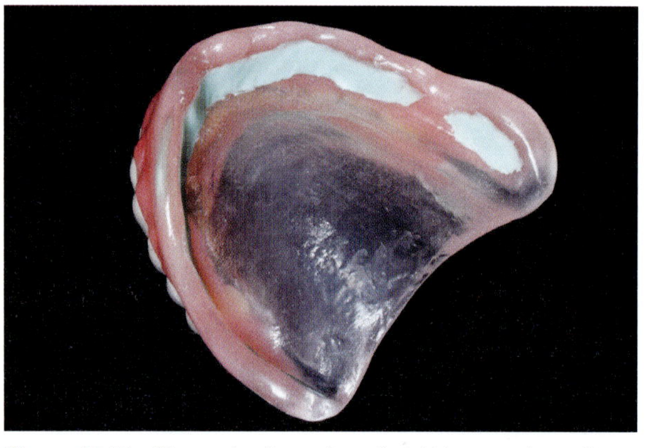

Figura 14.21 Bloqueio das retenções internas da prótese maxilar.

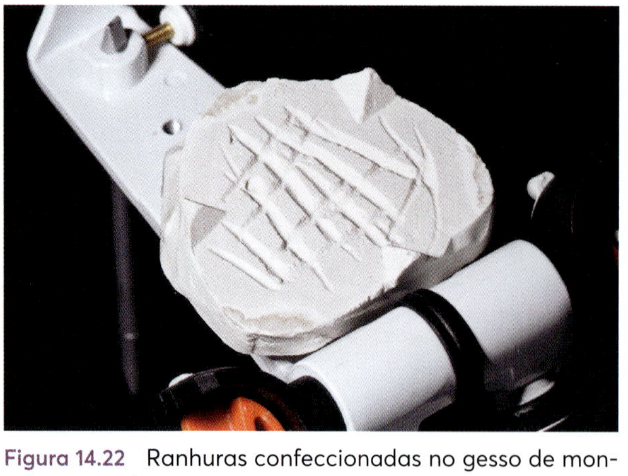

Figura 14.22 Ranhuras confeccionadas no gesso de montagem maxilar.

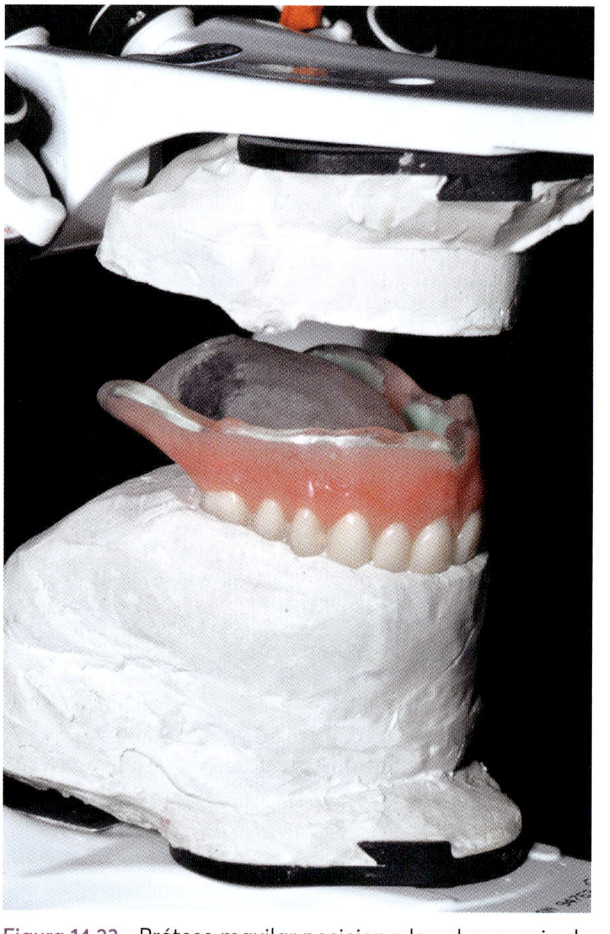

Figura 14.23 Prótese maxilar posicionada sobre a guia de reposicionamento.

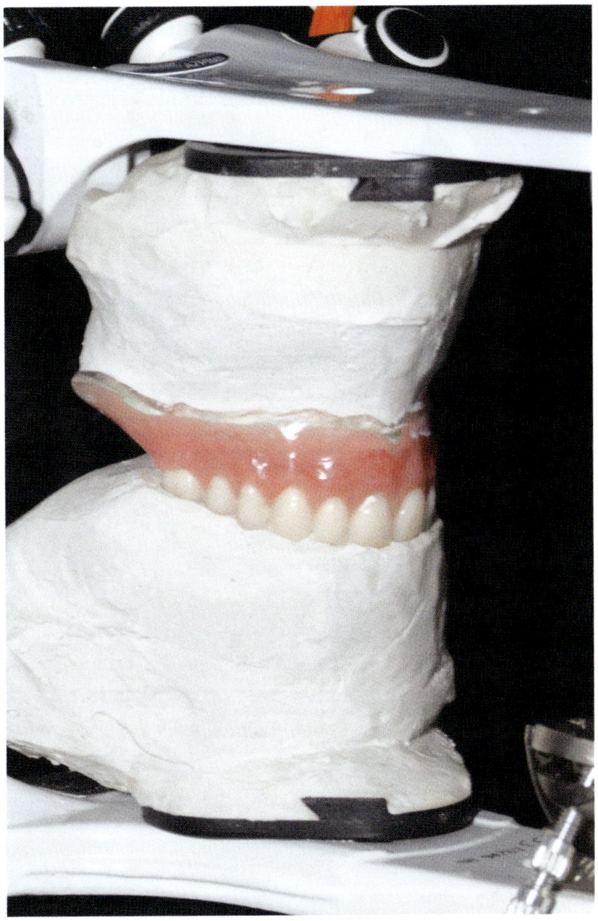

Figura 14.24 Montagem da prótese maxilar finalizada.

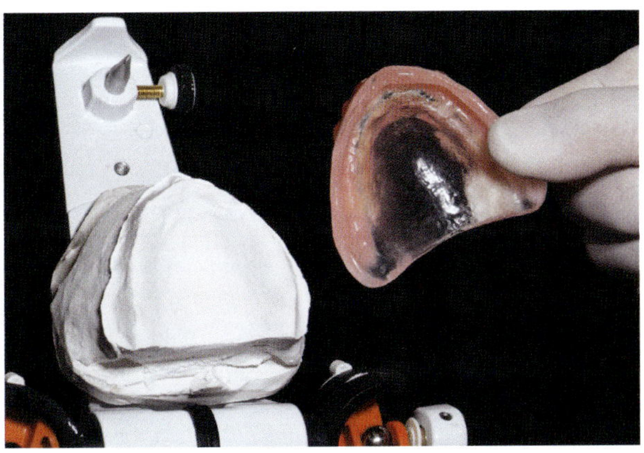

Figura 14.25 Prótese maxilar removida.

esse procedimento. A prótese é lavada e escovada com escova própria para essa finalidade e, então, submetida à desinfecção com a prótese mandibular, sendo ambas armazenadas em água.

- A guia de reposicionamento é removida do ramo inferior do articulador e tem a sua altura reduzida em um recortador de gesso, de forma que o gesso restante na placa possibilite um suporte para a montagem da prótese mandibular (Figura 14.26), que será realizada na clínica.

Etapa clínica

- Para a sessão de instalação, o cirurgião-dentista recebe as próteses acabadas, o articulador com a base de montagem da prótese total maxilar e a placa de montagem do ramo inferior do articulador, já com uma porção de gesso restante da guia de reposicionamento, o que possibilitará a utilização de uma menor quantidade de gesso na montagem da prótese mandibular (Figura 14.27).
- Com as próteses na boca do paciente, obtém-se um registro oclusal da RC, determinada pelo método previamente utilizado (Figura 14.28) .
- Em seguida, a prótese maxilar é assentada sobre a sua base de montagem, as retenções internas da prótese mandibular são bloqueadas e o gesso restante na placa de montagem mandibular é hidratado. Com o registro da RC obtido interposto entre as

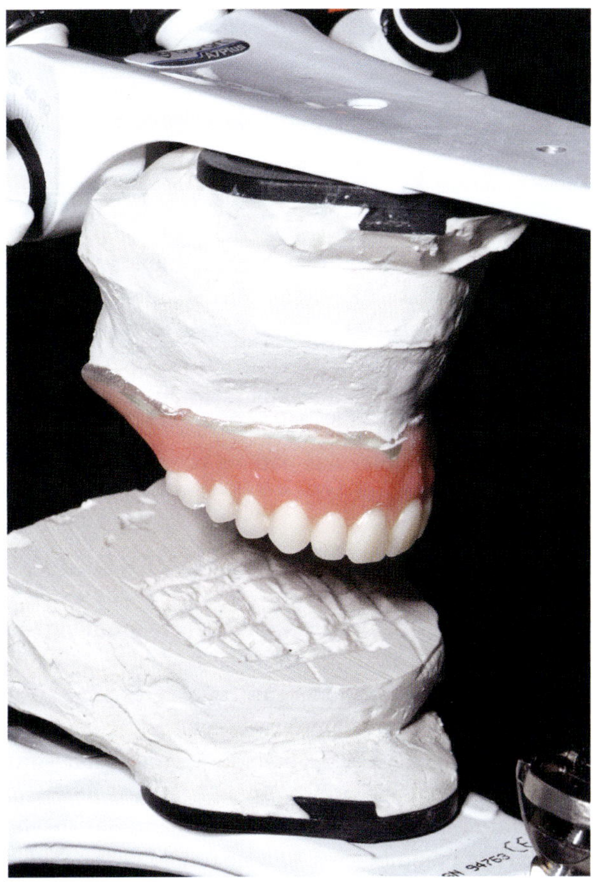

Figura 14.26 Guia de reposicionamento em gesso com altura já reduzida para possibilitar a montagem da prótese mandibular na clínica.

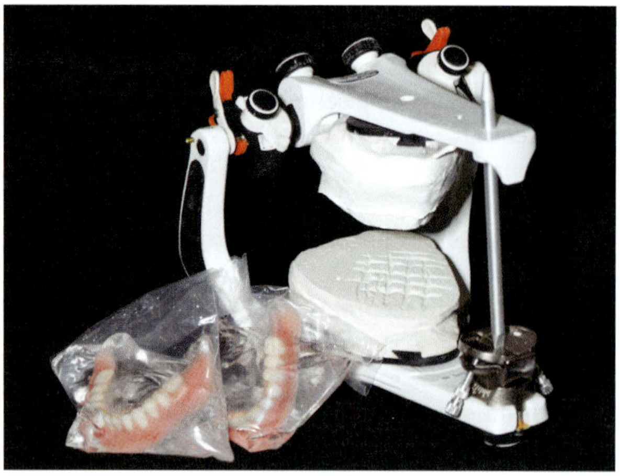

Figura 14.27 Próteses acabadas e articulador pronto para a etapa clínica de remontagem.

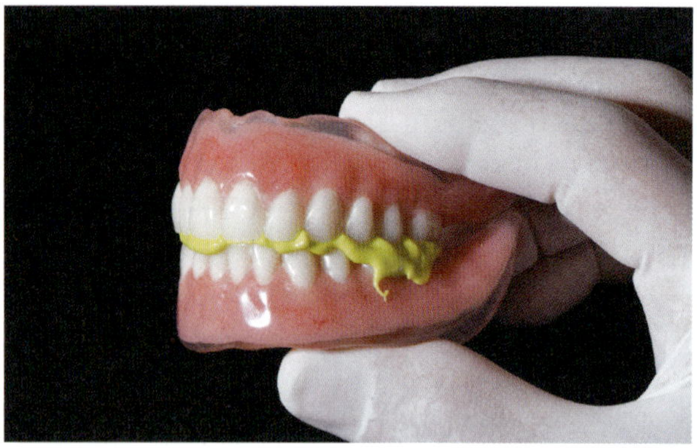

Figura 14.28 Registro interoclusal obtido.

oclusais das próteses maxilar e mandibular, a prótese mandibular é montada no articulador utilizando gesso (Figura 14.29).

- Após a presa do gesso, procede-se com o ajuste oclusal no articulador (Figura 14.30). As próteses são, então, removidas do articulador, lavadas, escovadas e desinfetadas para os próximos procedimentos (Figura 14.31).

VERIFICAÇÃO DA DIMENSÃO VERTICAL

A verificação da dimensão vertical, no momento da instalação das próteses, consiste basicamente na realização dos testes funcionais e estéticos, a exemplo dos executados na sessão de provas funcionais.

O paciente deve ser solicitado a pronunciar sons sibilantes para a avaliação do menor espaço fonético, não sendo esperados toques entre os dentes artificiais maxilares e mandibulares. O teste funcional da deglutição também deve ser realizado para que se possa avaliar se o espaço funcional livre é suficiente para essa função, confirmando a DVO estabelecida.

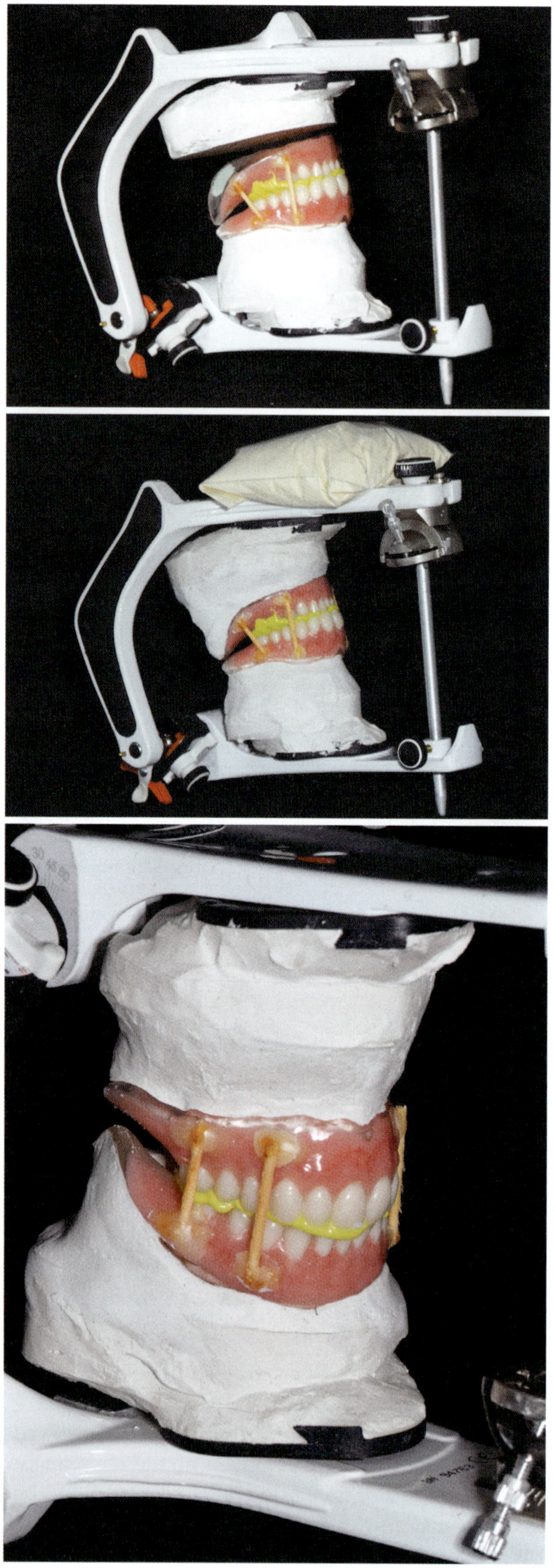

Figura 14.29 Montagem da prótese mandibular em articulador.

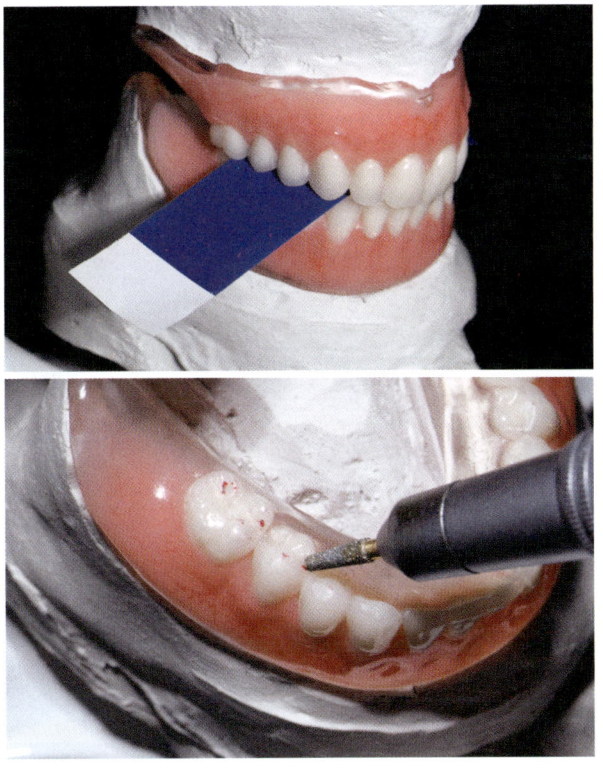

Figura 14.30 Ajuste oclusal.

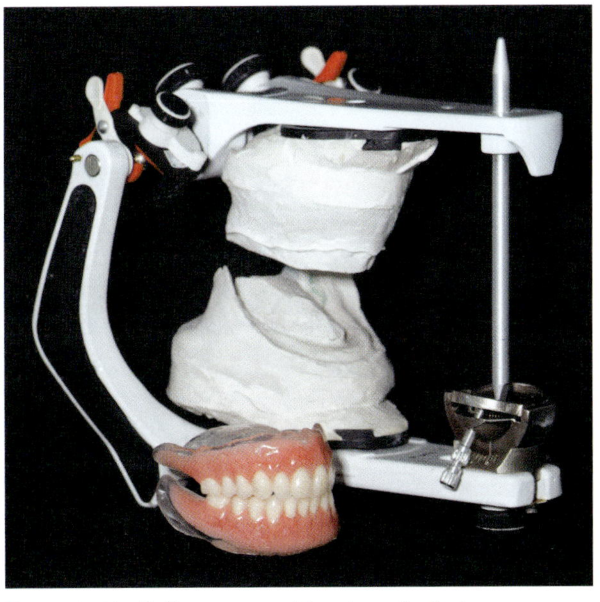

Figura 14.31 Próteses removidas do articulador.

A avaliação estética da dimensão vertical consiste em verificar a harmonia do terço inferior da face do paciente, com as próteses em posição, em relação ao demais terços faciais (vistas frontal e perfil), bem como o suporte labial e facial, proeminência de rugas e sulcos faciais, posicionamento do mento e nariz etc.

AVALIAÇÃO DA ESTÉTICA E FONÉTICA

A estética das próteses é um dos fatores mais importantes para a satisfação dos pacientes com o tratamento realizado. Está diretamente relacionada com um posicionamento natural dos dentes e a reprodução da forma e da cor dos tecidos gengivais, restaurando, assim, a harmonia facial.

O cirurgião-dentista deve realizar avaliação da estética de maneira muito criteriosa. Os aspectos observados no momento das provas funcionais devem estar presentes após a polimerização da prótese, incluindo fatores intra e extraorais que devem ser novamente avaliados dentro do contexto facial. No entanto, no dia da instalação, o diferencial na avaliação estética, que pode ser considerado uma vantagem, é, além da cor definitiva da base da prótese, a maior segurança do paciente, já que não há perigo de soltura dos dentes, fixados com cera na sessão de provas funcionais. Essa maior segurança do paciente na instalação e, principalmente, nas consultas posteriores durante o período de adaptação, com melhor retenção da prótese, favorece a avaliação da estética do paciente, em razão da maior naturalidade na execução de suas expressões faciais e do posicionamento dos tecidos faciais quando em repouso.

Vários são os aspectos a serem considerados, sendo que a sua observação deve ser feita em visão frontal e de perfil (Figuras 14.32 a 14.35). Devem ser analisados os seguintes aspectos: a forma e a cor dos dentes e da base de resina, o quanto dos dentes e da base são visíveis no sorriso, a relação entre as incisais dos dentes anterossuperiores e o lábio inferior, a posição individual e o arranjo dos dentes, a coincidência da linha média dos dentes com a linha média facial, a curva do sorriso e o corredor bucal, a proporção entre os terços faciais, o suporte dos lábios e as demais partes do rosto, em repouso e durante as expressões faciais, principalmente no sorriso. Por fim, deve ser realizada uma avaliação geral do rosto do paciente, visualizando a ação conjunta de todos os itens observados individualmente.

É válido ressaltar que esses itens não poderão sofrer alterações ou correções significativas nesse momento, uma vez que a prótese já está finalizada. A avaliação visa a confirmar a existência de concordância com o que foi avaliado durante a fase de provas funcionais. Se as etapas clínicas anteriores foram realizadas de forma cuidadosa, com a aprovação e a ciência do paciente sobre os possíveis resultados estéticos e funcionais da reabilitação, e a acrilização das próteses foi realizada dentro dos parâmetros técnicos e sem a ocorrência de falhas, não é comum haver maiores problemas nesse momento.

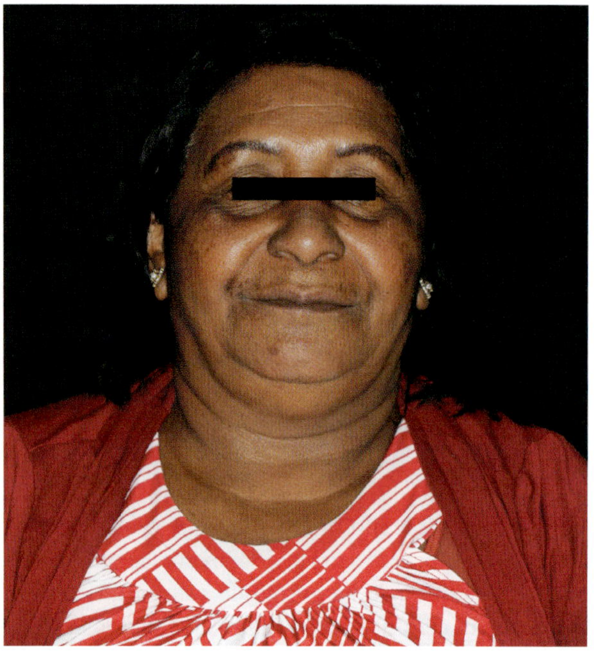

Figura 14.32 Foto frontal da boca fechada.

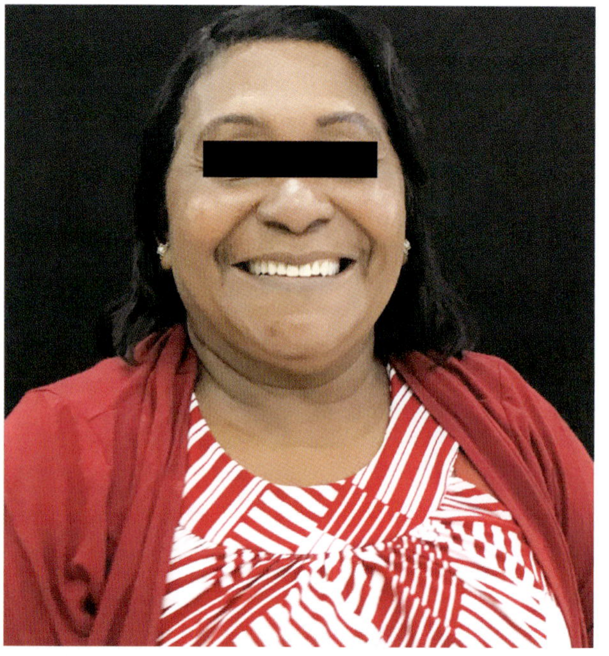

Figura 14.34 Foto frontal de paciente sorrindo.

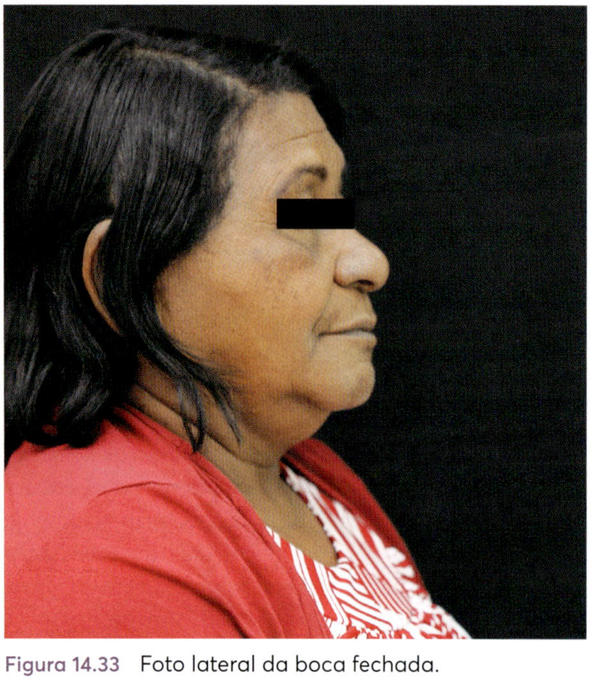

Figura 14.33 Foto lateral da boca fechada.

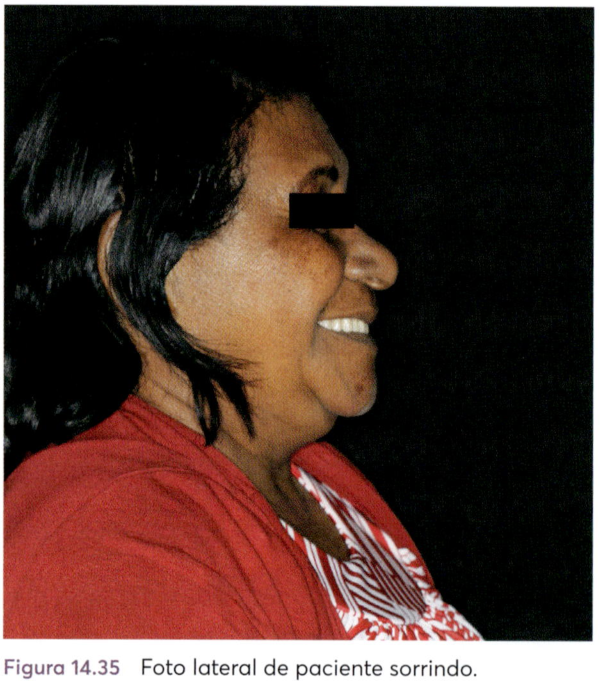

Figura 14.35 Foto lateral de paciente sorrindo.

O passo seguinte é verificar a fonação do paciente, solicitando que ele pronuncie palavras ricas em sons labiodentais ("F" e "V"), bilabiais ("P", "B" e "M"), palatolinguais anteriores ("S" e "CH"), linguodentais ("T", "D" e "N") e palatolinguais posteriores ("Q"). Embora a maioria dos pacientes se adapte às novas próteses em poucas semanas, alguns relatam dificuldades durante a fala para determinados sons. Se os devidos cuidados foram tomados previamente, nas fases anteriores de confecção das próteses, e verificações quanto ao posicionamento dos dentes e à forma do palato foram realizadas nas provas funcionais, problemas fonéticos do paciente são transitórios, havendo apenas a necessidade de tempo para a adaptação.

POLIMENTO DAS REGIÕES CORRIGIDAS

Após esses passos previamente descritos, deve-se realizar um polimento das regiões corrigidas para, posteriormente, entregar as próteses ao paciente por definitivo. O polimento poderá ser feito com a utilização de rodas de feltro e pastas de óxido de alumínio de granulação extrafina (Figura 14.36).

AVALIAÇÃO DA ESTÉTICA PELO PACIENTE

Nesse momento, as próteses são instaladas novamente de forma cuidadosa na cavidade oral do paciente, que deve se observar em um espelho por alguns minutos, a fim de avaliar o resultado final do tratamento (Figura 14.37).

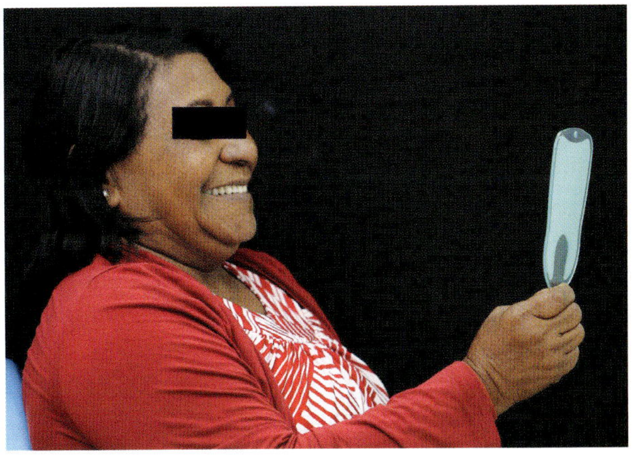

Figura 14.37 Avaliação da estética pelo paciente.

INSTRUÇÕES AO PACIENTE

Os pacientes desdentados totais precisam ser adequadamente informados sobre como cuidar de sua saúde bucal e de suas próteses, devendo receber instruções orais e por escrito. Os principais aspectos a serem informados são:

- A prótese deverá ser usada com confiança e otimismo. O paciente deverá ser encorajado a ter uma atitude positiva diante de eventuais dificuldades com o uso das próteses. Algumas pessoas terão maior facilidade e menor tempo de adaptação, enquanto outras necessitarão de um tempo maior. O paciente também deverá ser lembrado de que as próteses mandibulares apresentam dificuldades maiores de adaptação em relação às maxilares. Além disso, esses problemas podem ser ampliados em pacientes com rebordos reabsorvidos, fibromucosas não favoráveis ou problemas de secreção salivar. É válido ressaltar que essas situações devem ser previstas nas consultas iniciais, durante o diagnóstico e o plano de tratamento, de modo que o paciente não tenha expectativas irreais no momento da instalação.
- Quando as próteses são colocadas pela primeira vez na boca do paciente, haverá uma percepção de volume, causando uma salivação maior. Entretanto, as glândulas salivares se adaptam às novas próteses e diminuem a produção de saliva com o passar do tempo. Além disso, é comum o paciente relatar enjoos ou náuseas no início, mas essa sensação, em geral, diminui muito ou cessa após o segundo dia de uso, a não ser que haja sobre-extensão dos limites posteriores das próteses.
- Pontos ou áreas dolorosas podem ocorrer, e o paciente deverá usar as próteses dentro de seu limite de tolerância. Se a prótese ferir a mucosa, o paciente deve ser orientado a removê-la imediatamente e não utilizá-la até a sessão de retorno, bem como fazer uso de uma pomada cicatrizante (orabase) para a remissão da lesão. O paciente jamais deverá realizar qualquer tipo de desgaste na prótese, para não danificá-la de maneira irreversível.

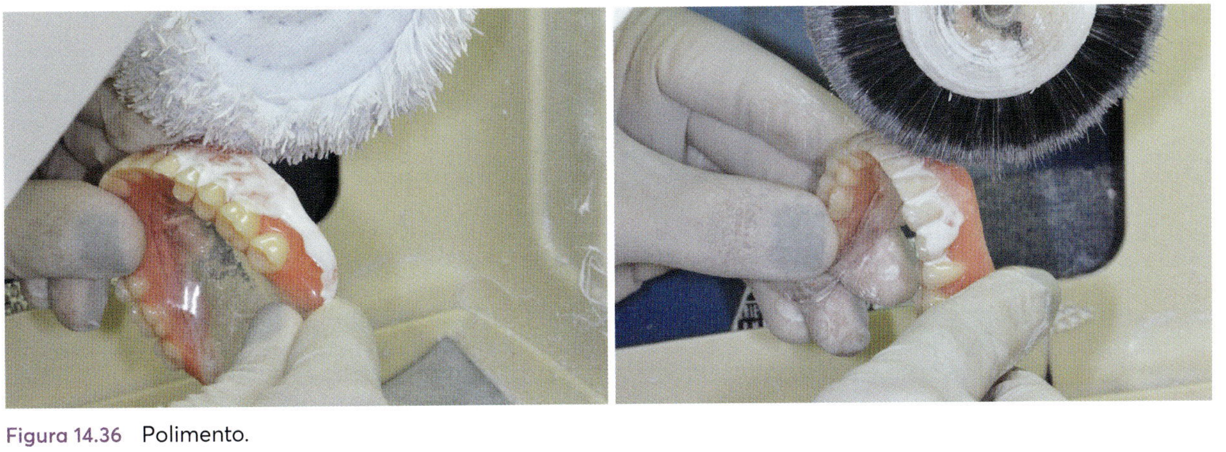

Figura 14.36 Polimento.

- Os pacientes devem ser instruídos sobre como realizar uma higienização adequada das próteses e da boca, visando a eliminar os microrganismos aderidos e prevenir ou eliminar o mau cheiro e o manchamento da resina. Para a higienização, é indicada a combinação de métodos mecânicos e químicos, sendo a escovação o método mecânico de escolha. Recomenda-se a utilização de uma escova dental macia e sabão neutro ou dentifrício com baixa abrasividade. A prótese deverá ser inicialmente enxaguada para a remoção de eventuais resíduos alimentares ou sujidades mais evidentes. Em seguida, recomenda-se encher a pia com água para evitar que possíveis quedas causem fratura da prótese. O paciente deverá segurar a prótese com uma das mãos e, com a outra, escovar as regiões interna e externa por aproximadamente 2 minutos. Os dentes artificiais deverão ser escovados em movimentos circulares nas faces vestibular e lingual, enquanto, na face oclusal, realizam-se movimentos anteroposteriores. Em seguida, a prótese deverá ser abundantemente enxaguada. A utilização de uma escova específica para limpeza de próteses totais também pode ser indicada e vantajosa, principalmente porque os usuários de próteses totais são, na maioria, idosos com baixa destreza manual. Essas escovas apresentam formato específico, com maior capacidade de atingir regiões da prótese de difícil acesso (Figura 14.38). Recomenda-se a higienização não somente da prótese, mas também da língua e de toda a fibromucosa e bochechas. Esses procedimentos deverão ser repetidos sempre após cada refeição e antes de dormir, quando a prótese deverá ser mantida em um recipiente com água. A remoção das próteses durante a noite deve ser recomendada, pois há uma relação significativa entre o uso noturno da prótese e infecção por espécies de *Candida*. Assim, a remoção da prótese total durante a noite pode ser considerada um procedimento eficiente na redução desse tipo de fungo e no tratamento e na prevenção da estomatite protética. Além disso, destaca-se que a ausência da prótese durante a noite permite também uma circulação sanguínea mais adequada nos tecidos de suporte. Ainda assim, muitos pacientes são relutantes em remover as próteses para dormir, em razão da convivência com seu cônjuge. Também deve ser considerado que a remoção das próteses durante o sono, para pacientes que sofrem de apneia e obstrução nasal, principalmente cardíacos, pode trazer prejuízos à saúde muito significativos, já que, nesses casos, a ausência das próteses e, consequentemente, a perda da DVO prejudicariam sua respiração.
- Os métodos químicos de higienização de próteses totais são classificados de acordo com sua composi-

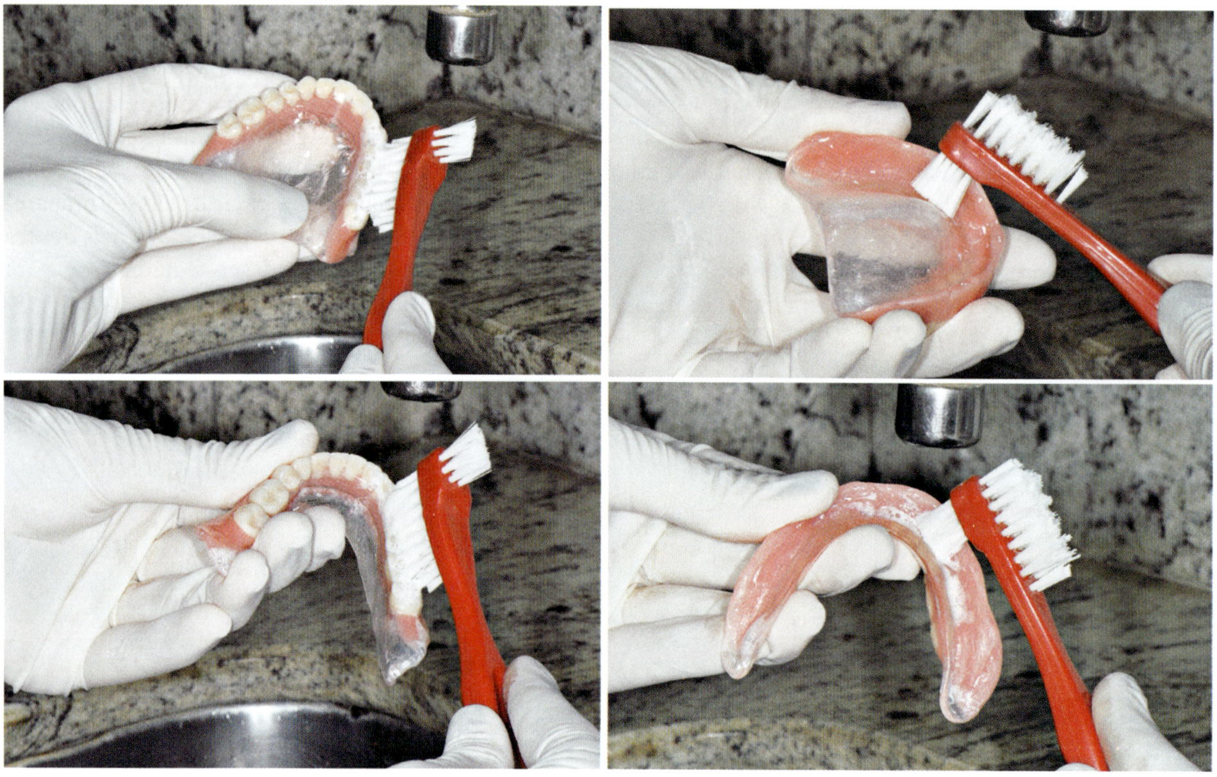

Figura 14.38 Escovação da prótese com escova específica para prótese total.

ção e seu mecanismo, podendo ser utilizados hipocloritos, peróxidos alcalinos (pastilhas efervescentes à base de perborato de sódio), enzimas, ácidos e enxaguatórios bucais para próteses. Por serem mais acessíveis, as soluções de hipoclorito ou clorexidina são mais indicadas. A imersão de próteses totais em solução de hipoclorito de sódio a 0,5% ou de digluconato de clorexidina a 2% por 20 minutos, uma vez por semana, após a escovação, pode reduzir efetivamente a viabilidade microbiana, sendo, portanto, um método efetivo em sua higienização (Figura 14.39). Alternativamente, uma vez por semana, pode-se indicar a imersão das próteses em solução de hipoclorito de sódio a 0,2% durante a noite (período que corresponde a cerca de 8 horas). O preparo caseiro consiste em misturar uma colher de sopa (20 mL) de água sanitária em 1 copo de água filtrada (200 mL). Essas soluções também podem ser preparadas em farmácias de manipulação.

- Podem surgir dificuldades para falar nos primeiros dias de uso das próteses, mas, à medida que os tecidos forem se adaptando, a dificuldade tende a desaparecer. Caso haja maiores dificuldades, recomenda-se realizar treinamentos por meio de leitura em voz alta durante alguns minutos por dia.
- O paciente também deve enfrentar dificuldades iniciais de adaptação com a alimentação e a mastigação. O excesso salivar pode dificultar a mastigação durante o período inicial de uso da prótese e incomodar o paciente. Recomenda-se uma alimentação mais leve e mais macia nos primeiros dias. O paciente deve ser orientado, ao se alimentar, a colocar uma pequena porção de alimento na boca e mastigar com os dentes posteriores de ambos os lados, simultaneamente, para favorecer a estabilidade da prótese.

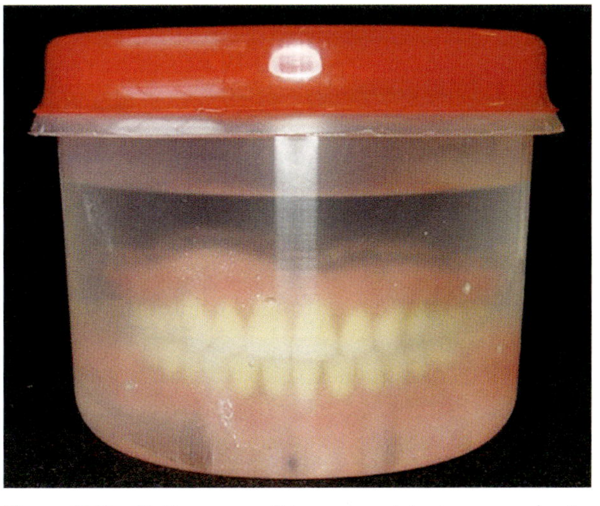

Figura 14.39 Próteses mantidas em recipiente com solução para desinfecção.

Assim, a mastigação deverá ser cuidadosa, embora algumas intercorrências, como mordiscar as bochechas ou a língua, possam acontecer.

Todas essas instruções devem ser passadas ao paciente verbalmente e também de forma impressa, de modo que o cirurgião-dentista e o paciente estejam cientes de que todas as recomendações foram adequadamente transmitidas e entendidas, assim como as possíveis implicações que poderão ocorrer quando do seu não cumprimento por parte dos pacientes.

RETORNOS PERIÓDICOS

Após a instalação de novas próteses, a atividade dos músculos mastigatórios retorna para níveis de normalidade após um período de adaptação de aproximadamente três meses. Dessa forma, é imprescindível que o cirurgião-dentista estabeleça um plano de retornos periódicos para ouvir possíveis queixas relacionadas ao uso das próteses, assim como realizar as intervenções necessárias para aliviar ou sanar eventuais problemas no período de adaptação.

O primeiro retorno deve ocorrer 24 horas após a instalação das próteses. Na primeira consulta de retorno, o cirurgião-dentista deve ouvir o paciente em relação à sua experiência com o uso das próteses durante as primeiras 24 horas, mantendo-se atento para o relato de possíveis queixas. Ele também deve inspecionar toda a cavidade oral em busca de lesões ou úlceras traumáticas ocasionadas pelas próteses, bem como regiões doloridas, além de verificar a oclusão e sanar quaisquer dúvidas que ainda possam existir. Mesmo se não houver queixas, a boca deverá ser cuidadosamente examinada com e sem as próteses. Os procedimentos para a verificação de áreas de sobrecompressão devem ser realizados conforme já descrito, podendo-se utilizar pressão manual ou oclusal, dependendo do controle neuromuscular do paciente. As instruções fornecidas durante a sessão de instalação devem ser reforçadas.

Os demais retornos devem ser agendados, preferencialmente, em 24 horas após o primeiro retorno e 48 horas após o segundo retorno; posteriormente, deve-se avaliar o caso para os próximos agendamentos. Em média, são necessários pelo menos de 4 a 6 retornos para liberar o paciente, sendo os demais agendados de acordo com a necessidade de cada caso.

PROBLEMAS RELACIONADOS COM O PERÍODO DE ADAPTAÇÃO

Durante o período de adaptação, vários problemas podem ser observados. As principais queixas estão relacionadas com a presença de dor e desconforto nos tecidos moles do fundo de sulco e rebordo alveolar, que podem ou não estar acompanhados de ulcerações traumáticas, e problemas de retenção e estabilidade. Outras queixas podem estar associadas a aspectos como fala, mastigação e deglutição, incoordenação muscular com reflexos oclusais, hiper ou hipossalivação, sensação de ardência, compressão no forame mentoniano (choque) e náuseas.

Regiões doloridas e lesões traumáticas

A presença de áreas ou pontos doloridos ocorre principalmente por alívios de freios incorretos, existência de áreas de sobrecompressão e/ou áreas muito retentivas nos rebordos. Caso o cirurgião-dentista não tenha observado os cuidados prévios, lesões decorrentes de bordas afiladas, nódulos de acrílico e contatos prematuros oclusais também poderão ocorrer. É comum, em alguns casos, essas áreas doloridas evoluírem para lesões ou ulcerações traumáticas, que são caracterizadas pelo rompimento do tecido epitelial e pela exposição do tecido conjuntivo (Figura 14.40). Essas lesões são acompanhadas de queixas dolorosas significativas.

Lesões traumáticas em regiões de freios, bridas e fundo de sulco estão relacionadas às funções executadas pelo paciente com suas novas próteses totais. Embora essas estruturas tenham sido moldadas de maneira funcional, somente a função real é que irá determinar a correta extensão das flanges da prótese dentro do limite de tolerância dos tecidos diante da discreta compressão realizada no fundo de sulco.

Queixas de regiões doloridas nas áreas de suporte durante o período de adaptação, evidenciadas pela verificação de áreas de sobrecompressão, podem ocorrer a partir da sessão de instalação, já que, nesse momento, o ajuste é feito pela pressão manual e, a partir dela, durante a utilização da prótese e a execução das funções, é que se estabelece, de fato, o grau de compressão da prótese sobre a fibromucosa.

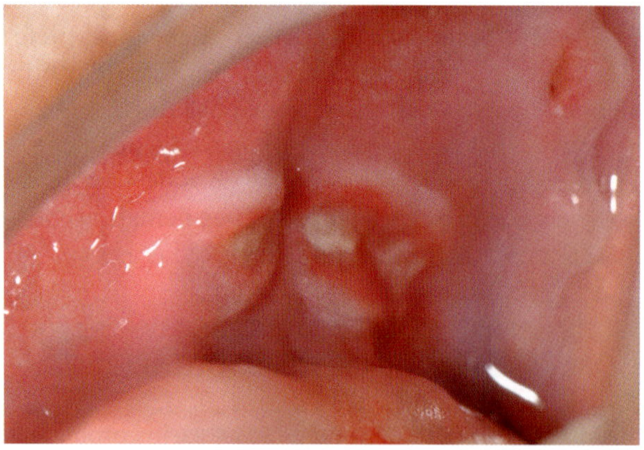

Figura 14.40 Úlcera traumática em fundo de sulco maxilar.

A existência de áreas retentivas nos rebordos também pode levar a lesões na fibromucosa, decorrentes da sobrecompressão momentânea que ocorre durante o trajeto de inserção e remoção da prótese. O uso da prótese é que irá determinar se essa compressão, que ocorre momentaneamente, é traumática ou não.

Na maxila, as lesões traumáticas induzidas pelas próteses aparecem com maior frequência na região de freios e fundo de sulco. Na mandíbula, são mais comuns lesões em regiões de freios vestibular e lingual, fundo de sulco lingual e na região posterior à fossa retromilo-hióidea. De maneira geral, lesões induzidas pela prótese são detectadas em uma proporção mais elevada na mandíbula do que na maxila, sendo encontradas especialmente no primeiro ajuste.

A abordagem clínica para a solução de regiões doloridas deve considerar uma inspeção cuidadosa dos tecidos orais e a verificação de possíveis fatores causais na base da prótese. Muitas vezes, não se observam, na mucosa, sinais que possam indicar o ponto exato da queixa do paciente. Nessas situações, uma palpação cuidadosa, solicitando-se que o paciente levante a mão quando a região dolorida for apalpada, é um recurso valioso.

Deve-se repetir os procedimentos já descritos, verificando-se novamente as áreas de sobrecompressão, por meio da utilização de pastas evidenciadoras, e realizando possíveis desgastes ou ajustes da base protética. A partir do retorno de 24 horas, pode-se utilizar pressão oclusal com discreta força de mordida para a avaliação das áreas de sobrecompressão. Em alguns casos de difícil identificação de pontos dolorosos na base da prótese em retornos futuros, pode ser interessante fornecer dois rolinhos de algodão e pedir que o paciente os mastigue de maneira habitual, bilateralmente, simulando, assim, a mastigação.

Problemas de retenção e estabilidade

A falta de retenção e estabilidade pode ser decorrente de problemas transitórios das próteses (alívios de freios e bridas insuficientes ou deficiência do selado posterior) ou de características do paciente (rebordos muito reabsorvidos, xerostomia e hábitos inadequados de mastigação).

Deve-se, inicialmente, verificar os alívios de freios e bridas e corrigi-los, se necessário. Caso as bordas da prótese estejam sobre-estendidas, a própria musculatura exerce uma força contrária ao eixo de inserção da prótese, prejudicando sua retenção e estabilidade. Nesses casos, deve-se realizar o desgaste das bordas com auxílio de uma broca maxicut, seguido de polimento. Nos casos de infraextensão, pode-se fazer um reembasamento direto das bordas, com resina acrílica autopolimerizável, ou um reembasamento indireto, por meio de acréscimo de godiva de baixa fusão sobre as bordas, seguido de moldagem. Nesse caso, a prótese deverá ser enviada para o laboratório, para o acréscimo de resina na região. Para a correção do selado posterior, deve-se também fazer um reembasamento da área com resina acrílica autopolimerizável, seguido por acabamento e polimento.

Problemas de retenção e estabilidade relacionados com características do paciente devem ser detectados no exame clínico e caracterizam-se como limitações do tratamento. No entanto, algumas estratégias podem ser adotadas para a resolução do problema, como a indicação de adesivos para prótese durante o período de adaptação, nos casos de rebordos excessivamente reabsorvidos, e de saliva artificial para pacientes com baixo fluxo salivar. Quanto a hábitos de mastigação inadequados, deve-se orientar o paciente a realizar mastigação bilateral, inserir pouco alimento na boca e evitar a incisão anterior de alimentos.

Problemas relacionados com mastigação, deglutição e fala

Nas sessões de retorno, o paciente pode se queixar de dificuldade para mastigar, deglutir e falar. Considerando que todos os cuidados necessários foram tomados durante as fases de confecção das próteses totais, esses problemas normalmente estão associados à falta de controle neuromuscular do paciente, o que é esperado durante o período de adaptação.

Diante de dificuldades de mastigação, o cirurgião-dentista deve reforçar as recomendações para que o paciente tenha uma alimentação mais macia, com uma pequena quantidade de alimento na boca e mastigação bilateral simultânea. No caso de dificuldade de deglutição, estando a DVO correta, é válido verificar a sobre-extensão distolingual da prótese mandibular, que pode prejudicar o ato de deglutir confortavelmente.

Os problemas relacionados com a dificuldade de falar devem ser mínimos quando o palatograma e as provas fonéticas foram realizados adequadamente, porém, ainda assim, podem ocorrer durante o período de adaptação. Na maioria das vezes, esses problemas são contornados por meio de orientações ao paciente, como exercitar a pronúncia de palavras com fonemas labiodentais ("F" e "V"), bilabiais ("P", "B" e "M"), palatolinguais anteriores ("S" e "CH"), linguodentais ("T", "D" e "N") e palatolinguais posteriores ("Q").

Desarmonias oclusais

Se, no dia da instalação das próteses, for observado um arco de fechamento em RC, que, ao toque das superfícies oclusais maxilar e mandibular, apresentar engrenamento pleno dos dentes, sem contatos deflectivos, esse padrão será observado novamente nas consultas de retorno.

Entretanto, caso contatos deflectivos tenham sido detectados e algum ajuste oclusal na boca tiver sido realizado no dia da instalação, sem que, ao final, tenha sido observado o arco de fechamento em cêntrica, com engrenamento pleno dos dentes e ausência total de contatos deflectivos ou, ainda, falta dos conceitos da oclusão balanceada bilateral (OBB) nos movimentos excursivos, uma remontagem das próteses em ASA para o devido ajuste oclusal é necessária.

Remontagem convencional no ASA e ajuste oclusal

Para a remontagem das próteses de maneira convencional no articulador, os seguintes procedimentos são realizados:

- Tomada do arco facial: com a prótese total maxilar na boca do paciente, realiza-se a tomada do arco facial de maneira usual. Silicona de condensação ou outro material de escolha do cirurgião-dentista podem ser utilizados para a obtenção da edentação da prótese no garfo de mordida.
- Obtenção do registro interoclusal em RC: a prótese total maxilar é cuidadosamente removida do garfo de mordida e instalada na boca do paciente com a prótese mandibular; em seguida, um registro interoclusal da RC, determinada pelo mesmo método utilizado para a confecção das próteses, é obtido. Silicona de condensação ou outro material de escolha do cirurgião-dentista pode ser utilizada para o registro.
- Bloqueio das retenções internas das próteses: as retenções internas das próteses maxilar e mandibular são bloqueadas, podendo ser utilizado, para tanto, cera utilidade, papel toalha ou algodão molhados. O bloqueio das retenções visa a facilitar a remoção das próteses do gesso de montagem após o ajuste oclusal.
- Montagem da prótese total maxilar no articulador: o arco facial é posicionado no articulador, previamente calibrado, e a prótese total maxilar é cuidadosamente readaptada no garfo de mordida e montada com gesso comum tipo II.
- Readaptação e estabilização do conjunto prótese maxilar/registro interoclusal/prótese mandibular: após a presa do gesso de montagem da prótese ma-

xilar, o conjunto prótese maxilar/registro interoclusal/prótese mandibular é cuidadosamente readaptado e estabilizado.

- Montagem da prótese mandibular no articulador: o articulador é invertido, com sua parte inferior voltada para cima, e, com a prótese total maxilar adaptada em seu gesso de montagem, a prótese mandibular é montada no articulador, utilizando-se os mesmos procedimentos de montagem da prótese maxilar.
- Ajuste oclusal: após o gesso de montagem da prótese mandibular tomar presa, o ajuste oclusal é realizado de maneira convencional, sob os princípios da OBB, em cêntrica, protrusão e lateralidades direita e esquerda.
- Remoção das próteses do articulador e instalação: tendo sido obtido o necessário equilíbrio oclusal, as próteses são facilmente destacadas do gesso de montagem, pois tiveram as retenções de suas superfícies de assentamento bloqueadas. Devem ser lavadas e escovadas com escova própria para essa finalidade e, então, submetidas à desinfecção antes da instalação, quando a oclusão será novamente verificada na boca do paciente, para que seja confirmada a estabilidade oclusal alcançada.

Outros problemas

Outros problemas que podem ocorrer são a sensação de ardência, normalmente relacionada com monômero residual, liberado pela prótese recém-instalada, ou xerostomia. Para amenizar esse problema, o paciente deve manter as próteses imersas em água durante a noite, para liberação gradual do monômero; no caso da xerostomia, há indicação de saliva artificial. Se a xerostomia tiver origem medicamentosa, é indicado que se solicite, ao médico responsável pela prescrição, a possibilidade de troca por outro medicamento que não tenha esse efeito colateral.

Um desconforto (sensação de choque) está geralmente associada à compressão de terminações nervosas na região dos forames incisivo ou mentonianos. A solução pode ser alcançada por meio de alívio da base da prótese na região correspondente.

A hipersalivação é comum após a instalação das próteses, podendo, além de causar desconforto, prejudicar a retenção. Deve ser explicado ao paciente que esse problema cessará em poucos dias.

Queixas relacionadas com náuseas ou enjoos geralmente estão associadas a sobre-extensões dos limites posteriores das próteses, percepção da espessura da borda palatina posterior da prótese, saliva muito viscosa ou, até mesmo, falta de adaptação do paciente.

Problemas decorrentes de próteses mal confeccionadas

A execução adequada e cautelosa de todas as etapas de confecção das próteses totais é essencial para que não ocorram queixas em razão de próteses mal confeccionadas, detectadas no ato da instalação ou durante o período de adaptação.

Falta de retenção e estabilidade, por exemplo, podem ser decorrentes de erros inerentes a falhas na confecção das próteses, como a infraextensão de bordas, bordas muito afiladas, selado periférico e/ou posterior muito deficiente, desarmonias oclusais, indicando erros de registro das relações intermaxilares, ou má adaptação da prótese aos tecidos de suporte e estruturas adjacentes, indicando falha de moldagem e/ou escultura.

Queixas relacionadas com dificuldade de mastigação, deglutição, ruídos ao comer ou falar (toque entre dentes) e dificuldade de abrir a boca podem indicar DVO aumentada. O relato de mordiscado de bochechas, lábios e língua pode ocorrer por inadequado posicionamento dos dentes anteriores e posteriores. O mau posicionamento dos dentes também pode ser a causa de problemas fonéticos, que não se resolvem durante o período de adaptação, assim como aumento da DVO. Problemas fonéticos também podem ser decorrentes de formato e espessura incorretos do palato. A queixa de fala sibilante normalmente indica excesso de material no palato (estreitamento ou ausência do canal de escape do ar).

Caso detectadas, as falhas descritas, dependendo de sua extensão, podem ser incorrigíveis. O cirurgião-dentista, portanto, deve saber reconhecer que alguns problemas não são propriamente esperados e representam falhas técnicas. Nesses casos, deve-se considerar a possibilidade de confecção de novas próteses.

INDICAÇÃO DE ADESIVOS PARA PRÓTESE

Os adesivos para prótese são produtos farmacêuticos manufaturados que têm como finalidade aumentar a retenção da prótese, proporcionando maior conforto e segurança aos usuários. Eles são formulados a partir de uma mistura de polímeros sintéticos, que hidratam em contato com a saliva e aumentam de volume, preenchendo os espaços vazios entre a prótese e a fibromucosa. Assim, os adesivos podem otimizar a retenção e a estabilidade das próteses totais, aumentando a viscosidade do meio entre a prótese e sua área de assentamento.

Esses produtos são indicados para pacientes que apresentam necessidades funcionais e psicológicas de retenção e estabilidade de suas próteses, como profissionais que utilizam a voz, pessoas socialmente ativas e pacientes que passaram por modificações cirúrgicas extensas nos tecidos de suporte, assim como em casos de rebordos excessivamente reabsorvidos, fluxo salivar reduzido e baixo controle neuromuscular. Os adesivos podem ter indicação temporária, para facilitar a adaptação de próteses novas em pacientes que nunca as utilizaram. São contraindicados no pós-operatório de próteses totais imediatas e para a retenção de próteses insatisfatórias.

Os adesivos estão disponíveis na forma de pó, creme e fitas. Para todos os tipos de adesivos, deve-se lavar e secar a prótese antes da sua aplicação e seguir as recomendações do fabricante quanto à sua utilização.

Para o adesivo tipo creme, na prótese maxilar, deve-se aplicar dois comprimentos de aproximadamente 1 cm na região anterior e um de cada lado na região posterior (Figura 14.41). Na prótese mandibular, deve-se utilizar um comprimento na região anterior e dois na região posterior, sendo um em cada um dos lados (Figura 14.42). Em seguida, o creme é espalhado sobre toda a superfície da prótese umedecida.

Para os adesivos do tipo pó, a prótese deverá ser inicialmente umedecida e o pó, aplicado e distribuído por toda a sua extensão (Figura 14.43A). A água e a saliva incorporam o pó e essa mistura fica semelhante a uma goma (Figura 14.43B). Adesivos em forma de pó são os mais acessíveis em termos econômicos,

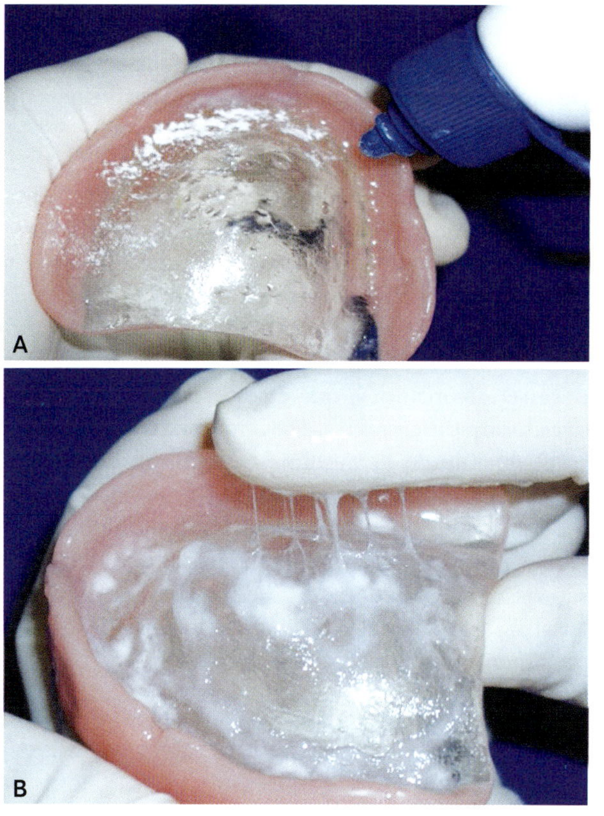

Figura 14.43 Modo de usar – pó. Aplicação do pó (**A**); aspecto do produto após umedecido (**B**).

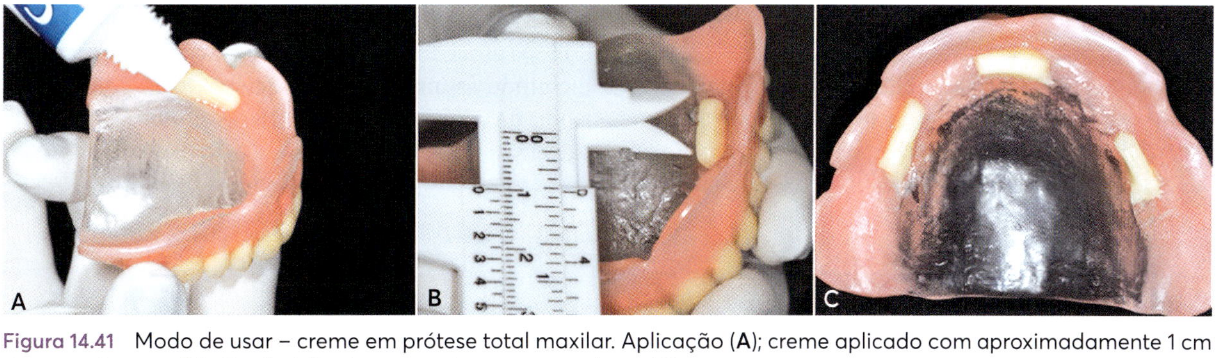

Figura 14.41 Modo de usar – creme em prótese total maxilar. Aplicação (**A**); creme aplicado com aproximadamente 1 cm de comprimento (**B**); distribuição dos comprimentos na prótese (**C**).

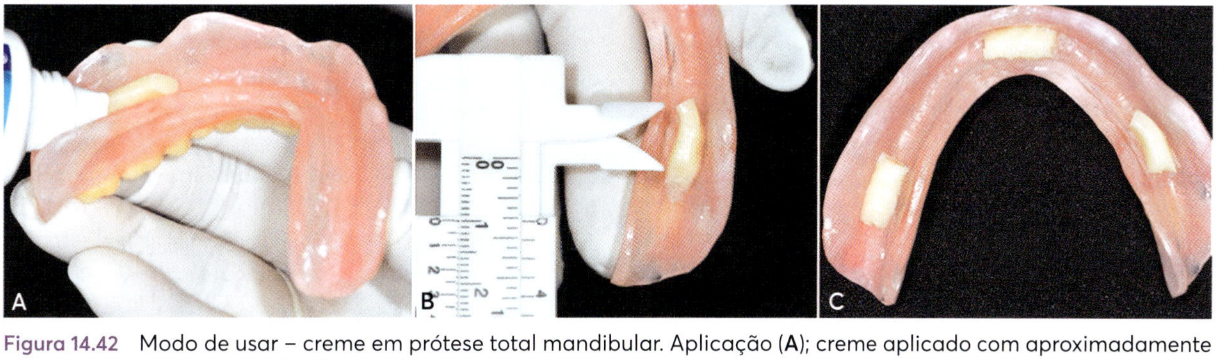

Figura 14.42 Modo de usar – creme em prótese total mandibular. Aplicação (**A**); creme aplicado com aproximadamente 1 cm de comprimento (**B**); distribuição dos comprimentos na prótese (**C**).

especialmente para a população brasileira, e, durante a higiene, são mais facilmente removidos da superfície da resina acrílica e da boca do que os adesivos do tipo creme.

Já as fitas apresentam um formato específico para as próteses maxilar e mandibular (Figura 14.44). A fita deverá ser inicialmente umedecida em água e, posteriormente, acomodada na base da prótese. Possíveis excessos devem ser recortados com uma tesoura.

Deve-se salientar que, para todos os tipos de adesivo, as instruções de higiene bucal e das próteses deve ser reforçada, já que esses produtos são considerados de difícil remoção e limpeza, podendo favorecer o acúmulo de biofilme. A remoção deverá ser realizada durante a escovação, com o auxílio de uma escova dental, associada a dentifrício ou sabão neutro, e a limpeza pode ser complementada com a imersão das próteses em solução de perborato de sódio (pastilha efervescente), preparada com água morna, pelo menos uma vez por semana.

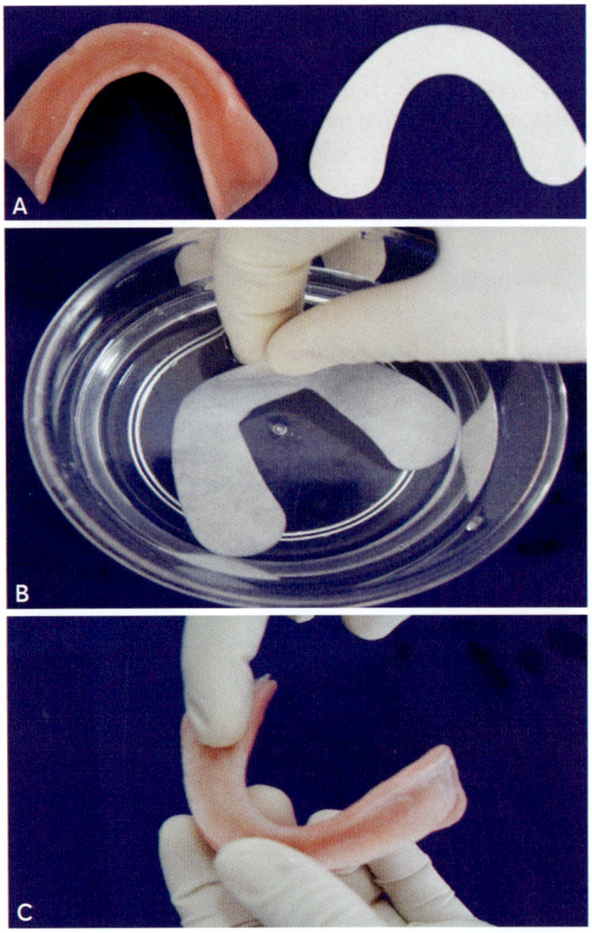

Figura 14.44 Modo de usar – fita. Formato da fita semelhante à prótese (**A**); umedecimento em água (**B**); aplicação na prótese mandibular (**C**).

Apesar das indicações do uso de adesivos em próteses totais, alguns profissionais e pacientes são relutantes quanto à sua utilização. Há o equívoco de se acreditar que a recomendação do uso de adesivos reflete na má habilidade técnica do dentista. A incorreta indicação e o uso inadequado desses produtos podem ter influências negativas para os pacientes, mascarando problemas subjacentes à prótese (patologias ou próteses insatisfatórias e/ou mal ajustadas), evitando consultas de retorno aos profissionais e, consequentemente, aumentando a possibilidade de problemas futuros. Assim, educar os pacientes, quanto ao uso dos adesivos pode reduzir a aplicação inadequada desse produto e deve ser uma prática clínica do cirurgião-dentista.

Portanto, o conhecimento do profissional, somado as evidências científicas a respeito dos adesivos para prótese e as expectativas do paciente em relação ao tratamento podem ser considerados fatores determinantes para a indicação e o uso corretos desses produtos.

CONSIDERAÇÕES FINAIS

A sessão clínica de instalação das próteses totais é ansiosamente esperada pelo paciente e pelo cirurgião-dentista, pois é o momento em que o resultado do trabalho executado é, finalmente, avaliado. A partir disso, inicia-se o período de adaptação, no qual problemas comuns são esperados e devem ser solucionados. Os procedimentos realizados no dia da instalação, incluindo as instruções ao paciente, bem como o período de adaptação e os controles posteriores, são de extrema importância para o sucesso da reabilitação.

BIBLIOGRAFIA

1. Arruda CNF, Salles MM, Badaró MM, Oliveira VC, Macedo AP, Silva-Lovato CH et al. Effect of sodium hypochlorite and ricinus communis solutions on control of denture biofilm: A randomized crossover clinical trial. J Prosthet Dent. 2017; 117(6):729-734.
2. Arruda CNF, Salles MM, Badaró MM, Sorgini DB, Oliveira VC, Macedo AP et al. Evaluation of biofilm removal and adverse effects on acrylic resin by diluted concentrations of sodium hypochlorite and Ricinus communis solutions. Gerodontology. 2018.
3. Barbosa DB, Barão VAR, Assunção WG, Gennari Filho H, Goiato MC. Complete denture insertion: a review. Rev Odontol UNESP. 2006; 35(1):53-60.
4. Brunello DL, Mandikos MN. Construction faults, age, gender, and relative medical health: factors associated with complaints in complete denture patients. J Prosthet Dent. 1998; 79(5):545-554.
5. Compagnoni MA, Martins MC. Avaliação sobre o número de retornos e as causas que os acarretam após a instalação das próteses totais. Rev CROMG. 1998; 4:108-114.
6. Compagnoni MA, Souza RF, Marra J, Pero AC, Barbosa DB. Relationship between Candida and nocturnal denture wear: quantitative study. J Oral Rehabil. 2007; 34(8):600-605.

7. Consani RL, Domitti SS, Barbosa CMR, Consani S. Effect of commercial acrylic resins on dimensional accuracy of the maxillary denture base. Braz Dent J. 2002; 13(1):57-60.
8. de Andrade IM, Cruz PC, Silva-Lovato CH, de Souza RF, Souza-Gugelmin MC, Paranhos HF. Effect of chlorhexidine on denture biofilm accumulation. J Prosthodont. 2012; 21(1):2-6.
9. de Oliveira Jr NM, Rodriguez LS, Mendoza Marin DO, Paleari AG, Pero AC, Compagnoni MA. Masticatory performance of complete denture wearers after using two adhesives: a crossover randomized clinical trial. J Prosthet Dent. 2014; 112(5):1182-1187.
10. Ellis JS, Thomason JM, McAndrew R. A pilot study examining the effects of enhanced aesthetics on oral health related quality of life and patient's satisfaction with complete dentures. Eur J Prosthodont Restor Dent. 2010; 18(3):116-122.
11. Goiato MC, Genneri Filho H, Santos DM, Barão VA, Freitas Jr AC. Insertion and follow-up of complete dentures: a literature review. Gerodontology. 2011; 28(3):197-204.
12. Goldstein GR, Soni A, Broner A. Insertion procedures for complete dentures. N Y State Dent J. 1982; 48(6):371-373.
13. Grasso JE. Denture adhesives: changing attitudes. J Am Dent Assoc. 1996; 127(1):90-96.
14. Hannah VE, O'Donnell L, Robertson D, Ramage G. Denture stomatitis: causes, cures and prevention. Prim Dent J. 2017; 6(4):46-51.
15. Harada-Hada K, Hong G, Abekura H, Murata H. Evaluation of the efficiency of denture cleaners for removing denture adhesives. Gerodontology. 2016; 33(4):453-460.
16. Kivovics P, Jáhn M, Borbély J, Márton K. Frequency and location of traumatic ulcerations following placement of complete dentures. Int J Prosthodont. 2007; 20(4):397-401.
17. Leite AR, Mendoza-Marin DO, Paleari AG, Rodriguez LS, Roccia AA, Policastro VB et al. Crossover clinical trial of the influence of the use of adhesive on biofilm formation. J Prosthet Dent. 2014; 112(2):349-356.
18. Leite ARP, de Oliveira Jr NM, Mendoza Marin DO, Compagnoni MA, Pero AC. Proinflammatory cytokine production from NOK-SI keratinocytes after exposure to denture adhesives. J Prosthet Dent. 2018; 119(3):404-408.
19. Leles CR, Compagnoni MA, de Souza RF, Barbosa DB. Kinesiographic study of mandibular movements during functional adaptation to complete dentures. J Appl Oral Sci. 2003; 11(4):311-318.
20. Marin DO, Leite AR, Paleari AG, Rodriguez LS, Oliveira Jr NM, Pero AC et al. Effect of a denture adhesive on the satisfaction and kinesiographic parameters of complete denture wearers: a cross-over randomized clinical trial. Braz Dent J. 2014; 25(5):391-398.
21. Nikawa H, Hamada T, Yamashiro H, Kumagai H. A review of in vitro and in vivo methods to evaluate the efficacy of denture cleansers. Int J Prosthodont. 1999; 12(2):153-159.
22. Paranhos HF, Silva-Lovato CH, Souza RF, Cruz PC, Freitas KM, Peracini A. Effects of mechanical and chemical methods on denture biofilm accumulation. J Oral Rehabil. 2007; 34(8):606-612.
23. Paranhos HF, da Silva CH, Venezian GC, Macedo LD, de Souza RF. Distribution of biofilm on internal and external surfaces of upper complete dentures: the effect of hygiene instruction. Gerodontology. 2007; 24(3):162-168.
24. Russi S, Mollo Jr FA, Arioli Filho JN, Porciúncula HF. Instalação das próteses totais: avaliação dos materiais reveladores de áreas de compressão. RGO. 2001; 49(2):76-78.
25. Salles MM, Oliveira VC, Souza RF, Silva CH, Paranhos HF. Antimicrobial action of sodium hypochlorite and castor oil solutions for denture cleaning – in vitro evaluation. Braz Oral Res. 2015; 29:1-6.
26. Silva JM, Santos JFF, Marchini L. Factors influencing patients' satisfaction with complete dentures: a qualitative study. Braz Dent Sci. 2014; 17:83-88.
27. Tanaka H. Speech patterns of edentulous patients and morphology of the palate in relation to phonetics. J Prosthet Dent. 1973; 29(1):16-28.
28. Telles D. Prótese Total: convencional e sobre implantes. 3.ed. Santos:Santos; 2013.
29. Valentini-Mioso F, Maske TT, Cenci MS, Boscato N, Pereira-Cenci T. Chemical hygiene protocols for complete dentures: A crossover randomized clinical trial. J Prosthet Dent. 2019; 121(1):83-89.
30. Zarb GA. Prosthodontic Treatment for edentulous patients. Complete dentures and implant-supported prostheses. 13.ed. St. Louis: Mosby; 2012.

15

Reembasamentos em próteses totais

João Neudenir Arioli Filho
Rodrigo de Paula Pereira
Sergio Sualdini Nogueira
Francisco de Assis Mollo Junior
Ana Carolina Pero

FLUXOGRAMA DO CAPÍTULO

INTRODUÇÃO

A função satisfatória de uma prótese total é dependente de retenção, estabilidade e suporte adequados, que são considerados a tríade funcional da prótese total, a qual sofre a ação de uma série de fatores, como a desadaptação de sua base sobre os tecidos que a sustentam, podendo gerar dificuldades na mastigação e na fala, desconforto ao paciente, traumas aos tecidos de suporte e, até mesmo, inviabilizar o uso da prótese.

É importante salientar que, logo após a exodontia, inicia-se um processo de cicatrização dos tecidos moles e duros. Considerando que a reparação dos tecidos moles é mais rápida nas primeiras semanas após exodontia, a forma e o volume da mucosa de revestimento do rebordo alveolar mudam constantemente. Quando próteses totais imediatas são instaladas, torna-se necessário, em decorrência desse processo de remodelação tecidual, realizar procedimentos de readaptação de suas bases, utilizando um material, na parte interna da base, que favoreça também a cicatrização dos tecidos moles.

Nos primeiros 12 meses após a extração dentária, ocorre cerca de 50% de redução da largura óssea do topo do alvéolo. Quanto à altura, estima-se que, na maxila, a perda seja de 2 a 3 mm e, na mandíbula, em torno de 4 a 5 mm, ocorrendo dois terços dessa perda óssea nos primeiros três meses.

Deve-se considerar, também, que a remodelação óssea no desdentado total é um processo lento, contínuo e gradativo que ocorre até o final da vida do indivíduo, mas que é imprevisível quanto à sua intensidade. Portanto, mesmo uma prótese total convencional, confeccionada para um paciente já desdentado total e que, inicialmente, apresente excelente adaptação sobre a área de suporte pode se tornar desadaptada com o passar do tempo. Uma alternativa viável para a resolução desse problema é a readaptação da prótese sobre os tecidos de suporte por meio da substituição total da base ou do acréscimo de material na sua parte interna.

Outra situação clínica comumente encontrada é o desconforto que alguns pacientes apresentam com o uso da prótese total sobre rebordos alveolares severamente reabsorvidos (Figura 15.1).

Em virtude da redução das áreas de suporte da prótese e da rigidez da sua base, a distribuição das forças oclusais sobre o rebordo alveolar extremamente reabsorvido

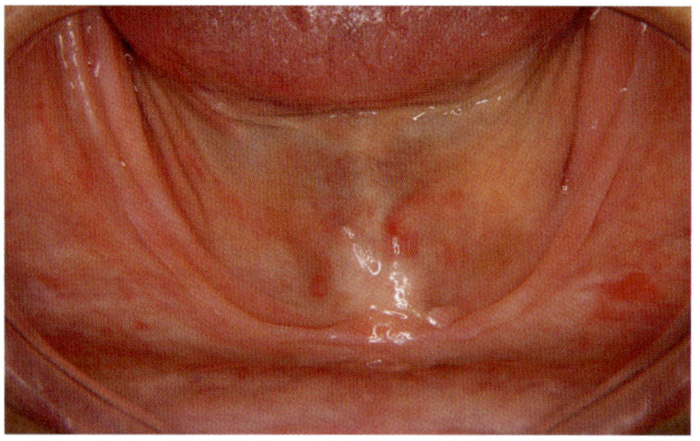

Figura 15.1 Rebordo alveolar inferior severamente reabsorvido.

torna-se algo doloroso e, muitas vezes, intolerável. Dessa forma, a presença de um material que absorva parte do estresse mastigatório na parte interna da prótese pode ser uma alternativa interessante e viável. Nesse caso, a superfície interna da prótese não é modificada em decorrência de falha na adaptação, mas, sim, da busca por um material que promova maior conforto ao paciente.

A falta de critérios técnicos para a confecção da prótese total pode também refletir diretamente na sua adaptação sobre a área de suporte. Falhas nos procedimentos clínicos e/ou laboratoriais podem comprometer a adaptação da prótese, demandando a necessidade de readaptá-la corretamente sobre os tecidos de suporte logo após a instalação.

Como visto anteriormente, o cirurgião-dentista pode se deparar com diversas situações clínicas de desadaptação da prótese total ou de demanda na melhora do conforto do paciente em relação ao contato da prótese com os tecidos da área de suporte. Para sanar essas situações, de modo a viabilizar o uso da prótese, são necessários procedimentos que readaptem a sua base aos tecidos de suporte.

O REEMBASAMENTO

O reembasamento de uma prótese total pode ser definido como todo procedimento de renovação da superfície de assentamento da sua base sobre os tecidos de suporte. Pode ser indicado nas seguintes situações:

- Em próteses totais imediatas (próteses instaladas imediatamente após as extrações dentárias), o objetivo é adaptá-las confortavelmente sobre a área cirúrgica e favorecer o processo de reparação tecidual.
- Quando há presença de tecidos inflamados na área de suporte, é necessário reembasar a prótese com um material que favoreça a volta à condição de normalidade desses tecidos.
- Nos casos de desconforto no uso da prótese por conta da pressão de sua base rígida sobre terminações nervosas em rebordos alveolares extremamente reabsorvidos ou sobre uma fibromucosa delgada em rebordos em "lâmina de faca": nesse caso, o reembasamento tem como objetivo a absorção de parte das forças mastigatórias por meio do material reembasador.
- Na perda de retenção, estabilidade e suporte (podendo ou não estarem os três fatores comprometidos) em função de desadaptação da base da prótese total: quando isso acontece, é pré-requisito que as relações intermaxilares (dimensão vertical de oclusão [DVO] e relação cêntrica [RC]) estejam adequadas e a estética, aceitável, tanto a dentária quanto em relação ao suporte dos tecidos moles periorais. Nesse caso, o objetivo do reembasamento é a manutenção do uso da prótese por meio da readaptação de sua base.

São contraindicações gerais do procedimento de reembasamento:

- Antes da remoção de lesões de tecidos moles sobre a área suporte, principalmente hiperplasias inflamatórias.
- Próteses que já passaram por várias reparações, como reparos de fraturas da base.
- Próteses com estética inadequada (p. ex., com dentes mal posicionados, desgastados ou com suporte insatisfatório dos tecidos moles faciais).
- Próteses com relações intermaxilares inadequadas (DVO e/ou RC).

O profissional deve ter em mente que o principal objetivo de reembasamento deve ser o aproveitamento da prótese, restabelecendo a eficiência mastigatória e o conforto funcional e psicológico do paciente.

Excepcionalmente, mesmo que a indicação seja a troca da prótese total, o reembasamento poderá ser executado em situações limitantes de saúde geral do paciente, que dificultem ou impeçam a realização da sequência clínica para a confecção de uma nova prótese.

CLASSIFICAÇÃO DOS REEMBASAMENTOS

Diante da existência de várias formas de classificar os procedimentos de reembasamento, esse assunto se tornou de difícil compreensão. Assim, neste capítulo, foi adotada uma classificação didática, em que os procedimentos de reembasamento são agrupados de acordo com sua principal finalidade:

- Reembasamento para condicionamento de tecido.

- Reembasamento para absorção da carga/forramento.
- Reembasamento para adaptação da base da prótese.

Cada um dos itens da classificação apresentada pode ser subdividido quanto à:

- Extensão do procedimento: reembasamento total, quando se envolve toda a área basal da prótese (Figura 15.2); e reembasamento parcial, quando apenas regiões específicas são reembasadas (Figura 15.3).
- Sequência técnica:
  - reembasamento imediato: quando o procedimento é executado diretamente na boca do paciente (Figura 15.4), podendo ser total ou parcial;
  - reembasamento mediato: quando é executado no laboratório de prótese (Figura15.5), sendo primeiramente realizado um molde da área de suporte, utilizando-se a própria prótese como moldeira individual. Um modelo funcional é então confeccionado para realizar o reembasamento parcial, total ou, até mesmo, a troca completa da base da prótese.

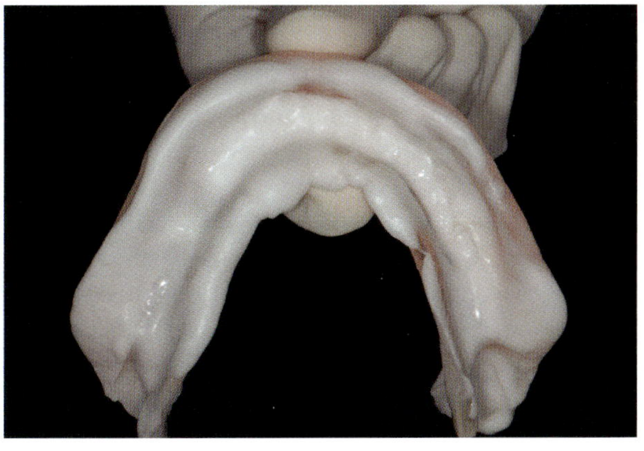

Figura 15.2 Reembasamento total de uma prótese total inferior.

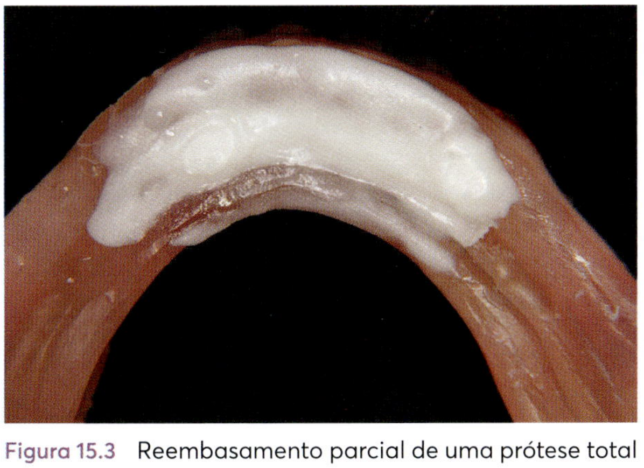

Figura 15.3 Reembasamento parcial de uma prótese total inferior.

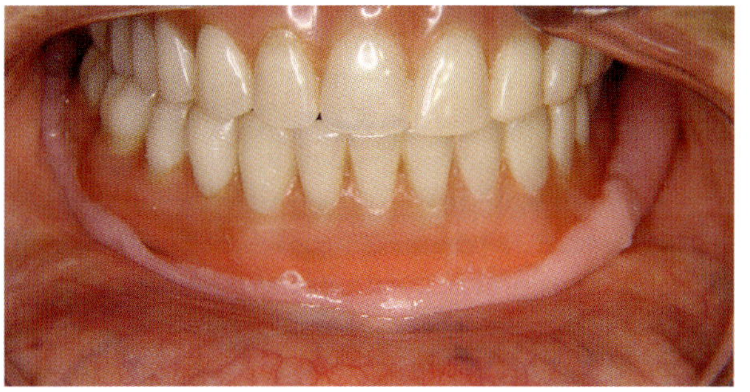

Figura 15.4 Excesso de material reembasador durante reembasamento imediato de uma prótese total inferior.

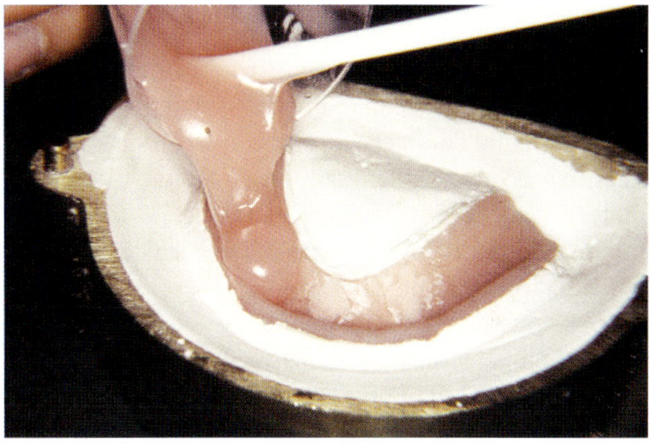

Figura 15.5 Acréscimo de material reembasador na base da prótese total inferior incluída em mufla (reembasamento mediato).

Reembasamento para condicionamento tecidual

Objetivo e materiais

Pode-se dizer que o objetivo principal desse tipo de reembasamento é a manutenção dos tecidos moles da área de suporte, que sofreram uma intervenção cirúrgica, em uma posição o mais estável possível durante a função (Figura 15.6), favorecendo o processo de reparação/cicatrização.

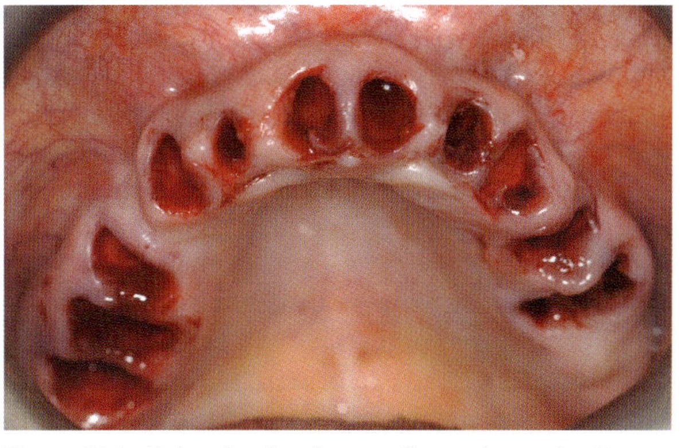

Figura 15.6 Rebordo alveolar maxilar após exodontias.

Também pode ser realizado quando os tecidos da área de suporte se apresentam inflamados, em decorrência de trauma ou patologias, e precisam receber menos estresse funcional para facilitar a dissipação do processo inflamatório.

Portanto, esse reembasamento é realizado quando se instala uma prótese total imediata ou quando o paciente já utiliza uma prótese total e teve que passar por um procedimento cirúrgico na área de suporte, seja para a remoção de tecidos hiperplásicos/inflamados, dentes e raízes residuais, seja para a instalação de implantes osseointegrados. Consequentemente, o reembasamento para condicionamento de tecido também tem como objetivo a readaptação da prótese sobre aquela área que foi modificada cirurgicamente.

Para entender adequadamente os objetivos citados, é fundamental conhecer a composição e as características físicas dos condicionadores de tecido, que são os materiais utilizados nessa modalidade de reembasamento. São materiais à base de resina acrílica, apresentados na forma de pó e líquido:

- Pó: polimetacrilato de metila/polimetacrilato de etila.
- Líquido: álcool etílico (solvente); 60 a 80% de éster aromático (dibutilftalato), que age como plastificante. Por conterem álcool em sua composição, deve-se ter uma atenção maior quanto ao uso em pacientes etilistas ou que tenham problemas hepáticos.

Esses materiais são considerados resilientes ou macios e apresentam uma característica viscoelástica, ou seja, com a carga mastigatória, eles escoam e se remodelam, graças à predominância de sua plasticidade, adaptando-se sobre a área de suporte de acordo com a demanda clínica funcional. Além disso, eles também absorvem parte das forças mastigatórias, em decorrência de sua pequena elasticidade.

A partir do momento em que os condicionadores de tecido sofrem a ação do meio aquoso bucal, um processo de degradação começa a acontecer, em virtude da perda de plastificante, o que diminui gradualmente sua capacidade de remodelação. Em pouco tempo (em média, 7 dias), tornam-se enrijecidos e com coloração alterada (Figura 15.7), implicando, obrigatoriamente, a necessidade de troca, para que as propriedades adaptativas e de condicionamento de tecido sejam mantidas.

Técnica de execução

O reembasamento para condicionamento de tecido é realizado de forma imediata, em função da característica temporária do material utilizado. Podemos reembasar parcial ou totalmente a base da prótese, dependendo da extensão da área cirúrgica.

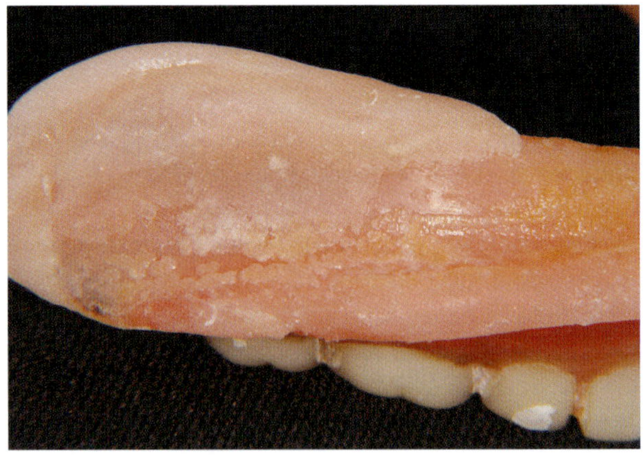

Figura 15.7 Material reembasador para condicionamento de tecido com alteração de cor.

É necessário um alívio de 1 a 2 mm da base da prótese na área a ser reembasada (Figura 15.8), a fim de criar um espaço adequado para o material condicionador e proporcionar um assentamento passivo da prótese total, pois, muitas vezes, imediatamente após o procedimento cirúrgico, já se observa um edema.

É importante que as partes da base que se apoiam em áreas não cirúrgicas – e, portanto, que foram moldadas previamente de forma adequada – não sejam aliviadas, pois elas servirão de referência para o posicionamento final da prótese sobre a área de suporte.

Na sequência, o condicionador de tecido deve ser proporcionado e manipulado de acordo com as recomendações do fabricante e levado à base da prótese apenas nas regiões que necessitam ser preenchidas, para que haja o mínimo possível de excesso de material em áreas que não sofreram modificações decorrentes da cirurgia, o que garante uma melhor adaptação da prótese e a manutenção da oclusão e da DVO.

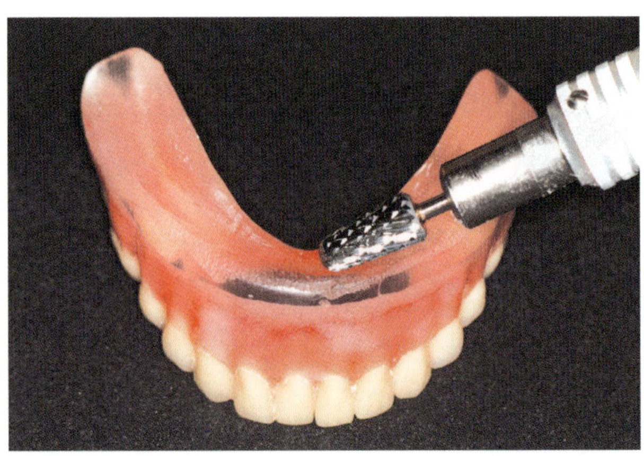

Figura 15.8 Alívio da área a ser reembasada com pontas de desgaste.

A prótese, então, deve ser inserida sob pressão moderada, e os movimentos funcionais da musculatura devem ser realizados pelo profissional. Em seguida, o paciente deve fechar a boca, de modo a ficar com os dentes levemente ocluídos, até que o material geleifique.

Os excessos externos podem ser removidos com um buril de Lecron aquecido ou uma lâmina de bisturi, conferindo um acabamento suave e adequado às bordas da prótese (Figura 15.9).

Alguns fabricantes disponibilizam, no *kit* do material, um isolante para ser aplicado na superfície externa da base e nos dentes artificiais, facilitando, assim, a remoção dos excessos.

A troca de um condicionador de tecido geralmente deve ser feita entre 7 e 14 dias após o reembasamento, dependendo do grau de enrijecimento do material, devendo ser realizada até que o processo de reparação dos tecidos moles esteja finalizado. Para a sua remoção, pode-se fazer um tracionamento manual do material ou desgastá-lo com brocas maxicut, quando já estiver relativamente enrijecido (Figura 15.10).

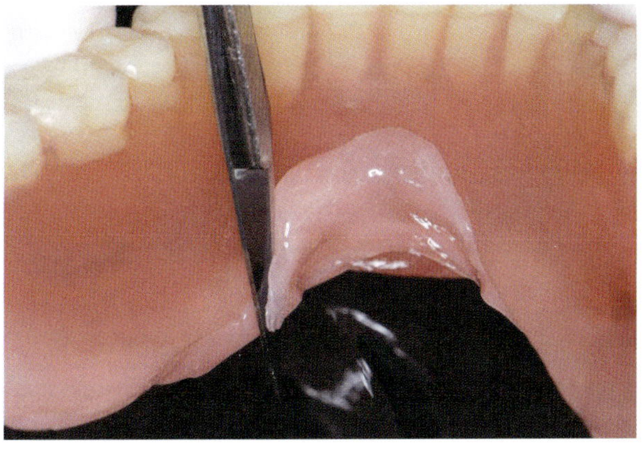

Figura 15.9 Corte dos excessos de material reembasador com lâmina de bisturi.

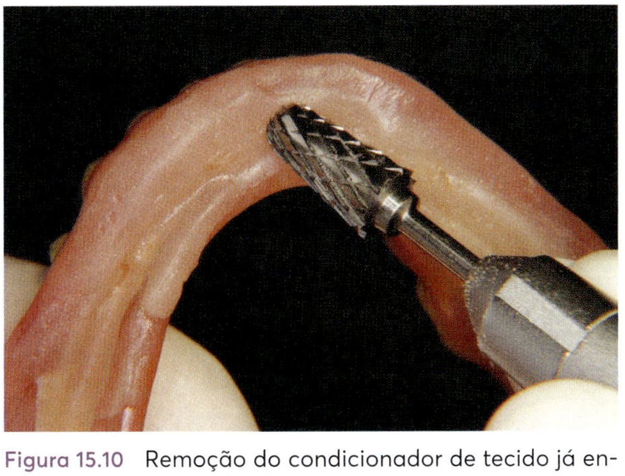

Figura 15.10 Remoção do condicionador de tecido já enrijecido com pontas de desgaste.

Em razão do bom escoamento, da recuperação elástica mínima e da estabilidade dimensional adequada dos condicionadores de tecido, quando deixados em função, na boca pelo período de 24 horas até alguns dias, adaptam-se funcionalmente sobre a área de suporte e podem ser considerados um molde funcional para a realização de um reembasamento rígido pela técnica mediata.

Reembasamento para absorção de carga/forramento

Objetivo e materiais

O reembasamento para absorção de carga tem como objetivo principal proporcionar conforto com o uso da prótese total quando, em razão das características clínicas do rebordo residual e da fibromucosa, a base não resiliente da prótese promove incômodo ao paciente, gerando dores que inviabilizam o seu uso. Os materiais utilizados para esse tipo de reembasamento recebem o nome de forradores.

O reembasamento para absorção de carga é indicado nas seguintes situações clínicas:

- Quando os rebordos alveolares são afilados no formato de "lâmina de faca" e a base rígida da prótese comprime a fibromucosa sobre essa crista delgada, acarretando desconforto ao paciente.
- Quando os rebordos alveolares são muito reabsorvidos, não havendo uma crista óssea definida, mas, sim, um rebordo plano e basal, fazendo com que haja uma compressão, pela base da prótese, durante a função, sobre as terminações nervosas que emergem dos forames mentuais.
- Quando há áreas acentuadamente retentivas nos rebordos alveolares e reembasamentos parciais são necessários para evitar grandes alívios internos nas próteses, possibilitando sua inserção/remoção sem traumatizar a fibromucosa.
- Quando o paciente faz uso de próteses imediatas e já transcorreu o período de cicatrização dos tecidos moles, não havendo mais a necessidade do uso dos condicionadores de tecido.

Para alcançar seu objetivo nas situações clínicas mencionadas, o material reembasador utilizado deve ser resiliente e apresentar uma característica predominantemente elástica, o que lhe permitirá absorver de 20 a 60% do impacto da carga mastigatória, funcionando como um amortecedor e também favorecendo a dissipação das cargas de maneira mais homogênea sobre o rebordo alveolar.

Os materiais forradores podem ser compostos por resina acrílica ou silicone. Os forradores à base de resina acrílica apresentam modificações no tamanho das partículas de pó, no conteúdo de álcool etílico e na proporção de plastificante, tendo uma característica mais elástica do que plástica e, assim, se diferenciando dos condicionadores de tecido. Podem ser comparados a um "colchão de molas", que, ao receber uma carga, se deforma e, quando a carga é retirada, volta à sua forma original. Essa característica garante uma excelente capacidade de absorção e distribuição das forças mastigatórias. No entanto, assim como os condicionadores de tecido, os materiais forradores também perdem plastificante no meio oral, tornando-se enrijecidos e demandando trocas periódicas. A periodicidade de troca pode variar enormemente, de acordo com os hábitos alimentares, a técnica de higienização e a qualidade do material, mas, em geral, o prazo máximo é em torno de 30 dias.

Os forradores à base de silicone são compostos por polímeros de dimetil siloxano e sua resiliência provém de propriedades intrínsecas, e não de plastificantes, apresentando, portanto, maior durabilidade. Entretanto, sua adesão à base de resina acrílica das próteses não é adequada, devendo ser utilizado adesivo próprio para minimizar a possibilidade de se soltar da base. Além disso, deve ser respeitada uma espessura máxima de material em torno de 3 mm, para aumentar sua resistência ao rasgamento e proporcionar adequada absorção de carga mastigatória. Esses materiais não sofrem enrijecimento no meio bucal, mas apresentam alterações dimensionais com o tempo de uso, levando à desadaptação da base da prótese, o que, obrigatoriamente, resultará na necessidade de um novo reembasamento.

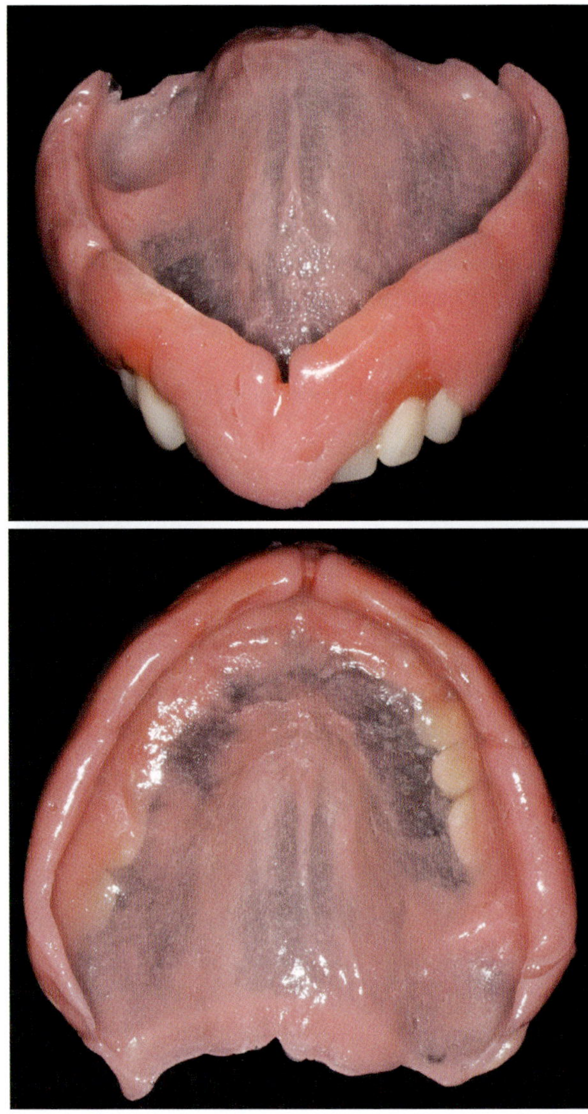

Figura 15.11 Prótese reembasada, evidenciando os excessos do forrador de silicone.

Técnica de execução

Geralmente, essa modalidade de reembasamento é executada de forma imediata quando são utilizados forradores à base de resina acrílica. Ao utilizar forradores de silicone de ativação química, o reembasamento poderá ser imediato ou mediato. Já com os forradores de silicone de ativação térmica, o reembasamento será estritamente mediato, podendo o material reembasador ser prensado na base de resina termicamente ativada já polimerizada ou polimerizado ao mesmo tempo com a resina – nessa última situação, não é necessário um adesivo para uni-los.

O reembasamento imediato com os forradores segue a mesma sequência descrita para o reembasamento para condicionamento de tecido. Entretanto, para evitar rasgamentos, a remoção de excessos de forradores à base de silicone (Figura 15.11) deve ser feita com uma lâmina de bisturi n. 15 (Figura 15.12), tomando-se o cuidado de deixar as bordas com o melhor acabamento possível (Figura 15.13).

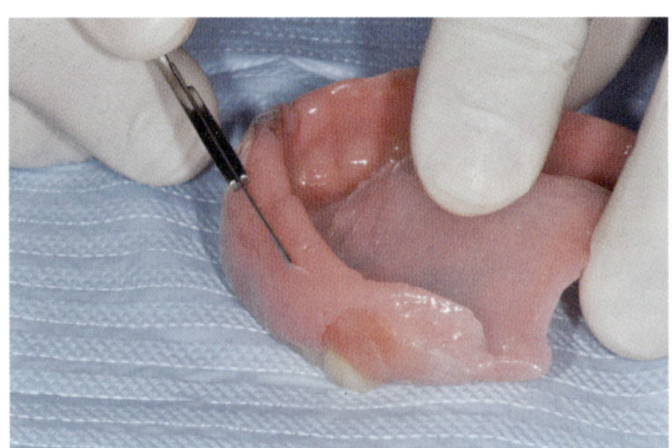

Figura 15.12 Remoção dos excessos do forrador de silicone com lâmina de bisturi n. 15.

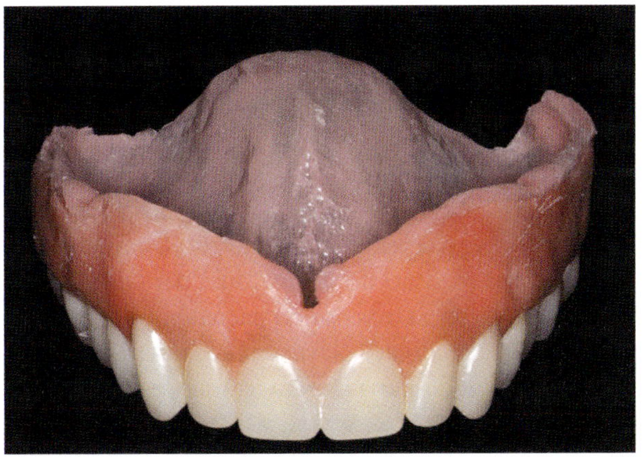

Figura 15.13 Prótese reembasada com forrador de silicone após remoção completa dos excessos de material reembasador.

A imersão da prótese em água com temperaturas bem baixas, próximas a 0°C, deixa os materiais à base de silicone mais enrijecidos, o que pode facilitar seu acabamento com fresas cortantes e pontas de acabamento.

Por fim, é fundamental reforçar que, independentemente do forrador utilizado, esse material sempre terá um tempo de uso finito, ou seja, necessitará ser trocado em algum momento durante o período de vida útil da prótese total. No caso do uso em próteses imediatas, o forrador deverá, sempre que possível, ser utilizado somente durante o processo de remodelação óssea pós-cirúrgico, podendo-se, então, realizar a moldagem funcional para a confecção de uma nova prótese ou para o reembasamento da prótese imediata com material rígido.

Reembasamento para readaptação da base da prótese

Objetivo e materiais

Quando próteses totais estão desadaptadas sobre a área de suporte, seja em razão do processo de reabsorção óssea, seja por erros clínicos e/ou laboratoriais de confecção, o procedimento de reembasamento tem por objetivo readaptá-las, de modo a serem utilizadas satisfatoriamente até o momento em que, finalmente, necessitem ser substituídas. Portanto, a realização desse tipo de reembasamento depende fortemente da existência de fatores favoráveis ao uso da prótese após o reembasamento, como condição estética, integridade da base e dos dentes artificiais.

É importante também verificar se a baixa retenção e/ou a falta de estabilidade e/ou suporte da prótese total são realmente oriundas de uma desadaptação da base, sendo indicado reembasá-la, ou se são decorrentes de características desfavoráveis da cavidade bucal do paciente relacionadas à fibromucosa, ao rebordo residual e à qualidade/quantidade da saliva, o que contraindica o reembasamento.

Próteses imediatas também podem necessitar desse tipo de reembasamento após transcorrido o período de remodelação tecidual (3 a 6 meses), desde que a sua continuidade de uso preencha as indicações para a realização do procedimento.

O material de escolha para esse tipo de reembasamento deve ser rígido e apresentar características físicas, mecânicas e estéticas semelhantes ou iguais ao material da base da prótese. Dessa forma, enquadra-se, nessa situação, a utilização das resinas acrílicas quimicamente ativadas ou das resinas acrílicas termicamente ativadas para bases de próteses.

Técnica de execução

Caso seja utilizada a resina acrílica quimicamente ativada, o reembasamento será imediato; se utilizada a resina termicamente ativada, o reembasamento será mediato.

Recomenda-se o uso da técnica mediata, pois o material utilizado é o mesmo da base da prótese, o que propicia maior resistência mecânica, menor porosidade, estética semelhante à da base da prótese e menor presença de monômero residual. A única desvantagem é que o paciente ficará sem a prótese por um determinado período, em razão da execução dos procedimentos laboratoriais de inclusão em mufla, prensagem, acrilização, acabamento e polimento.

Técnica mediata

Antes de realizar a técnica mediata, é imprescindível verificar o tipo de desadaptação que a prótese apresenta, ou seja, falta de suporte e/ou estabilidade, falta de selamento periférico e/ou selamento posterior.

Caso a prótese tenha selamento satisfatório, mas apresente suporte e/ou estabilidade deficientes, o profissional deverá fazer um alívio generalizado em toda a parte interna da base, de forma a dar espessura suficiente ao material de moldagem. Esse procedimento dever ser realizado com fresas do tipo maxicut em peça reta (Figura 15.14).

Caso a prótese apresente um selamento deficiente, seja periférico e/ou posterior, além do alívio interno generalizado para o material de moldagem, faz-se necessária a moldagem de bordos com godiva de baixa fusão ou silicone denso. O uso do silicone é o mais adequado, por ser de fácil remoção da base da prótese durante seu procedimento de limpeza, após a abertura da mufla.

O passo seguinte será a moldagem funcional da área de suporte, que deve ser realizada com pasta à base de óxido de zinco e eugenol ou elastômero.

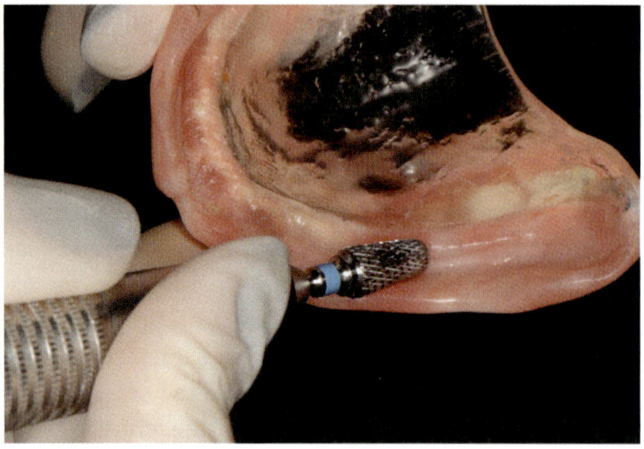

Figura 15.14 Realização de alívio interno da prótese total superior para o material de moldagem.

Posteriormente, o paciente é orientado a fechar a boca e permanecer com os dentes em oclusão suave, a fim de manter a correta relação dental e a mínima deformação da fibromucosa.

Após a reação final do material de moldagem, remove-se a prótese e verifica-se a qualidade do molde, o qual, posteriormente, é retornado à boca do paciente para a realização dos testes de retenção, estabilidade e suporte. Na sequência, executa-se o procedimento de proteção das bordas do molde com cera utilidade (Figura 15.15).

O modelo será confeccionado em gesso tipo IV, e o conjunto prótese/modelo será incluído em mufla para o reembasamento com resina acrílica termicamente ativada, seguindo-se a técnica convencional de prensagem, acrilização, acabamento e polimento.

Após a realização de todos os procedimentos laboratoriais, a prótese total será instalada, devendo-se verificar e ajustar as áreas de sobrecompressão e também a oclusão. Nas situações clínicas de dificuldade no ajuste oclusal na boca do paciente, o procedimento deve ser executado em articulador semiajustável.

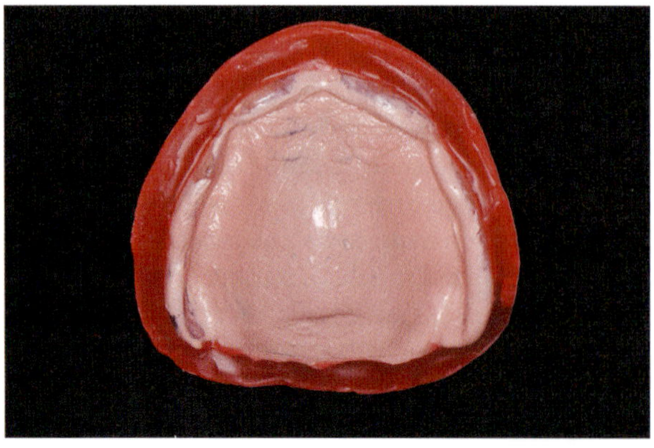

Figura 15.15 Molde com pasta à base de óxido de zinco e eugenol e proteção de bordas com cera utilidade.

Técnica imediata

Quanto à técnica imediata, na qual se utilizará a resina acrílica quimicamente ativada, podem-se destacar algumas desvantagens:

- Liberação de calor durante a polimerização, podendo chegar à temperatura de 70°C, o que requerer muita atenção do profissional para não causar queimaduras na mucosa do paciente.
- Odor e gosto desagradável em decorrência do monômero, podendo também causar irritação tecidual.
- Presença de porosidades, que podem facilitar acúmulo de biofilme, manchamentos e odores.
- Resistência mecânica inferior à resina da base da prótese.

Algumas resinas quimicamente ativadas, destinadas especificamente para essa técnica de reembasamento, apresentam modificações em sua composição, objetivando minimizar alguns desses aspectos negativos mencionados.

Para a realização da técnica imediata, também é necessário, inicialmente, avaliar o tipo de desadaptação da prótese, pois isso determinará a região da base a ser desgastada para receber o material reembasador.

Na sequência, o material deve ser proporcionado e manipulado, de acordo com as recomendações do fabricante, e levado à base da prótese (Figura 15.16), que, rapidamente, deve ser inserida na boca do paciente, enquanto os movimentos funcionais são realizados.

Em seguida, o paciente deve fechar a boca e ocluir levemente para manter a correta relação dental e a mínima deformação da fibromucosa.

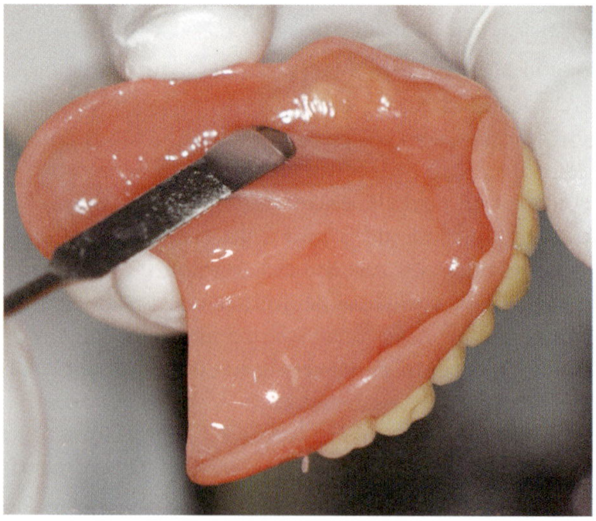

Figura 15.16 Carregamento da base com o material reembasador.

Durante esse processo, dependendo da marca comercial do material reembasador, pode ocorrer liberação de calor de forma mais intensa, requerendo que o profissional remova a prótese da boca do paciente para resfriá-la rapidamente em água corrente, antes de retorná-la à boca até o final da reação de polimerização.

Posteriormente, os excessos devem ser removidos e um acabamento adequado, realizado. Áreas de sobrecompressão e oclusão deverão ser reavaliadas.

REEMBASADORES E PROLIFERAÇÃO MICROBIANA

Uma grande limitação dos reembasadores, principalmente os imediatos com materiais resilientes, é o acúmulo de biofilme, decorrente das porosidades superficiais (Figura 15.17), bem como sua rápida deterioração no meio bucal (Figura 15.18), em razão de fatores como o estresse mastigatório, a baixa resistência à abrasão, a perda ou o ganho de água, a facilidade de rasgamento e a limpeza mecânica inadequada. Microrganismos, como a *Candida albicans*, encontram, nesses materiais porosos, um meio favorável para a sua proliferação, levando a irritações teciduais e patologias. Além disso, parece haver uma afinidade físico-química entre os microrganismos e esses materiais.

Um fator de importância crítica, quando se utilizam esses materiais resilientes, é a orientação ao paciente quanto à higiene das próteses, pois são materiais que podem se rasgar ou descolar da base com uma limpeza mecânica agressiva.

Assim, é interessante que a limpeza da parte externa da prótese seja feita convencionalmente com escova, e a da parte interna (reembasada), com um pincel macio e detergente ou com haste flexível ("cotonete") umedecida. Contudo, esses métodos de limpeza não são muito eficientes, pois promovem apenas uma pequena ação mecânica.

Pode-se também aconselhar que o paciente associe outros métodos de desinfecção para controlar a proliferação dos microrganismos, como a imersão em soluções desinfetantes e o uso de desinfecção por micro-ondas. Entretanto, esses métodos de desinfecção devem ser utilizados com cautela e rigor, pois podem causar alterações físicas nos reembasadores.

Quanto aos reembasadores rígidos de uso imediato, o acúmulo e a proliferação de microrganismos é menor, pois apresentam características superficiais melhores que os reembasadores resilientes. A técnica de limpeza de próteses reembasadas com materiais rígidos pode ser única, tanto para a parte externa quanto para a parte interna da prótese.

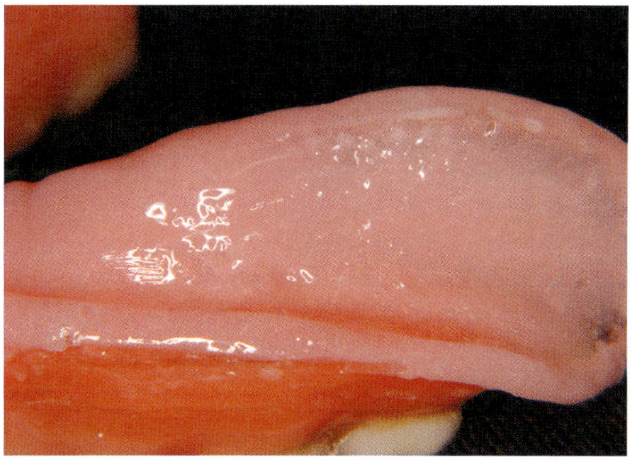

Figura 15.17 Porosidades superficiais do reembasador imediato.

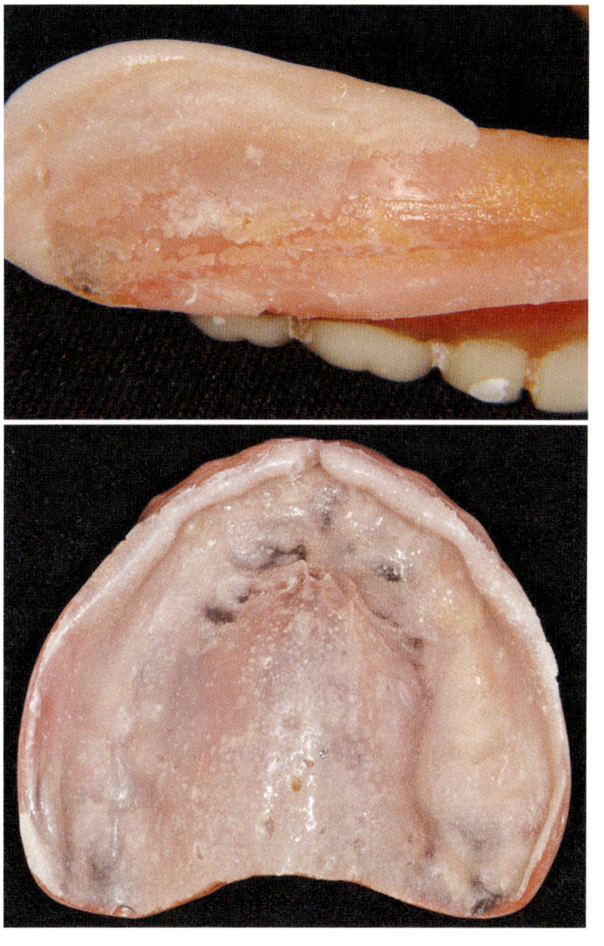

Figura 15.18 Características superficiais do reembasador imediato resiliente após uso prolongado.

CONSIDERAÇÕES FINAIS

O reembasamento é um procedimento viável e importante para a manutenção da funcionalidade de uma prótese total, seja pelo condicionamento de tecido, pelo conforto proporcionado por meio da absorção parcial das forças mastigatórias ou pela readaptação da sua base à área de suporte.

Para tanto, o profissional deve ter o conhecimento das necessidades clínicas de cada paciente, pois isso é um fator essencial para a correta indicação do tipo de reembasamento a ser realizado, de modo a proporcionar conforto e função adequada ao paciente usuário de prótese total.

BIBLIOGRAFIA

1. Anil N, Hekimoglu C, Sahin S. Color stability of heat-polymerized and autopolymerized soft denture liners. Journal of Prosthetic Dentistry. 1999; 81(4):481-484.
2. Anil N, Hekimoglu C, Büyükbas N, Ercan MT. Microleakage study of various soft denture liners by autoradiography: Effect of accelerated aging. Journal of Prosthetic Dentistry. 2000; 84(4):394-399.
3. Anusavice KJ, Shen C, Rawls HR. Phillips materiais dentários. 12.ed. Rio de Janeiro: Guanabara Koogan: 2020.
4. Attwa AM, Al-Akhali MA, Mtwaly AF, Taha AR. Effect of the microwave irradiation on disinfection of complete denture lined with soft resilient liner. Indian Journal of Dentistry. 2012; 3(3):145-149.
5. Baslas V, Singh SV, Aggarwal H, Kaur S, Singh K, Agarwal KK. A technique for using short term soft liners as complete dentures final impression material. Journal of Oral Biology and Craniofacial Research. 2014; 4(3):204-207.
6. Bayati OH, Yunus N, Ahmad ST. Tensile bond strengths of silicone soft liners to two chemically different denture base resins. International Journal of Adhesion and Adhesives. 2012; 34:32-37.
7. Can G, Özdemir T, Usanmaz A. Effect of thermocycling and treatment with monomer on mechanical properties of soft denture liner Molloplast B. International Journal of Adhesion and Adhesives. 2009; 29(8):812-814.
8. Garcia AR, Sousa V, Pellizzer EP, Zuim PRJ. Extremidade livre: período médio para reembasamento. Rev Odontol UNESP. 1994; 23(5):307-311.
9. Kawano F, Kon M, Koran A, Matsumoto N. Shock-absorbing behaviour of four processed soft denture liners. J Prosthet Dent. 1994; 72(6):599-605.
10. Kimoto S, Kimoto K, Gunji A, Kawai Y, Murakami H, Tanaka K et al. Clinical effects of acrylic resilient denture liners applied to mandibular complete dentures on the alveolar ridge. J Oral Rehabil. 2007; 34(11):862-869.
11. Kutlu IU, Yanikoğlu ND, Kul E, Duymuş ZY, Sağsöz NP. Effect of sealer coating and storage methods on the surface roughness of soft liners. Journal of Prosthetic Dentistry. 2016; 115(3):371-376.
12. Lacoste-Ferré MH, Demont Ph, Dandurand J, Dantras E, Duran D, Lacabanne C. Dynamic mechanical properties of oral mucosa: Comparison with polymeric soft denture liners. Journal of the Mechanical Behavior of Biomedical Materials. 2011; 4 (3):269-274.
13. Lee CJ, Nam KY, Kim DY, Kim HJ, Doh WH, Choi HK et al. New routes to the preparation of silver-soft liner nanocomposites as an antibacterial agent. Journal of Industrial and Engineering Chemistry. 2014; 20(4):1276-1279.
14. Leles CR, Machado AL, Vergani CE, Giampaolo ET, Pavarina AC. Bonding strength between a hard chairside reline resin and a denture base material as influenced by surface treatment. Journal of Oral Rehabilitation. 2001; 28(12):1153-1157.
15. Muddugangadhar BC, Mawani DP, Das A, Mukhopadhyay A. Bond strength of soft liners to denture base resins and the influence of different surface treatments and thermocycling: A systematic review. Journal of Prosthetic Dentistry. 2002; 123(6):800-806.
16. Murata H, Taguchi N, Hamada T, McCabe JF. Dynamic viscoelastic properties and the age changes of long-term soft denture liners. Biomaterials. 2000; 21:1421-1427.
17. Murata H, Hamada T, Sadamori S. Relationship between viscoelastic properties of soft denture liners and clinical efficacy. Japonese Dental Science Review. 2008; 44:128-132.
18. Muttagi S, Subramanya JK. Effect of incorporating seed oils on the antifungal property, surface roughness, wettability, weight change, and glucose sorption of a soft liner. The Journal of Prosthetic Dentistry. 2017; 117(1):178-185.
19. Nikawa H, Jin C, Makihira S, Egusa H, Hamada T, Kumagai H. Biofilm formation of Candida albicans on the surfaces of deteriorated soft denture lining materials caused by denture cleansers in vitro. Journal of Oral Rehabilitation. 2003; 30(3):243-250.
20. Palla ES, Karaoglani E, Naka O, Anastassiadou V. Soft denture liners' effect on the masticatory function in patients wearing complete dentures: A systematic review. Journal of Dentistry. 2015; 43(12):1403-1410.
21. Pavan S, Arioli Filho JN, Santos PH, Nogueira SS, Batista AUD. Effect of disinfection treatments on the hardness of soft denture Liner Materials. J Prosthodont. 2007; 20:101-106.
22. Pereira IP, Consani RLX, Mesquita MF, Nóbilo MAA. Photoelastic analysis of stresses transmitted by complete dentures lined with hard or soft liners. Materials Science and Engineering: C. 2015; 55:181-186.
23. Radi IAE, Elmahrouky N. Effect of two different soft liners and thicknesses mediating stress transfer for immediately loaded 2-implant supported mandibular overdentures: A finite element analysis study. Journal of Prosthetic Dentistry. 2016; 116(3):356-361.
24. Turano JC, Turano LM. Fundamentos de prótese total. 9.ed. São Paulo: Santos; 2010.
25. Wagner WC, Kawano F, Dootz ER, Koran III A. Dynamic viscoelastic properties of processed soft denture liners: Part I – Initial properties. The Journal of Prosthetic Dentistry. 1995; 73(5):471-477.
26. Wagner WC, Kawano F, Dootz ER, Koran III A. Dynamic viscoelastic properties of processed soft denture liners: Part II – Effect of aging, The Journal of Prosthetic Dentistry. 1995; 74(3):299-304.
27. Wyatt CCL, Harrop TJ, MacEntee MI. A comparison of physical characteristics of six hard denture reline materials. Journal of Prosthetic Dentistry. 1986; 55(3):343-346.
28. Zarb GA, Bolender CL. Tratamento protético para os pacientes edêntulos. Próteses totais convencionais e implantossuportadas. 12.ed. São Paulo: Santos; 2006.

16

Novas tecnologias de confecção das próteses totais convencionais

Raphael Freitas de Souza
Marcela Dantas Dias da Silva
Sergio Sualdini Nogueira
Francisco de Assis Mollo Junior
João Neudenir Arioli Filho
Ana Carolina Pero

FLUXOGRAMA DO CAPÍTULO

INTRODUÇÃO

A Odontologia tem sido revolucionada nos últimos anos pelo contínuo aprimoramento e acessibilidade às tecnologias digitais. Termos como projeto assistido por computador (CAD, do inglês *computer-aided design*) e manufatura assistida por computador (CAM, do inglês *computer-aided manufacturing*) são agora uma realidade entre os profissionais na promoção da saúde bucal, sendo a prótese dentária uma das especialidades mais atuantes no emprego dessas tecnologias. Além do uso prévio para a manufatura de coroas, próteses fixas, componentes de implantes e guias cirúrgicos, as tecnologias CAD/CAM evoluíram para auxiliar também a confecção de próteses totais.

Nas técnicas contemporâneas de fabricação de próteses, CAD/CAM pode ser empregado em vários estágios. Por "prótese total digital", entende-se aquela prótese total obtida pela integração de procedimentos assistidos por computador no seu fluxo de trabalho/processo de produção (referência ao termo *workflow*), pelo menos parcialmente (p. ex., quando as bases das próteses totais são manufaturadas por uma impressora 3D ou por uma fresadora). Na maioria dos fluxos de trabalho para manufatura de prótese total digital contemporânea, recomenda-se alguma abordagem convencional; um exemplo é a necessidade de impressões secundárias, dada a dificuldade de um escâner intraoral realizar uma leitura precisa do vestíbulo bucal em vários casos. No entanto, as próteses totalmente digitais são um futuro previsível, com o maior desenvolvimento da digitalização intraoral.

Este capítulo tem por objetivo ser um guia introdutório ao estudo das próteses totais digitais, evidenciando conceitos e procedimentos básicos. São descritos os métodos de fabricação digital de próteses totais, bem como os fundamentos dos fluxos de trabalho mais utilizados. Por fim, são apresentados casos clínicos com a utilização de *software* gratuito.

RAZÕES PARA A CONFECÇÃO DE PRÓTESES TOTAIS EM CAD/CAM

Para esclarecer por que se deve confeccionar próteses totais digitalmente, é necessário fazer um resumo da utilização prévia da tecnologia CAD/CAM em próteses dentárias.

O uso do CAD/CAM na manufatura de próteses dentárias não é recente, sendo relatado para coroas unitárias e *onlays* pelo menos desde 1985, com o advento do equipamento CEREC 1,[1] composto por um escâner óptico portátil, para a obtenção das imagens de um dente preparado, um computador, para a execução de um programa capaz de projetar a restauração, e uma unidade de fresagem, que realizava a fabricação a partir de um bloco cerâmico. Isso permitiu que dentistas pudessem fornecer restaurações unitárias no mesmo dia e com o mínimo de erro humano.

Entretanto, o custo do equipamento e a falta de detalhes estéticos eram limitações importantes. Conforme os computadores e os equipamentos de fresagem evoluíram, peças mais complexas tornaram-se possíveis, incluindo próteses fixas (completas ou apenas infraestruturas) e pilares de implante personalizados. Escâneres de bancada, capazes de gerar duplicatas virtuais de moldes ou modelos dentais, também se tornaram mais populares nos laboratórios de prótese dentária. Além disso, as melhorias nos escâneres intraorais possibilitaram sua maior eficiência.

Os equipamentos de manufatura estão cada vez mais acessíveis financeiramente. Em vez de grandes equipamentos de fresagem por controle numérico de computador (CNC), os profissionais têm acesso a impressoras 3D por um custo razoável, as quais são capazes de trabalhar com polímeros biocompatíveis, bastantes semelhantes aos utilizados para bases de próteses e dentes artificiais. Na verdade, a impressão 3D é um mercado em crescimento exponencial, e a Odontologia corresponde a uma grande fatia desse mercado.

Assim como para a prótese fixa, as tecnologias digitais permitem uma fabricação mais rápida e precisa das próteses totais. Apesar do custo do equipamento, a produção tende a ser mais econômica, em razão da rapidez e da simplificação do processo de confecção.

Cada uma das muitas etapas clínicas e laboratoriais envolvidas na confecção de próteses totais está sujeita a erros humanos e limitações dos materiais utilizados. Por exemplo, é amplamente conhecido que a inclusão e a acrilização de uma prótese total promovem uma distorção significativa das bases, com movimentação dos dentes artificiais, causando alterações na adaptação e na oclusão da prótese. Essas alterações têm direcionado os profissionais a realizarem procedimentos compensatórios, como a remontagem para o ajuste oclusal e as técnicas para melhorar o selado palatino posterior. O CAD/CAM produz menos desadaptações, com necessidade mínima de ajuste oclusal ou modificações do selamento posterior.

Outro grande argumento para a confecção das próteses totais em CAD/CAM é a capacidade de "armazenar" o projeto das próteses de um paciente como arquivo eletrônico. Dessa maneira, uma prótese bem-sucedida pode ser digitalizada e reimpressa. Frequentemente, perdas ou fraturas das próteses em uso fazem com que o paciente necessite novas próteses, as quais devem ser confeccionadas desde as fases iniciais do processo, o que pode ser crítico para alguns pacientes (p. ex., próteses totais perdidas são comuns em pacientes com a doença de Alzheimer, enquanto pacientes com deficiência motora podem fraturar suas próteses ao deixá-las cair). Mesmo se o arquivo da prótese total digital estiver desatualizado, uma cópia de baixo custo pode ser impressa e reembasada na boca, para posterior digitalização e reimpressão da prótese definitiva. A economia de tempo pode refletir em um custo de tratamento muito mais baixo e evitar que pacientes idosos se desloquem várias vezes para uma clínica odontológica.

VANTAGENS E DESVANTAGENS

As próteses digitais, independentemente da técnica utilizada, apresentam uma série de vantagens em relação às técnicas convencionais. No entanto, algumas limitações e advertências também estão presentes. Os prós e os contras são apresentados a seguir, em uma lista resumida na Tabela 16.1.

TABELA 16.1 Vantagens e desvantagens das próteses digitais, em comparação com os fluxos de trabalho de próteses convencionais.[2,3]

Vantagens	Desvantagens
Menor número de sessões clínicas	Ausência da prova em cera (na maioria dos sistemas)
Facilmente reproduzível	Técnica desafiadora
Melhor controle de qualidade	Menos dados na literatura científica
Melhor ajuste e adaptação	Menor conhecimento clínico
Padronização	
Custo reduzido	
Materiais mais resistentes e com formação de biofilme reduzida	

Confiar na tecnologia digital, em detrimento de critérios bem estabelecidos, pode levar a um desempenho abaixo do ideal e ao não aproveitamento de suas vantagens. Assim, é importante ressaltar que a confecção de próteses totais digitais deve seguir os mesmos fundamentos dos métodos convencionais, incluindo a mesma abordagem durante o exame clínico e o plano de tratamento, examinando e preparando o paciente da mesma maneira realizada para próteses convencionais. Os mesmos princípios durante a moldagem devem ser observados, ou seja, as mesmas áreas de alívios e de suporte estarão presentes, e o selamento periférico funcionará da mesma forma. Esses princípios também se aplicam à determinação do plano oclusal, às relações maxilomandibulares e à oclusão.

Vantagens

Como citado anteriormente, a prótese total digital requer um número menor de consultas clínicas, economizando o tempo de profissionais e pacientes. Fluxos de trabalho usuais recomendam entre duas e quatro consultas clínicas, comparados aos cinco atendimentos necessários na técnica convencional (moldagem anatômica; moldagem funcional; registro das relações maxilomandibulares; provas clínicas; instalação), ao considerar a confecção somente até a instalação da prótese.

O número reduzido de atendimentos ocorre por conta de procedimentos diferentes, como a realização das moldagens funcionais nas próprias bases de registro, as quais são capturadas por escaneamento. Outra possibilidade é a realização de provas remotas para avaliação da estética. O paciente pode avaliar o próprio sorriso, analisando imagens em 3D enviadas pela internet, com diferentes arranjos dentais virtuais, sobrepostos na imagem de seu rosto previamente escaneado (Figura 16.1).[4]

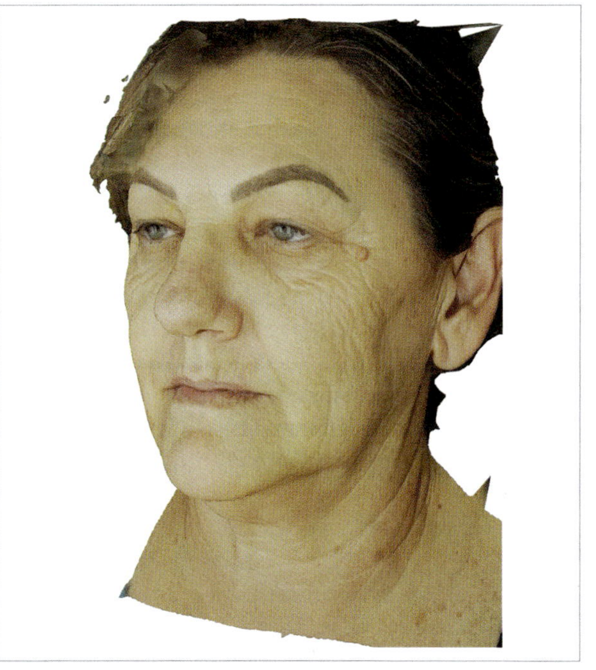

Figura 16.1 Escaneamento facial completo, obtido por uma cabine de escaneamento facial (Cloner; dOne 3D, Ribeirão Preto, SP). Essas imagens podem ser editadas com diferentes montagens individualizadas de dentes artificiais ou com modelos de arranjos estéticos pré-definidos e enviadas aos pacientes para avaliação, a um custo mínimo. Imagem gentilmente cedida pela dra. Natércia C. Soriani.

As próteses digitais também são fáceis de reproduzir, pois os profissionais podem recorrer aos dados armazenados para refazê-las. Mesmo depois de muitos anos, arquivos antigos podem gerar "próteses simuladas", que podem ser submetidas ao procedimento descrito para próteses perdidas ou fraturadas (segunda seção).

O controle de qualidade é muito mais fácil, pois os técnicos de laboratório e dentistas podem trocar arquivos para verificação. Parâmetros como extensão e espessura da borda, eventual maior compressão no selado posterior e angulação dos dentes podem ser projetados com fidelidade sem precedentes, uma vez que o computador pode determinar essas medidas considerando frações de milímetros. A manufatura também é muito menos sensível à técnica, já que há menos materiais e etapas envolvidos, e a confecção das bases das próteses é feita por equipamentos, em vez de manualmente.

A adaptação das bases de próteses tende a ser melhor quando os métodos CAM são utilizados.[5,6] Tanto o fresamento quanto a impressão 3D não produzem o mesmo grau de distorção que a acrilização convencional, tampouco a concentra em áreas específicas da base de uma prótese. Algumas variações nas técnicas de confecção de próteses totais maxilares incluem a escavação do selado posterior, justificada como uma forma de compensar a distorção da base acrílica, que vista como uma limitação da técnica convencional. A manufatura digital torna esse argumento praticamente inválido, uma vez que a distorção é mínima e não concentrada, de modo a não afastar a região palatina da prótese de sua superfície de assentamento.

A padronização na manufatura de próteses totais leva a um aparelho protético com dimensões bem conhecidas. Isso é conveniente para os casos de insucesso, pois uma nova prótese pode incorporar alterações feitas com precisão matemática, preservando os bons aspectos da anterior. Por exemplo, as mudanças no posicionamento dos dentes após a acrilização podem ser desafiadoras nas técnicas convencionais, enquanto as próteses digitais podem ser refeitas com mudanças pontuais, sem nenhuma modificação no volume da base, selamento periférico e relações maxilomandibulares. Isso também pode ser importante para a pesquisa; exemplos incluem a padronização de próteses para estudos *cross-over* ou *in vitro* comparando diferentes materiais ou esquemas oclusais.

Embora incoerentes à primeira vista, os métodos CAD/CAM têm forte potencial para a redução dos custos de próteses totais.[7] Um menor número de consultas odontológicas, a menor necessidade de ajustes e a repetição mais fácil da prótese, se necessário, podem diminuir o custo do trabalho dos dentistas, enquanto uma rotina laboratorial simplificada pode reduzir ainda mais as demandas de tempo dos técnicos. Isso pode compensar os custos iniciais de equipamento, materiais de consumo e treinamento envolvidos no fornecimento de próteses digitais.

Finalmente, a obtenção de uma base de prótese dentária fresada a partir de um bloco de resina fabricado em um ambiente industrial pode resultar em um aparelho protético mais resistente. Em comparação com as bases de próteses dentárias convencionais, espera-se maior coesividade e menor porosidade das bases fresadas, o que pode levar a um menor acúmulo de biofilme. Os polímeros utilizados em impressão 3D também têm propriedades mecânicas pelo menos comparáveis às resinas acrílicas utilizadas em base de próteses dentárias convencionais. O acúmulo de placa e pigmentação pode variar em diferentes polímeros, dado que a presença de certos monômeros poderia levar a um maior acúmulo de biofilme. No entanto, resinas para manufatura aditiva podem ser facilmente alteradas para diferentes propriedades, incluindo a adição de monômeros antimicrobianos.

Desvantagens

Apesar de suas vantagens, as próteses digitais apresentam algumas desvantagens dignas de nota. Provavelmente, a desvantagem mais importante é ser uma técnica desafiadora, que exige um maior treinamento do dentista e da equipe do laboratório. Uma grande variedade de etapas digitais pode substituir etapas específicas da técnica convencional, incluindo digitalização intraoral, em vez de moldagens preliminares com alginato, dispositivos de pua registradora e plataforma para determinar a dimensão vertical de oclusão, a relação cêntrica (pelo conceito de arco gótico) e a moldagem funcional pela técnica da boca fechada, utilizando as bases de registro.[8]

A ausência de uma prova em cera pode ser apontada como uma das principais limitações da maioria dos métodos utilizados para a obtenção de próteses totais de forma digital. Muitos fluxos de trabalho usam protótipos de baixo custo, com o formato final das próteses como teste, os quais usualmente são confeccionados em uma única peça (ou seja, monolítica), por manufatura aditiva com uma resina na cor dos dentes. A base pode ser pigmentada de rosa ou não, e as alterações são marcadas nesses protótipos e nos formulários de prescrição, que são devolvidos ao laboratório para alterações no projeto original.[3] Como já mencionado, um protótipo alternativo pode ser feito sobrepondo imagens de dentes virtuais em um escaneamento de rosto. Ambas as imagens são sobrepostas e podem ser utilizadas para uma prova digital da estética, que pode ser realizada remotamente pelo paciente.

Uma última desvantagem é aquela inerente a qualquer nova alternativa proposta em substituição a uma técnica de cuidado da saúde tradicional, ou seja, menos dados de pesquisa e conhecimento clínico. Os materiais da prótese total digital e os fluxos de trabalho têm sido testados principalmente *in vitro* e por poucos estudos clínicos não randomizados. Embora uma grande lacuna na evidência ainda esteja presente, estudos sugerem que esses métodos são seguros e têm eficiência favorável. Somada à evidência de baixo nível, a falta de conhecimento clínico em relação às próteses digitais dificulta ainda mais qualquer comparação com as técnicas convencionais em termos de resultados esperados.

PROCEDIMENTOS CAD/CAM

As abordagens digitais para próteses totais podem ocorrer em três momentos específicos: aquisição de dados, planejamento virtual e manufatura.

Aquisição de dados

Os métodos convencionais de confecção de próteses totais utilizam procedimentos analógicos para a aquisição de dados, incluindo moldagens e ajustes dos roletes de cera. Em outras palavras, esses procedimentos servem para determinar uma forma desejável para as futuras próteses, delineando a topografia dos tecidos que suportam as próteses e o espaço ocupado pelos dentes e pela base. As abordagens digitais podem substituir ou complementar esses procedimentos analógicos (Figura 16.2), com o dentista e o técnico obtendo modelos virtuais (p. ex., digitalizando moldes). Essas mesmas abordagens são interessantes para a digitalização de modelos arquivados, levando a uma grande economia de espaço físico.

Um escâner intraoral também pode reproduzir diretamente os tecidos de suporte para próteses dentárias. Isso pode eliminar a necessidade de moldagens convencionais, que podem ser desconfortáveis (ou mesmo insuportáveis) para alguns pacientes. A tecnologia atual tem melhorado nesse sentido, e alguns relatos de casos clínicos de impressões digitais para a confecção de próteses totais têm surgido na literatura.

Como já visto anteriormente, determinar a extensão da área chapeável da prótese total em tecidos móveis (como o vestíbulo e o palato mole) pode ser um desafio.[9] Escâneres tendem a funcionar melhor com superfícies estáveis, pois trabalham sobrepondo diferentes imagens obtidas; os tecidos duros e imóveis tendem a fornecer uma melhor referência para a

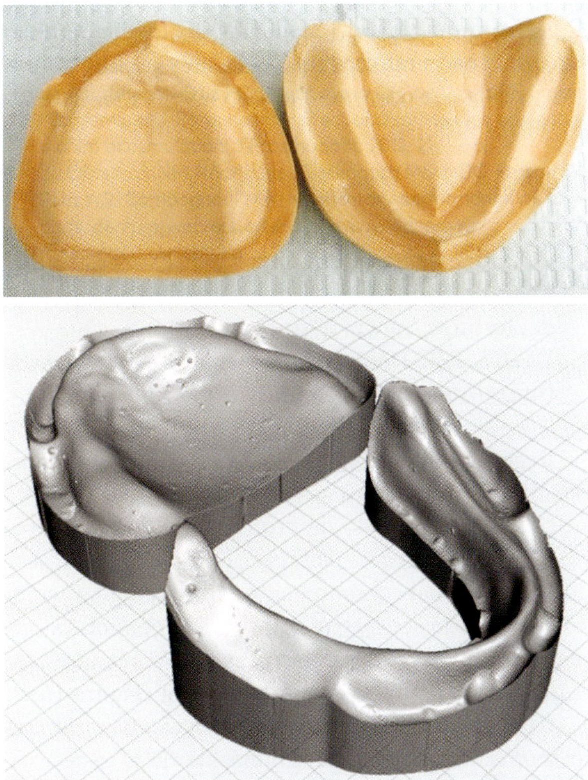

Figura 16.2 Modelos dentais podem ser reproduzidos para fluxos de trabalho digitais ou para fins de documentação. Nesse último caso, há uma economia considerável de espaço de armazenamento físico no consultório odontológico.

sobreposição. Em muitos casos, a moldagem de borda convencional para o selado periférico ainda é necessária para uma extensão adequada e, portanto, boa retenção/estabilidade (Figura 16.3).

O escaneamento extraoral pode ser feito para reproduzir o rosto do paciente para a montagem e a prova virtual dos dentes. Embora equipamentos específicos possam fornecer melhores resultados, alguns telefones celulares não profissionais são capazes de produzir imagens 3D satisfatórias para o trabalho de próteses dentárias (ver Figura 16.1). Essas imagens faciais em 3D podem ser sobrepostas a escaneamentos das bases de registros das próteses totais, fornecendo ao paciente e ao dentista a montagem e a prova virtual dos dentes.[10] Em outras palavras, as imagens dos futuros dentes artificiais podem ser posicionadas na foto do paciente sorrindo. Alguns profissionais relatam o envio de fotografias tridimensionais da face, já com a montagem virtual de dentes, aos pacientes por meio das redes sociais, poupando uma visita ao consultório para a prova da montagem dos dentes.[4]

Escâneres de bancada ou de mão também podem reproduzir digitalmente as próteses totais em uso

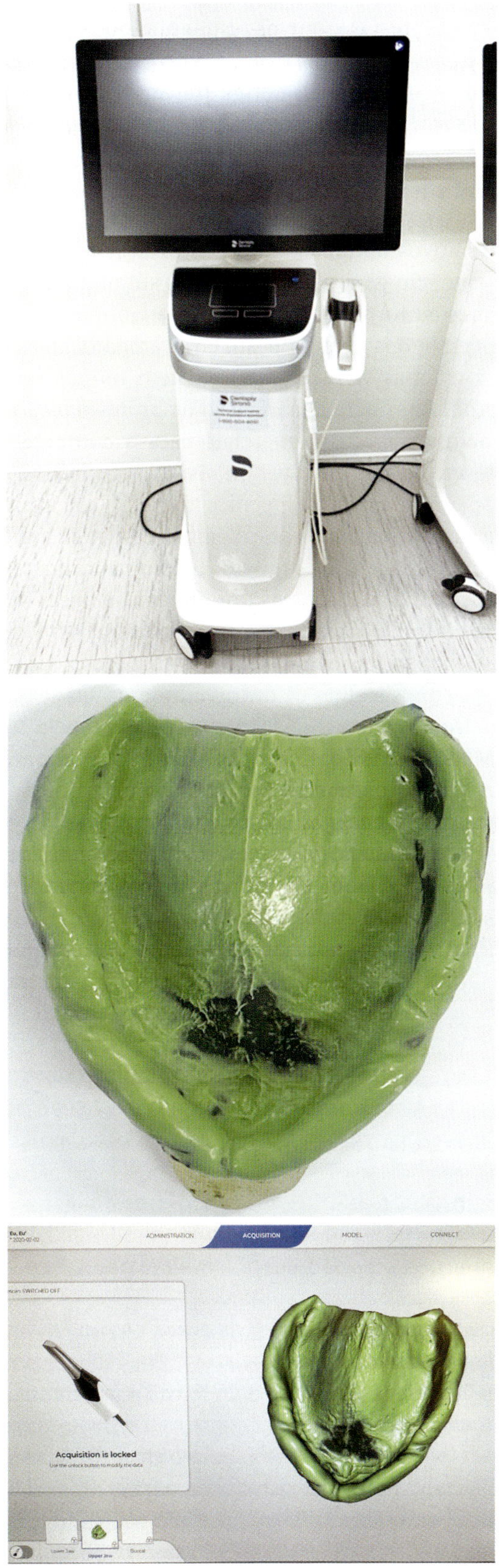

Figura 16.3 Escâneres intraorais e de bancada podem ser usados para reproduzir moldes em imagens 3D. As cores são perdidas quando a digitalização é convertida para o formato ".stl".

pelo paciente. Os arquivos resultantes podem ser usados para manufaturar diretamente essas próteses (p. ex., uma prótese total antiga fraturada), para servir como próteses provisórias ou, até mesmo, finais.

Planejamento (CAD)

Arquivos obtidos a partir da prótese total de um paciente não geram próteses totais automaticamente. Da mesma forma que o técnico de laboratório faz a montagem dos dentes ou um enceramento, essas etapas são feitas virtualmente. Existem muitas opções de programas para a fabricação de próteses totais. Os primeiros esforços comerciais para a confecção de próteses digitais envolveram sistemas fechados, nos quais uma empresa específica fornecia seu próprio programa e materiais de consumo clínicos (moldeiras e dispositivos de registro maxilomandibular). O profissional, então, enviava os moldes ou bases de registros de volta para a mesma empresa, para planejamento e fabricação, não sendo essas peças intercambiáveis com sistemas de outras empresas. Os sistemas pioneiros incluem DENTCA e AvaDent (Tabela 16.2).

Mais recentemente, programas de CAD odontológicos vêm fornecendo ferramentas que permitem um planejamento com maior liberdade de modificação no fluxo de trabalho, o que possibilita que as próteses possam ser fabricadas por praticamente qualquer laboratório dentário que possua unidades de fresagem ou impressão 3D apropriadas. A maioria dos programas exige a compra de uma licença, o que pode ser muito caro, mas isso permite o uso contínuo em um laboratório, ainda que movimentado. As escolhas de *software* populares incluem:

- Denture Design, da 3Shape, Dinamarca (https://www.3shape.com/en/indication/dentures);
- o Módulo de Prótese Completa, da Exocad, Alemanha (também disponível em uma versão independente; https://www.3shape.com/en);
- DWOS Full Dentures da Dental Wings, Canadá (https://dentalwings.com/dwos/).

Recentemente, o *software* Bluesky Plan (BlueSky Bio, EUA; https://www.blueskyplan.com/) também adicionou um módulo de prótese total. Sua principal vantagem é a ausência de taxas de licenciamento, sendo o profissional cobrado pelos arquivos digitais gerados. Isso pode ser interessante para profissionais que realizam a transição das técnicas convencionais para as digitais ou para fins de aprendizagem (Figura 16.4).

Outra possibilidade para a confecção das próteses totais é a utilização de programas de CAD genéricos, que geralmente demandam mais aprendizado e tempo. Programas como o Meshmixer (Adobe, EUA) podem ser aplicados em muitas modalidades de tratamento odontológico, incluindo próteses totais (Figura 16.5). Outro bastante utilizado é o Blender (Amsterdã, Holanda), que requer o pagamento de um valor adicional para a aplicação odontológica.

TABELA 16.2 Exemplos de diferentes sistemas fechados para a confecção de próteses totais digitais.

Nome	Empresa (país)	Website
DENTCA CAD/CAM Dentures	DENTCA, Inc. (EUA)	https://dentca.com
AvaDent Digital Dentures Solutions	Dentsply Sirona (EUA)	https://www.avadent.com
Baltic Denture System	Merz Dental GmbH (Alemanha)	https://www.baltic-denture-system.de/en/
Wieland Dental Digital Denture/ Zenotec	Wieland Dental (Alemanha)	http://www.wieland-dental.de/en/products/zenotec/software/digital-denture-professional/
Ivoclar Digital Denture	Ivoclar Vivadent (Liechtenstein)	https://www.ivoclarvivadent.com/pt_br
Pala Digital Dentures	Kulzer (Alemanha)	https://paladigitaldentures.com/
Simply Natural Digital Dentures	Glidewell (EUA)	https://glidewelldental.com/education/chairside-dental-magazine/volume-11-issue-1/digital-spin-traditional-dentures/
Ceramill Full Denture System	Amann Girrbach (Áustria)	https://www.amanngirrbach.com/en/products/full-denture-prosthetics/
VITA Vionic VIGO	VITA Zahnfabrik Company (Alemanha)	https://www.vita-zahnfabrik.com/en/vita-news-digital-denture-94982,206127.html; https://www.vita-zahnfabrik.com/en/vita-vionic-solutions-digital-prosthetics-are-now-available-for-practical-use-51503,57329.html

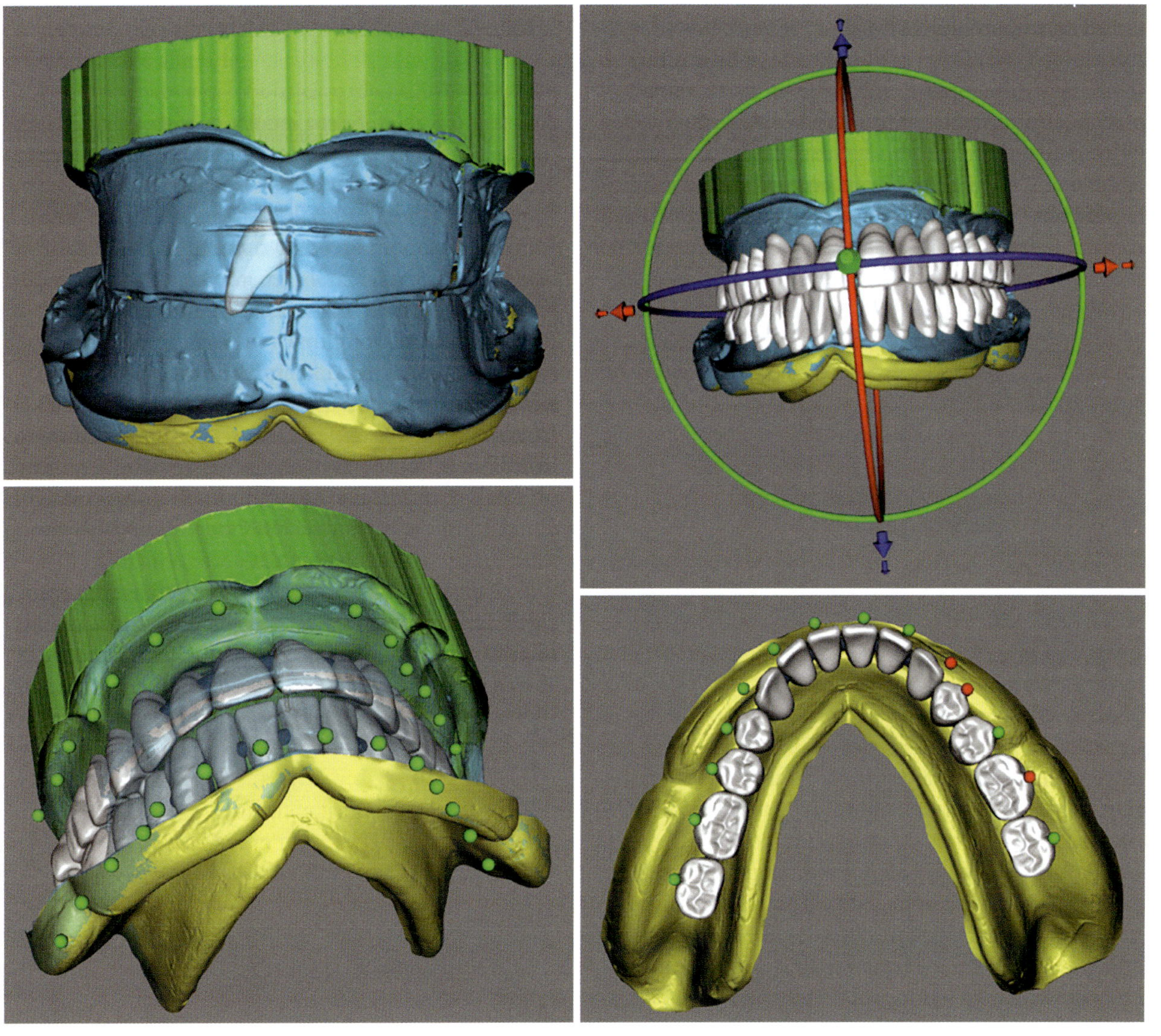

Figura 16.4 Montagem virtual dos dentes artificiais no Bluesky Plan. Por meio do escaneamento das bases de registro e modelos funcionais, todos os 28 dentes artificiais maxilares e mandibulares são montados em oclusão, tendo a linha média como referência inicial. O plano oclusal e o posicionamento da superfície vestibular dos incisivos seguem as orientações definidas no rolete de cera. Os dentes podem ser movidos juntos ou separadamente e posicionados de acordo com as mesmas regras observadas nas montagens convencionais (p. ex., sulcos centrais dos dentes posteriores inferiores sobre o rebordo mandibular). O programa permite a utilização de dentes artificiais de diferentes fabricantes, sendo fixados na base da prótese total, seja esta fresada ou impressa em 3D.

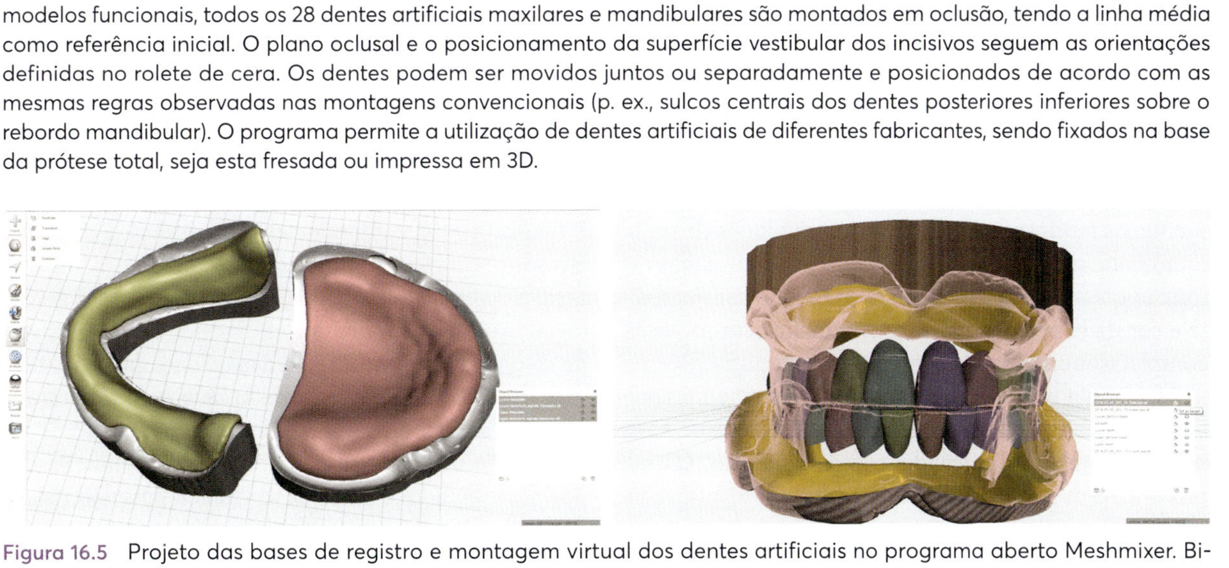

Figura 16.5 Projeto das bases de registro e montagem virtual dos dentes artificiais no programa aberto Meshmixer. Bibliotecas virtuais abertas de dentes podem ser baixadas e usadas para a fabricação de dentes artificiais personalizados, impressos ou fresados. Da mesma forma, os dentes anteriores de um paciente podem ser reproduzidos, por exemplo, em uma prótese total imediata.

Independentemente do tipo de programa, a manufatura da prótese total envolve o posicionamento dos modelos de gesso virtuais maxilar e mandibular (em DVO e RC) e a referência para o plano oclusal (p. ex., uma imagem da superfície vestibular das bases de registro em oclusão). Qualquer abordagem envolverá o posicionamento de dentes artificiais a partir de uma biblioteca de dentes, ou seja, uma coleção de dentes com diferentes formas e tamanhos, com subsequente formatação da base da prótese total. A base e os dentes artificiais criam dois arquivos separados, sendo a base fabricada com uma resina rosa, e os dentes manufaturados ou não digitalmente – quando não fabricados digitalmente, utilizam-se dentes artificiais pré-fabricados de marcas comerciais, à semelhança do que se faz nos trabalhos convencionais. O uso de programas odontológicos tem a vantagem de alguns conterem catálogos de modelos dentais disponibilizados pelos fabricantes (Figura 16.6), o que não ocorre com o Meshmixer, por exemplo.

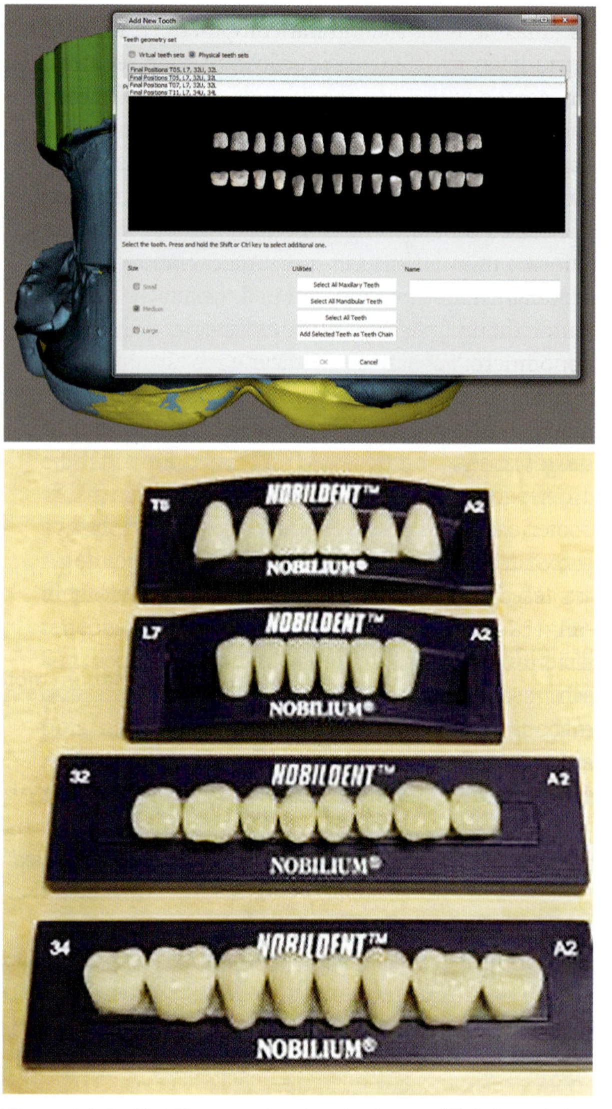

Figura 16.6 Catálogo virtual e dentes artificiais pré-fabricados físicos correspondentes. Os arquivos digitais do fabricante são protegidos e não podem gerar um arquivo de imagem 3D modificável.

Manufatura (CAM)

Tanto os dentes quanto as bases das próteses podem ser obtidos pelos métodos CAM, sendo que estes podem ser divididos em duas abordagens: métodos subtrativos e métodos aditivos. Para a obtenção de próteses dentárias definitivas, métodos subtrativos têm sido empregados há mais tempo, por meio de fresadoras para a manufatura de restaurações cerâmicas. Esses métodos envolvem o uso de uma ferramenta de controle numérico computadorizada (CNC), que utiliza imagens de um arquivo digital para criar um objeto por usinagem (corte/fresamento). O equipamento remove seletivamente porções de um bloco de material para obter a geometria desejada. Blocos padrões de PMMA estão disponíveis em diferentes tonalidades, correspondentes a dentes artificiais ou bases de próteses. Esses blocos são polimerizados em ambiente industrial e tendem a ser mais resistentes do que a resina acrílica processada em um laboratório. Mais recentemente, os fabricantes disponibilizaram blocos de polimetilmetacrilato (PMMA) com diferentes camadas de tonalidade (ou seja, um mesmo bloco com cor do dente e cor da base), que podem ser fresados em próteses completas monolíticas.

A manufatura aditiva é uma ferramenta mais recente para a obtenção de próteses totais definitivas. Esse método, também conhecido como impressão 3D ou prototipagem rápida, tem sido amplamente utilizado para a fabricação de modelos e guias cirúrgicos, também podendo gerar dentes artificiais e bases de próteses. Como nos métodos subtrativos, um arquivo digital é reproduzido por uma unidade de manufatura; porém, a tecnologia aditiva cria objetos depositando material, em vez de cortá-lo. As tecnologias mais utilizadas para a fabricação de componentes para próteses dentárias baseiam-se na fotopolimerização de uma resina líquida dentro de um tanque, camada por camada. Essa tecnologia torna-se mais atraente em virtude dos altos níveis de resolução durante a manufatura, de superfícies lisas com bom acabamento, da forte ligação química entre as camadas e de uma maior rapidez na fabricação.[11]

Um dos métodos mais usados para a polimerização de resinas líquidas em tanques é a estereolitografia (SLA), que aplica um *laser* na resina não polimerizada, seja na base do tanque, seja na superfície da resina. Ao atingir a resina, o *laser* inicia a polimerização. O SLA constrói objetos com base em uma imagem segmentada, semelhante às fatias de uma tomografia computadorizada. O *laser* é irradiado na resina de acordo com cada segmento da imagem; depois que uma camada é concluída, o objeto incompleto se move e cria espaço para a próxima camada. A maioria das impressoras SLA produzem essas camada no fundo do tanque de resina não polimerizada, sendo o objeto em construção fixado em uma plataforma móvel. Uma vez que uma camada é produzida, a plataforma se move para cima e destaca o objeto do fundo do tanque, que é recoberto por um filme de fluoropolímero. Esse ato de destacar e reposicionar o objeto consome um tempo relativamente longo do processo de impressão. Um bom exemplo desses equipamentos são as impressoras Form 2 e 3 (FormLabs, Somerville, MA, EUA), que utilizam um sistema fechado, com opções de materiais para próteses totais.

Outro método comum para a fabricação aditiva de próteses totais é o processamento digital por luz (DLP) (Figura 16.7). O DLP funciona da mesma forma que o SLA, mas usando um projetor LED como fonte de luz, no lugar do *laser*. Além disso, tem a capacidade de fotopolimerizar simultaneamente todas as partes de uma camada, acelerando o ciclo de tempo entre as camadas. Pela experiência dos autores deste capítulo, a maioria das pequenas impressoras 3D usadas por laboratórios dentais e clínicas atualmente são DLP, ou máquinas de sistema aberto, incluindo MAX (Asiga, Sydney, Austrália), Hunter (FlashForge, Jinhua, China) e MoonRay (SprintRay, Los Angeles, CA, EUA).

Um terceiro método que tem sido amplamente utilizado para a fabricação de próteses totais é conhecido como produção com interface líquida contínua (CLIP), que também cria objetos irradiando luz de LED no fundo do tanque de resina não polimerizada, como o DLP. No entanto, nesse método, não é necessário destacar as camadas subsequentes do objeto em construção, levando a uma fabricação muito mais rápida. Isso é possível por conta da utilização de um tanque

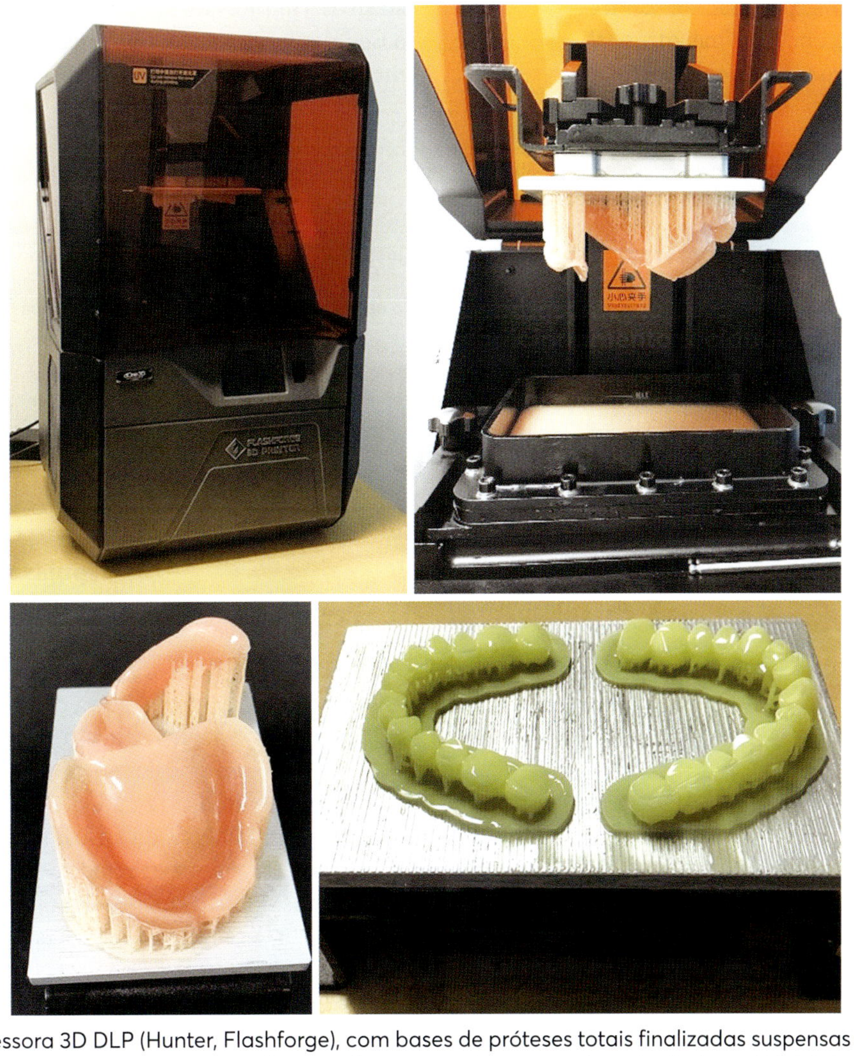

Figura 16.7 Impressora 3D DLP (Hunter, Flashforge), com bases de próteses totais finalizadas suspensas sob a plataforma e acima do tanque, contendo resina não polimerizada e um conjunto completo de dentes artificiais individualizados.

que permite a passagem de oxigênio, criando uma fina camada rica em oxigênio adjacente ao seu fundo. Assim, a resina é polimerizada sem qualquer adesão ao tanque e pode ser elevada continuamente. A velocidade de impressão é consideravelmente maior que a das técnicas de construção em camadas SLA e DLP. CLIP é uma tecnologia de propriedade da empresa Carbon3D (Redwood City, CA, EUA) e utiliza materiais fabricados pela Dentsply Sirona (Charlotte, NC, EUA).

Outras tecnologias de manufatura aditiva têm uso limitado para próteses totais, mas podem ser usadas para a fabricação de modelos, moldeiras individuais e bases de registro. Isso inclui a modelagem por deposição fundida (FDM), que consiste na deposição de camadas de um filamento termoplástico fundido. Materiais como ácido polilático (PLA) e policaprolactona (PCL) geram boas moldeiras e bases de registro personalizadas (Figura 16.8), que podem ser trabalhadas como os materiais convencionais e ainda permitem plastificação em água quente. Além disso, esses materiais apresentam potencial para reduzir o impacto ambiental da Odontologia, dado que a PCL e, em certa medida, o PLA podem ser degradados por processos biológicos.

De todas as tecnologias de impressão 3D, pode-se considerar a PolyJet/MultiJet como a que tem o maior potencial para se tornar referência na confecção de próteses removíveis. Esse método permite a manufatura aditiva por meio da injeção de camada de resina não polimerizada, que é polimerizada imediatamente após sua deposição. Essa tecnologia já é usada na produção de modelos odontológicos de qualidade superior, comparáveis a boas impressoras SLA e DLP. Também pode gerar objetos policromáticos com geometrias altamente complexas, pois trabalha com mais de um dispositivo de jato de tinta simultaneamente, embora nenhuma resina PolyJet esteja registrada para uso prolongado na cavidade oral. A possibilidade de imprimir bases e dentes de próteses em um único bloco, de forma monolítica e personalizada, é promissora – por exemplo, uma imagem digitalizada na boca pode orientar a reprodução das cores dos tecidos bucais, o que atualmente é um processo artesanal.

A Tabela 16.3 compara os métodos subtrativos e aditivos (impressão 3D), com foco na obtenção das bases das próteses totais. Uma grande vantagem do método subtrativo é seu uso mais longo para próteses

TABELA 16.3 Resumo das características das tecnologias subtrativas e aditivas aplicadas na confecção de próteses totais.[4,5]

	Subtrativa (manufatura, fresagem)	Aditiva (impressão 3D, prototipagem rápida)
Performance	▪ Método mais estabelecido, com mais estudos ▪ Melhor precisão ▪ Limitações em relação ao desenho gráfico de formas geométricas complexas	▪ Ainda está nos primórdios da sua aplicabilidade, porém é promissora ▪ Melhor adaptação do que os métodos convencionais
Aspectos econômicos	▪ Desperdício de material (um bloco intacto de resina é inteiramente usado para fresar apenas uma base de prótese total) ▪ Aumento do custo	▪ Menor consumo de material ▪ Menor uso de energia e menor custo

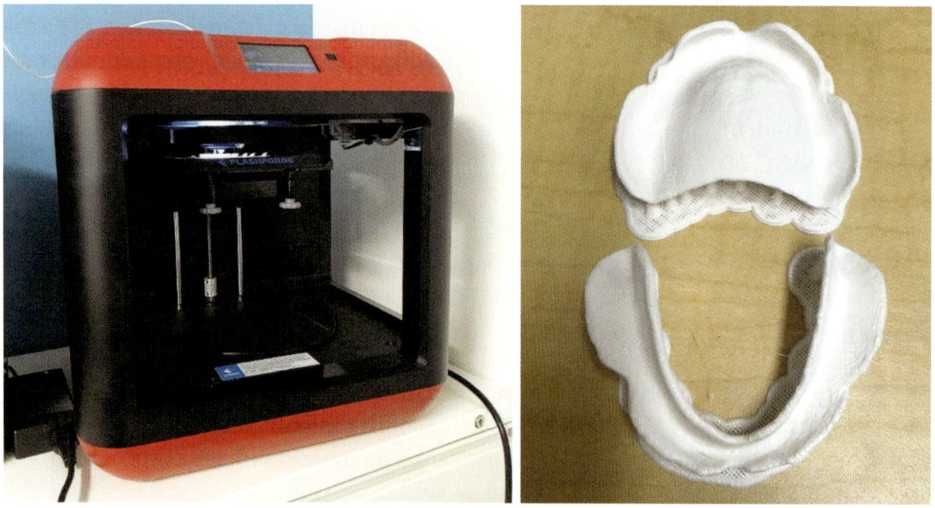

Figura 16.8 Uma impressora FDM não profissional (Finder, Flashforge), produzindo bases de registro de boa qualidade em PLA.

definitivas, tornando os resultados dos materiais e técnicas mais previsíveis. As resinas mais novas usadas nos métodos aditivos podem ter *performance* variada, o que será desvendado ao longo do tempo. Ambos os métodos tendem a ser mais exatos e precisos do que a acrilização convencional, com a adaptação na boca ligeiramente melhor quando as bases são fresadas. No entanto, o método subtrativo pode não gerar formas geométricas complexas, o que seria mais fácil com a impressão 3D. Ambos os métodos têm diferenças importantes em termos de aspectos financeiros, com as abordagens aditivas usando menos material, uma vez que não é utilizado um bloco inteiro de resina intacta nessa técnica, e energia. Além disso, o investimento em equipamentos é muito menor com relação à maioria das impressoras 3D comercializadas, em comparação com as unidades CNC.

Além disso, resinas para materiais aditivos têm potencial para adicionar componentes ativos, incluindo antimicrobianos, pigmentos e compostos de reforço. Embora isso ainda deva ser validado por pesquisas, dá abertura para um uso versátil de fotopolímeros para a base de próteses totais.

Exemplos de sistemas abertos

Próteses totais podem ser fabricadas sem o uso de um sistema próprio, apenas com Meshmixer (totalmente gratuito) e Bluesky Plan (gratuito para planejar, pago para exportar arquivos em formato ".stl"). Esses sistemas parecem ser uma ótima maneira de começar em próteses digitais, dado o custo inicial mínimo. Após o cirurgião-dentista adquirir alguma prática com CAD, tudo o que ele precisa fazer é adaptar as diferentes ferramentas para reproduzir os mesmos princípios das próteses totais convencionais. À medida que alcancem maior produtividade, dentistas e técnicos de laboratório podem considerar a migração para programas mais sofisticados.

Outros sistemas de trabalho, como DENTCA e AvaDent, embora interessantes, não fazem parte das ferramentas disponíveis para a maioria dos dentistas latino-americanos, sendo possível consultar artigos anteriores de relatórios técnicos bem escritos para obter informações detalhadas,[3,12] bem como os sites listados na Tabela 16.2.

Como exemplo, um primeiro caso ilustrativo dá sequência ao planejamento e à manufatura das bases de registro mostrados nas Figuras 16.5 e 16.8. Moldes preliminares em alginato são obtidos e digitalizados sem a necessidade de um modelo físico preliminar. Em um arquivo digital duplicado, as bases de registro são projetadas com a mesma extensão de moldeiras individuais: cerca de 2 mm aquém do fundo de sulco e com uma extensão de tentativa provisória na região do selado posterior. Alívios são, então, realizados em regiões estratégicas, como áreas retentivas e rugosidades palatinas, alterando a topografia do arquivo duplicado (utilizando os comandos *bubble smooth* e *extrude*).

Após a impressão das bases de registro em PLA, os roletes de cera, são adicionados e ajustados na boca do paciente quanto ao plano oclusal, à dimensão vertical de oclusão e à relação cêntrica, como realizado convencionalmente (Figura 16.9). O dentista procede à moldagem funcional, feita nas bases de registro de acordo com a técnica de boca fechada. Nesse caso, o selamento periférico e a moldagem propriamente dita foram realizadas com silicona de adição. O registro da relação cêntrica é feito por meio de um material de registro oclusal. As linhas de referência são marcadas nos roletes de cera, correspondendo à linha média, à linha alta do sorriso e às comissuras labiais. Em seguida, a digitalização é feita em três etapas:

- a superfície moldada da base de registro da maxila/molde funcional maxilar;
- a superfície moldada da base de registro mandibular/molde funcional mandibular;
- a superfície vestibular labial das bases de registro em oclusão cêntrica, capturando parte da superfície moldada.

O processo gera três arquivos em formato ".stl", que são alinhados (p. ex., pelo *software* Bluesky Plan) como se estivessem montados em um articulador virtual.

Após a montagem virtual dos dentes pelo Bluesky Plan (ver Figura 16.6), o programa identifica possíveis áreas retentivas potenciais e requer a definição de um eixo de inserção e remoção (Figura 16.10). A definição dos limites da prótese (selado periférico e posterior) é feita pela marcação manual de pontos sobre o modelo virtual, que geram uma linha arredondada automaticamente pelo programa. Existe a opção de aprofundar o selado posterior, caso o profissional julgue conveniente. Por fim, o programa gera um enceramento virtual, a ser esculpido até a configuração desejada.

As bases da prótese total e os dentes são impressos (ver Figura 16.7), submersos em álcool isopropílico 99% por 5 minutos e secados em bancada. Por sua vez, as colunas de suporte de impressão são removidas. Os dentes e cada base correspondente são unidos, adicionando-se resina de base não polimerizada e expondo-os à luz ultravioleta (Figura 16.11).

Como etapa opcional, os dentes e a base podem receber a caracterização da cor para melhorar a estética, uma vez que os dentes terão uma tonalidade única

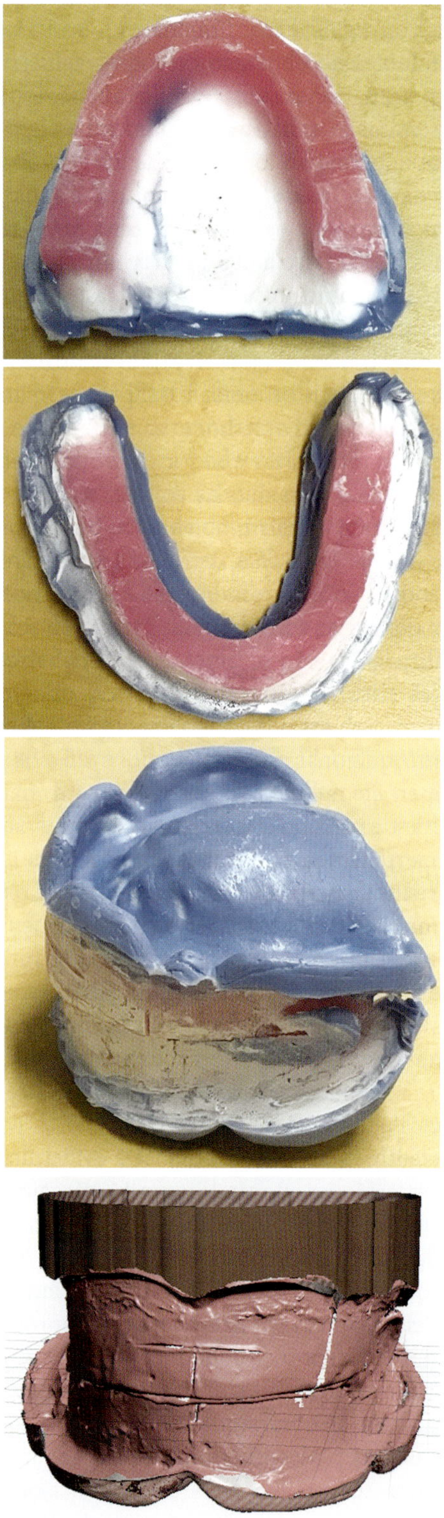

Figura 16.9 Bases de registro compostas por placas de PLA e roletes de cera convencionais. Após a moldagem funcional e os registros das relações maxilomandibulares, as bases de registro estão prontas para serem digitalizadas. A coloração branca sobre a cera (superfície vestibular) é pó de óxido de titânio, usado para facilitar a aquisição de áreas brilhantes. Finalmente, as bases são escaneadas e transferidas para um programa de CAD.

desde o terço cervical até o incisal. As próteses preparadas recebem polimerização final em aparelho de ultravioleta (UV), seja imerso em glicerina ou utilizando outra barreira eficaz contra o oxigênio, conforme recomendação do fabricante. O acabamento e o polimento ocorrem normalmente, então, e as próteses totais estão prontas para instalação (Figura 16.12). Dada a estética dos dentes impressos em 3D, essa técnica pode ser ideal para próteses provisórias ou imediatas. O uso de dentes pré-fabricados pode atingir uma estética superior, embora a adesão à base da prótese total possa ser uma preocupação – estudos em andamento indicam uma boa adesão, condicionando dentes de resina acrílica com metacrilato de metila durante 1 minuto (dados não publicados).

Imprecisões oclusais, ao adaptar os dentes às bases, podem ser minimizadas com o uso de *stops* oclusais (Figura 16.13), o que garante que os dentes sejam posicionados da mesma forma que no planejamento virtual, levando a um ajuste oclusal mínimo durante a instalação e o acompanhamento.

Outro uso para os sistemas digitais envolve a confecção emergencial de próteses totais temporárias. Pacientes com deficiências cognitivas podem perder suas próteses totais com certa frequência. Se o cirurgião-dentista possuir um arquivo digital com a prótese total escaneada em formato ".stl", é possível obter uma impressão única de uma prótese monolítica com resina da cor do dente. A região vestibular de flange, entre o selado periférico e os dentes, é reduzida digitalmente em 1 mm para acomodar uma camada de resina de revestimento rosa. Essa técnica permite a reconstrução da prótese em menos de 24 horas (Figura 16.14).

Um procedimento parecido com aquele usado para se obter próteses totais temporárias pode ser adaptado para a confecção de próteses definitivas, visando a conservar a topografia das próteses com as quais o paciente já esteja habituado, mantendo a montagem e dimensões dos dentes, bem como o contorno da área polida, o que pode ser vantajoso para pacientes mais idosos. A Figura 16.15 ilustra o caso de uma paciente cuja prótese total maxilar estava em uso, sem que houvesse uma prótese mandibular. Os dentes artificiais e o volume da prótese antiga agradavam a paciente, o que permitiu reproduzir esses aspectos na prótese nova. Assim, a prótese maxilar antiga foi readaptada e escaneada, enquanto a base de registro mandibular foi obtida e trabalhada, como no caso da Figura 16.9. Esse fluxo de trabalho específico possibilita a seleção de dentes artificiais que coincidam com o formato e o tamanho daqueles existentes no arquivo digital, com ressalvas à altura dos dentes, caso haja desgaste incisal/oclusal.

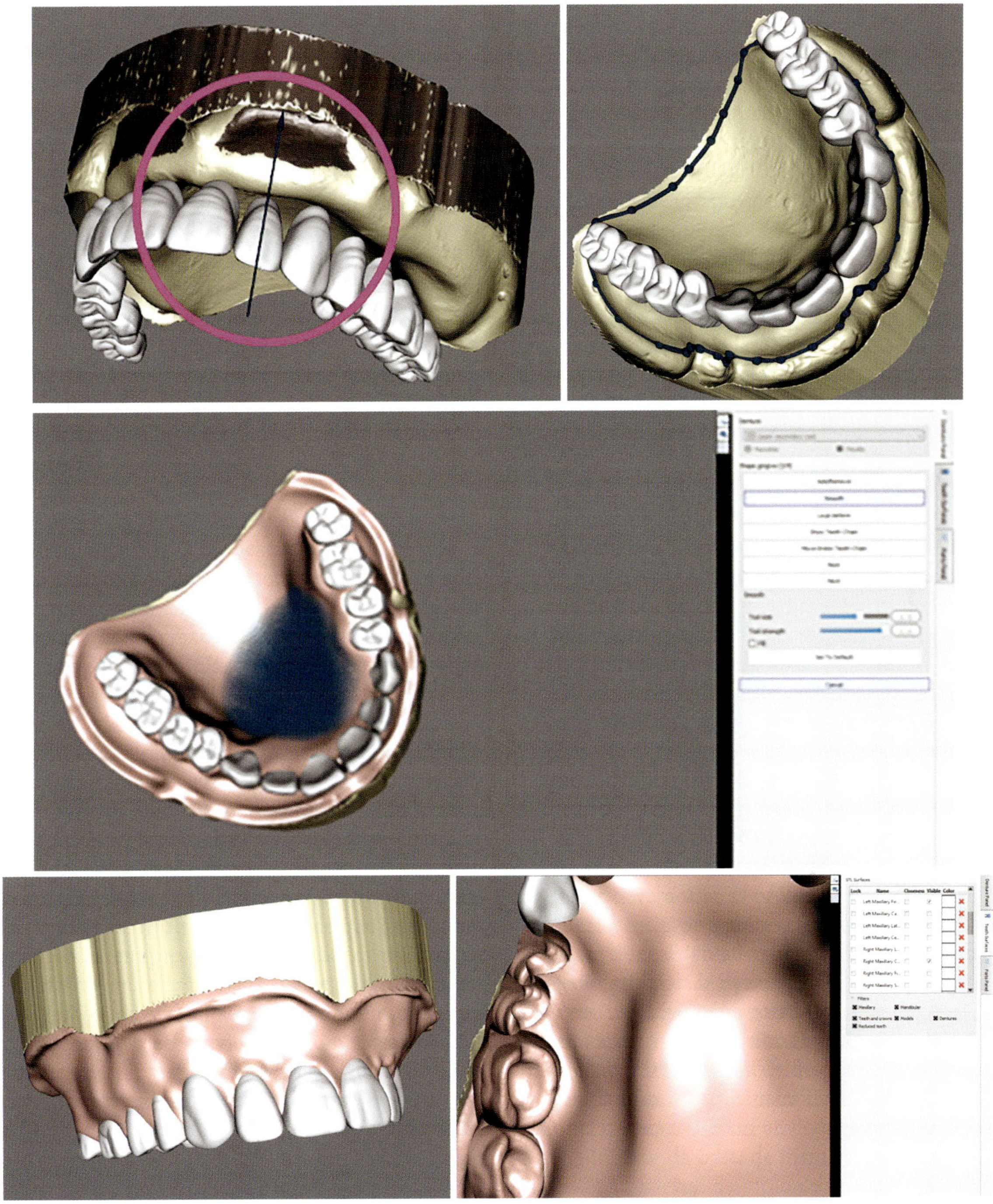

Figura 16.10 Planejamento da prótese por Bluesky Plan, com definição do eixo de inserção-remoção e limites periféricos. As bases das próteses são geradas automaticamente, mas precisam de uma edição importante com ferramentas de escultura. Após o término, o programa subtrai o volume dos dentes artificiais, deixando um espaçamento opcional entre eles (predefinido em 0,3 mm).

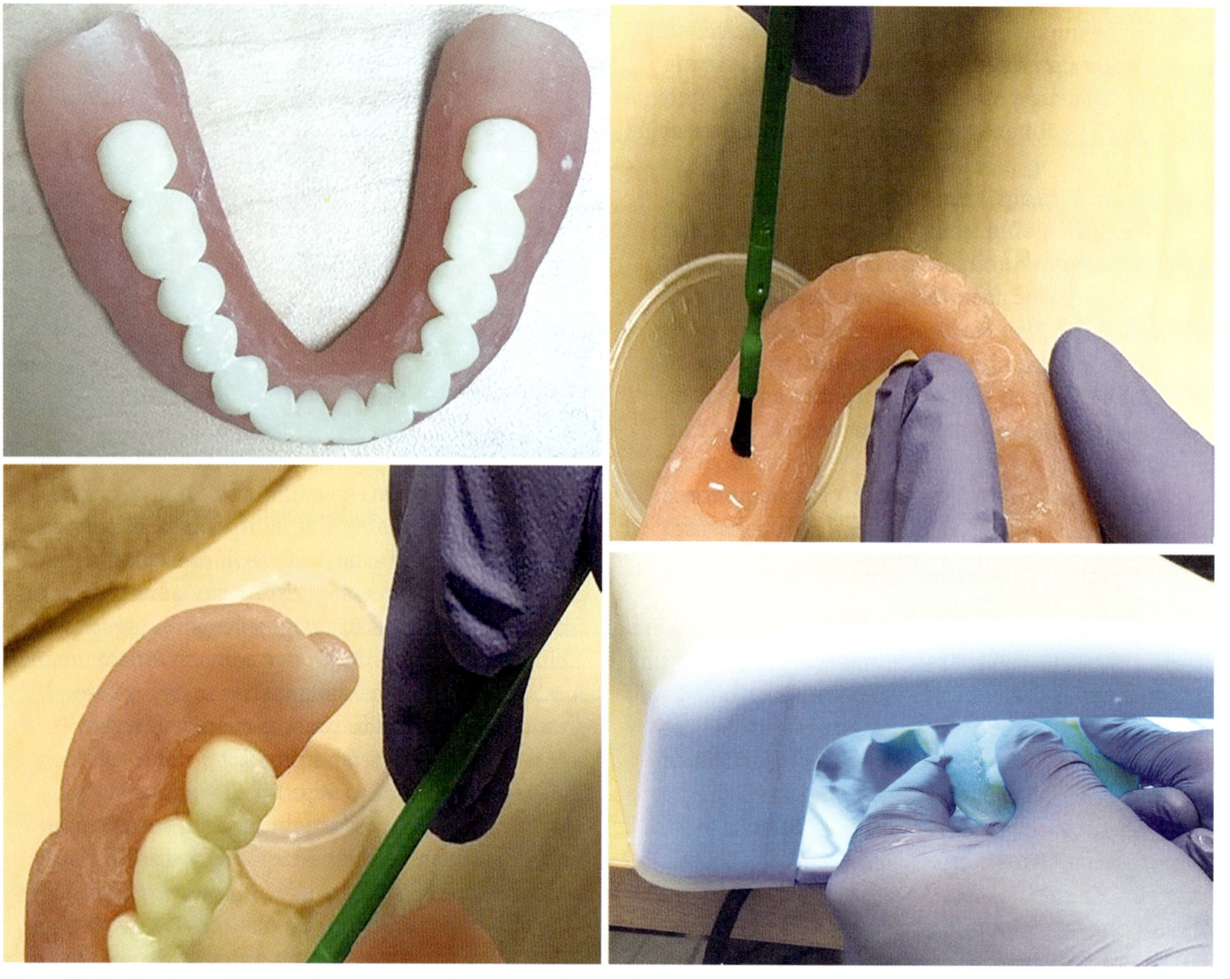

Figura 16.11 Dentes artificiais e base antes e durante a adesão. Com uma técnica adequada, o conjunto deve se comportar como uma prótese monolítica, uma vez que ambas as resinas têm composição semelhante e superfície não polimerizada (inibição por oxigênio).

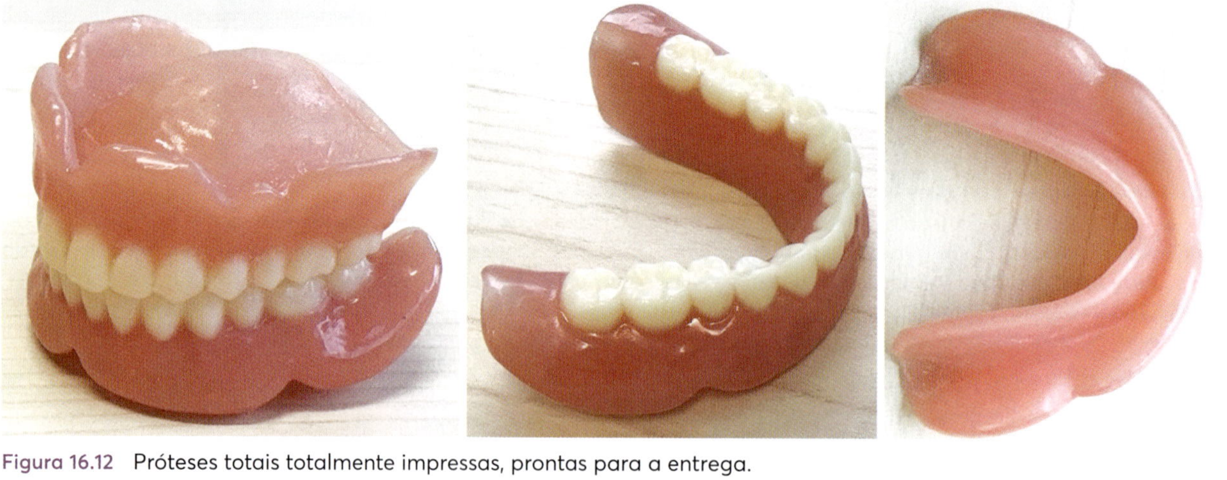

Figura 16.12 Próteses totais totalmente impressas, prontas para a entrega.

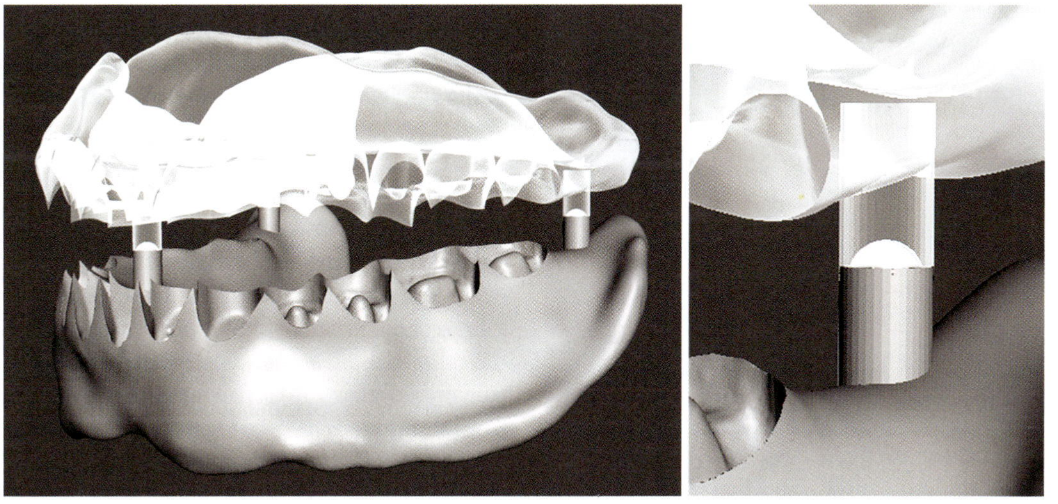

Figura 16.13 Bases de próteses contendo três *stops* oclusais, que posicionam as bases nas corretas relações intermaxilares (DVO e RC) para o posicionamento e união dos dentes, e uma visão ampliada de um *stop* oclusal. Cada *stop* oclusal tem uma projeção hemisférica anexada a uma concavidade de mesmas dimensões e pode ser facilmente montado no Meshmixer.

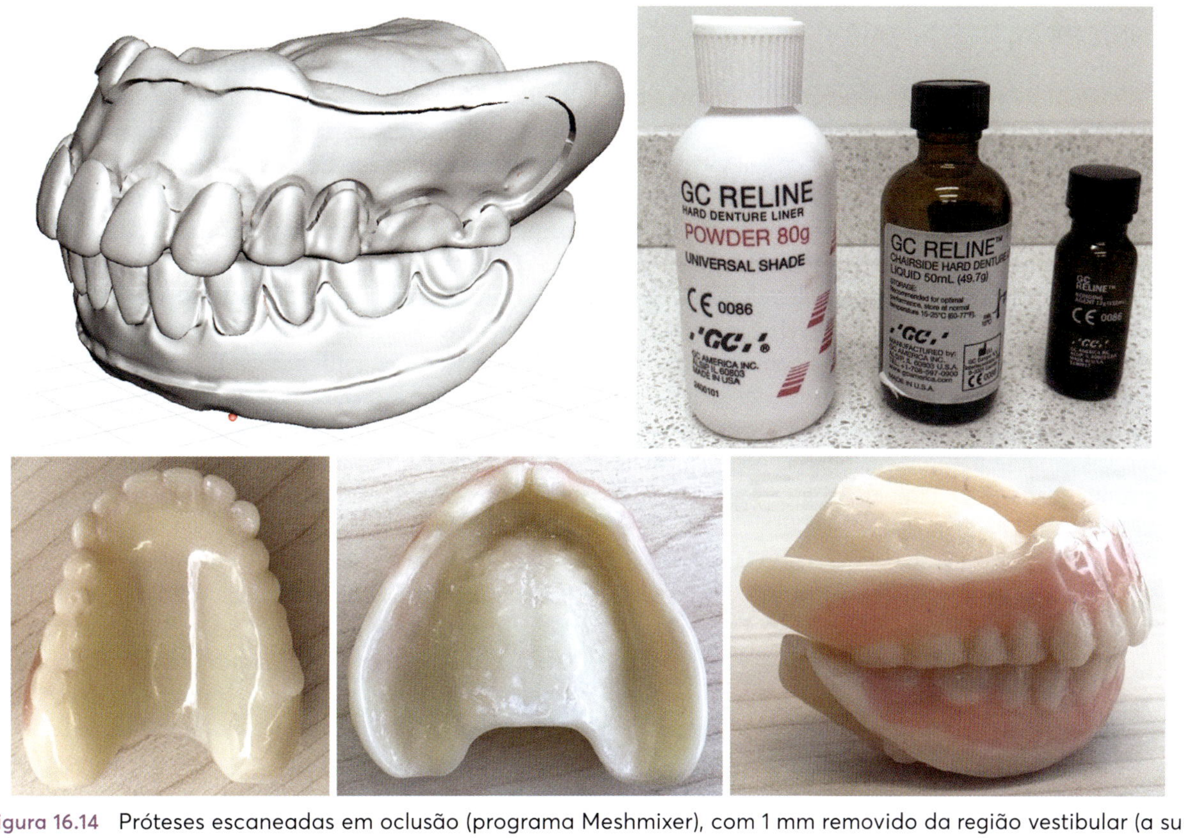

Figura 16.14 Próteses escaneadas em oclusão (programa Meshmixer), com 1 mm removido da região vestibular (a superfície do selado periférico e os dentes não são desgastados). Após a impressão, uma camada de resina rígida para reembasamento é aplicada na superfície reduzida e, então, a prótese total é acabada e polida.

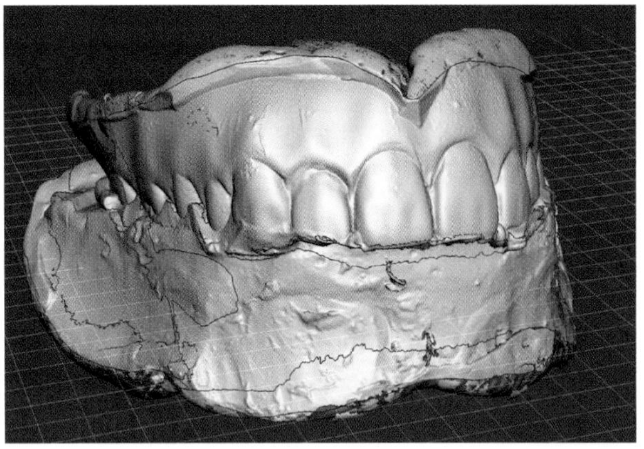

Figura 16.15 Arquivos em formato ".stl" obtidos a partir de uma prótese total maxilar e uma base de registro mandibular, em relação de oclusão cêntrica. Tanto a prótese quanto a base de registro passaram pelo procedimento de moldagem funcional apresentado no caso da Figura 16.9. Três formatos ".stl" separados foram obtidos e alinhados: superfície de suporte maxilar, superfície de suporte mandibular e contorno da base da prótese total/registro.

CONSIDERAÇÕES FINAIS

Os métodos CAD/CAM proporcionam grandes benefícios na reabilitação com próteses totais, apesar de os resultados de diferentes materiais e técnicas serem mais conhecidos futuramente. Próteses totais digitais chegam com potencial para melhorar a qualidade e aumentar a acessibilidade, permitindo reabilitações mais precisas e exatas, com um menor tempo na cadeira odontológica e no laboratório. A possibilidade de criar um banco de dados das próteses dos pacientes também permite uma repetição mais rápida em casos de urgência. Novas melhorias nos materiais, novas técnicas e custos mais baixos provavelmente irão revolucionar as próteses totais, uma modalidade de tratamento que se supunha estar bem estabelecida há mais de um século.

REFERÊNCIAS BIBLIOGRÁFICAS

1. Mörmann WH. The evolution of the CEREC system. J Am Dent Assoc. 2006; 137:7S-13S.
2. Bidra AS, Taylor TD, Agar JR. Computer-aided technology for fabricating complete dentures: systematic review of historical background, current status, and future perspectives. J Prosthet Dent. 2013; 109:361-6.
3. Schweiger J, Stumbaum J, Edelhoff D, Güth J-F. Systematics and concepts for the digital production of complete dentures: risks and opportunities. Int J Comput Dent. 2018; 21:41-56.
4. Cristache CM, Totu EE, Iorgulescu G, Pantazi A, Dorobantu D, Nechifor AC et al. Eighteen months frollow-up with patient-centered outcomes assessment of complete dentures manufactured using a hybrid nanocomposite and additive CAD/CAM protocol. J Clin Med. 2020; 9:324.
5. Kalberer N, Mehl A, Schimmel M, Muller F, Srinivasan M. CAD-CAM milled versus rapidly prototyped (3D-printed) complete dentures: An in vitro evaluation of trueness. J Prosthet Dent. 2019; 121:637-643.
6. Lee S, Hong S-J, Paek J, Pae A, Kwon K-R, Noh K. Comparing accuracy of denture bases fabricated by injection molding, CAD/CAM milling, and rapid prototyping method. J Adv Prosthodont. 2019;11: 55-64.
7. Srinivasan M, Schimmel M, Naharro M, O'Neill C, McKenna G, Müller F. CAD/CAM milled removable complete dentures: time and cost estimation study. J Dent. 2019;80: 75-79.
8. Schwindling FS, Stober T. A comparison of two digital techniques for the fabrication of complete removable dental prostheses: A pilot clinical study. J Prosthet Dent. 2016; 116:756-763.
9. Jung S, Park C, Yang H-S, Lim H-P, Yun K-D, Ying Z et al. Comparison of different impression techniques for edentulous jaws using three-dimensional analysis. J Adv Prosthodont. 2019; 11:179-186.
10. Ammoun R, Bencharit S. Creating a digital duplicate denture file using a desktop scaner and an open-source software program: A dental technique. J Prosthet Dent. 2021; 125:402-406.
11. Stansbury JW, Idacavage MJ. 3D printing with polymers: Challenges among expanding options and opportunities. Dent Mater. 2016; 32:54-64.
12. Alqarni H, AlHelal A, Kattadiyil MT. Computer-engineered complete denture fabrication with conventional clinical steps: A technique to overcome protocol limitations. J Prosthet Dent. 2019; 122:430-434.

17

Próteses totais não convencionais

João Neudenir Arioli Filho
Camila Luiz Jabr
Sergio Sualdini Nogueira
Francisco de Assis Mollo Junior
Ana Carolina Pero

FLUXOGRAMA DO CAPÍTULO

INTRODUÇÃO

Na busca por proporcionar aos pacientes saúde bucal e psicossocial, comumente os cirurgiões-dentistas se deparam com dois desafios em particular: um associado ao tratamento de pacientes já desdentados totais e outro relativo àqueles que, infelizmente, necessitam extrair todos os dentes remanescentes.

Nos pacientes já desdentados totais, independentemente do grau de reabsorção óssea do rebordo alveolar, pode surgir a necessidade funcional de melhorias na retenção, na estabilidade e no suporte da prótese total, em virtude da influência direta da movimentação da musculatura durante as funções de fala, sorriso, deglutição e mastigação e/ou por razões psicológicas.

É importante salientar que grande parte das queixas relacionadas às falhas de retenção e estabilidade está associada, principalmente, às próteses totais mandibulares, que apresentam menor área de suporte e estão sujeitas à ação da musculatura da língua.

Essa instabilidade da prótese total pode ser minimizada com uma técnica diferenciada, que proporcione, a partir de encaixes localizados na superfície interna da base da prótese, melhores condições de uso.

A outra situação clínica desafiadora para o cirurgião-dentista – e, claro, muito difícil para o paciente – ocorre quando é necessário extrair todos os dentes remanescentes do indivíduo, que, por sua vez, precisará enfrentar um longo período desdentado, sem o uso de prótese, até que o completo processo de cicatrização e reparação alveolar permita a confecção das próteses totais convencionais. Nessa situação, o egresso da condição de dentado pode gerar problemas psicológicos e dificuldades adaptativas com a condição de desdentado, até que as novas próteses totais sejam confeccionadas.

Dessa maneira, após o procedimento cirúrgico de exodontia, a instalação imediata de próteses totais com aspectos estéticos e funcionais adequados, por vezes esteticamente semelhantes aos dentes naturais perdidos, ameniza o trauma funcional e psicológico do paciente.

Diante dos desafios encontrados pelo cirurgião-dentista na reabilitação protética dos pacientes desdentados totais, faz-se necessário o aperfeiçoamento técnico do profissional, visando a suprir as deficiências e as dificuldades existentes.

Assim, neste capítulo, serão abordados conceitos e alternativas protéticas informativas e pontuais do planejamento reabilitador, no que se refere à obtenção de resultados mais promissores no tratamento de pacientes desdentados totais, do ponto vista psíquico-funcional.

OVERDENTURES OU SOBREDENTADURAS

Em virtude das limitações das próteses totais convencionais, atualmente é possível utilizar sistemas de retenção sobre dentes/raízes remanescentes ou sobre implantes, com o intuito de minimizar essas deficiências e permitir melhor desempenho das próteses totais.

Para que sejam utilizados dentes e/ou raízes como pilar protético, é necessário que eles apresentem um bom suporte periodontal e posicionamento adequado na arcada, sendo essas situações pouco recorrentes no âmbito clínico – por isso, não serão discutidas neste capítulo.

Por outro lado, os implantes osseointegrados surgiram como uma alternativa terapêutica de maior abrangência e aplicabilidade clínica em pacientes totalmente edêntulos, principalmente em razão das melhorias biomecânicas proporcionadas pelos sistemas de retenção. O tratamento com os implantes pode ser de dois tipos: reabilitações fixas (próteses totais do tipo protocolo) ou reabilitações removíveis (*overdentures* ou sobredentaduras).

Definição

As *overdentures*, também conhecidas como sobredentaduras, são próteses totais suportadas pelo rebordo alveolar e pelos pilares, que podem corresponder a implantes osseointegrados ou dentes/raízes remanescentes devidamente preparados. Utilizam sistemas de encaixe que permitem estabilidade, suporte e retenção superiores aos promovidos pelas próteses totais convencionais (Figura 17.1).

Finalidade protética

- Promover melhorias no desempenho mastigatório dos indivíduos desdentados.
- Reduzir a quantidade de reabsorção do osso remanescente na região dos implantes.
- Permitir a melhoria na cinestesia oral.

Indicações e contraindicações

Indicações

- Melhorar suporte, retenção e estabilidade das próteses totais.
- Defeitos maxilofaciais (próteses obturadoras bucossinusais).

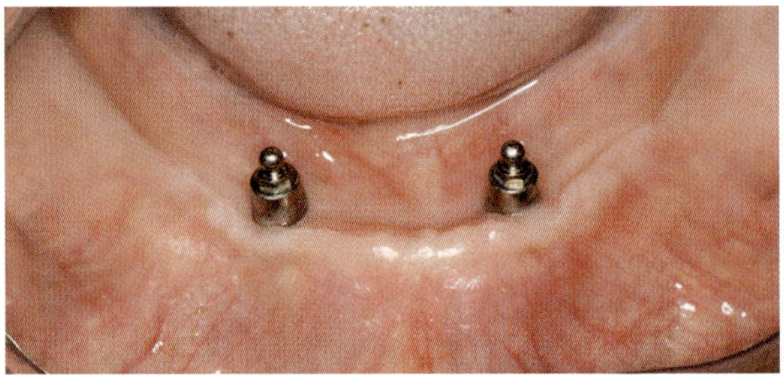

Figura 17.1 Sistema de encaixe sobre implantes osseointegrados mandibulares de uma *overdenture*.

- Pacientes que não apresentam condição óssea e/ou financeira para a opção de tratamento com próteses fixas implantossuportadas.

Contraindicações

- Pacientes com condição sistêmica desfavorável para a cirurgia de instalação de implantes.
- Relação e espaço intermaxilar desfavorável.
- Pacientes intolerantes ao uso de próteses removíveis.
- Qualidade e quantidade óssea desfavoráveis.

Aspectos positivos e limitações do tratamento com *overdentures* mandibulares

Aspectos positivos

Por serem próteses removíveis, apresentam a vantagem de promover o acesso direto para a higienização, favorecendo, assim, pacientes idosos que não têm destreza manual adequada.

Outra importante característica é a reversibilidade, que permite a transformação futura para uma prótese fixa totalmente implantossuportada ou uma prótese total convencional. Da perspectiva biomecânica, por serem constituídas de um sistema de retenção com encaixes, proporcionam uma estabilização e uma retenção adicional, quando comparadas à prótese total.

Em adição, o tratamento com *overdentures* é considerado um tipo de reabilitação de menor custo, em comparação com as próteses fixas implantossuportadas.

Limitações do tratamento

Apesar de apresentarem vantagens biomecânicas adicionais, as *overdentures* são consideradas "sobredentaduras", ou seja, apresentam características que contribuem para a retenção, mas com o mesmo comportamento de uma prótese total convencional nas regiões não abrangidas pelos implantes. Essa condição predispõe aos efeitos da reabsorção óssea alveolar posterior e, consequentemente, à necessidade de consultas de manutenção associadas ao reembasamento.

A principal desvantagem presente nesse tipo de tratamento, em relação às próteses fixas do tipo protocolo, são as reposições e/ou reparos periódicos dos componentes de retenção, independentemente do tipo de encaixe utilizado, por sofrerem as consequências diretas do ato de inserção e remoção das próteses e dos impactos da mastigação (Figura 17.2).

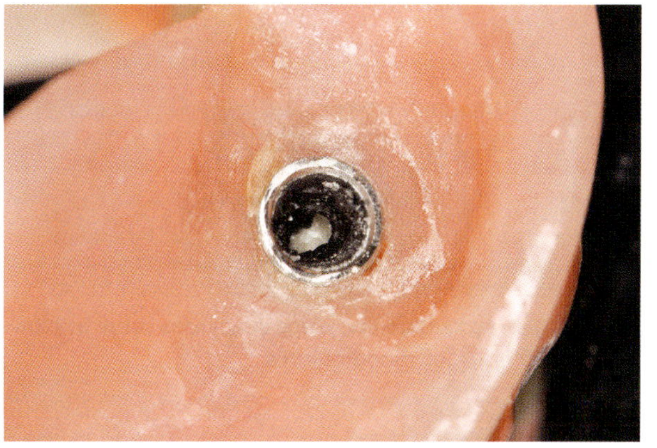

Figura 17.2 Encaixe deteriorado na base da prótese.

Tipos de encaixe para retenção das *overdentures*

Existe uma grande variedade de componentes utilizados na retenção das *overdentures*, embora, clinicamente, a seleção seja feita a partir de fatores como durabilidade, custo-benefício e simplicidade de execução de técnica e de manuseio por parte do paciente, além da altura, do posicionamento dos implantes instalados na arcada e do espaço intermaxilar presente.

Atualmente, os sistemas mais comumente utilizados são: sistema barra-clipe, sistema *o'ring* e sistema ERA.

Encaixe do tipo *o'ring*

Os encaixes do tipo *o'ring*, mais conhecidos por pilar do tipo "bola", são componentes resilientes, constituídos pelo pilar propriamente dito (Figura 17.3), o qual é aparafusado diretamente sobre o implante (Figura 17.4), e por uma cápsula metálica (Figura 17.5) com um anel de retenção de material resiliente, incorporada à base da prótese (Figura 17.6).

Suas vantagens são: facilidade da técnica de confecção, custo acessível, higienização facilitada (implantes permanecem isolados) e favorecimento das micromovimentações executadas pela prótese, em virtude da resiliência do sistema.

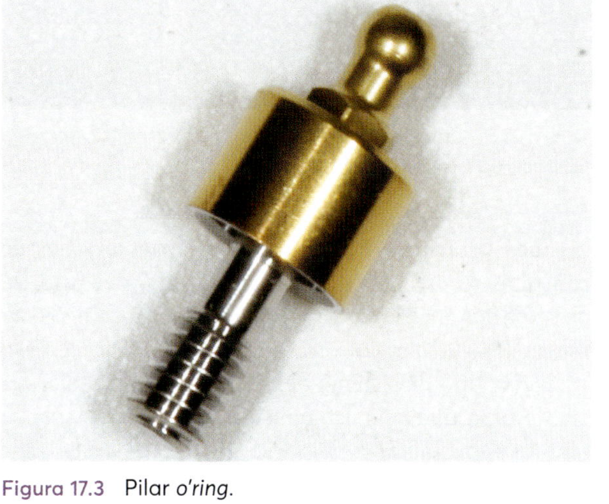

Figura 17.3 Pilar *o'ring*.

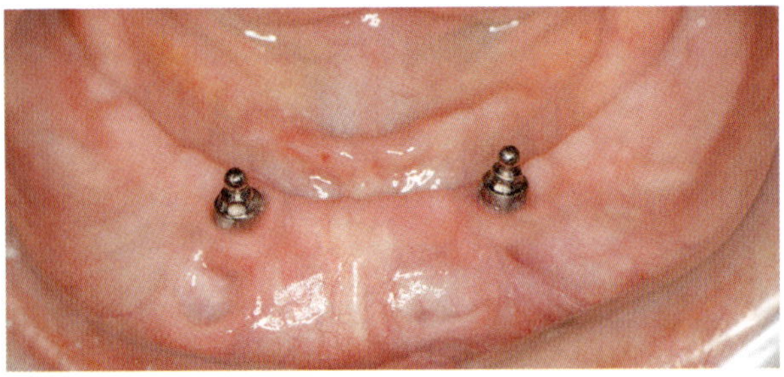

Figura 17.4 Encaixes do tipo *o'ring* instalados sobre implantes osseointegrados mandibulares.

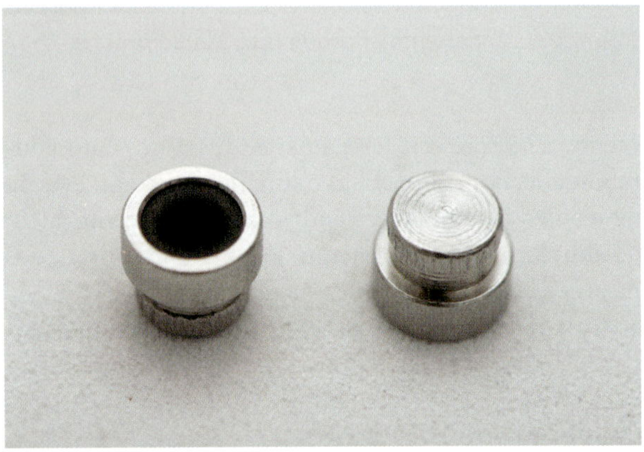

Figura 17.5 Cápsula metálica e anel de retenção do sistema *o'ring*.

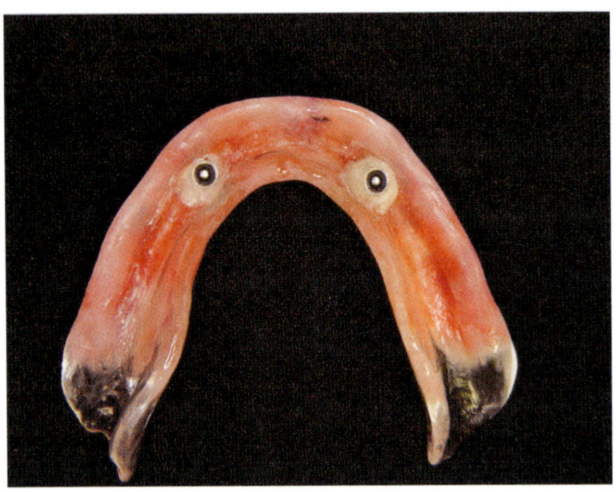

Figura 17.6 Cápsula metálica e anel de retenção fixados na base da prótese total inferior.

Suas principais desvantagens estão associadas às consultas recorrentes de manutenção e à necessidade de troca dos anéis e das cápsulas de retenção, em decorrência de deformações e fraturas (Figuras 17.7 e 17.8).

Nesse tipo de sistema de retenção, não há tolerância de uma divergência superior a 5° entre os pilares retentivos instalados, pois isso acarretaria uma deficiência na passividade da prótese quando em função,

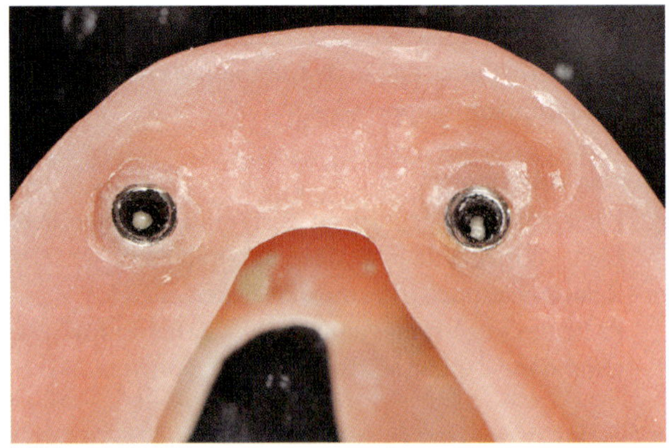

Figura 17.7 Cápsulas metálicas deformadas e com bordas fraturadas.

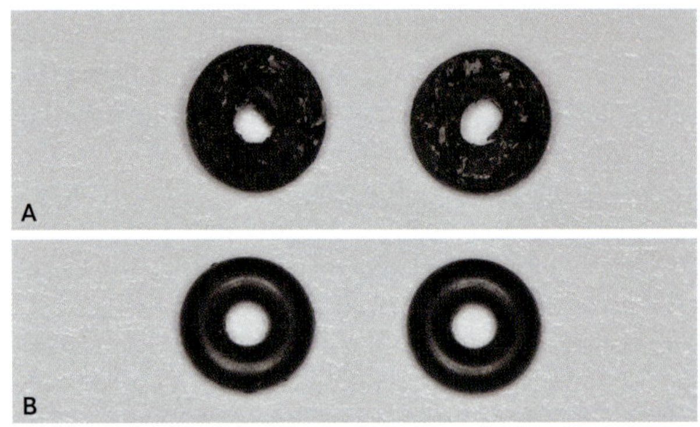

Figura 17.8 Anéis de retenção deformados pelo uso (**A**) e anéis novos (**B**).

comprometendo o eixo de inserção e acelerando o desgaste dos anéis de retenção.

Diante das características desse sistema, é pertinente ressaltar que sua indicação está relacionada com áreas que apresentem uma altura óssea suficiente para o planejamento de implantes mais longos (> 10 mm). Essa condição se deve ao fato de os encaixes do tipo *o'ring* atuarem de maneira isolada em seus respectivos implantes, resultando em maior estresse sobre eles.

Idealmente, os pilares do tipo *o'ring* devem ser posicionados de maneira supragengival, estando sua base de 1 a 2 mm acima do nível do tecido peri-implantar (Figura 17.9).

Outro fator a ser avaliado para sua indicação é a espessura da base da prótese no local dos encaixes, uma vez que o conjunto pilar/cápsula do encaixe demanda uma determinada altura, que pode variar entre as diferentes marcas comerciais.

Encaixe do tipo barra-clipe

Esses encaixes são constituídos por um sistema composto por um clipe (metálico ou plástico) e uma barra metálica unindo os implantes osseointegrados (liga de titânio ou metais nobres), responsáveis por

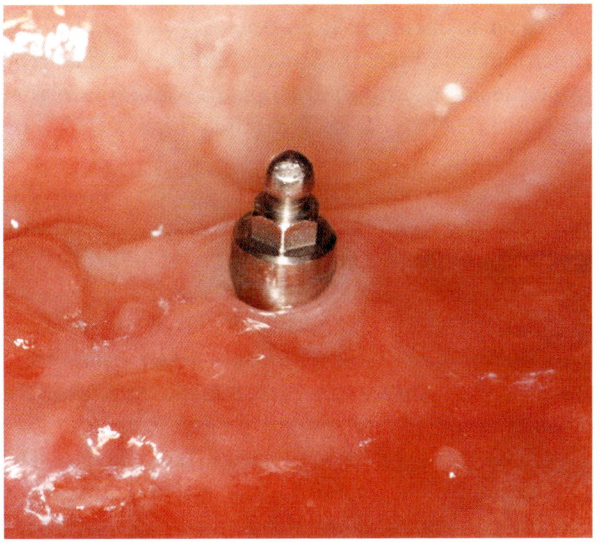

Figura 17.9 Base do sistema de encaixe *o'ring* supragengival.

reter a prótese em posição (Figura 17.10). Atualmente, prioriza-se o uso de clipe plástico (*nylon*, polietileno e polipropileno), em razão do menor módulo de elasticidade, o qual reduz os níveis de tensão durante as micromovimentações da prótese – e por não haver uma transmissão total de forças sobre os implantes, reduz também os níveis de estresse sobre eles.

Seu planejamento basicamente envolve a instalação de dois implantes na mandíbula, preferencialmente na região de incisivo lateral e canino, para uma melhor distribuição de forças ao sistema peri-implantar.

Como principal vantagem, esse tipo de encaixe apresenta a melhor capacidade de distribuição de cargas ao tecido ósseo peri-implantar. Essa circunstância é alcançada por conta da união rígida dos implantes pelas barras metálicas e da rotação do clipe ao seu redor, permitindo, com tal característica, sua indicação para casos em que não seja possível o planejamento de implantes mais longos (> 10 mm) e quando houver ausência de paralelismo entre os implantes.

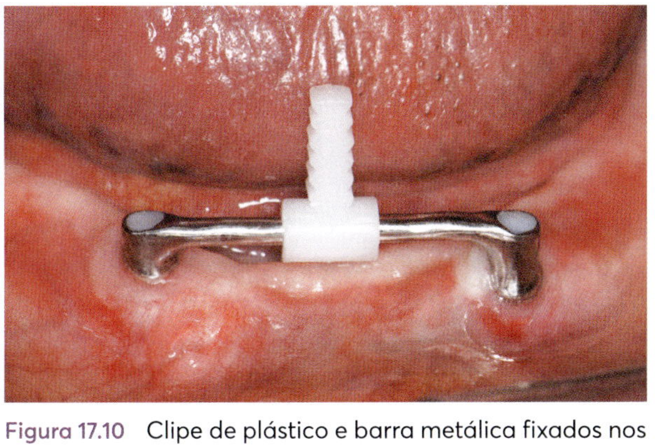

Figura 17.10 Clipe de plástico e barra metálica fixados nos implantes osseointegrados.

Contudo, por serem constituídos por uma barra metálica, alguns aspectos adicionais devem ser enfatizados em relação ao seu planejamento. Recomenda-se que apresentem, na secção transversal, a forma circular, de modo a favorecer o movimento livre de rotação do clipe, requerendo um espaço mínimo de distância do rebordo gengival (2 a 3 mm) para facilitar a higienização e reduzir os riscos de um processo inflamatório tecidual (Figura 17.11).

O posicionamento dos implantes deve permitir que a barra seja confeccionada sobre a crista do rebordo alveolar, paralelamente ao plano oclusal na dentição antagonista (Figura 17.12) e perpendicular à linha média do paciente (Figura 17.13), com um comprimento médio de 15 a 20 mm e um espaço vertical de, no mínimo, 12 mm entre a incisal dos dentes artificiais e a plataforma dos implantes, para abranger todo o sistema.

Diante da necessidade de espaço para os componentes de encaixe, há riscos de fragilização das próteses e possíveis fraturas, resultantes da menor espessura de resina acrílica em sua base (Figura 17.14).

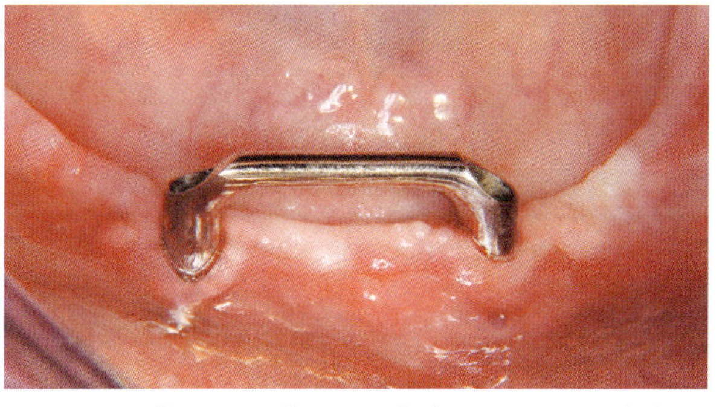

Figura 17.11 Barra metálica instalada com espaço de 2 a 3 mm da fibromucosa.

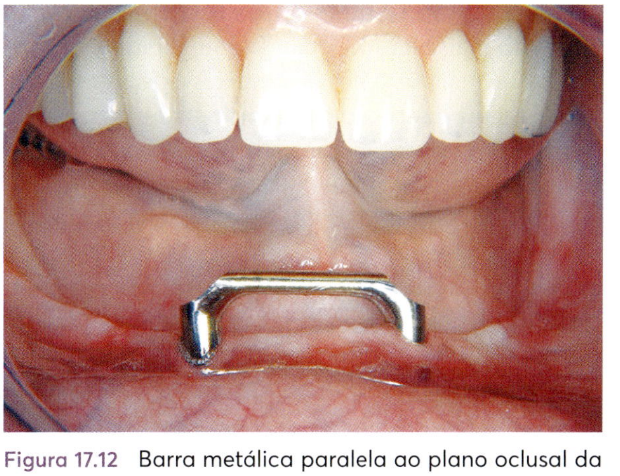

Figura 17.12 Barra metálica paralela ao plano oclusal da dentição antagonista.

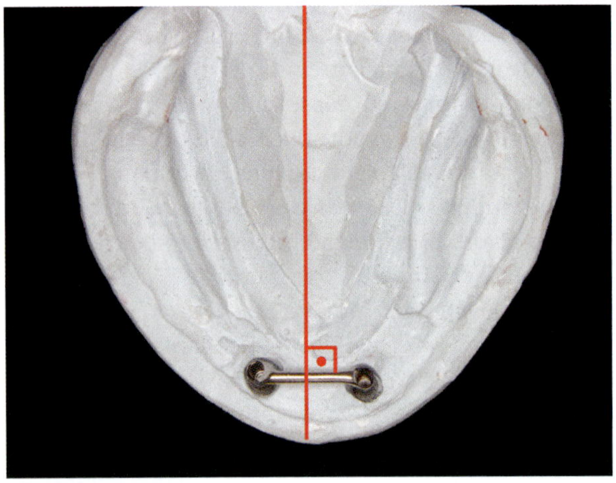

Figura 17.13 Barra metálica perpendicular à linha média do modelo em gesso.

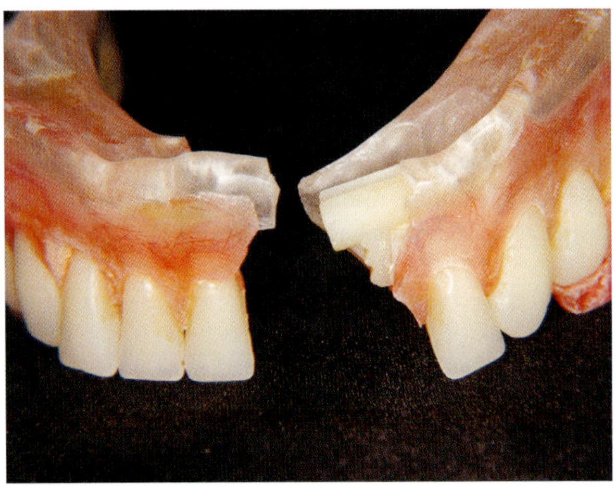

Figura 17.14 *Overdenture* inferior sobre barra-clipe fraturada na linha média.

Assim, aconselha-se que a base da prótese seja reforçada com uma estrutura metálica (Figura 17.15).

Outro fator está relacionado com a etapa adicional de fundição laboratorial da barra, que acarreta um custo mais elevado, quando comparado à utilização dos demais sistemas de encaixes existentes.

O sistema barra-clipe, apesar de suas propriedades favoráveis de retenção com relação às forças de deslocamentos verticais e oblíquas, apresenta indicação limitada, em decorrência da dificuldade relatada pelos pacientes quanto à higienização dos espaços existentes entre a barra e a fibromucosa. Essa circunstância decorre da capacidade de coordenação motora prejudicada de muitos pacientes idosos.

Encaixe do tipo ERA

O sistema de encaixe do tipo ERA (*extracoronal resilient attachment*) se assemelha às características e aos princípios do tipo *o'ring*, pois também funcionam de maneira isolada em seus respectivos implantes, com um pilar acoplado sobre o implante (Figura 17.16) e a cápsula metálica (Figura 17.17) na base da prótese.

A retenção desse sistema é proporcionada por um anel de *nylon* com diferentes graus de retenção, variando de acordo com a cor disponibilizada pelo fabricante.

Suas vantagens e versatilidades estão associadas a uma menor quantidade de reparos desses componentes, pois se encontram inativos quando em repouso e ativos somente durante os movimentos de inserção/remoção da prótese e da mastigação. Também apresentam diferentes angulações (5°, 11° e 17°) para corrigir possíveis divergências entre os implantes, possibilitando uma tolerância máxima de 5°.

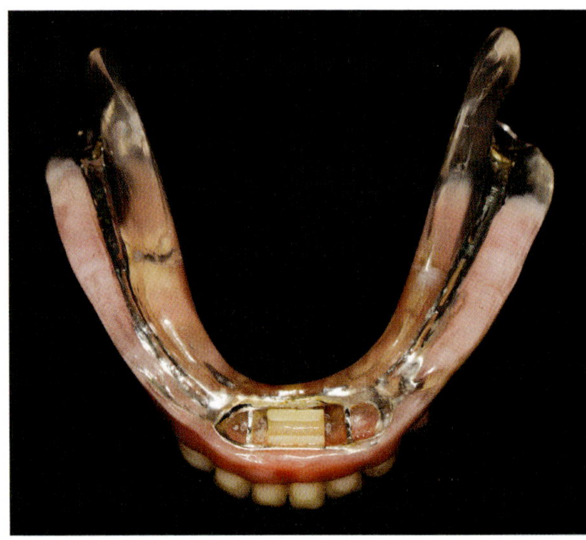

Figura 17.15 *Overdenture* do sistema barra-clipe com reforço metálico em sua base de resina acrílica.

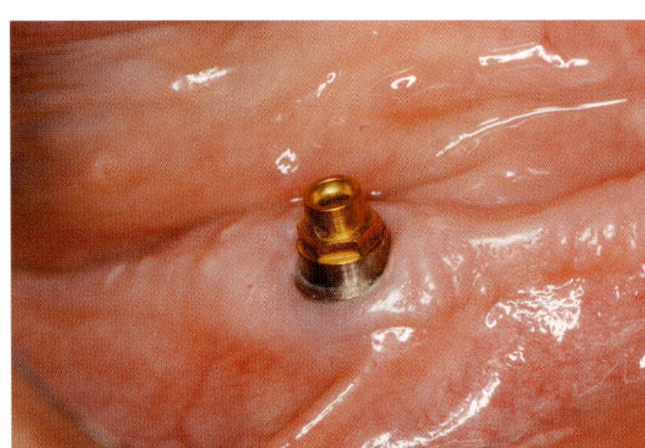

Figura 17.16 Pilar ERA acoplado no implante osseointegrado mandibular.

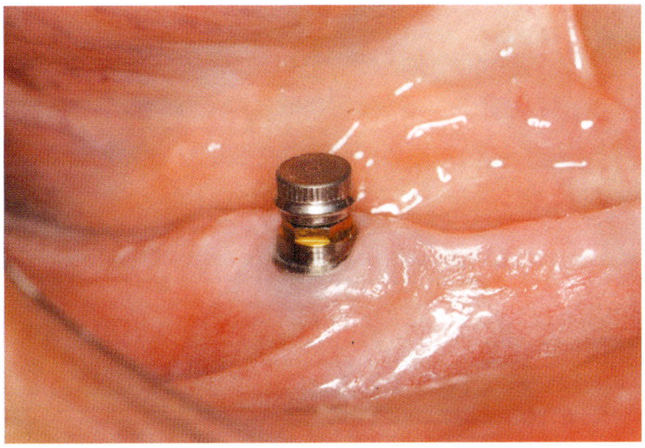

Figura 17.17 Cápsula metálica posicionada sobre o pilar ERA para fixação na base da prótese total inferior.

Etapas clínicas da confecção de *overdentures*

Instalação das próteses totais convencionais – proservação e ajustes

As etapas protéticas de execução das *overdentures* (Figura 17.18) iniciam-se posteriormente ao período de instalação e adaptação dos pacientes às suas novas próteses totais convencionais. Esse período corresponde ao tempo necessário para que os pacientes estejam confortáveis com suas próteses. Portanto, nesse momento, são de suma importância as consultas de retorno para o correto ajuste das peças protéticas e o acompanhamento assíduo das necessidades de cada indivíduo.

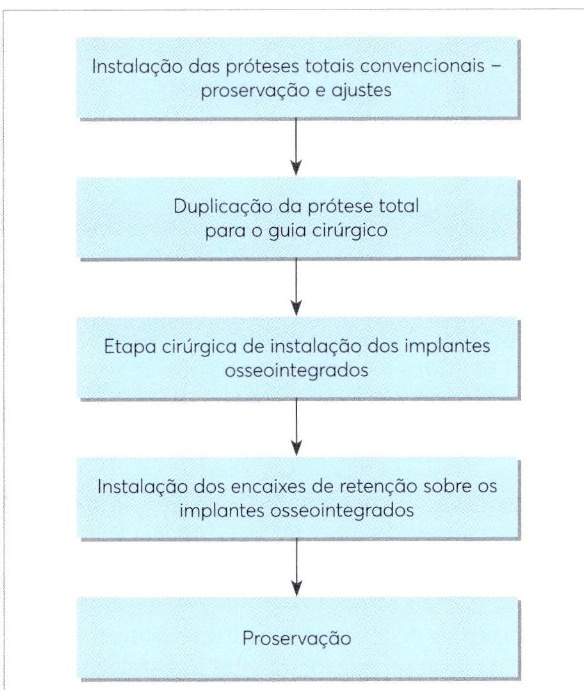

Figura 17.18 Etapas clínicas da confecção de *overdentures*.

Duplicação da prótese total para o guia cirúrgico

Decorrido o processo adaptativo prévio com as novas próteses totais, é realizado o planejamento da etapa cirúrgica. Para melhores resultados estéticos e funcionais das reabilitações, é fundamental a preparação de um guia cirúrgico.

Esse guia cirúrgico é confeccionado a partir do processo de duplicação da prótese total do maxilar a ser reabilitado com os implantes (Figura 17.19).

Sua finalidade é orientar o posicionamento dos implantes durante o ato cirúrgico, buscando o paralelismo entre eles, de maneira a favorecer a biomecânica das *overdentures*. Esse procedimento é muito importante, pois, se não alcançado o paralelismo adequado, ocorre uma interferência no eixo de inserção e remoção das próteses em boca.

Etapa cirúrgica de instalação dos implantes osseointegrados

Com base no planejamento criterioso clínico e radiográfico para a execução da etapa cirúrgica, recomenda-se a instalação de 1 a 4 implantes osseointegrados para maxila e mandíbula.

Para a mandíbula, quando possível, deve-se priorizar o posicionamento dos implantes em região de maior proximidade dos forames mentuais (Figura 17.20). Essa condição proporciona ao paciente maior conforto, em virtude do maior suporte à prótese, diminuindo a força compressiva da carga mastigatória sobre o rebordo alveolar. Contudo, deve-se considerar que, nessa situação clínica, o implante fica mais sobrecarregado, necessitando de uma maior ancoragem óssea.

Finalizada a etapa cirúrgica, avalia-se a possibilidade de execução da etapa protética imediatamente após a instalação dos implantes ou a necessidade de aguardar o seu período de osseointegração. Quando é alcançada uma boa estabilidade primária dos implantes, a "carga imediata" e a execução das etapas protéticas são possíveis logo após a cirurgia. No entanto, quando essa situação não é alcançada, ou seja, não é viável a obtenção de uma estabilidade primária adequada, faz-se necessário aguardar o período de osseointegração dos implantes.

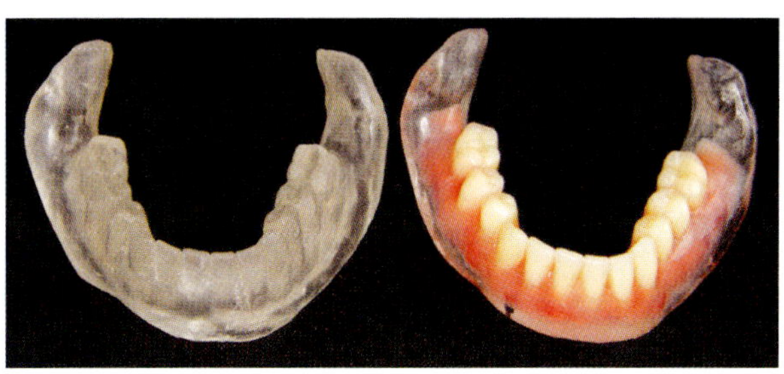

Figura 17.19 Guia cirúrgico da prótese total inferior.

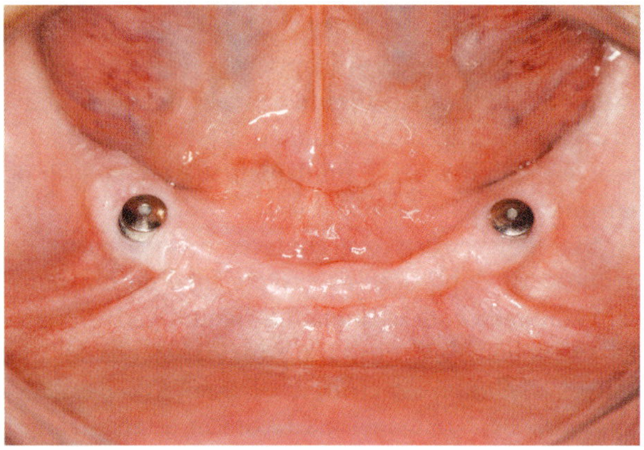

Figura 17.20 Implantes osseointegrados posicionados próximo aos forames mentuais.

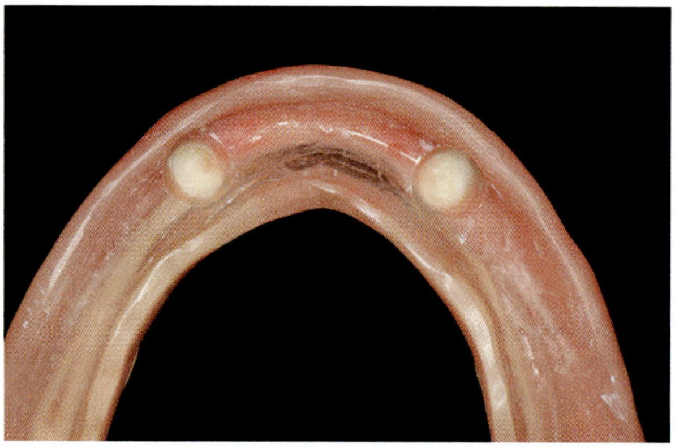

Figura 17.21 Cavidade na base de resina acrílica da prótese total para fixação do encaixe da *overdenture*.

Instalação dos encaixes de retenção sobre os implantes osseointegrados

Os encaixes de retenção ERA e *o'ring* devem ser selecionados, considerando que a base do pilar deve permanecer de 1 a 2 mm acima do nível do tecido peri-implantar, e , em seguida, instalados sobre o implante, com torque específico determinado pelo fabricante.

Para a instalação do encaixe do tipo barra-clipe, a barra metálica necessita de uma distância de 2 a 3 mm em relação ao nível gengival, seguida do torqueamento do componente recomendado pelo fabricante.

Independentemente do tipo de sistema a ser escolhido, é preciso realizar o processo de captura do encaixe protético na base da prótese total.

Esse processo é feito por meio da confecção de desgastes da base da prótese, que resultam em uma cavidade para acomodar internamente, de maneira passiva, o sistema de encaixe escolhido, de acordo com a sua altura (Figura 17.21).

No caso dos sistemas de encaixe *o'ring* e ERA, o pilar é instalado nos implantes isolados com pequenos círculos de lençol de borracha sobre eles (Figura 17.22), para evitar que a resina utilizada na fixação dos encaixes escoe e se fixe ao pilar, dificultando a remoção da prótese.

Posteriormente, a cápsula metálica é posicionada sobre os respectivos pilares para a execução do processo de captura, por meio da manipulação de resina acrílica autopolimerizável e de sua acomodação na cavidade na base protética (Figura 17.23).

Em seguida, a prótese total é levada até a boca do paciente, com as próteses levemente em oclusão, aguardando-se o tempo de presa do material, para subsequente verificação dos contatos oclusais e adaptação protética ao rebordo alveolar, finalizando com a remoção dos excessos com fresas de desgaste e polimento.

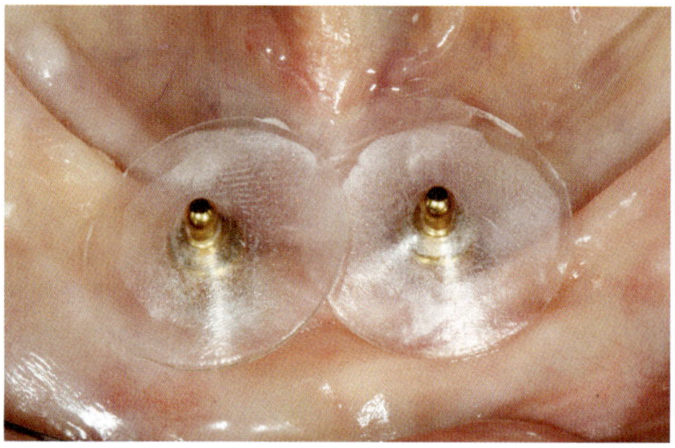

Figura 17.22 Pilar isolado com lençol de borracha.

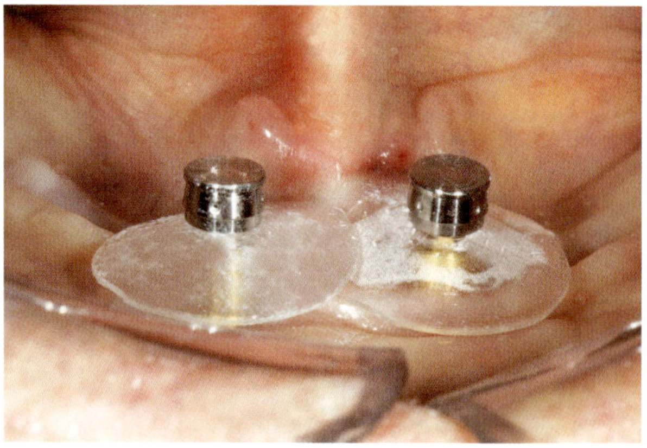

Figura 17.23 Cápsula metálica posicionada sobre lençol de borracha e pilar.

Após a fixação do componente na base da prótese, o paciente é instruído sobre a forma adequada de inserção/remoção das próteses e a respeito da higienização.

A inserção e a remoção das próteses devem ser realizadas com os dedos posicionados na porção externa da base da prótese, executando um movimento simultâneo e bilateral, de forma que haja apenas um eixo de inserção/remoção das peças.

É apropriado enfatizar que, durante o ato de encaixe da prótese sobre os implantes, há uma tendência de os pacientes ocluírem os dentes, antes mesmo de se certificarem que a prótese se encontra devidamente posicionada sobre os respectivos encaixes, podendo ocasionar danos sobre os sistemas de encaixe, por não respeitar o eixo de inserção/remoção adequado.

Proservação

As consultas de retorno são essenciais para a rapidez do processo adaptativo do paciente e, portanto, devem ser realizadas, no mínimo, com os seguintes intervalos: 24h e 3, 7, 14 e 30 dias após a instalação, sendo o limiar de aceitabilidade e adaptação de cada paciente ao longo do tratamento diretamente proporcional à quantidade necessária de consultas de controle.

Considerações finais sobre *overdentures* ou sobredentaduras

O tratamento com *overdentures* associadas a implantes ou raízes devidamente preparadas representa uma alternativa em busca de melhor retenção e estabilidade das próteses totais convencionais. Sua correta indicação, além dos aspectos biomecânicos, deve estar alinhada não somente ao perfil do paciente e às suas expectativas quanto ao tratamento, mas também ao grau de tolerância biológica às próteses totais convencionais.

PRÓTESE TOTAL IMEDIATA (PTI)

A extração de todos os dentes provoca impactos negativos na vida dos indivíduos envolvidos, não somente em relação à sua capacidade mastigatória, mas também prejuízos estéticos, fonéticos e psicológicos. Assim, não tem boa aceitabilidade pelos pacientes a condição de espera para a completa cicatrização e reparação óssea sem a utilização de uma prótese.

Em decorrência desse tipo de circunstância, como solução, pode-se planejar a instalação de uma prótese total confeccionada por uma técnica diferenciada, que permite sua instalação imediatamente após o ato de extração de todos os dentes remanescentes, denominada prótese total imediata (PTI), garantindo ao paciente a manutenção de sua estabilidade psicológica, funcional e estética.

É válido ressaltar que as PTI exigem um maior conhecimento para a sua confecção do que as próteses totais convencionais, por exigir uma técnica diferenciada de execução e por estar associada aos aspectos emocionais exacerbados dos pacientes.

Definição

A PTI pode ser definida como uma modalidade de tratamento em que há sincronização das etapas cirúrgicas e protéticas, a fim de permitir sua instalação imediatamente após o ato cirúrgico de extração dos dentes remanescentes.

Dessa maneira, possibilita o restabelecimento das funções primordiais do sistema estomatognático, sem que haja prejuízos na estética e na regeneração dos tecidos orais envolvidos.

Indicações e contraindicações

Indicações

Extração de todos os dentes remanescentes da maxila e/ou mandíbula

Entre as causas relacionadas com a extração de todos os dentes remanescentes na maxila e/ou mandíbula, as principais são cáries e doença periodontal (Figura 17.24).

Perfil psicológico favorável ao tratamento

Cada paciente apresenta um limiar de aceitabilidade e motivação diante do tratamento, o que pode ser trabalhado positivamente pelo cirurgião-dentista. Portanto, é importante conhecer as expectativas do paciente previamente e informá-lo sobre todo o processo envolvido na execução, na instalação e na proservação das próteses (dificuldades, limitações, desvantagens e processo adaptativo), assim como sobre os aspectos positivos desse tipo de reabilitação, do ponto de vista psíquico e funcional.

Contraindicações

As contraindicações podem ser divididas em temporárias e definitivas.

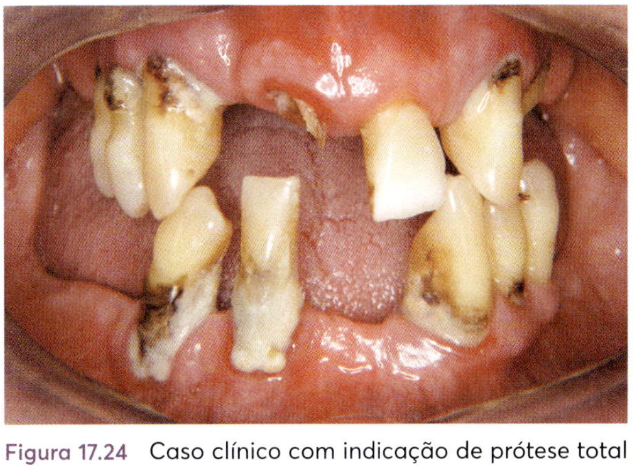

Figura 17.24 Caso clínico com indicação de prótese total imediata superior e inferior.

Contraindicações temporárias

- Necessidade de intervenção cirúrgica pré-protética (hiperplasias, tórus e exostoses, inserções musculares e freios hipertrofiados);
- condição sistêmica debilitada, associada a distúrbios de coagulação, hipertensão e diabetes.

O profissional deve estar atento quanto à condição sistêmica e às medicações de uso contínuo dos pacientes, já que esses aspectos estão relacionados aos cuidados prévios com a etapa cirúrgica, ao processo de cicatrização e ao reparo, assim como à etapa protética e ao processo adaptativo.

Alguns medicamentos de uso contínuo (anti-hipertensivos, antidepressivos, anti-histamínicos, entre outros) contribuem para o efeito colateral da redução de saliva, denominada xerostomia, que interfere diretamente na retenção das peças na boca e no consequente processo adaptativo dos pacientes.

Uma vez que ocorra o controle dessas condições, não há impedimento para que o tratamento com as PTI seja realizado.

Contraindicações definitivas

- Pacientes com saúde sistêmica debilitada irreversível e idades mais avançadas, que inviabilizam intervenções cirúrgicas associadas ao tratamento.
- Pacientes que tenham sido submetidos previamente à radioterapia: essa condição afeta diretamente o processo de regeneração óssea tecidual e portanto, apresenta alto risco de aparecimento de osteorradionecrose.
- Pacientes desmotivados psicologicamente: em geral, não são considerados colaborativos e receptivos ao tratamento, acarretando dificuldades e limitações quanto à adaptação e à aceitabilidade do ao tratamento.
- Debilidade mental.

Vantagens do tratamento com as PTI

As vantagens podem ser divididas em: anatômicas, funcionais, estéticas, cirúrgicas e psíquicas, conforme descrito na Figura 17.25.

Anatômicas

As PTI promovem uma influência direta sobre todo o sistema estomatognático. O seu uso é capaz de evitar a perda da dimensão vertical de oclusão (DVO) e os efeitos relacionados com a falta de contenção posterior sobre a articulação temporomandibular (ATM).

Uma condição muito recorrente na prática clínica é o relato de dores na ATM e de sensações de "tamponamento" do ouvido em pacientes desdentados totais

Anatômicas

- Minimiza as alterações na ATM
- Evita a expansão da língua

Funcionais

- Oferece condições favoráveis à função muscular
- Proporciona a mastigação, reduzindo as alterações dietéticas e digestivas
- Evita os problemas fonéticos ocasionados pela ausência dos dentes
- Mantém a dimensão vertical de oclusão (DVO)

Estéticas

- Impede o colapso muscular da face
- Repõe os dentes, favorecendo o aspecto estético do paciente

Cirúrgicas

- Controle de hemorragias e proteção do coágulo, contribuindo para a cicatrização
- Preserva o rebordo alveolar
- Protege de traumas

Psíquicas

- Mantém a vida social normal
- Evita a situação sem próteses
- Auxilia no processo adaptativo com as próteses

Figura 17.25 Vantagens anatômicas, funcionais, estéticas, cirúrgicas e psíquicas das PTI.

a longo prazo, sem qualquer tipo de intervenção terapêutica reabilitadora. A PTI é capaz de minimizar as alterações da ATM, por oferecer condições favoráveis à função muscular com a manutenção da DVO.

A língua é uma musculatura, cuja atividade funcional é limitada lateralmente pelos dentes. Em vista disso, em pacientes que estão há longos períodos desdentados e/ou sem fazer uso de qualquer tipo de prótese mandibular, há uma tendência de expansão dessa musculatura. Além disso, na ausência de dentes e/ou próteses, a língua auxilia de maneira mais efetiva a mastigação, culminando na maior estimulação dessa musculatura e contribuindo para sua alteração volumétrica.

Como implicação clínica, quando pacientes nessas condições são reabilitados com próteses totais, a língua tende a desestabilizar as peças protéticas mandibulares, resultando em mordeduras recorrentes.

Dessa forma, as PTI oferecem condições para que não haja um colapso dos músculos da mastigação, como de lábios e bochechas, evitando também a expansão exacerbada da língua.

Funcionais

O paciente, quando submetido à extração de todos os dentes remanescentes, inevitavelmente perde sua DVO; consequentemente, há uma implicação direta nos músculos da mastigação, resultando em um "encurtamento" dessa musculatura a longo prazo. O uso alternativo da PTI mantém a DVO, evitando o colapso muscular.

As PTI permitem o funcionamento normal da musculatura do sistema estomatognático após a exodontia total dos dentes naturais, pela substituição destes pelos artificiais, nas corretas relações intermaxilares.

As restrições iniciais quanto ao tipo de alimento a ser ingerido, à velocidade de mastigação e às dificuldades recorrentes no processo adaptativo são as mesmas recomendadas para as próteses totais convencionais. Portanto, mesmo sendo "imediatas", essas próteses favorecem os aspectos da mastigação, por minimizar as alterações dietéticas e evitar o aparecimento de problemas fonéticos associados à ausência dos dentes naturais.

Estéticas

O paciente desdentado total apresenta características peculiares no aspecto anatômico da face, como lábios em forma de linha, rugas verticais no lábio superior, queilites angulares e redução do terço inferior da face, assemelhando-se ao "perfil polichinelo". A reabilitação com as PTI evita essa condição de colapso estético.

Em adição, esse tipo de prótese permite uma seleção e uma montagem de dentes artificiais que se assemelhem à dentição natural do paciente, quando favorável esteticamente, relacionadas com cor, forma, tamanho, posicionamento e características singulares (giroversão e diastemas).

Cirúrgicas

O procedimento de instalação das PTI, associadas a um material reembasador macio, após a realização das extrações dos dentes remanescentes, permite uma bandagem ou *splint* cirúrgico, proporcionando maior conforto ao paciente, hemostasia da ferida cirúrgica e proteção do coágulo existente, fatores que contribuem para o processo de cicatrização dos tecidos envolvidos.

Psíquicas

Os aspectos psicológicos proporcionados ao paciente pelas PTI são favorecidos quando as vantagens funcionais e estéticas são alcançadas, evitando que o paciente fique sem prótese, mantendo as funções do sistema estomatognático e possibilitando a manutenção de sua vida social normal.

Desvantagens do tratamento com as PTI

- Provas estéticas limitadas antes da instalação.
- Técnica de maior complexidade quando comparada às próteses totais convencionais, demandando, portanto, domínio por parte dos técnicos em prótese dentária e dos cirurgiões-dentistas.
- Tratamento mais longo: por envolver um período prolongado de controle da PTI, em razão das necessidades recorrentes de ajustes de áreas de compressão e de reembasamentos, para compensar a remodelação óssea e tecidual.
- Possível substituição das próteses, em decorrência de inúmeros procedimentos de reembasamento em situações clínicas de um acentuado processo de remodelação óssea.
- Maior custo financeiro para o paciente.

O processo de reabsorção óssea

O processo de reabsorção óssea é constituído por duas fases (Figura 17.26). A primeira pode ser definida como "etapa de reparo ou cicatrização acelerada", por abranger o período dos primeiros três meses a partir da realização das exodontias. Assim, essa fase também está diretamente relacionada com o processo de remodelação óssea mais acentuado, culminando em uma desadaptação das PTI mais rapidamente, ou seja, quanto maior a quantidade de dentes extraídos, maior a desadaptação da peça protética na área de suporte.

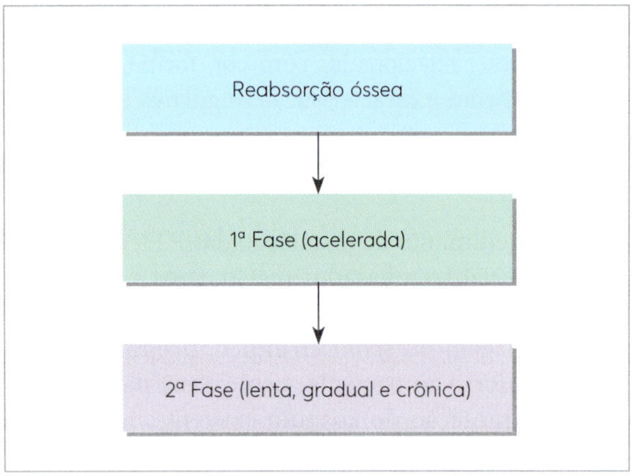

Figura 17.26 Processo de reabsorção óssea.

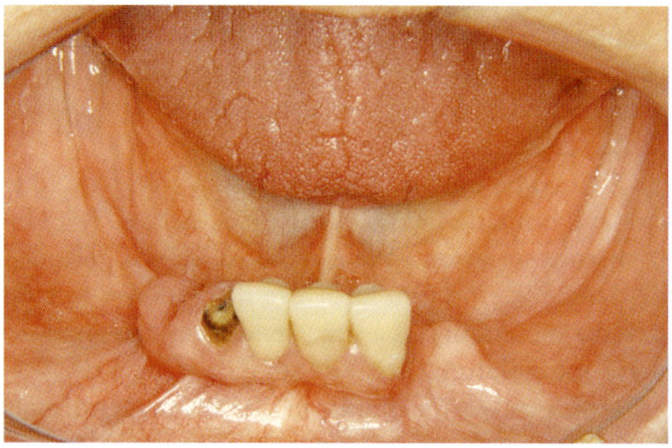

Figura 17.27 Indicação de uma PTIC inferior.

Já na segunda fase, período subsequente aos três meses pós-intervenção cirúrgica, ocorre uma reabsorção óssea gradativa, cumulativa e que perdura pelo resto da vida do paciente, decorrente da remodelação óssea fisiológica do organismo diante da ausência do estímulo dos dentes naturais.

Tipos de prótese total imediata

As PTI podem ser classificadas em dois tipos: prótese total imediata convencional (PTIC) ou prótese total imediata de transição (PTIT). As características do caso clínico, relativas à localização dos dentes a serem extraídos e à extensão da área em que o processo de remodelação óssea alveolar será atuante, direcionam o planejamento do tipo de prótese a ser confeccionada.

Em uma situação clínica em que o paciente já se encontra sem os dentes posteriores e com os dentes anteriores remanescentes com indicação de exodontia, o tratamento mais favorável é a confecção de uma PTIC (Figura 17.27).

Entretanto, a indicação de uma PTIC também pode ser feita quando, além dos dentes anteriores, houver dentes posteriores. Para tanto, deve-se, inicialmente, extrair os dentes posteriores e confeccionar uma prótese parcial removível imediata provisória para substituí-los. A PTIC será confeccionada após um período de pelo menos três meses da extração dos dentes posteriores, quando a remodelação óssea mais acentuada já tiver ocorrido, oferecendo condições mais favoráveis para o suporte da prótese. Embora esse planejamento promova boas condições para o suporte da PTI, implica um período de tratamento mais longo e financeiramente mais dispendioso para o paciente.

Caso o paciente não concorde em extrair inicialmente os dentes posteriores, a exodontia simultânea de um maior número de dentes remanescentes, sendo anteriores e posteriores (Figura 17.28), incorre na instalação de uma PTIT.

O caráter de transitoriedade da PTIT é decorrente da extensão da área do processo de remodelação óssea alveolar e das implicações relativas à dificuldade de adaptação e de retenção sobre a área basal de assentamento protético, que podem requerer a necessidade de confecção de uma nova prótese após três meses. Eventualmente, quando houver poucos dentes a serem extraídos, o suporte oferecido a uma PTIT pode ser suficiente e, desde que a estética e a função sejam satisfatórias, a confecção de uma nova prótese pode ser evitada.

Assim, quando houver a necessidade de extração de poucos dentes remanescentes, preferencialmente restritos à região anterior, as PTIC são indicadas, visto que essa condição resultará em uma estabilidade protética na porção posterior e em deficiências adaptativas restritas apenas à porção anterior da prótese.

Desse modo, para o estabelecimento do correto plano de tratamento, é indispensável um exame clínico e radiográfico inicial minucioso, para que seja possível constatar e prever situações clínicas que demandem a confecção de próteses totais adicionais e o cumprimento dos requisitos estéticos e funcionais do tratamento.

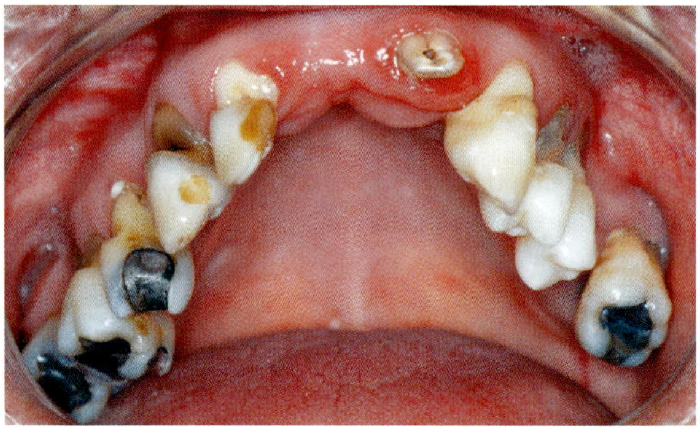

Figura 17.28 Indicação de PTIT.

Moldagens, relações intermaxilares e montagem em articulador

As moldagens em PTI, de maneira geral, obedecem aos mesmos princípios e sequência das moldagens para confecção das próteses totais convencionais. Entretanto, algumas particularidades ocorrem em razão da presença de dentes.

Na moldagem preliminar, destaca-se o fato de ser realizada com moldeiras de estoque para dentados, o que requer cuidados na moldagem de borda com cera, já que o *design* das bordas dessas moldeiras não é apropriado para a moldagem do fundo de sulco. Adicionalmente, o material de moldagem a ser utilizado deve, obrigatoriamente, ser elástico (de preferência, alginato), em virtude das retenções decorrentes da presença de dentes naturais (Figura 17.29).

Para a confecção da moldeira individual, a delimitação da área chapeável no modelo preliminar, bem como os alívios realizados nas áreas desdentadas, seguem as mesmas orientações da confecção das moldeiras individuais para próteses totais, porém, na região dos dentes, um alívio com espessura de duas lâminas de cera deve ser realizado. O material de moldagem a ser utilizado na moldagem funcional também deve ser obrigatoriamente elástico.

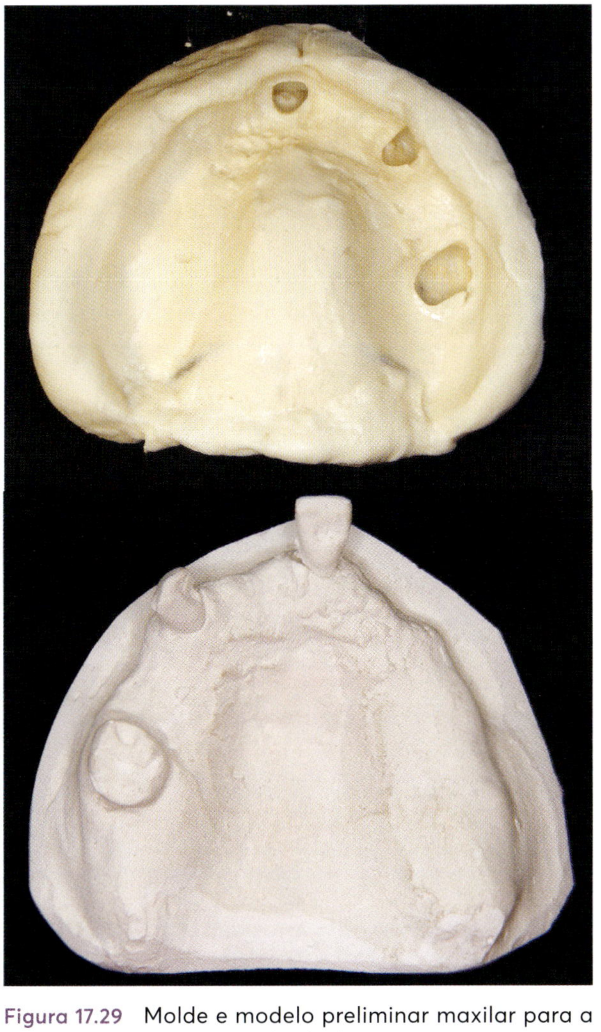

Figura 17.29 Molde e modelo preliminar maxilar para a confecção de moldeira individual.

É importante ressaltar que os dentes a serem moldados apresentam comprometimento periodontal com mobilidades variáveis. Assim, o material de moldagem a ser escolhido não poderá promover uma exodontia durante o procedimento de remoção do molde da boca do paciente (Figura 17.30). Nessas situações clínicas extremas de grande mobilidade, aconselha-se a exodontia prévia dos dentes naturais antes do procedimento de moldagem.

Algumas variações técnicas utilizam um material elástico na região dos dentes e pasta zincoenólica na área desdentada (Figura 17.31).

O caso clínico deve ser montado em articulador semiajustável e as relações intermaxilares, registradas com bases de registro confeccionadas em resina, com os roletes de cera ocupando apenas os espaços desdentados. Havendo qualquer contato oclusal entre dentes maxilares e mandibulares, a DVO por eles estabelecida será utilizada no caso clínico (Figura 17.32).

Já a relação cêntrica deve ser determinada pelos métodos usuais empregados na confecção das próteses totais convencionais. Caso não exista nenhum contato oclusal, a DVO também será definida por técnicas utilizadas na confecção das próteses totais convencionais para esse fim.

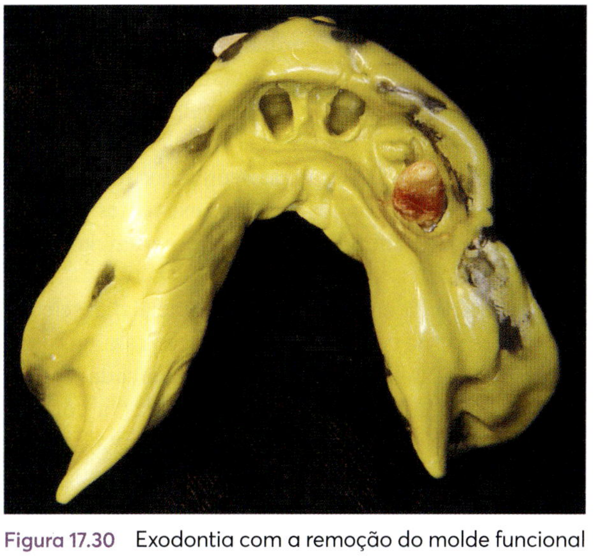

Figura 17.30 Exodontia com a remoção do molde funcional da boca do paciente.

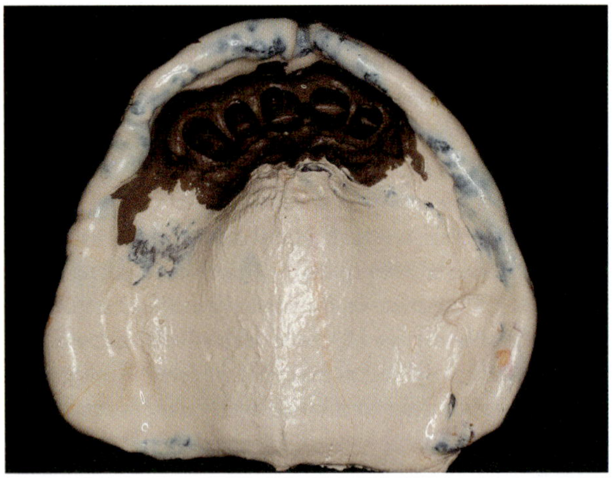

Figura 17.31 Molde funcional com combinação de material elástico na área dentada e anelástico na área desdentada.

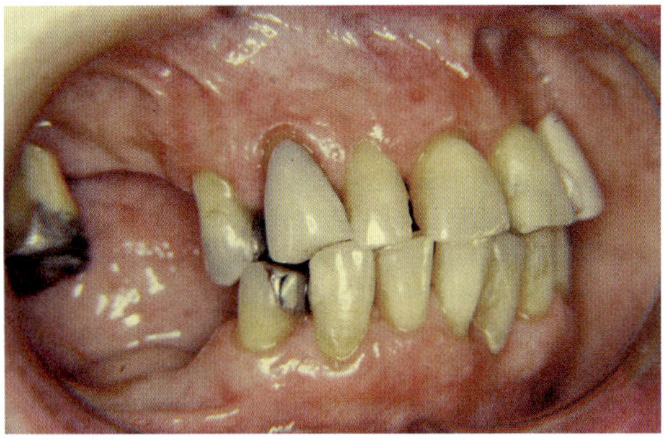

Figura 17.32 DVO estabelecida pelo contato dental.

Seleção e montagem dos dentes artificiais em PTI

Para a correta seleção dos dentes artificiais, é de fundamental importância o diálogo entre o cirurgião-dentista e o paciente. Quanto ao tamanho e ao formato, devem seguir, sempre que possível, os dentes naturais do paciente. Em situações clínicas em que não há parâmetros para tal seleção, a escolha dos dentes deve ser feita de acordo com os métodos existentes para indivíduos desdentados totais e com a experiência prévia do profissional.

Em relação à cor dos dentes artificiais, a seleção deve se basear na cor dos dentes da arcada antagonista, em casos de reabilitação de apenas uma arcada. Quando a reabilitação envolver as duas arcadas, a cor dos dentes extraídos pode ser reproduzida, com a concordância do paciente. Se o paciente não desejar que a cor de seus dentes naturais seja reproduzida nas próteses, podem ser utilizadas as orientações de seleção de cor para próteses totais convencionais.

Inicialmente, a montagem de dentes artificiais sobre o modelo de gesso deve ser feita apenas nos espaços edêntulos (Figura 17.33), com o intuito de permitir uma prova clínica, previamente à cirurgia, para a verificação das relações intermaxilares, e, quando possível, também a avaliação dos parâmetros estéticos (Figura 17.34).

Após a realização da prova clínica inicial, faz-se a montagem de todos os dentes artificiais sobre o modelo de gesso para a confecção da PTI. Para isso, desgastes seletivos no modelo de gesso devem ser efetuados.

Preparo do modelo de gesso

Para a realização dos desgastes adequados do modelo de gesso, algumas etapas devem ser respeitadas, como:

- remoção dos dentes de gesso com uma fresa do tipo maxicut, disco de carborundum ou serra para gesso (Figura 17.35);
- confecção de cavidades de aproximadamente 1 mm de profundidade nas áreas correspondentes à raiz de cada dente removido (Figura 17.36);
- remoção dos excessos de gesso na vestibular, regularizando e arredondando a superfície do gesso a partir do centro das cavidades criadas (Figura 17.37);

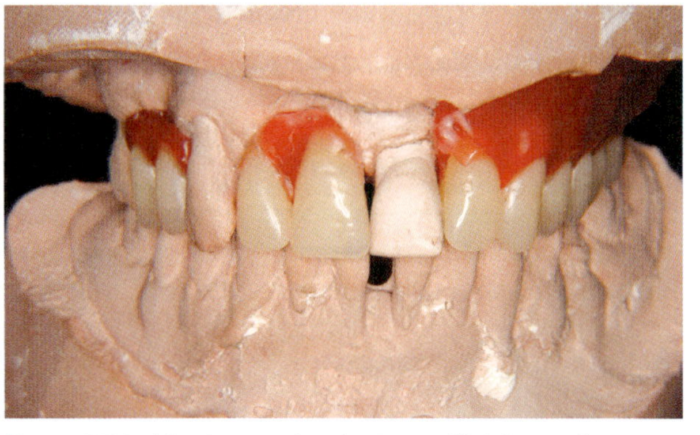

Figura 17.33 Montagem dos dentes artificiais maxilares nos espaços desdentados do modelo em gesso.

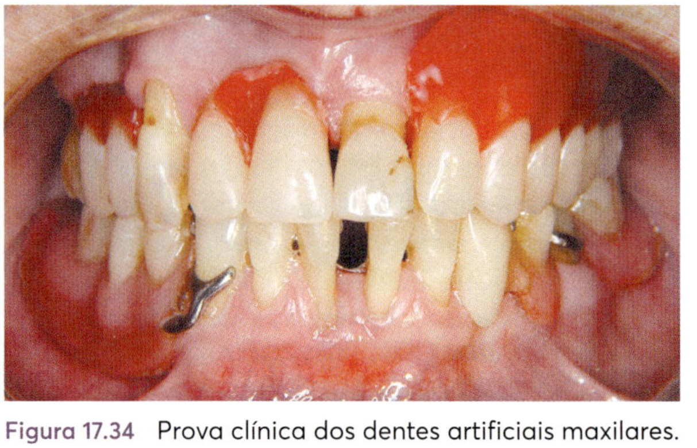

Figura 17.34 Prova clínica dos dentes artificiais maxilares.

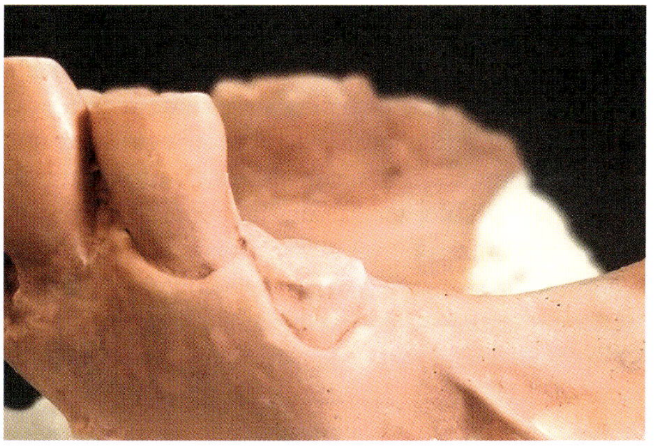

Figura 17.35 Dente removido do modelo.

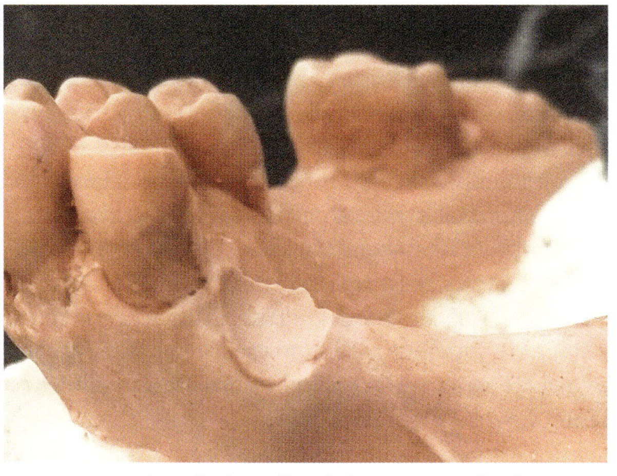

Figura 17.36 Cavidade no local da remoção do dente.

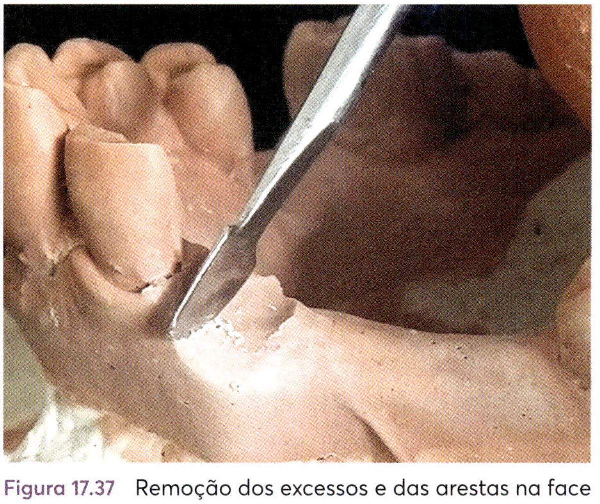

Figura 17.37 Remoção dos excessos e das arestas na face vestibular.

- remoção e regularização do excesso de gesso por lingual (Figuras 17.38 e 17.39).

Para a etapa de remoção dos dentes e regularização do gesso, é essencial que o profissional avalie, previamente e com cautela, os aspectos anatômicos e clínicos da cavidade oral do paciente, de forma a guiar a quantidade de desgaste necessário para a montagem dos dentes em cera (Figura 17.40).

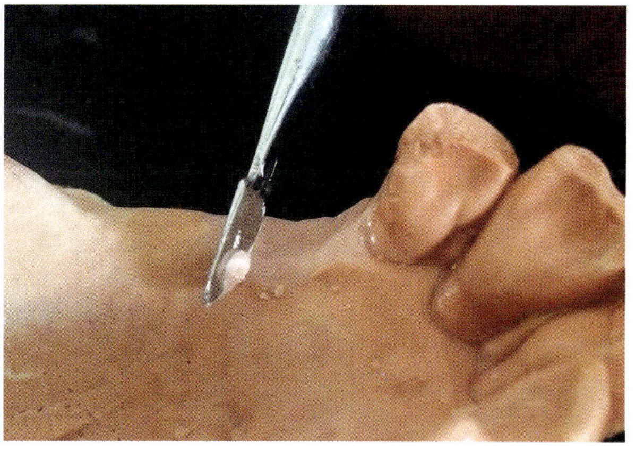

Figura 17.38 Remoção dos excessos e das arestas na face lingual.

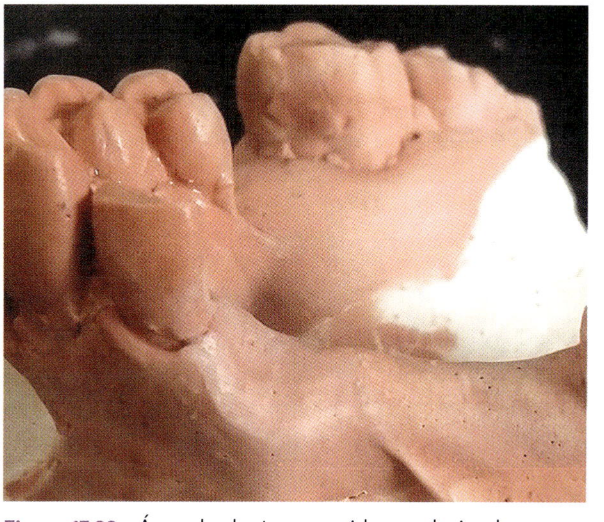

Figura 17.39 Área do dente removido regularizada.

Em um paciente que apresenta doença periodontal, a profundidade das bolsas periodontais deve ser considerada, pois isso influenciará diretamente a quantidade de suporte ósseo e, consequentemente, o desgaste do modelo de gesso. Assim, quanto maior a perda de

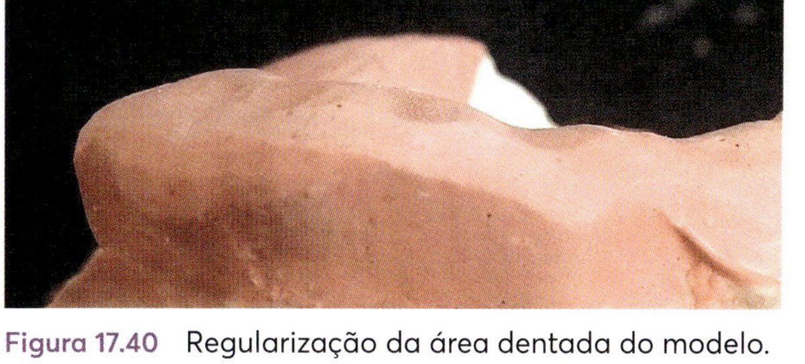

Figura 17.40 Regularização da área dentada do modelo.

suporte ósseo, mais profundas devem ser as cavidades criadas nas áreas correspondentes às raízes dos dentes e maior o desgaste necessário no modelo de gesso.

Portanto, o desgaste no modelo de gesso, quando executado sem critérios clínicos, pode resultar em falhas mais acentuadas na adaptação da prótese imediata no momento de sua instalação, ocasionando maiores espaços entre a base e a fibromucosa, o que irá requerer maiores espessuras dos materiais reembasadores utilizados na sequência do tratamento.

Técnicas para a montagem dos dentes artificiais em PTI

A montagem dos dentes artificiais sobre o modelo de gesso para PTI pode ser realizada a partir da técnica simétrica ou da técnica alternada, conforme descrito a seguir, com objetivos distintos do ponto de vista estético.

Técnica simétrica

Nessa técnica, a montagem dos dentes artificiais no modelo funcional reproduzirá apenas o contorno vestibular dos dentes do paciente, com o objetivo de manter o suporte labial (Figuras 17.41 e 17.42).

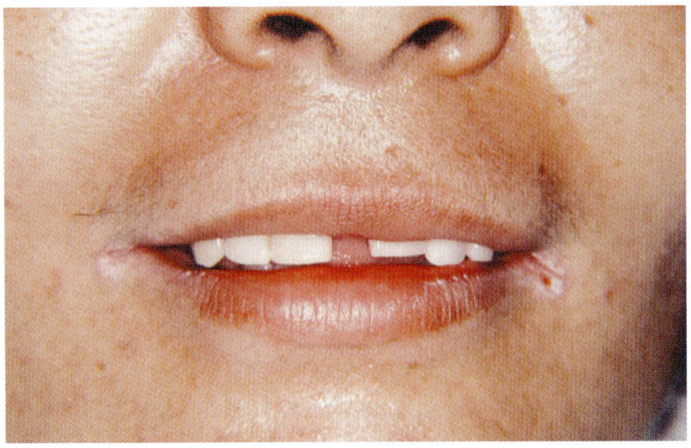

Figura 17.41 Caso clínico inicial com dentes naturais superiores condenados à extração e suporte labial adequado.

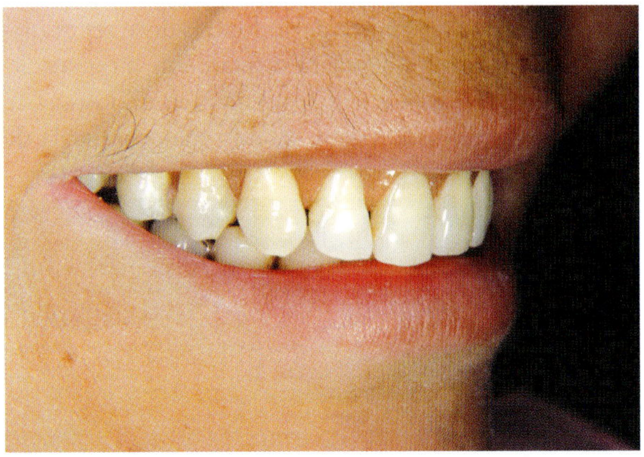

Figura 17.42 Caso clínico reabilitado com prótese total imediata superior e manutenção do suporte labial.

Inicialmente, removem-se apenas os dentes de uma hemiarcada do modelo e, a partir disso, realiza-se a montagem dos dentes artificiais em cera nessa região, acompanhando o contorno vestibular dos dentes remanescentes da hemiarcada adjacente. Os dentes de gesso remanescentes no modelo são, então, removidos, para que os dentes artificiais desse lado sejam montados, acompanhando o contorno vestibular dos dentes artificiais já posicionados, como mostra o esquema da Figura 17.43.

Técnica alternada

Tem por objetivo realizar a reprodução não somente do contorno vestibular da arcada do paciente para manutenção de seu suporte labial, mas também dos parâmetros individuais de cada dente, como inclinações e giroversões (Figura 17.44), o que permite obter, na prótese, uma reprodução mais fiel da estética proporcionada pelos dentes naturais do paciente.

Para tanto, a montagem dos dentes artificiais é realizada alternadamente, a partir da remoção dos dentes do modelo de gesso, que também é feita de forma alternada, ou seja, após a remoção de um dente do modelo funcional, imediatamente o dente artificial correspondente é montado em cera em seu lugar, obedecendo às características de posicionamento previamente existentes do dente removido.

Em seguida, omite-se um dos dentes vizinhos ao removido e realiza-se a extração do próximo, para que o seu artificial correspondente seja montado, e assim por diante, como mostra o esquema da Figura 17.45.

Do mesmo modo, alternadamente, os dentes de gesso são removidos e os seus correspondentes artificiais são montados, sempre reproduzindo o posicionamento dos dentes do paciente (Figura 17.46).

A escolha da técnica deve ser feita a partir de uma análise clínica inicial de fatores como suporte labial, linha média, estética dental e oclusão. Em uma situação em que os dentes naturais do paciente oferecem apenas suporte labial e não há compatibilidade adequada de linha média e estética, recomenda-se a montagem de dentes a partir da técnica simétrica. Já em casos em que há dentes naturais com estética adequada, aconselha-se a montagem de dentes pela técnica alternada.

Guia cirúrgico × instalação das PTI

O guia cirúrgico é uma cópia da base da PTI e é elaborado a partir de uma reprodução do modelo funcional já desgastado. Essa reprodução é feita na fase de prensagem da PTI, mais precisamente após a abertura da mufla e a eliminação da cera, pois, nesse

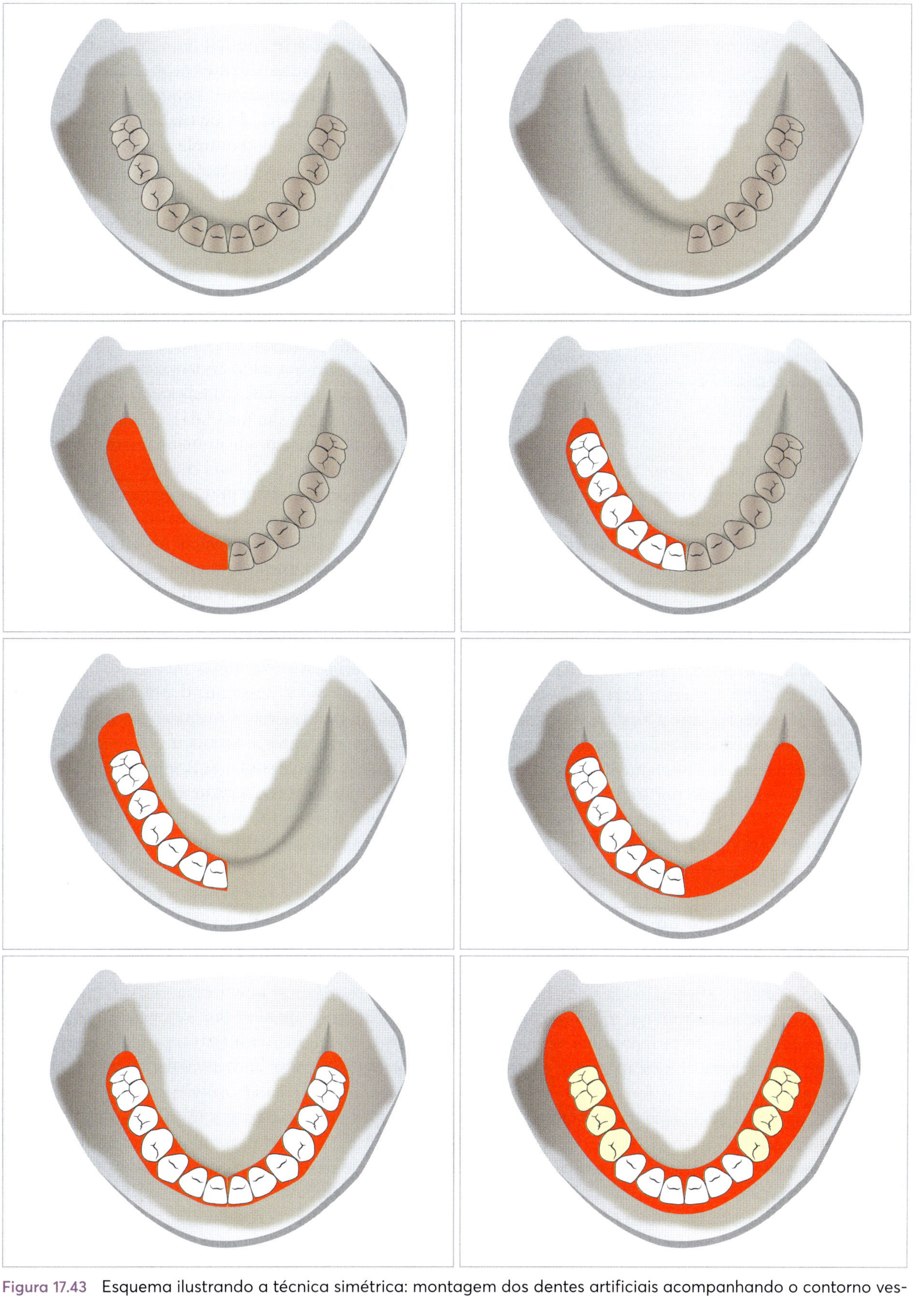

Figura 17.43 Esquema ilustrando a técnica simétrica: montagem dos dentes artificiais acompanhando o contorno vestibular.

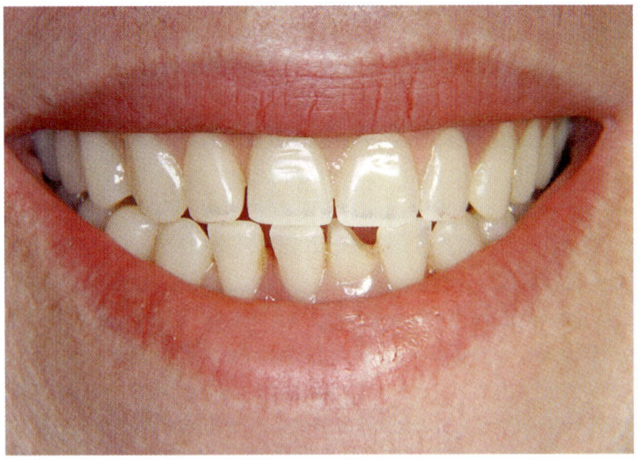

Figura 17.44 Nova prótese total convencional superior e prótese total imediata inferior buscando copiar o posicionamento dental, a pedido da paciente.

momento, o modelo funcional fica exposto (Figura 17.47); em seguida, é moldado com moldeira de estoque e material moldador elástico (Figura 17.48). Sobre o modelo obtido a partir desse molde, o guia cirúrgico é encerado, com uma espessura de 2 a 3 mm, incluído em mufla (Figura 17.49) e prensado, preferencialmente com resina acrílica incolor termopolimerizável (Figura 17.50).

Durante o ato cirúrgico, após as extrações dentárias (Figura 17.51), o guia cirúrgico deve ser posicionado sobre o rebordo alveolar, com a finalidade de auxiliar a identificação de possíveis áreas de compressão que possam interferir na área de assentamento basal da prótese. Mediante a visualização por transparência de áreas isquêmicas (Figura 17.52), estas devem ser eliminadas, para que, no momento da instalação da PTI, ocorra uma melhor adaptação sobre o tecido de suporte.

Cuidados no momento da instalação e proservação das PTI

Finalizada a etapa cirúrgica, realiza-se a instalação da PTI, que é reembasada com um material condicionador de tecido, a fim de proporcionar maior conforto ao paciente, favorecer a cicatrização, proteger a ferida cirúrgica, minimizar as forças sobre o rebordo e promover a correta adaptação da peça protética sobre a fibromucosa.

As orientações orais e por escrito aos pacientes sobre como se comportar após a instalação são de suma importância para a obtenção de melhores resultados. A prótese recém-instalada não deve ser removida da boca durante as primeiras 24 horas, pois essa conduta visa a limitar o edema pós-cirúrgico. Caso contrário, acarretaria a não adaptação das próteses na área basal e proteção deficiente da ferida cirúrgica, pois a prótese, em posição, auxilia no controle de hemorragias e na manutenção dos coágulos dentro dos alvéolos.

A primeira consulta de controle deve ocorrer 24h após a instalação da PTI. Nesse momento, o cirurgião-dentista executa a higienização da prótese e das feridas cirúrgicas com soluções à base de clorexidina 0,12%. Nesse primeiro momento pós-cirúrgico, é essencial a boa interação entre paciente e profissional, para que os alívios sejam realizados corretamente. Ajustes com desgastes em áreas específicas podem ser necessários.

Após a realização da primeira consulta de controle, novas consultas são marcadas a cada 48h, com a finalidade de efetuar um acompanhamento assíduo do paciente. Portanto, para cada consulta, são executados todos os procedimentos propostos na consulta inicial 24h após a instalação.

No sétimo dia após a instalação, além da verificação de possíveis áreas de compressão e traumas em fibromucosa, realiza-se a remoção da sutura, o ajuste oclusal e a troca do reembasador do tipo condicionador, para manter as propriedades viscoelásticas ativas desse material. A partir desse momento, o paciente é instruído quanto à remoção da prótese para dormir, devendo mantê-la em um recipiente com água.

No 14º dia após a instalação, é recomendada a substituição do material condicionador para um tipo forrador, caso seja constatado um processo cicatricial satisfatório dos tecidos moles. Do contrário, mantém-se os materiais condicionadores incorporados à prótese até a completa cicatrização.

Posteriormente a esse período crítico de cicatrização, as consultas de controle são agendadas de acordo com a necessidade de cada paciente. Contudo, para fins de acompanhamento das propriedades viscoelásticas dos materiais condicionadores, recomenda-se o agendamento dos pacientes uma vez por mês para a realização de sua troca, até que seja atingido o período de remodelação óssea (3 a 6 meses após a instalação das próteses).

Decorrido o período acentuado de remodelação óssea após as extrações e a instalação da PTI (Figuras 17.53 e 17.54), o paciente é reavaliado quanto à necessidade de confecção de uma nova prótese total ou de um reembasamento mediato com resina acrílica termicamente polimerizada.

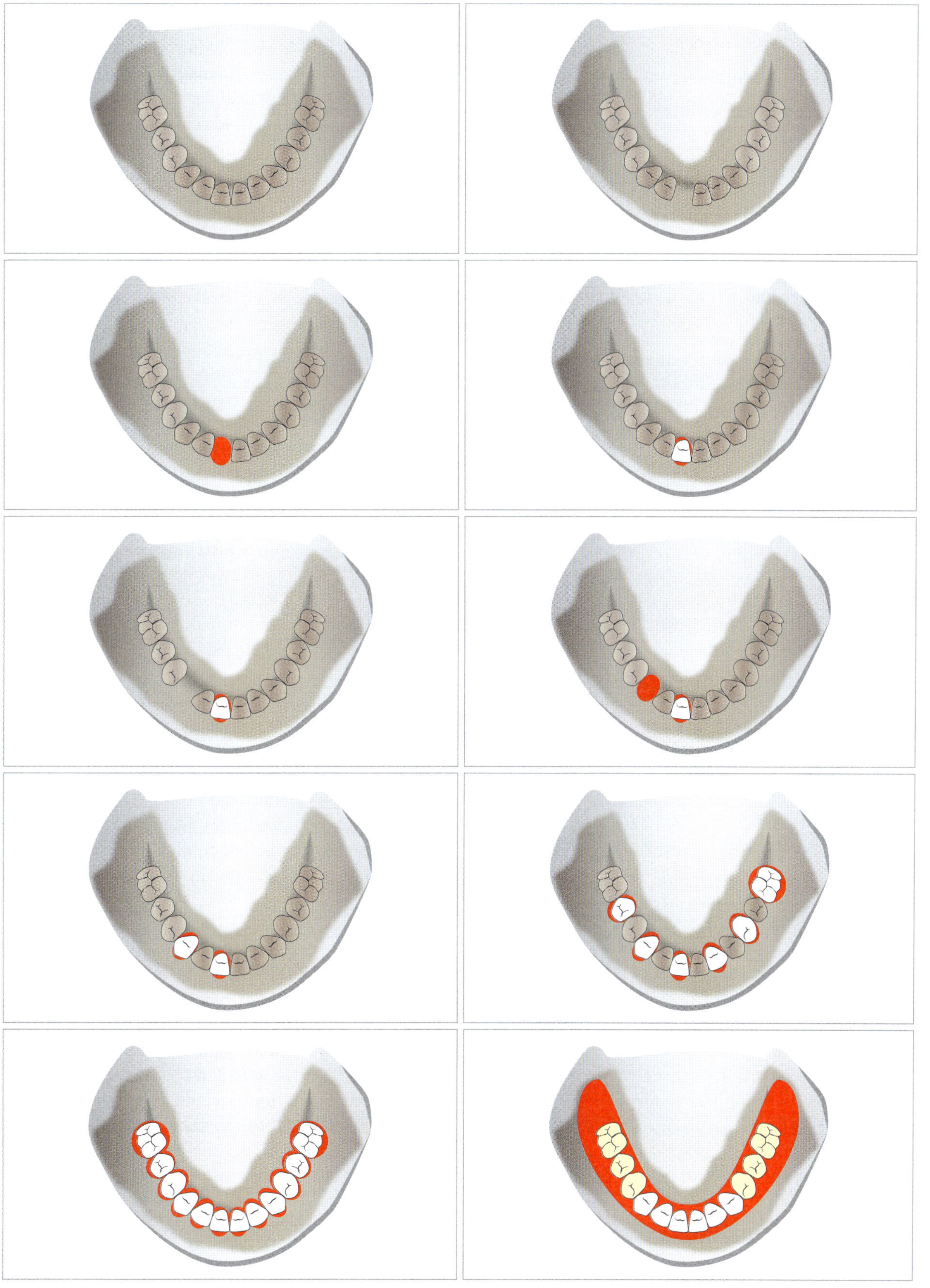

Figura 17.45 Esquema ilustrativo da técnica alternada.

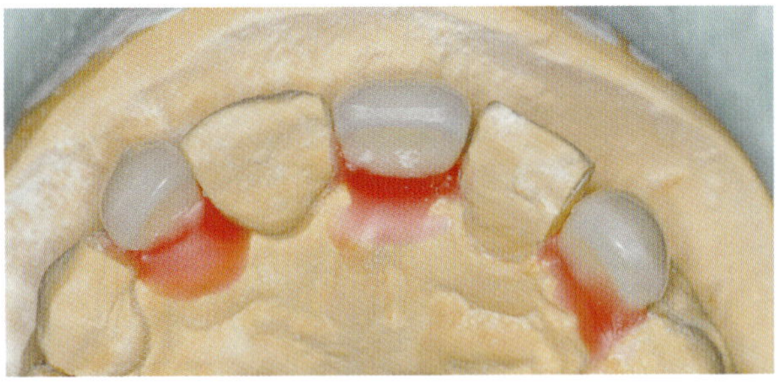

Figura 17.46 Montagem dos dentes artificiais no modelo em gesso pela técnica alternada.

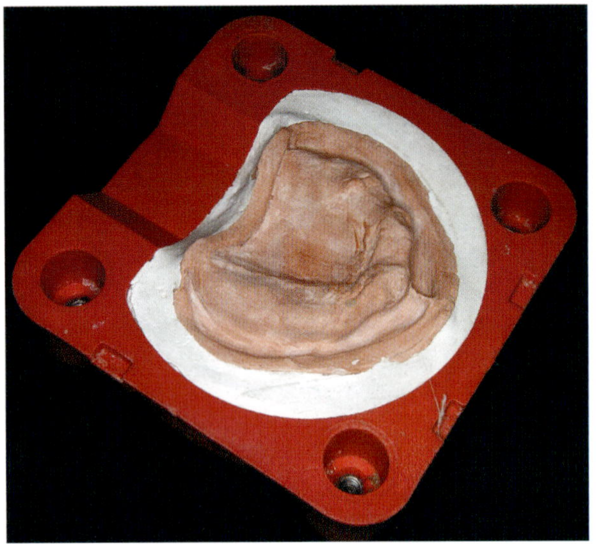

Figura 17.47 Modelo funcional incluído em mufla.

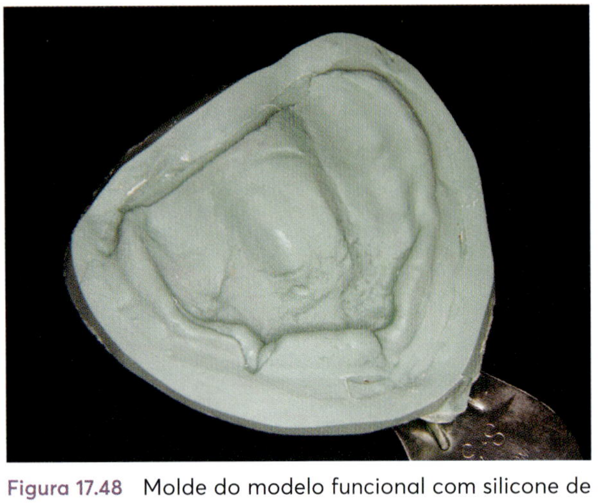

Figura 17.48 Molde do modelo funcional com silicone de condensação.

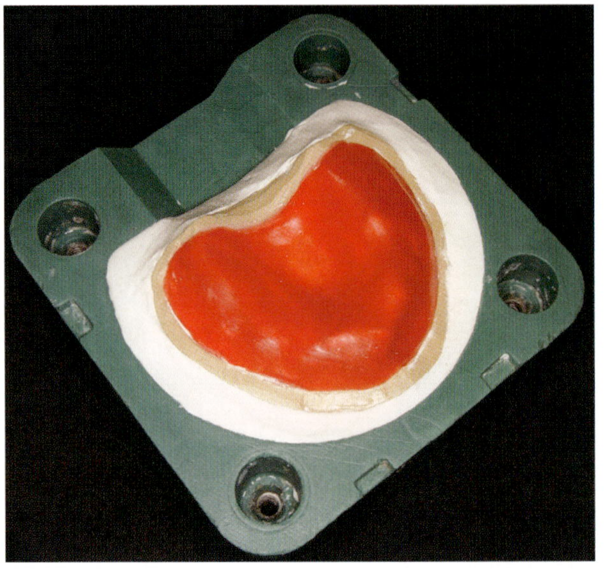

Figura 17.49 Modelo em gesso incluído em mufla com o enceramento da guia cirúrgica.

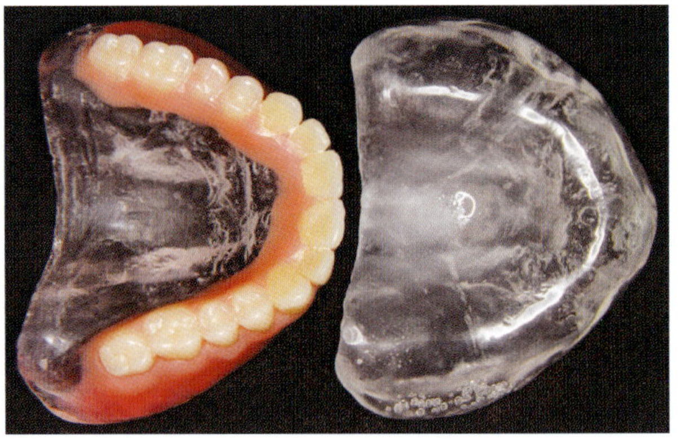

Figura 17.50 Guia cirúrgico transparente e prótese total imediata superior.

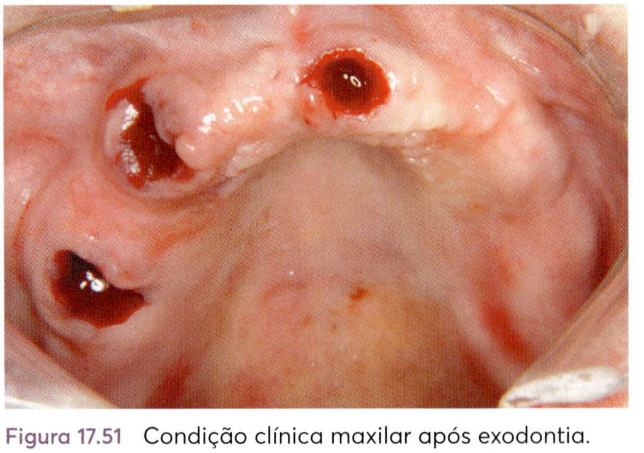

Figura 17.51 Condição clínica maxilar após exodontia.

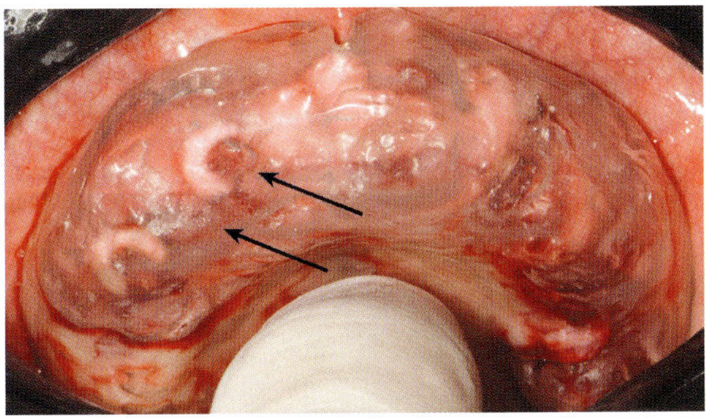

Figura 17.52 Guia cirúrgico posicionado e área isquêmica (setas).

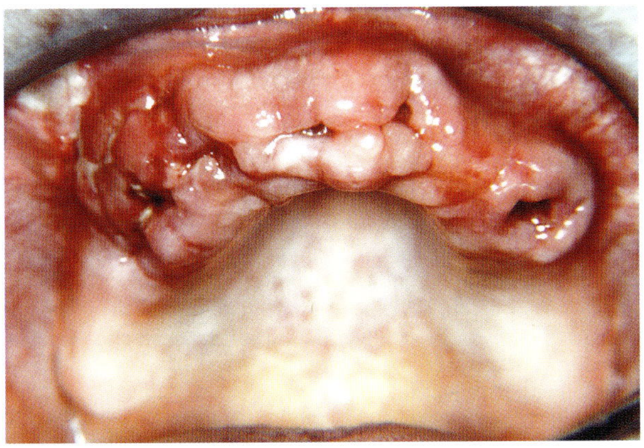

Figura 17.53 Condição do rebordo alveolar após 7 dias da exodontia.

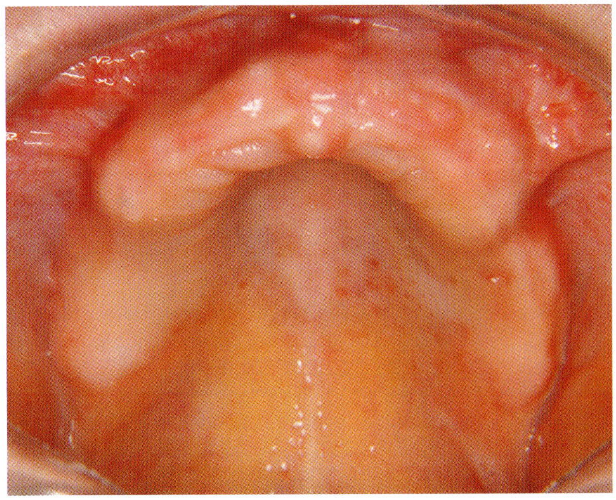

Figura 17.54 Remodelação tecidual do rebordo alveolar após 6 meses da exodontia.

CONSIDERAÇÕES FINAIS

As próteses totais imediatas visam, além do restabelecimento estético e funcional, a amenizar os efeitos psíquicos e emocionais ocasionados pela transição da situação de dentado para desdentado dos pacientes. Portanto, as vantagens desse tipo de reabilitação são evidentes, desde que bem executada e com planejamentos coerentes, sendo capaz de proporcionar resultados promissores de restabelecimento de função, estética e qualidade de vida em geral.

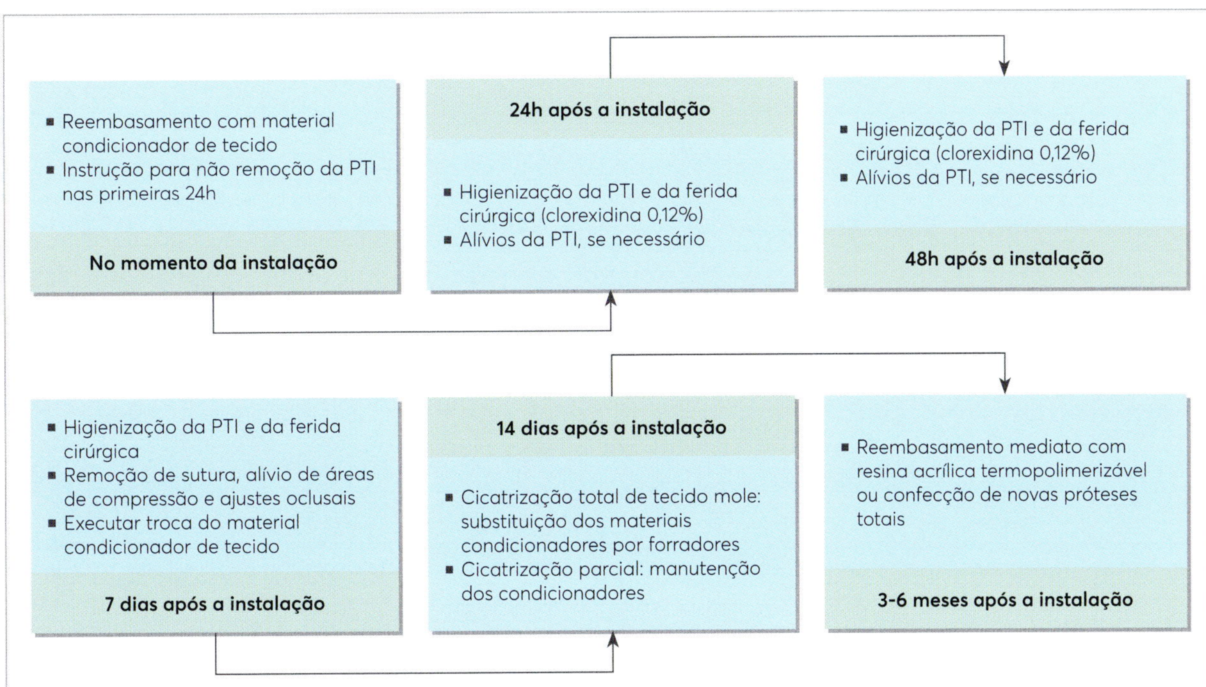

Figura 17.55 Fluxograma apresentando um resumo das consultas de controle durante o período de remodelação óssea após as extrações e a instalação da PTI.

BIBLIOGRAFIA

1. Aquino EB, Alves BP, Arioli Filho JNA. Sistemas de encaixes utilizados em overdentures implantossuportadas. PCL. 2005; 7(36):159-65.
2. Barbato PR, Nagano HCM, Zanchet FN, Boing AF, Peres MA. Perdas dentárias e fatores sociais, demográficos e de serviços associados em adultos brasileiros: uma análise dos dados do Estudo Epidemiológico Nacional. Cad Saúde Pública. 2007; 23:1803-1814.
3. Driscoll CF, Freilich MA, Guckes AD, Knoernschild KL, Mcgarry TJ, Goldstein G et al. The glossary of prosthodontic terms: ninth edition. J Prosthet Dent. 2017; 117(5S):e1-e105.
4. Dudic A, Mericske-Stern R. Retention mechanisms and prosthetic complications of implant-supported mandibular overdentures: long-term results. Clin Implant Dent Relat Res. 2002; 4(4):212-219.
5. Goiato MC, Santos DM, Medeiros RA, Sônego MV. Técnicas de confecção de prótese total imediata mucossuportada. Revista Odontológica de Araçatuba. 2014; 35(1):67-72.
6. Goodacre CJ, Bernal G, Rungcharassaeng K, Kan JY. Clinical complications with implants and implant prostheses. J Prosthet Dent. 2003; 90(2):121-132.
7. Lehmann KM, Kämmerer PW, Karbach J, Scheller H, Al-Nawas B, Wagner W. Long-term effect of overdenture bar design on peri-implant tissues. Int J Oral Maxillofac Implants. 2013; 28(4):1126-1131.
8. Payne AG, Solomons YF, Tawse-Smith A, Lownie JF. Inter-abutment and peri-abutment mucosal enlargement with mandibular implant overdentures. Clin Oral Implants Res. 2001; 12(2):179-187.
9. Pedrosa SF. Pro-odonto prótese: Programa de atualização em prótese odontológica. Porto Alegre: Artmed; 2011.
10. Pellizzer EP, Kimpara ET, Miyashita E. Prótese sobre implante baseada em evidências científicas. Nova Odessa: Napoleão; 2016.
11. Saizar P. Prostodoncia total. Buenos Aires: Mundi; 1972.
12. Schropp L, Wenzel A, Kostopoulos L, Karring T. Bone healing and soft tissue contour changes following single-tooth extraction: a clinical and radiographic 12-month prospective study. Int J Periodontics Restorative Dent. 2003; 23(4):313-323.
13. Tallgren A. The continuing reduction of the residual alveolar ridges in complete denture wearers: a mixed-longitudinal study covering 25 years. 1972. J Prosthet Dent. 2003; 89(5):427-435.
14. Telles D. Prótese total convencional e sobre implantes. Rio de Janeiro: Santos; 2009.
15. Thomason JM, Feine J, Exley C, Moynihan P, Müller F, Naert et al. Mandibular two implant-supported overdentures as the first choice standard of care for edentulous patients – the York Consensus Statement. Br Dent J. 2009; 207(4):185-186.
16. Trakas T, Michalakis K, Kang K, Hirayama H. Attachment systems for implant retained overdentures: a literature review. Implant Dent. 2006; 15(1):24-34.
17. van der Bilt A, Burgers M, van Kampen FM, Cune MS. Mandibular implant-supported overdentures and oral function. Clin Oral Implants Res. 2010; 21(11):1209-1213.
18. van Kampen F, Cune M, van der Bilt A, Bosman F. Retention and postinsertion maintenance of bar-clip, ball and magnet attachments in mandibular implant overdenture treatment: an in vivo comparison after 3 months of function. Clin Oral Implants Res. 2003; 14(6):720-726.
19. van Waas MA. Determinants of dissatisfaction with dentures: a multiple regression analysis. J Prosthet Dent. 1990; 64(5):569-572.
20. Weinberg LA. Atlas of tooth- and implant-supported prosthodontics. Hanover Park: Quintessence Publishing, Inc; 2003.
21. Yeh YL, Pan YH, Chen YY. Neutral zone approach to denture fabrication for a severe mandibular ridge resorption patient: Systematic review and modern technique. Journal of Dental Science. 2013; 8(4):432-438.
22. Zarb GZ, Hobkirk JA, Eckert SE, Jacob RF. Tratamento protético para pacientes edêntulos. 13.ed. Rio de Janeiro: Elsevier; 2013.

Índice remissivo

E

F

G

H

I

L

M

N

O

P

R

S

T

V

W